国家卫生和计划生育委员会"十二五"规划教材
全国高等医药教材建设研究会"十二五"规划教材
全国高职高专院校教材

供检验技术专业用

病理与病理检验技术

U0386219

主　编　徐云生　张　忠

副主编　金月玲　仇　容　马桂芳

编　者（以姓氏笔画为序）

马春梅（甘肃平凉医学高等专科学校）　　张　忠（沈阳医学院）

马桂芳（盐城卫生职业技术学院）　　　　张朝霞（山西医科大学）

王见遐（承德护理职业学院）　　　　　　金月玲（上海健康职业技术学院）

仇　容（浙江医学高等专科学校）　　　　姜世君（大庆医学高等专科学校）

李忠阳（楚雄医药高等专科学校）　　　　徐云生（楚雄医药高等专科学校）

李宪孟（山东医学高等专科学校）　　　　郭云娣（苏州卫生职业技术学院）

吴义春（安徽医学高等专科学校）　　　　梁俊晖（韶关学院）

人民卫生出版社

图书在版编目（CIP）数据

病理与病理检验技术/徐云生,张忠主编.—北京：
人民卫生出版社,2015
ISBN 978-7-117-20149-0

Ⅰ.①病…　Ⅱ.①徐…②张…　Ⅲ.①病理学-实
验室诊断-高等职业教育-教材　Ⅳ.①R446.8

中国版本图书馆 CIP 数据核字(2015)第 042239 号

人卫社官网　www.pmph.com	出版物查询，在线购书
人卫医学网　www.ipmph.com	医学考试辅导，医学数据库服务，医学教育资源，大众健康资讯

病理与病理检验技术

主　　编：徐云生　张　忠
出版发行：人民卫生出版社（中继线 010-59780011）
地　　址：北京市朝阳区潘家园南里 19 号
邮　　编：100021
E － mail：pmph @ pmph.com
购书热线：010-59787592　010-59787584　010-65264830
印　　刷：中农印务有限公司
经　　销：新华书店
开　　本：850×1168　1/16　印张：20
字　　数：550 千字
版　　次：2015 年 4 月第 1 版　2020 年 11 月第 1 版第 9 次印刷
标准书号：ISBN 978-7-117-20149-0/R · 20150
定　　价：59.00 元

打击盗版举报电话：010-59787491　E -mail：WQ @ pmph.com
（凡属印装质量问题请与本社市场营销中心联系退换）

全国高职高专检验技术专业第四轮规划教材
修 订 说 明

为全面贯彻党的十八大和十八届三中、四中全会精神，依据《国务院关于加快发展现代职业教育的决定》要求，更好地服务于现代卫生职业教育快速发展的需要，适应卫生事业改革发展对医药卫生职业人才的需求，贯彻《医药卫生中长期人才发展规划(2011—2020年)》《教育部关于"十二五"职业教育教材建设的若干意见》《现代职业教育体系建设规划(2014—2020年)》等文件的精神，全国高等医药教材建设研究会和人民卫生出版社在教育部、国家卫生和计划生育委员会的领导和支持下，成立了第一届全国高职高专检验技术专业教育教材建设评审委员会，并启动了全国高职高专检验技术专业第四轮规划教材修订工作。

随着我国医药卫生事业和卫生职业教育事业的快速发展，高职高专相关医学类专业学生的培养目标、方法和内容有了新的变化，教材编写也要不断改革、创新，健全课程体系、完善课程结构、优化教材门类，进一步提高教材的思想性、科学性、先进性、启发性和适用性。为此，第四轮教材修订紧紧围绕高职高专检验技术专业培养目标，突出专业特色，注重整体优化，以"三基"为基础强调技能培养，以"五性"为重点突出适用性，以岗位为导向、以就业为目标、以技能为核心、以服务为宗旨，力图充分体现职业教育特色，进一步打造我国高职高专检验技术专业精品教材，推动专业发展。

全国高职高专检验技术专业第四轮规划教材是在上一轮教材使用基础上，经过认真调研、论证，结合高职高专的教学特点进行修订的。第四轮教材修订坚持传承与创新的统一，坚持教材立体化建设发展方向，突出实用性，力求体现高职高专教育特色。在坚持教育部职业教育"五个对接"基础上，教材编写进一步突出检验技术专业教育和医学教育的"五个对接"：和人对接，体现以人为本；和社会对接；和临床过程对接，实现"早临床、多临床、反复临床"；和先进技术和手段对接；和行业准入对接。注重提高学生的职业素养和实际工作能力，使学生毕业后能独立、正确处理与专业相关的临床常见实际问题。

在全国卫生职业教育教学指导委员会、全国高等医药教材建设研究会和全国高职高专检验技术专业教育教材建设评审委员会的组织和指导下，当选主编及编委们对第四轮教材内容进行了广泛讨论与反复甄选，本轮规划教材修订的原则：①明确人才培养目标。本轮规划教材坚持立德树人，培养职业素养与专业知识、专业技能并重，德智体美全面发展的技能型专门人才。②强化教材体系建设。本轮修订设置了公共基础课、专业核心课和专业方向课(能力拓展课)；同时，结合专业岗位与执业资格考试需要，充实完善课程与教材体系，使之更加符合现代职业教育体系发展的需要。③贯彻现代职教理念。体现"以就业为导向，以能力为本位，以发展技能为核心"的职教理念。理论知识强调"必需、够用"；突出技能培养，提倡"做中学、学中做"的理实一体化思想。④重视传统融合创新。人民卫生出版社医药卫生规划教材经过长期的实践与积累，其中的优良传统在本轮修订中得到了很好的传承。在广泛调研的基础上，再版教材与新编教材在整体上实现了高度融合与衔接。在教材编写中，产教融合、校企合作理念得到了充分贯彻。⑤突出行业规划特性。本轮修订充分发挥行业机构与专家对教材的宏观规划与评审把关作用，体现了国家卫生和

3

计划生育委员会规划教材一贯的标准性、权威性和规范性。⑥提升服务教学能力。本轮教材修订,在主教材中设置了一系列服务教学的拓展模块;此外,教材立体化建设水平进一步提高,根据专业需要开发了配套教材、网络增值服务等,大量与课程相关的内容围绕教材形成便捷的在线数字化教学资源包(edu. ipmph. com),为教师提供教学素材支撑,为学生提供学习资源服务,教材的教学服务能力明显增强。

本轮全国高职高专检验技术专业规划教材共19种,全部为国家卫生和计划生育委员会"十二五"国家规划教材,其中3种为教育部"十二五"职业教育国家规划教材,将于2015年2月陆续出版。

	教材名称	主编	副主编
1	寄生虫学检验（第4版）	陆予云　李争鸣	汪晓静　高　义　崔玉宝
2	临床检验基础（第4版）	龚道元　张纪云	张家忠　郑文芝　林发全
3	临床医学概要（第2版）	薛宏伟　王喜梅	杨春兰　梅雨珍
4	免疫学检验（第4版）*	林逢春　石艳春	夏金华　孙中文　王　挺
5	生物化学检验（第4版）*	刘观昌　马少宁	黄泽智　李晶琴　吴佳学
6	微生物学检验（第4版）*	甘晓玲　李剑平	陈　菁　王海河　聂志妍
7	血液学检验（第4版）	侯振江　杨晓斌	高丽君　张　录　任吉莲
8	临床检验仪器（第2版）	须　建　彭裕红	马　青　赵世芬
9	病理与病理检验技术	徐云生　张　忠	金月玲　仇　容　马桂芳
10	人体解剖与生理	李炳宪　苏莉芬	舒安利　张　量　花　先
11	无机化学	刘　斌　付洪涛	王美玲　杨宝华　周建庆
12	分析化学	闫冬良　王润霞	姚祖福　张彧璇　肖忠华
13	生物化学	蔡太生　张　申	郭改娥　邵世滨　张　旭
14	医学统计学	景学安　李新林	朱秀敏　林斌松　袁作雄
15	有机化学	曹晓群　张　威	于　辉　高东红　陈邦进
16	分子生物学与检验技术	胡颂恩	关　琪　魏碧娜　蒋传命
17	临床实验室管理	洪国粦	廖　璞　黎明新
18	检验技术专业英语	周剑涛	吴　怡　韩利伟
19	临床输血检验技术+	张家忠　吕先萍	蔡旭兵　张　杰　徐群芳

* 教育部"十二五"职业教育国家规划教材

+ 选修课

主任委员 赵汉英 杜 贤

秘 书 长 金月玲 武天安 窦天舒

委 员（按汉语拼音排序）

　　　　崔玉宝 高 义 龚道元 侯振江 胡颂恩

　　　　黄泽智 李剑平 李晶琴 林逢春 刘观昌

　　　　陆予云 马少宁 孙中文 王海河 夏金华

　　　　张纪云 张家忠 郑文芝

秘 书 汪仁学

网络增值服务（数字配套教材）编者名单

主　编

　　徐云生　张　忠

编　者（以姓氏笔画为序）

　　马春梅（甘肃平凉医学高等专科学校）

　　马桂芳（江苏盐城卫生职业技术学院）

　　仇　容（浙江医学高等专科学校）

　　王见遐（河北承德护理职业学院）

　　吴义春（安徽医学高等专科学校）

　　张　忠（沈阳医学院）

　　张朝霞（山西医科大学汾阳学院）

　　李忠阳（云南楚雄医药高等专科学校）

　　李宪孟（山东医学高等专科学校）

　　金月玲（上海健康职业技术学院）

　　姜世君（黑龙江大庆医学高等专科学校）

　　徐云生（云南楚雄医药高等专科学校）

　　郭云娣（江苏苏州卫生职业技术学院）

　　梁俊晖（广东韶关学院医学院）

　　为了促进高职高专检验技术专业人才培养与教材的同步发展,以专业培养目标为导向,以职业技能培养为根本,结合高职高专检验技术专业特点和教学实际,在人民卫生出版社组织和指导下,编写了《病理与病理检验技术》一书,以适应广大医院、教学和科研机构对高职高专检验技术专业人才培养的需求。

　　本书由病理学基础和病理检验常规技术两部分构成,第一部分为病理学基础内容,共 11 章,第 1～5 章为病理学总论,主要讲述疾病的一般规律,第 6 章为病理学各论,主要讲述各系统常见疾病的病理变化,第 7～11 章为病理生理学内容,主要讲述常见几种病理过程的基本规律;第二部分为病理检验常规技术内容,共 6 章,主要讲述病理学基本检验技术(包括石蜡切片制作技术和苏木素-伊红染色技术)、免疫组织化学技术、尸体剖检技术。

　　本书由从事多年病理学教学和病理检验工作的教师编写,主要供高职高专检验技术专业使用,也可作为基层病理技术人员的培训教材和自学参考书。在编写过程中,坚持突出"三基"(基本理论、基本知识、基本技能)、"五性"(思想性、科学性、先进性、启发性、适应性)、"三特定"(特定对象、特定要求、特定限制)的原则。在此基础上体现以应用为目的,以必需、够用为度,以讲清概念、强化应用为教学重点,力求精简。融传授知识、培养能力、提高素质为一体,为学生进一步学习其他医学专业课程和病理学新技术打下良好的基础。

　　本书的编写,尽管编委们进行了反复讨论和认真修改,但由于理论水平和编写经验有限,加之时间紧迫,书中缺点和错误在所难免,恳请使用和关心本书的广大师生和同行们在使用中,给予批评指正,以便再版时修正。

徐云生　张忠

2015 年 2 月

目　录

第二部分　病理检验常规技术

第一部分　病理学基础

第一章

绪论和疾病概论

学习目标

1. 掌握　病理学的任务;健康、疾病的概念;脑死亡的概念及判断脑死亡的标准。
2. 熟悉　疾病发生的原因和条件;疾病的经过和转归。
3. 了解　病理学在医学中的地位及病理学的研究方法;疾病发生的基本机制。

第一节　绪　　论

一、病理学的概念及其任务

病理学(pathology)是阐述疾病发生、发展及其转归规律的一门医学基础学科。它的任务是研究疾病的原因、发病机制、病理变化和转归,为阐明疾病的本质及防治疾病提供科学的理论基础,同时为临床疾病的诊治和预防提供科学的理论依据。在临床医学实践中,病理学又是诊断疾病和指导治疗最可靠的方法之一。

二、病理学的内容

病理学主要包括病理解剖学及病理生理学。病理解剖学部分侧重从形态变化角度阐述疾病的本质;病理生理学部分侧重从功能代谢角度阐述疾病的本质。本教材病理学内容共分为11章,依次包括第2~6章的病理解剖学内容及第7~11章的病理生理学内容。在学习过程中应将病理解剖学和病理生理学相结合,同时注重理论和实践、病理变化及临床表现的结合,理解疾病的一般与特殊、局部与整体、结构与功能的辩证关系。

三、病理学在医学中的地位

病理学是沟通基础医学和临床医学的桥梁课,是学习临床医学的重要基础。病理学与医学其他学科有密切的内在联系。学习病理学必须以生物学、解剖学、组织胚胎学、生理学、生物化学、微生物学、免疫学和寄生虫学等为基础,同时病理学又是学习临床医学的基础,为临床正确认识疾病提供理论依据,它是基础医学和临床医学之间的桥梁课程,起着承前启后的作用。

四、病理学的研究方法

（一）病理解剖学主要研究方法

1. 活体组织检查 活体组织检查（biopsy）简称活检，是从活体上用手术切取、钳取、搔刮或穿刺针吸等方法取出病变部位的组织制成切片进行病理组织检查的方法。活检的意义在于：①能及时准确地对疾病作出诊断。由于组织取材新鲜，能基本保持病变原状，能及时准确地作出病理诊断。在手术过程中冷冻切片作快速诊断，可在20分钟内确定病变性质，为临床选择手术治疗方案提供依据。②在疾病过程中定期活检可了解病变发展情况和判断疗效。③有利于采用一些新的研究方法，如免疫组织化学、电镜观察、组织和细胞培养等对疾病进行更深入的研究。因此，活检是临床上诊断和研究疾病常用的方法，特别是对肿瘤的确诊具有重要意义。

2. 尸体解剖 尸体解剖（autopsy），简称尸检，即对死亡者的遗体进行病理剖检，是病理解剖学的基本研究方法之一。尸检的意义在于：①查明死因，确定诊断。主要通过肉眼观察组织器官的大体形态改变和镜下观察组织细胞学改变，查明死亡原因，对疾病作出诊断。它不仅可协助临床总结在诊断和治疗过程中的经验和教训，提高诊治水平，而且能及时发现和确诊某些传染病、流行病、地方病和新发生的疾病，为防疫部门采取防治措施提供依据。②积累资料，开展科研。通过尸检，积累人体病理材料，有利于对这些疾病开展科学研究工作，为进一步探讨疾病本质，制定防治方案提供依据。③收集标本，用于教学。通过尸检，广泛收集、制作成为病理教学标本，有利于学生掌握病理学知识。因此，尸检在临床、科研及教学工作中具有重要意义。

3. 细胞学检查 细胞学（cytology）检查是取病变部位表面脱落的细胞、穿刺抽取或混悬于各种液体中（胸腔积液、腹腔积液、尿、痰等）的细胞制成涂片并染色后在显微镜下检查，作出细胞学诊断，主要用于检查恶性肿瘤。恶性肿瘤细胞之间黏着力降低，易于脱落而被采集。如子宫颈刮取物涂片或胃冲洗液的离心沉淀物涂片等。对于实性肿瘤的细胞，如乳腺、甲状腺、淋巴结、肝、肾等，可通过针吸细胞检查。此法简便易行，广泛应用于临床病理诊断及肿瘤普查，但要确定恶性细胞时须进一步复查，并作活检证实。

（二）病理生理学主要研究方法

1. 动物实验 通过在动物体内复制类似人类疾病的模型，可以对疾病的功能、代谢变化进行深入地动态观察，并在必要时对其进行实验治疗，探索疗效和机制。由于动物实验可以人工控制条件和多次重复，并能进行动态观察和实验性治疗，能获得人体无法取得的研究材料。因此，动物实验已成为病理生理学的主要研究方法。但人与动物既有共同点，又有本质的区别。因此，不能将动物实验结果盲目应用于人类。只有把动物实验结果与临床资料相互比较，进行综合分析，才能被临床医学借鉴和参考。

2. 临床观察 在不损害患者健康的前提下，对患者进行周密细致的临床观察以及必要的临床实验，借以研究患病机体功能、代谢的动态变化及探讨其变化的机制，为揭示疾病本质提供了最直观的结果。

3. 分子生物学实验 近年来，病理生理学研究方法正在发生重大变革，人们已经采用分子生物学技术来研究细胞受体、离子通道、细胞信号转导变化以及细胞增殖、分化和凋亡调控等在疾病发生发展中的作用。现代医学研究证明，很多人类疾病都与基因改变有关，采用分子生物学技术识别与克隆疾病相关基因、检测基因结构及其表达、调控异常等将成为21世纪医学研究的主题。

病理学除人体研究方法外,还开展实验病理学研究,如:①动物实验:即用人工方法在适宜动物体内复制各种疾病模型和病理过程。例如,在疾病的不同时期活检,以了解疾病不同阶段的病理变化及其发生发展过程;了解药物或其他因素对疾病的疗效或影响;还可进行一些不能用于人体的研究,如致癌剂的致癌作用及某些生物因子的致病作用等。②组织培养和细胞培养:将某种组织或单细胞用适宜的培养基在体外培养,研究在各种病因作用下组织、细胞病变的发生和发展。近年来通过体外培养建立了不少人体和动物肿瘤细胞系或细胞株,这对研究肿瘤细胞的生物学特征和进行分子水平的研究起到重要作用。

总之,病理解剖学与病理生理学从整体水平、器官系统水平、组织细胞水平以及分子水平等不同层次对机体展开研究。尽管病理解剖学与病理生理学研究的侧重点有所不同,但两者相辅相成,不能截然分开。

五、学习病理学的指导思想

病理学是一门理论性和实践性较强的科学。学习病理学,必须注重理论和实践相结合,必须坚持辩证唯物主义的世界观和方法论,去认识疾病过程中各种矛盾发展的辩证关系。因此,在学习过程中需要注意以下几个方面。

(一) 动态与静态的关系

任何疾病在其发生、发展的各个阶段,都有其不同的表现。在病理大体标本和组织切片上所看到的病理变化,只是疾病发展过程中某一阶段的表现,并非它的全貌。因此,在认识疾病的发生、发展过程中,必须以运动的、发展的观点去分析和理解,不仅要看到疾病的现状,也要想到它的过去和将来,才能比较全面地认识疾病的本质。

(二) 局部与整体的关系

人体是一个完整的统一体。机体全身各个系统和器官是互相联系、密切相关的,通过神经和体液因素协调活动以维持机体的健康状态。因此,局部病变常常影响全身,而全身的改变也会影响到局部。如肺结核患者,病变虽然主要在肺,但常有发热、乏力、食欲降低等全身表现,另一方面,肺的结核病变也受全身状态的影响,当机体抵抗力增强时,肺的病变可以局限甚至痊愈;抵抗力降低时,原有的陈旧性病变又可复发或恶化。因此,疾病的发生和发展是一个非常复杂的过程,局部和整体的互相联系不可分割。

(三) 形态与功能、代谢的关系

疾病过程中机体所发生的各种病理变化,不外乎是形态与功能、代谢的改变。代谢改变是形态和功能改变的基础,功能改变往往可影响着代谢和形态的改变,形态的改变也往往影响着功能和代谢的改变。如原发性高血压患者,因细小动脉硬化,血管阻力增加,导致心肌代偿性肥大,而长期代偿可导致心力衰竭。又如风湿性心脏病患者,由于二尖瓣瓣膜的病变,导致全身血流动力学改变,即形态改变导致功能改变。而形态和功能改变的同时,也必然导致代谢的改变。因此,形态、功能和代谢的变化是互相联系、互相制约的。

(四) 内因与外因的关系

任何疾病的发生都是内因和外因共同作用的结果。外因一般是指外界环境中的各种致病因素;内因是指机体内在的因素,也称疾病的条件,一般决定着致病因素的易感性和机体的防御功能。例如,就肺炎球菌性肺炎的病因而言,在肺炎球菌侵入呼吸道后,还不一定能引起肺炎。只有当机体因受寒、饥饿、疲劳或醉酒等因素使呼吸道的防御屏障包括免疫功能遭到削弱,以致机体在与病菌的相互作用中不能排除或消灭病菌时,才会发生肺炎。在这里,肺炎球菌是疾病的原因,而受寒、饥饿、疲劳或醉酒等因素则属于疾病的条件。可以看出,原因是引起相应疾病并决定疾病特异性的必不可少的因素,而某些条件则是在原因作用于机体或侵入机体的前提下,决定某些疾病是否发生的因素。正确认识和区分内因和外因在疾病发生发展中的作用,对于正确进行疾病的防治,有很重要的意义。

六、病理学的发展

病理学的发展与其他自然科学的发展及人类认识能力有密切关系。古希腊名医希波克拉底(Hippocrates,约公元前 460～公元前 370 年)提出的液体病理学说,历经 2000 多年。直到 18 世纪中叶,意大利临床医学家莫尔加尼(Morgagni,1682～1771 年)根据尸检积累的材料,发现了疾病和器官的关系,创立了器官病理学,奠定了科学的近代病理学基础。然而由于其研究手段仅限于肉眼水平,对器官病变性质的认识仍是肤浅的。到了 19 世纪中叶,随着光学显微镜问世,德国病理学家魏尔啸(Virchow,1821～1902 年)借助光学显微镜观察疾病时细胞及组织学变化,认为细胞的形态及功能改变是一切疾病的基础,创立了细胞病理学,对病理学乃至整个医学科学的发展做出了划时代的贡献。至今虽然有更精密的光学显微镜甚至电子显微镜,但是观察疾病时机体细胞及组织的变化仍是我们当前研究及诊断疾病的基本方法。

在我国,远在秦汉时期的医学丛书《黄帝内经》中就有关于疾病的发生和死后解剖的记载;隋唐时代巢元方所著《诸病源候论》对疾病的原因和表现作了深入的探讨;南宋时期著名法医学家宋慈的《洗冤集录》详细记述了尸体剖检、伤痕病变和中毒鉴定,这是世界上最早的一部法医学著作,这些文献反映了祖国医学在病理学发展中的贡献。

近半个多世纪以来,由于电子显微镜与生物组织超薄切片技术的应用,使病理形态学研究能深入到亚细胞水平来了解组织和细胞的超微结构病变,并可与功能和代谢变化联系起来,不仅加深了对疾病的认识,而且还可用于临床作病理诊断。特别是近 20 余年来,由于现代免疫学和分子生物学等边缘学科的飞速发展以及免疫组织化学、流式细胞术、图像分析技术和分子生物学等新技术的发展和应用,极大地推动了病理学的发展。目前病理学不仅在细胞、亚细胞水平上研究疾病,而且已深入到分子水平上研究疾病,大大加深了对疾病本质的认识。毋庸置疑,21 世纪将是由细胞病理学跨入分子病理学的时代。

第二节　疾病概论

健康(health)与疾病(disease)是医学的两个基本概念,是生命过程中的对立与统一。长期以来,人们受生物医学模式的影响,认为健康就是没有躯体疾病,具有强健的体魄和各项生理指标正常。疾病就是机体形态结构、功能及代谢的出现病理改变,引起临床症状和体征的异常生命过程。随着现代医学模式的产生,人们认识到健康与疾病不仅与自身的躯体因素有关,而且与本身所特有的心理和社会因素等也有关。因此,把生物因素、心理因素、社会因素结合起来探讨健康与疾病的概念,探讨疾病发生发展的规律,有利于阐明疾病的本质。

一、健康与疾病的概念

（一）健康

健康是指不仅身体没有疾病,而且是一种身体上、心理上和社会上的完好状态。

（二）疾病

疾病是指机体在一定原因和条件的作用下,因自稳调节紊乱而发生的异常生命活动过程。

二、病因学

病因学(etiology)是研究疾病发生的原因与条件的科学。了解病因,对疾病的防治具有重要意义。

（一）疾病发生的原因

疾病发生的原因是指引起某种疾病不可缺少的特异性因素。例如,结核杆菌是结核病的病因,没有结核杆菌感染,机体不可能患结核病。病因的种类很多,大致可以分为以下几类:

1. 生物性因素　包括病原微生物(如细菌、病毒、支原体、衣原体、立克次体、螺旋体、真菌等)和寄生虫(如原虫、蠕虫等),是最常见的致病因素。它们通过一定的途径侵入机体,可在体内繁殖。但机体是否发病,除与病原体的数量、侵袭力及毒力有关外,也与机体的免疫力等条件有密切的关系。

2. 理化因素

（1）物理因素:包括机械暴力(引起创伤、震荡、骨折等)、温度(引起烧伤、中暑、冻伤)、电流(引起电击伤)、电离辐射(引起放射病)、气压(引起高山病、减压病)等。物理性因素能否致病及严重程度,主要取决于这些因素的强度和作用时间的长短。

（2）化学因素:包括无机和有机化学物质,达到一定浓度或剂量时可引起人体化学性损害或中毒。如强酸、强碱、一氧化碳、有机磷农药等。它们对机体的作用部位,大多有一定的选择性。如一氧化碳与血红蛋白有很强的亲和力,使红细胞失去携氧能力而致病;有机磷毒物与机体胆碱酯酶结合并抑制其活性,引起乙酰胆碱蓄积而致病。

3. 营养性因素　营养物质过多和营养物质不足均可引起疾病。长期大量摄入高热量食物可引起肥胖病,并与动脉粥样硬化的发生有密切关系。营养物质摄入不足可引起营养不良,如维生素 B_1 缺乏可引起脚气病、维生素 D 缺乏引起佝偻病、缺碘引起甲状腺肿等。

4. 遗传性因素

（1）引起遗传性疾病:这是由于亲代生殖细胞中遗传物质的缺陷(如基因突变或染色体畸变)遗传给子代所致。基因突变引起分子病,如血友病;染色体畸变引起染色体病,如唐氏综合征。

（2）遗传易感性:指具有易患某种疾病的遗传素质,在一定环境因素作用下,机体更易患病,如高血压病、糖尿病等。

5. 先天性因素　先天性因素指能够损害正在发育胎儿的有害因素,由先天性因素引起的疾病称为先天性疾病。某些化学物质、药物、病毒等可导致胎儿畸形或缺陷。如母体在妊娠早期感染风疹病毒后,胎儿可患先天性心脏病,这类疾病不会遗传给子代,不属于遗传性疾病。但有的先天性疾病是可以遗传的,如唇裂、多指/趾等。

6. 免疫性因素　免疫性因素指那些使机体受到损害的免疫应答或免疫缺陷。包括:①超敏反应性疾病,如过敏性休克、支气管哮喘、荨麻疹等。②自身免疫性疾病,如全身性红斑狼疮、类风湿性关节炎。③免疫缺陷病,其特点是容易发生各种感染和恶性肿瘤。

7. 社会、心理因素　社会因素包括社会制度、社会环境和生活、劳动、卫生条件等,其中社会制度是起决定作用的社会因素。社会进步、经济发展、生活、劳动和卫生条件的改善以及计划免疫的实施等,可以增进健康,预防和减少疾病的发生;反之,社会动乱、经济落后、人口拥挤、环境污染、家庭缺陷等可直接或间接致病。

心理因素主要指人体内在的心理素质、心理发育和心理特点,它对机体各器官、系统的活动起重要作用,与疾病的发生、发展和转归有密切关系。积极、乐观、坚强的心理状态是保持和增进健康的必要条件,即使患病,也有助于疾病的康复。消极的心理状态如焦虑、忧郁、长期紧张等可引起各系统功能失调,促使疾病的发生,尤其是高血压病、冠心病、溃疡等心身疾病的发生、发展与心理因素有密切关系。近年来发现,某些肿瘤的发生及预后与心理因素也有关系。

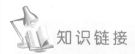 知识链接

心 身 疾 病

心身疾病是指一组在其发生、发展、转归和预后等方面与心理、社会因素密切相关,以躯体症状表现为主的疾病。主要特点是:①心理、社会因素在疾病的发生和发展过程中起重要作用;②表现为以躯体症状为主,并有器质性病理改变及病理生理过程。统计表明,在综合性医院的初诊患者中,约有1/3的躯体疾病患者与心理、社会因素密切相关。

(二) 疾病的条件

疾病发生的条件是指病因作用于机体的前提下,促使疾病发生发展的非特异性因素。如在感染结核杆菌的人群中,只有在某些条件(如营养不良、过度疲劳等)影响下,导致机体抵抗力降低者才会发生结核病。疾病发生的条件是多方面的,有许多条件是自然因素(如气候条件、地理环境)造成的。此外,年龄、性别也可成为某些疾病发生的条件,例如小儿和老年人易患感染性疾病;女性易患乳腺癌、甲状腺功能亢进症等,男性易患肺癌、动脉粥样硬化症等。

促使某一疾病(或病理过程)发生的因素叫诱因。如上消化道大出血可诱发肝性脑病;情绪激动可诱发心绞痛等。诱因仍属于条件范畴。当某些疾病的原因、条件还分不清楚时,则笼统地将该因素称为危险因素,如高脂血症是动脉粥样硬化症的危险因素。

值得注意的是,有些疾病(如创伤、烧伤、中毒等)只要有原因存在便可发生,无须任何条件。同一因素对某种疾病来说是原因,而对另一种疾病则为条件。如营养不足是营养不良症的原因,而对结核病来说却是条件。

三、发 病 学

发病学(pathogenesis)是研究病因作用于机体之后疾病发生发展一般规律的科学。不同疾病具有不同的发病规律,但也具有共同的一般规律,概述如下:

(一) 自稳态调节紊乱

机体在不断变化的内外环境作用下,通过神经和体液调节作用,使各器官系统的功能和代谢维持在正常范围内,保持着内外环境的相对稳定,称为自稳调节下的自稳态。它是维持机体正常生命活动不可缺少的。任何疾病的发生都有自稳态的紊乱从而出现异常生命活动。例如,某些原因引起机体胰岛素分泌不足,血糖升高,可导致糖尿病,出现糖代谢紊乱。甚至还可引起脂肪代谢、蛋白代谢以及水、电解质代谢紊乱等。

(二) 损伤与抗损伤反应

致病因素作用于机体引起损伤的同时,机体则调动各种防御、代偿功能对抗致病因素及其所引起的损伤。损伤与抗损伤反应贯穿于疾病的始终,双方力量的对比决定着疾病的发展和转归,是推动疾病发展的基本动力。当损伤占优势,则病情恶化,甚至死亡;反之,当抗损伤占优势,则病情缓解,直至痊愈。如外伤性出血引起血压下降、组织缺氧等损伤的同时,机体则出现血管收缩、心率加快、血凝加速等抗损伤反应。若损伤较轻,通过抗损伤反应,机体便可康复;若损伤严重,抗损伤反应不足以抗衡损伤性变化,又无适当治疗,就可导致创伤性或失血性休克而死亡。

损伤与抗损伤反应在一定条件下可互相转化。上述血管收缩有抗损伤意义,但持续时间过长,便可加重组织缺氧,引起酸中毒及肾功能不全等病理过程,即原来的抗损伤反应变成了损伤

因素。在临床实践中,必须掌握疾病过程中损伤和抗损伤互相转化的规律,才能对病情作出正确的判断和处理。

（三）因果转化规律

所谓因果转化是指在原始病因作用下机体发生的某种变化又转化为新的病因,引起新的变化,如此交替不已,形成一个链式的发展过程。在疾病发生和发展过程中,如果几种变化互为因果,形成环式运动,而每循环一次都使病情进一步恶化。例如,外伤大出血引起机体一系列变化均互为因果,每一次因果交替均使病情进一步恶化,直至死亡。如果采取有效的止血、输血、输液,合理使用血管活性药物,纠正缺氧和酸中毒等措施阻断恶性循环,可使病情向康复的方向发展。

四、疾病的经过与转归

疾病的发生发展是一个连续的不断变化的过程。某些疾病特别是一些急性传染病在疾病过程中表现出明显的阶段性,认识疾病发展的阶段性及其转归是十分必要的。

（一）疾病的经过

1. 潜伏期　即致病因素作用于人体到出现最初症状前的时期,不同疾病潜伏期长短不一。掌握疾病潜伏有利于传染病及早隔离和预防治疗。有些疾病如创伤、烧伤可无潜伏期。

2. 前驱期　即从疾病出现最初症状起,到出现典型症状前的时期。此期虽有临床症状,但程度较轻,且多数无特异性,容易误诊。临床上应仔细诊断,早期治疗。

3. 症状明显期　即出现该疾病典型表现的时期,此期诊断虽易,但病情最为严重,应积极治疗。

4. 转归期　是疾病过程的最后时期,转归取决于损伤和抗损伤双方力量的对比和（或）是否得到及时、恰当的治疗,疾病的转归有康复和死亡两种形式。

上述对疾病阶段性的分期,是针对某些疾病特别是急性传染病而言,但有些疾病的阶段性表现不典型。

（二）疾病的转归

1. 康复（recovery）　包括完全康复和不完全康复,前者是指病因消除,症状消失,受损组织细胞的功能、代谢和形态结构完全恢复正常。后者是指病理损害得到控制,主要症状消失,但机体仍遗留不同程度的形态结构变化和功能、代谢障碍,只有通过代偿机制才能维持相对正常的生命活动。如风湿性心内膜炎遗留瓣膜变形,导致血液动力学改变,必须依靠心肌肥大等代偿作用,才能维持正常的心输出量。

2. 死亡（death）　死亡是生命活动的终止,分为生理性死亡和病理性死亡两种,前者是由于机体各器官自然老化所致,后者是由于疾病所致,绝大多数人属于病理性死亡。

传统概念把心跳和呼吸停止作为死亡标志,并把死亡分为 3 个时期:①濒死期:指死亡前的垂危阶段。②临床死亡期:主要标志是心跳、呼吸停止,反射消失,但组织、细胞仍有微弱的代谢活动。某些患者经及时恰当地抢救,可望复苏成功。③生物学死亡期:是死亡的不可逆阶段,中枢神经系统及其他器官系统的代谢和功能相继停止,并逐渐出现尸冷、尸僵、尸斑,最后尸体腐败。但不少患者作为整体已经死亡,通过心肺复苏术,却仍能在一定时间内维持全身血液循环和除脑以外的各器官功能活动,出现"死脑活躯体"现象。近年来认为,死亡是机体作为一个整体功能的永久性停止,包括大脑皮层功能和脑干各部分功能的丧失,即脑死亡（brain death）。如果脑干功能尚存,有自主呼吸,则为"植物状态",不能称为脑死亡。

判断脑死亡的主要依据是:①无自主呼吸。②不可逆昏迷和对外界刺激完全失去反应。③瞳孔散大、固定。④颅神经反射消失,如瞳孔对光反射、角膜反射、咳嗽反射、咽反射等均消失。⑤脑电波消失及脑血管造影证明脑血液循环停止。

脑死亡后各器官、组织并非同时死亡,此时,借助呼吸,循环辅助装置,在一定时间内维持器官、组织低水平的血液循环,可作为器官移植的良好供体和实验研究的良好材料。同时以脑死亡为标准宣告死亡,及时终止无效的抢救,可减少经费和人力消耗。

 学习小结

病理学是一门揭示疾病本质的桥梁学科,主要研究疾病发生的原因、发病机制、病理变化及结局,为临床疾病的诊治和预防提供科学的理论依据。健康是指机体躯体上、精神上和社会上处于完好的状态。疾病是机体在一定原因和条件作用下,因自稳调节紊乱而发生的异常生命活动现象。由一定的病因导致,并出现一些共同规律,最后可有康复或死亡的结局。

（徐云生）

复　习　题

一、名词解释

病理学;疾病;健康;脑死亡

二、选择题

A型题

1. 下列病理学的叙述**错误**的是

   A. 病理学是阐明疾病原因和发生机制的科学

   B. 病理学是一门重要的医学基础学科

   C. 学好病理学是学好临床各科的前提

   D. 活检的价值优于细胞学检查

   E. 细胞学检查多用于肿瘤的普查

2. 下列哪项**不是**病理学的研究范围

   A. 疾病原因　　　　　　B. 发病机制　　　　　　C. 疾病的治疗

   D. 病理变化　　　　　　E. 疾病的转归和结局

3. 被临床广泛采用的病理学检查方法

   A. 活体组织检查　　　　B. 尸体剖检　　　　　　C. 动物实验

   D. 组织细胞培养　　　　E. 电镜技术

4. 对疾病本质的叙述最恰当的是

   A. 是一种不健康行为活动过程

   B. 病因的损害与机体抗损害的异常生命活动过程

   C. 出现各种症状和体征

   D. 对环境的适应能力降低

   E. 处于某种缺陷状态

5. 下列致病因素中最常见的是

   A. 物理因素　　　　　　B. 化学因素　　　　　　C. 生物因素

   D. 营养因素　　　　　　E. 免疫因素

三、问答题

　　1. 病理学的任务是什么？有哪些研究方法？

　　2. 疾病发展过程中的共同规律有哪些？

　　3. 疾病的经过分哪几个阶段？

第二章

细胞和组织的适应、损伤与修复

> **学习目标**
>
> 1. 掌握 细胞和组织适应、变性、坏死的基本概念;萎缩、肥大、增生和化生的概念;变性、坏死的类型及病理变化;肉芽组织的成分和特点、作用和结局;一期愈合与二期愈合的特点。
>
> 2. 熟悉 萎缩、肥大、增生和化生的原因、类型;坏死的结局。
>
> 3. 了解 不同组织的再生潜能;各种组织的再生过程及特点;骨折愈合的过程;影响创伤愈合的因素。

正常细胞和组织在受到体内外环境变化等刺激时,可发生形态、功能和代谢的反应性调整,产生适应性变化,保存细胞的生活能力。如若刺激超过了细胞和组织的适应能力,则会出现损伤性变化。细胞损伤在某些情况下是可逆的,即刺激因素消除后,受损的细胞能够恢复正常状态。但较严重的刺激超过了细胞所能承受的极限,则可发生不可逆性损伤,导致细胞死亡。

第一节 细胞和组织的适应

适应(adaptation)是细胞、组织或器官对内、外环境中各种有害因子和刺激作用而产生的非损伤性应答反应。适应的目的是使自身在新的环境中得以生存。适应可表现为多种方式,在形态学上可表现为细胞大小、数量和类型的变化,常见的为萎缩、肥大、增生和化生。

一、萎　缩

萎缩(atrophy)是已发育正常的细胞、组织或器官的体积缩小。萎缩时细胞合成代谢降低,能量需求减少,原有功能下降。组织与器官的萎缩,除了其自身细胞物质的丢失而体积缩小外,还可以伴有实质细胞数量的减少。组织器官的未曾发育或发育不全不属于萎缩范畴。萎缩可分为生理性萎缩和病理性萎缩两类。

1. **生理性萎缩** 许多组织和器官在机体发育到一定阶段时开始逐渐萎缩,可见于胸腺青春期萎缩、老年人组织和器官的萎缩等。

2. **病理性萎缩** 按其发生原因分为:

(1) 营养不良性萎缩:可因蛋白质摄入不足、消耗过多或血液供应不足引起。如糖尿病和肿瘤等慢性消耗性疾病时,引起全身肌肉萎缩;脑动脉粥样硬化时脑组织缺乏足够血液供应,引起脑萎缩。

(2) 压迫性萎缩:由于局部组织长期受压而导致的萎缩。如尿路梗阻时肾盂积水,压迫周

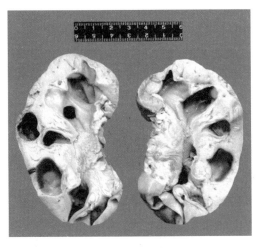

图2-1　肾压迫性萎缩

肾盂积水、扩张,肾实质受压萎缩

围肾组织,引起肾实质萎缩(图2-1)。

（3）失用性萎缩:可因器官、组织长期工作负荷减少和功能、代谢低下所致。如肢体骨折后久卧不动,可引起患肢肌肉萎缩和骨质疏松。

（4）去神经性萎缩:当运动神经元或轴突损害时,可引起效应器萎缩。如脑或脊髓神经损伤,其所支配区域的肌肉发生萎缩。

（5）内分泌性萎缩:由于内分泌腺功能下降,引起靶器官萎缩。如下丘脑-腺垂体缺血坏死,可导致促肾上腺皮质激素释放减少,引起肾上腺皮质萎缩。

萎缩的器官体积缩小,重量减轻,色泽变深,包膜皱缩。心脏和肝的萎缩可呈棕褐色。

镜下:实质细胞体积变小或数量减少,胞质内可见脂褐素沉着,间质有纤维组织增生或脂肪组织增生。萎缩是可逆性改变,病因消除后,轻度萎缩的细胞可逐渐恢复原状,但持续性萎缩的细胞最终可死亡(凋亡)。

二、肥　大

细胞、组织或器官体积的增大,称为肥大(hypertrophy)。组织和器官的肥大通常是由于实质细胞体积的增大所致,但也可伴有实质细胞数量的增多。肥大的细胞合成代谢增加,功能也常增强。若因器官和组织功能负荷增加引起的肥大,称为代偿性肥大;若因内分泌激素作用引起的肥大,称为内分泌性肥大。在性质上,肥大可分为生理性肥大和病理性肥大两种。

1. **生理性肥大**　举重运动员上肢骨骼肌的增粗肥大,妊娠期子宫的肥大,哺乳期乳腺的肥大均属于生理性肥大。

2. **病理性肥大**　高血压时,由于长时间外周循环阻力增大,心脏负荷加重,心肌发生肥大。甲状腺功能亢进时,甲状腺素分泌增多,引起甲状腺滤泡上皮细胞肥大。

三、增　生

细胞有丝分裂活跃而致组织或器官内细胞数量增多的现象,称为增生(hyperplasia),常导致组织或器官的体积增大和功能活跃。增生根据其性质,可分为生理性增生和病理性增生两种。

1. **生理性增生**　肝部分切除后,剩余的肝细胞即可增生,肝脏恢复正常的体积,此为代偿性增生。妊娠期子宫和乳腺的增生则为内分泌性增生。

2. **病理性增生**　最常见的原因是激素过多或生长因子过多。如雌激素绝对或相对增加,可引起子宫内膜腺体增生过长,导致功能性子宫出血。病理性增生同样可发生在炎症和修复的过程中,成纤维细胞、毛细血管内皮细胞和实质细胞的增生是炎症愈合、创伤修复的重要环节。

增生与肥大是两个不同的病理过程,但由于发生机制互有交叉,因此常合并发生。如雌激素导致的子宫增大,既有子宫平滑肌细胞增大,又有细胞数量的增加。在去除刺激因素后,增生均可停止,这与肿瘤性增生有本质的区别。但某些病理性增生若持续存在则可发展为肿瘤。

四、化　生

化生(metaplasia)是指一种分化成熟的细胞类型被另一种分化成熟的细胞类型所取代的过程。化生并不是由原来的已分化的细胞直接转变为另一种细胞,而是由具有分裂增殖和多向分化能力的未分化细胞或干细胞分化的结果。化生通常只发生在同源性细胞之间,即上皮细胞之间或间叶细胞之间。

1. 上皮组织的化生

（1）鳞状上皮化生:最为常见,如长期吸烟者的支气管假复层纤毛柱状上皮发生的鳞状上皮化生（图 2-2）。此为一种适应性反应,通常仍为可复性的。鳞状上皮化生可增强局部抵御外界刺激的能力,但也失去了原有上皮的功能。如果鳞状上皮化生持续存在,则可能在此基础上发展为鳞状细胞癌。

（2）肠上皮化生:常见于胃体和（或）胃窦部,根据化生的形态及所产生的黏液可分为小肠型和大肠型肠上皮化生。肠上皮化生常见于慢性萎缩性胃炎、胃溃疡及胃黏膜糜烂后黏膜再生时。

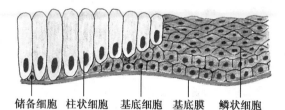

储备细胞　柱状细胞　基底细胞　基底膜　鳞状细胞

图 2-2　柱状上皮的鳞状上皮化生

柱状上皮细胞中的储备细胞分裂增殖,分化形成复层鳞状上皮细胞

2. 间叶组织的化生　在两种间叶组织之间也可发生化生,多为纤维结缔组织化生为骨、软骨或脂肪组织。如骨化性肌炎时,由于外伤而致皮下肌间纤维组织增生并化生为骨组织。

第二节　细胞和组织的损伤

当内外因素的刺激作用超过了组织细胞的承受能力时,组织和细胞即可发生损伤。不同的损伤不仅取决于损伤因素的性质、种类、持续的时间和强度,也取决于受损细胞的种类、适应性、所处状态及遗传性等。

引起细胞或组织损伤的原因很多,包括缺氧、理化因素、生物因素、遗传因素、免疫反应、营养失调等。引起细胞或组织损伤的机制也很复杂,包括:①缺氧等原因使 ATP 产生减少,致细胞的生命活动出现障碍;②氧自由基的产生;③细胞内游离钙增多,激活大量的酶而造成细胞的损伤;④细胞膜结构的完整性遭到破坏;⑤不可逆的线粒体损伤。这些机制互相作用或互为因果,引起细胞或组织损伤的发生和发展。

当细胞或组织受到损伤后,会出现一系列变化,包括代谢性变化、组织化学和超微结构变化、光镜和肉眼可见的形态学变化等。轻度的损伤多为可逆的,一旦消除刺激即可恢复正常,称为可逆性损伤。严重的细胞损伤是不可逆的,可导致细胞死亡。

一、变　　性

变性（degeneration）是指细胞内或细胞间质内出现异常物质或正常物质异常蓄积的现象,多伴有不同程度的功能障碍。有学者将正常物质的异常蓄积称为细胞内沉积。去除病因后,细胞水肿、脂肪变等大多数可逆性损伤可恢复正常。

1. 细胞水肿　由于细胞内水分增多导致的细胞肿胀,称为细胞水肿,或称水变性。当线粒体受损时,可致 ATP 生成减少,细胞膜上的钠泵功能障碍,导致细胞内钠、钙离子的过多积聚,钾离子外溢,细胞内大量水分积聚而发生细胞水肿。常见于缺血、缺氧、感染、中毒时肝、肾、心等器官的实质细胞。

肉眼观:受累器官体积增大,包膜紧张,边缘变钝,颜色苍白。镜下:细胞体积增大,胞质疏松、淡染,称为胞质疏松化;严重者胞质透明呈空泡状,似气球,称为气球样变,多见于病毒性肝炎（图 2-3）。几乎所有细胞损伤最早都可表现为细胞水肿,去除病因后可恢复正常。但病因持续存在可发展为细胞死亡。

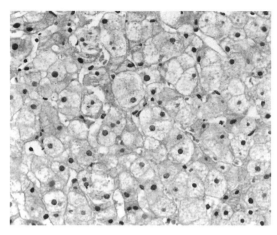

图2-3　肝细胞水肿

肝细胞明显肿胀,胞质淡染,部分肝细胞肿胀如气球样(气球样变)

2. 脂肪变　正常情况下,除脂肪细胞外的实质细胞内一般不见或仅有少量脂滴,当这些细胞中出现脂滴或脂滴明显增多,称为脂肪变。脂滴主要是中性脂肪,也可有磷脂和胆固醇等。石蜡切片中,脂滴在制作过程中被有机溶剂溶解,呈边界清楚的透明空泡。冷冻切片中,用锇酸或苏丹Ⅲ染色可分别将脂肪染成黑色和橘红色。脂肪变多发生于肝、心、肾等实质器官。

肉眼观:脂肪变的器官体积增大,淡黄色,质软,切面有油腻感。镜下:脂肪变的细胞胞质中可见大小不等的圆形脂滴,有的可充满整个细胞而将细胞核挤至细胞的一侧。

(1) 肝脂肪变:肝细胞是脂肪代谢的重要场所,最常发生脂肪变。轻度的肝脂肪变通常不会影响肝功能;显著弥漫性的肝脂肪变称为脂肪肝,重度的肝脂肪变可进展为肝坏死和肝硬化。肝脂肪变的机制大致如下,①肝细胞质内脂肪酸增多:如高脂饮食或营养不良时,体内脂肪组织分解,过多的游离脂肪酸经由血液入肝;或因缺氧导致肝细胞乳酸大量转化为脂肪酸;或因氧化障碍使脂肪酸利用下降,脂肪酸相对增多。②甘油三酯合成过多:如大量饮酒可改变线粒体和滑面内质网的功能,促进α-磷酸甘油合成新的甘油三酯。③脂蛋白、载脂蛋白减少:缺血、缺氧、中毒或营养不良时,肝细胞中脂蛋白、载脂蛋白合成减少,细胞输出脂肪受阻而堆积于细胞内。

肉眼观:肝体积增大,颜色淡黄,质地柔软,边缘较钝,切面有油腻感。镜下:可见胞质内有多个小空泡,严重者可见大泡,核被挤至细胞一侧(图2-4)。慢性肝淤血时,脂肪变首先出现在肝小叶中央区;磷中毒时,常是小叶周边肝细胞先受累。

(2) 心肌脂肪变:常累及左心室内膜下心肌和乳头肌。病变心肌与正常心肌相间形成黄红色斑纹,称为"虎斑心"。严重的心肌脂肪变可呈弥漫性,心肌全部呈灰黄色。有时,心外膜脂肪组织增生,可沿间质长入心肌细胞间,称为心肌脂肪浸润,并非心肌脂肪变。心肌脂肪变多见于贫血、缺氧、中毒(磷、砷等)及严重感染(白喉和痢疾等)等。

3. 玻璃样变　在细胞内或间质中出现均质、半透明的玻璃样物质,在HE染色中呈均质性红染,称为玻璃样变,又称透明变。玻璃样变常发生于细胞内、结缔组织和血管壁。

(1) 细胞内玻璃样变:是指细胞内过多的蛋白质沉积而引起细胞发生的形态学改变。镜下:常表现为均质红染的圆形小体或团块,位于细胞质内。多见于肾小球肾炎时的肾小管上皮细胞、慢性炎症时的浆细胞、病毒性肝炎或酒精性肝病时的肝细胞。

(2) 纤维结缔组织玻璃样变:见于生理性或病理性结缔组织增生,是纤维组织

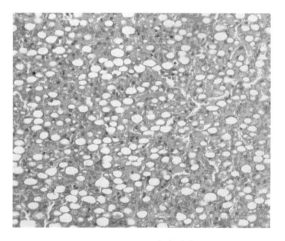

图2-4　肝细胞脂肪变

肝细胞质中见大小不等的空泡,为脂滴;部分细胞核偏向细胞的一侧

老化的表现。其特点是增生的胶原纤维增粗,胶原蛋白发生交联、融合、变性,其间少有血管和纤维细胞(图2-5)。肉眼观:呈灰白色、质韧、半透明、缺乏弹性。镜下:胶原纤维粗大并相互融合成均匀、无结构、红染的玻璃样物质。

如瘢痕组织、动脉粥样硬化纤维斑块及各种坏死组织的机化等。

（3）细小动脉壁玻璃样变:常见于高血压时的肾、脑、脾和视网膜的细小动脉壁。高血压时,全身细小动脉持续痉挛,引起血管内膜缺血受损,通透性增高,血浆蛋白质渗入内膜下,在内皮细胞下形成均质、红染、无结构的玻璃样物质。此外,内膜下的基底膜样物质也增多。这些改变可使细小动脉管壁增厚、变硬,管腔狭窄,甚至闭塞。

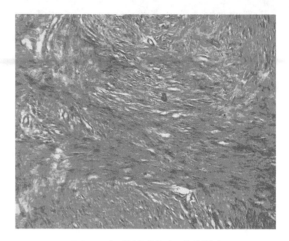

图2-5　纤维结缔组织玻璃样变
可见结缔组织呈均匀、红染的玻璃样变

4. 淀粉样变　组织内有淀粉样物质沉着称为淀粉样变,也称淀粉样物质沉着症。淀粉样物质可被碘染成棕褐色,再加硫酸后呈蓝色,与淀粉遇碘时的反应类似,故称之为淀粉样变。肉眼观:病变处为灰白色,质地较硬,富于弹性。镜下:HE染色呈淡红色、均质、无结构的物质。刚果红染色为橘红色。

淀粉样变可为局部性或全身性。局部性淀粉样变发生于皮肤、结膜、舌、喉和肺等处,亦可见于阿尔茨海默病的脑组织及霍奇金病、多发性骨髓瘤等肿瘤的间质内。全身性淀粉样变可分为原发性和继发性两类,前者可累及肝、肾、脾和心等多个器官;后者可见于老年人和结核病等慢性炎症及某些肿瘤的间质中。

5. 黏液样变　细胞间质内黏多糖(葡萄糖胺聚糖、透明质酸等)和蛋白质的蓄积,称为黏液样变。常见于间叶组织肿瘤、动脉粥样硬化斑块、风湿病灶和营养不良的骨髓和脂肪组织等。镜下:在疏松的间质内有多突起的星芒状纤维细胞,散于灰蓝色黏液基质中。甲状腺功能低下时,透明质酸酶活性受抑,含有透明质酸的黏液样物质及水分在皮肤及皮下蓄积,形成特征性的黏液性水肿。

6. 病理性色素沉着　细胞和组织内有异常的色素蓄积,称为病理性色素沉着。沉积的色素可分为外源性和内源性两类。外源性色素主要来自体外,如炭末、文身的色素等;内源性色素主要有含铁血黄素、脂褐素、黑色素及胆红素等。含铁血黄素是巨噬细胞吞噬红细胞,血红蛋白被分解,Fe^{3+}与蛋白质结合而成的铁蛋白微粒聚集体,呈金黄色或褐色颗粒。脂褐素是细胞自噬溶酶体内不能被溶酶体酶消化的细胞器碎片,成分是脂质和蛋白质的混合物,呈黄褐色微细颗粒。黑色素是由黑色素细胞胞质中的酪氨酸氧化、聚合而成的深褐色颗粒。胆红素是由血红蛋白衍生而来的,是正常胆汁的主要色素。

在病理状态下,某些色素会增多并聚集于细胞内外。如慢性肺淤血时,肺泡腔中出现含铁血黄素。色素痣、黑色素瘤时,黑色素可局部性增多。老年人、营养消耗性患者,其心肌细胞、肝细胞及神经元内可见大量脂褐素。血中胆红素增高时,患者可出现皮肤黏膜黄染。

7. 病理性钙化　骨和牙齿之外的组织中固态钙盐沉积,称为病理性钙化。沉积的钙盐主要成分是磷酸钙和碳酸钙及少量铁、镁或其他矿物质。病理性钙化在镜下呈蓝色颗粒状至片块状;肉眼呈细小颗粒或团块,触之有砂砾感或硬石感。

病理性钙化可分营养不良性钙化和转移性钙化两种。营养不良性钙化是指钙盐沉积于变性、坏死的组织或异物中,但体内钙磷代谢正常。全身钙磷代谢失调而致钙盐沉积于正常组织内,则称为转移性钙化。前者可见于结核坏死灶、脂肪坏死灶、血栓、动脉粥样硬化斑块等;后者主要见于甲状旁腺功能亢进、维生素 D 摄入过多及某些骨肿瘤,常发生在血管及肾、肺和胃的间质组织。

二、细胞死亡

当细胞受到严重损伤时,可出现代谢停止、结构破坏和功能丧失,引起细胞不可逆性损伤,即细胞死亡。体内的细胞死亡主要分为坏死和凋亡。

（一）坏死

活体内局部组织、细胞的死亡称为坏死(necrosis)。大多数坏死是由可逆性损伤发展而来,也可因严重的致病因子引发不可逆的损伤直接导致。坏死的组织和细胞代谢停止、功能丧失,细胞内的物质漏出到细胞外,引起周围组织的炎症反应。其基本表现是细胞肿胀、细胞器崩解和蛋白质变性。

组织坏死后外观上可表现为:①色泽污秽,无光泽;②失去正常组织的弹性;③无正常的血液供应而致温度降低,摸不到血管搏动;④失去正常感觉(皮肤痛、触痛)及运动功能(肠管蠕动)。这样的组织临床上常称失活组织。

1. 坏死的基本病变　细胞核的变化是细胞坏死的主要形态学标志,主要有 3 种形式(图2-6):①核固缩:细胞核染色质 DNA 浓聚、皱缩,核体积减小,嗜碱性增加。②核碎裂:由于核染色质崩解和核膜破裂,使细胞核发生碎裂,核物质分散于胞质中,也可由核固缩裂解成碎片而来。③核溶解:染色质中的 DNA 在 DNA 酶的作用下分解,核染色变浅,最后核的轮廓完全消失。

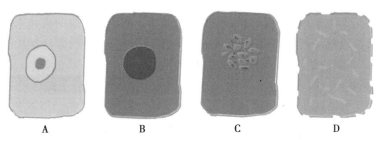

图 2-6　细胞坏死细胞核的形态变化
A. 正常细胞　B. 核固缩　C. 核碎裂　D. 核溶解

除细胞核的改变外,细胞质和间质也有变化。胞质内核糖体逐渐减少、变性蛋白质增多、糖原颗粒减少等,致胞质嗜酸性增强。间质的变化主要为在各种溶解酶的作用下,基质崩解,胶原纤维肿胀、断裂、液化。最终,坏死的细胞与崩解的间质融合成一片模糊的颗粒状、无结构的红染物质。

由于坏死时细胞膜通透性增加,细胞内具有组织特异性的乳酸脱氢酶、肌酸激酶、谷草转氨酶、谷丙转氨酶、淀粉酶及其同工酶等被释放入血,造成细胞内相应酶活性降低和血清中相应酶含量增高。由此,可分别作为临床诊断某些细胞(如肝、心肌、胰)坏死的参考指标。由于细胞内和血清中酶活性的变化在坏死初始时即可检出,所以有助于细胞损伤的早期诊断。

2. 坏死的类型　坏死通常分为凝固性坏死、液化性坏死和纤维素样坏死 3 个基本类型。此外,还有干酪样坏死、脂肪坏死和坏疽等一些特殊类型的坏死。

（1）凝固性坏死:坏死组织失水变干,蛋白质发生凝固且溶酶体酶水解作用较弱时,坏死区呈灰黄或灰白色、干燥、质实,称为凝固性坏死。凝固性坏死最为常见,多见于心、肝、肾和脾等实质器官,常因缺血缺氧、细菌毒素、化学腐蚀剂作用引起。肉眼观:坏死灶呈灰白或灰黄色,质地较硬,与健康组织间形成一条暗红色充血、出血带。镜下:坏死灶内的细胞出现核固缩、核碎裂、核溶解,胞质红染,但组织结构的轮廓依然存在。

（2）液化性坏死:组织细胞坏死后,经酶解作用转变为液体状态,并可形成坏死囊腔,称为液化性坏死。液化性坏死主要发生在含蛋白少,脂质多(如脑)或产生蛋白酶多(如胰腺)的组织。发生在脑组织的液化性坏死又称脑软化。化脓性炎症时,渗出的中性粒细胞可产生大量蛋白水解酶,溶解坏死组织而发生液化性坏死。

（3）纤维素样坏死:纤维素样坏死旧称纤维素样变性,是结缔组织和小血管壁常见的坏死形式。病变部位正常组织结构消失,形成边界不清的细丝状、颗粒状或小条块状、无结构的红染物质,由于与纤维素染色性质相似,故称为纤维素样坏死。此种坏死见于某些变态反应性疾病,如风湿病、结节性多动脉炎、新月体性肾小球肾炎,及急进型高血压和胃溃疡底部小血管等。目前认为,其发生机制与抗原-抗体复合物引发的胶原纤维肿胀崩解、结缔组织免疫球蛋白沉积或血浆纤维蛋白渗出变性有关。

（4）干酪样坏死:在结核病时,因病灶中含脂质较多,坏死区呈淡黄色,切面均匀、细腻,状似奶酪,称为干酪样坏死。镜下为无结构红染颗粒状物质,不见坏死部位原有组织结构的残影。干酪样坏死是凝固性坏死的特殊类型,也偶见于某些梗死、肿瘤和结核样麻风等。

（5）脂肪坏死:急性胰腺炎时细胞释放胰酶分解脂肪酸,乳房创伤时脂肪细胞破裂,可分别引起酶解性或创伤性脂肪坏死,也属于液化性坏死范畴。脂肪坏死后,释出的脂肪酸和钙离子结合,形成肉眼可见的灰白色钙皂。

（6）坏疽(gangrene):坏疽是指大块组织坏死并继发腐败菌感染,病变处呈现黑色、暗绿色等特殊形态改变。腐败菌分解坏死组织产生硫化氢,后者与血红蛋白中分解出来的铁结合形成硫化铁,而使坏死组织呈黑色。坏疽分为干性、湿性和气性3种类型,前两者多为继发于血管阻塞引起的缺血性坏死。

干性坏疽常见于动脉粥样硬化、血栓闭塞性脉管炎及冻伤等疾患的肢体末端。此时,动脉阻塞但静脉回流尚通畅,坏死组织水分较少,同时体表水分易于蒸发,致使坏死区干燥皱缩,呈黑色,与正常组织界限清楚(图2-7)。由于坏死组织比较干燥,故腐败菌感染一般较轻。

湿性坏疽多发生于与外界相通的内脏,如肺、肠、阑尾、胆囊、子宫等。也可发生于动脉阻塞及静脉回流受阻的肢体。由于坏死区水分较多,腐败菌感染较重,故肿胀明显,呈暗绿色或污黑色,与正常组织界限不清。病变发展较快,炎症比较弥散,可引起全身中毒症状,甚至发生中毒性休克而死亡。

气性坏疽属湿性坏疽的一种特殊类型,为深达肌肉的开放性创伤合并产气荚膜杆菌等厌氧菌感染所致。细菌分解坏死组织的同时产生大量气体,使坏死组织内含有大量气泡,按之有"捻发"音。气性坏疽病变发展迅速,全身中毒症状明显,后果严重,需紧急处理。

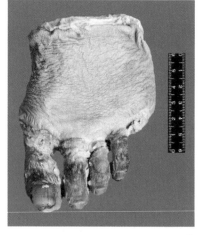

图2-7 足干性坏疽

干性坏疽累及脚趾,呈黑色,干枯,与周围组织边界清楚,为血栓闭塞性脉管炎引起的缺血性坏死,小趾已脱落缺失

3. 坏死的结局

（1）溶解吸收:组织坏死后,坏死细胞及中性粒细胞释放水解酶使坏死组织溶解液化,由淋巴管或血管吸收。不能吸收的组织碎片则由巨噬细胞吞噬而清除。小的坏死灶溶解吸收后可由周围组织进行修复,坏死液化范围较大则可形成囊腔。

（2）分离排出:坏死灶范围较大时,不易被完全溶解吸收,则通过水解酶溶解坏死灶周围组织,使之与健康组织分离开。坏死灶如位于皮肤或黏膜,脱落后形成缺损。局限在皮肤、黏膜浅表的组织缺损称为糜烂;深达皮下或黏膜下的缺损称为溃疡。肺、肾等内脏器官坏死组织液化后,可经支气管、输尿管等自然管道排出体外,所残留的空腔称为空洞。深部组织坏死后形成开口于皮肤或黏膜的盲性管道,称为窦道。体表与空腔器官之间或空腔器官与空腔器官之间两端开口的病理性通道,称为瘘管。

（3）机化与包裹:新生肉芽组织长入并取代坏死组织、血栓、脓液、异物等的过程,称为机化。如坏死组织等较大,肉芽组织难以向中心部位完全长入或吸收,则由周围增生的肉芽组织将其包围,称为包裹。机化和包裹的肉芽组织最终都可形成瘢痕组织。

（4）钙化:坏死细胞和细胞碎片若未被及时清除,则日后易吸引钙盐和其他矿物质沉积,引起营养不良性钙化,如干酪样坏死的钙化。

（二）凋亡

凋亡(apoptosis)是活体内局部组织中单个细胞程序性细胞死亡的表现形式,是由体内外因素触发细胞内预存的死亡程序而导致的细胞主动性死亡方式。凋亡在生物胚胎发生发育、成熟细胞新陈代谢、激素依赖性生理退化、萎缩、老化、炎症以及自身免疫病和肿瘤发生进展中,都发挥了不可替代的重要作用,并非仅是细胞损伤的产物。

1. **凋亡的形态学和生物化学特征** 电镜下,凋亡的形态学特征如下:①细胞体积缩小,胞质浓缩,核糖体、线粒体等聚集;②染色质浓集成致密团块,或集结排列于核膜内面,之后胞核裂解成碎片;③胞膜内陷或胞质生出芽突并脱落,形成含核碎片和(或)细胞器成分的膜包被的凋亡小体,其是细胞凋亡的重要形态学标志;④凋亡小体可被巨噬细胞和相邻其他实质细胞吞噬、降解;⑤凋亡细胞因其质膜完整,阻止了与其他细胞分子间的识别,故既不引起周围炎症反应,也不诱发周围细胞的增生修复。光镜下,凋亡一般仅累及单个或几个细胞,凋亡细胞呈圆形,胞质红染,核染色质聚集成团块状。病毒性肝炎时,嗜酸性小体形成即是细胞凋亡(图2-8)。

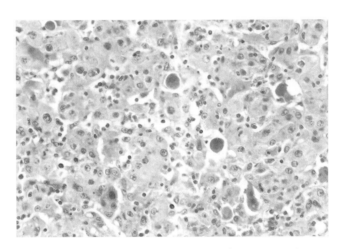

图 2-8 肝脏的凋亡小体
病毒性肝炎,凋亡小体呈深红色,细胞核固缩或消失

凋亡过程的生化特征是含半胱氨酸的天冬氨酸蛋白酶(caspases,凋亡蛋白酶)、Ca^{2+}/Mg^{2+}依赖的内切核酸酶及需钙蛋白酶等的活化。凋亡蛋白酶活化后可裂解很多重要的细胞蛋白,破坏细胞骨架和核骨架;继而激活限制性内切核酸酶,早期出现180~200bp的DNA降解片段,琼脂凝胶电泳呈现相对特征性的梯状带。

2. **凋亡与坏死的区别** 凋亡与坏死有着许多方面的不同(表2-1),可表现在发生机制、诱导因素、形态特征和生化特征等方面。

表 2-1　凋亡与坏死的区别

	凋　亡	坏　死
机制	基因调控的程序化主动死亡	意外事件导致的非基因调控的被动死亡
诱因	生理性或轻微病理性刺激	重度的病理性刺激
死亡范围	多为散在的单个细胞	常为集聚的多个细胞
形态特征	细胞固缩,核染色质边集,细胞质膜和细胞器膜完整,细胞膜生芽形成凋亡小体	细胞肿胀,核染色质结絮或边集,细胞质膜和细胞器膜溶解破裂,溶酶体酶释放,细胞自溶
生化特征	耗能的主动过程,依赖 ATP,有新蛋白合成,凋亡早期 DNA 规律降解为180~200bp片段,琼脂凝胶电泳呈特征性梯状带	不耗能的被动过程,不依赖 ATP,无新蛋白合成,DNA 降解不规律,片段大小不一,琼脂凝胶电泳通常不呈梯状带
周围反应	不引起周围组织的炎症反应和修复性再生。凋亡小体被巨噬细胞或相邻实质细胞吞噬	引起周围组织的炎症反应或修复性再生

 知识链接

细胞老化

　　细胞老化(cellular aging)是细胞随生物体年龄增长而发生的退行性变化,是生物个体老化的基础。细胞老化具有如下四个特征:①普遍性:所有的细胞、组织、器官和机体都会在不同程度上出现老化改变。②进行性或不可逆性:随着时间的推移,老化不断进行性地发展。③内因性:不是由于外伤、事故等外因的直接作用,而是细胞内在基因决定性的衰退。④有害性:老化时,细胞代谢、适应及代偿等多种功能低下,并缺乏恢复能力,进而导致老年病的产生,机体其他疾病患病率和死亡率也逐渐增高。

第三节　损伤的修复

　　损伤造成机体部分细胞和组织丧失后,机体对所形成缺损进行修补恢复的过程,称为修复(repair)。修复后可完全或部分恢复原有组织的结构和功能。修复通过 2 种方式进行:①再生:由损伤周围的同种细胞来修复,如果完全恢复了原有组织的结构和功能,则称为完全再生;②纤维性修复:由纤维结缔组织来修复,以后形成瘢痕,也称瘢痕修复。在多数情况下,由于有多种组织发生损伤,故上述两种修复过程常同时存在。

一、再　　生

　　再生(regeneration)是指在生理状态下或组织受损后,通过同种细胞的增生实现自我更新或恢复组织原有结构和功能。

　　1. 再生的类型　再生可分为生理性再生和病理性再生。

　　(1)生理性再生:在生理情况下,一些细胞和组织不断老化、凋亡,由新生的同种细胞不断补充,以保持原有结构和功能,维持组织、器官的完整和稳定。如表皮的复层扁平细胞不断角化脱落,通过基底细胞不断增生、分化,加以补充;月经期子宫内膜脱落后,又有新生的子宫内膜再生等。

（2）病理性再生：在病理状态下，细胞和组织坏死或缺损后，如果损伤程度较轻，损伤的细胞又有较强的再生能力，则损伤周围的同种细胞发生增生、分化，形成病理性再生。病理性再生可单独进行，也可与纤维性修复同时进行。如胃黏膜轻度糜烂后，仅通过胃腺底部残留的基底细胞再生即可达到完全修复受损胃黏膜的目的。

2. **细胞周期和不同类型细胞的再生潜能**　细胞周期由 G_1 期（DNA 合成前期）、S 期（DNA 合成期）、G_2 期（DNA 合成后期）及 M 期（分裂期）所构成，G_1 期、S 期和 G_2 期又合称为间期。不同种类的细胞，其细胞周期的时程长短不同，在单位时间内进入细胞周期进行增殖的细胞数也不同，因此不同种类的细胞具有不同的再生能力。一般情况下，低等动物比高等动物的细胞或组织再生能力强；幼稚组织比高分化组织再生能力强；平时易受损伤的组织和生理状态下经常更新的组织有较强的再生能力。人体细胞按再生能力的强弱可分为三类。

（1）不稳定细胞：是一类再生能力很强的细胞。在生理情况下，这类细胞就像新陈代谢一样周期性更换。病理性损伤时，往往表现为再生性修复。属于此类细胞的有表皮细胞、呼吸道和消化道黏膜被覆细胞、男性及女性生殖器官管腔的被覆细胞、淋巴及造血细胞、间皮细胞等。由这些细胞组成的组织中，通常有超过 1.5% 的细胞处于分裂期。

（2）稳定细胞：是一类具有较强潜在再生能力的细胞。在生理情况下，这类细胞增殖现象不明显，在细胞增殖周期中处于 G_0 期。但受到组织损伤的刺激时，则进入到 G_1 期，表现出较强的再生能力。这类细胞包括各种腺体和腺样器官的实质细胞，如胰、肝、涎腺、内分泌腺、汗腺、皮脂腺和肾小管的上皮细胞等。此外，还包括原始间叶细胞及其分化而来的各种细胞，如血管内皮细胞、成纤维细胞、平滑肌细胞、成骨细胞等。

（3）永久性细胞：又称非分裂细胞。其再生能力很弱或不具有再生能力，属于这类细胞的有神经细胞、骨骼肌细胞及心肌细胞。这类细胞在出生后即脱离细胞周期，永久停止有丝分裂。因此一旦受损，只能依靠纤维性修复，而成为永久性损伤。

附：干细胞（stem cell）是个体发育过程中产生的具有无限或较长时间自我更新和多向分化能力的一类细胞。干细胞的复制通常表现为不对称复制，当一个干细胞分裂为两个细胞时，其中一个保留了自我更新的能力，而另一个则成为定向祖细胞，最终分化为成熟细胞。当机体受到损伤时也可表现为对称复制，即一个干细胞分裂为两个子代干细胞或两个定向祖细胞，通过这种方式分裂可对干细胞数量进行调节。根据来源和个体发育过程中出现顺序的不同，分为胚胎干细胞和成体干细胞。

胚胎干细胞是指在受精后 5～7 天，胚胎发育早期的囊胚中未分化的细胞（内细胞群）。这些未分化细胞具有发育的全能性，可进一步分裂、分化，形成人体的任何组织和器官，包括生殖细胞。胚胎干细胞研究的意义在于阐明人类正常胚胎的发生发育、组织细胞生长分化的复杂调控机制；用来修复甚至替换丧失功能的组织和器官，促进再生医学的发展。

成体干细胞是一类广泛存在于人体组织器官中，具有自我更新和一定分化潜能的原始细胞，可分裂并分化形成特定类型的成熟细胞，实现再生，从而维持新陈代谢和进行修复。某些成体干细胞还具有转分化的能力，可分化成其他类型的细胞或组织。转分化是指一种类型的细胞或组织失去其特有的表型和特征，获得了新的表型和内部功能，而转化为另一种细胞或组织的过程。

成体干细胞包括骨髓干细胞和组织干细胞。骨髓干细胞在损伤发生后可迁移至各种组织，并可分裂、分化形成多个类型的终末细胞；位于其他部位的成体干细胞通常并不发生迁移，而在特定的组织中分化形成具有特定类型的细胞，具有组织特异性。但一些组织干细胞分化方向可发生改变，即具有转分化能力。

3. **各种组织的再生过程**

（1）上皮组织的再生：被覆体表的鳞状上皮受损后，如损伤未破坏表皮基底膜和毛球，可以由此处的干细胞再生,向缺损部位伸展,先形成单层上皮覆盖创面,再增生分化为复层鳞状上皮。被覆黏膜的柱状上皮受损后,由邻近的基底层细胞增生来修复。新生的细胞开始为立方形,随后分化为柱状上皮细胞。

腺上皮再生是否完全,主要取决于腺体基底膜是否受损。腺体的上皮损伤后,若损伤仅限于腺上皮而基底膜完整,由残留的上皮细胞分化补充,完全恢复原有结构。若基底膜破坏则难以完全再生,往往依靠纤维性修复。

(2)纤维组织的再生:损伤处的成纤维细胞可进行分裂、增生,形成纤维组织。成纤维细胞可由局部静止状态的纤维细胞活化而来,或由周围幼稚间叶细胞分化而来。成纤维细胞停止分裂后,开始合成并分泌前胶原蛋白。前胶原蛋白在间质中形成胶原纤维,成纤维细胞则成熟为纤维细胞。

(3)血管的再生:毛细血管的再生过程又称为血管形成,是以生芽方式来完成的。首先,在蛋白分解酶作用下基底膜分解,该处内皮细胞分裂增生形成突起的幼芽。随着增生的内皮细胞向前移动及后续细胞的不断增生,形成一条实性细胞索,在血流的冲击下很快出现管腔,形成新的毛细血管,彼此吻合后形成毛细血管网(图 2-9)。增生的内皮细胞分化成熟时还分泌Ⅳ型胶原、层黏连蛋白和纤维连接蛋白,构成基底膜的基板。周边的成纤维细胞分泌Ⅲ型胶原及基质,组成基底膜的网板,本身则成为血管外膜细胞,至此完成毛细血管的构筑。新生毛细血管基底膜不完整,内皮细胞间隙较大,通透性较高。为了适应功能的需要,这些毛细血管会不断改建,有些可转变为小动脉和小静脉,其平滑肌等成分可能由血管外未分化间叶细胞分化而来。

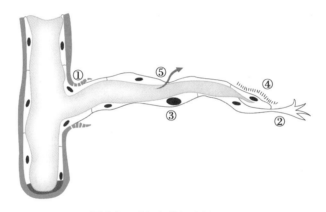

图 2-9　毛细血管再生模式图
①基底膜溶解;②细胞移动和趋化;③细胞增生;④细胞管腔形成、成熟及生长抑制;⑤细胞间通透性增加

大血管断裂后需手术进行吻合,吻合处两侧内皮细胞增生分裂覆盖断裂处,恢复原来内膜结构。但离断的肌层不易完全再生,由结缔组织增生连接,形成瘢痕修复。

(4)软骨组织和骨组织的再生:软骨再生起始于软骨膜的增生,这些增生的幼稚细胞形似成纤维细胞,以后逐渐变为软骨母细胞,并形成软骨基质,细胞被埋在软骨陷窝内而变为静止的软骨细胞。软骨再生能力弱,软骨组织缺损较大时由纤维组织参与修补。骨组织再生能力强,在有骨膜存在的条件下,常可再生修复。即由骨膜上的细胞增生形成骨母细胞,也可由原始间叶细胞和成纤维细胞分化为骨母细胞,形成类骨组织并逐步改建,完成修复。

(5)肌组织的再生:肌组织的再生能力很弱。横纹肌的再生依肌膜是否存在和肌纤维是否完全断裂而有所不同。损伤较轻且肌膜未受损时,肌原纤维仅部分发生坏死,残存部分肌细胞分裂,产生肌浆和肌原纤维,可恢复正常横纹肌的结构。若肌纤维完全离断时,断端肌浆增多,也可有肌原纤维的新生,使断端膨大如花蕾样,但这时肌纤维断端不能直接连接,而靠纤维瘢痕愈合。如果整个肌纤维均被破坏,则形成瘢痕修复。平滑肌细胞也有一定的分裂再生能力,但是断开的肠管或较大血管经手术吻合后,断处的平滑肌主要是通过纤维瘢痕连接。心肌再生能力极弱,破坏后一般都是瘢痕修复。

(6)神经组织的再生:脑和脊髓内的神经细胞缺乏再生能力,破坏后不能再生,由神经胶质细胞及其纤维修补,形成胶质瘢痕。外周神经损伤时,如果与其相连的神经细胞仍然存活,则可完全再生。若离断两端相隔太远,或两端之间有瘢痕或其他组织等阻隔,或因截肢失去远端,再生轴突不能到达远端,而与周围增生的结缔组织混杂成团,形成创伤性神经瘤,可产生顽固性疼痛。

二、纤维性修复

组织损伤常同时包括实质细胞和间质细胞受损,往往伴有炎症反应。修复过程中,即使受损实质细胞具有再生能力,仅仅通过实质细胞再生也不能完成修复,需要通过损伤局部的肉芽组织增生,溶解、吸收局部的坏死组织和异物,并填补缺损,而后肉芽组织逐渐转变成以胶原纤维为主的瘢痕组织,修复得以完成。

1. **肉芽组织** 肉芽组织(granulation tissue)由新生薄壁的毛细血管以及增生的成纤维细胞构成,并伴有炎细胞浸润。

(1)肉芽组织的成分和形态特点:肉芽组织实为新生的富含毛细血管的幼稚阶段的纤维结缔组织。肉眼观:呈鲜红色,颗粒状,质地柔软湿润,形似鲜嫩的肉芽,触之易出血。早期的肉芽组织中不含神经纤维,故无痛觉。

镜下:肉芽组织内可见有毛细血管、成纤维细胞和炎性细胞等(图2-10)。其特点包括:①新生的毛细血管平行排列,与表面垂直,在近表面处互相吻合成弓状突起。初期的毛细血管表现为平行排列的实性条索,由新生的内皮细胞构成,无管腔或管腔狭窄,常无基底膜。之后基底膜形成,管腔形成,于是形成了典型的毛细血管结构。②在毛细血管网络之间可见有新增生的成纤维细胞,散在分布,很少有胶原纤维。其中一些成纤维细胞的胞质内可见原纤维细丝。此种细胞不仅有成纤维细胞的功能,还有平滑肌细胞的收缩功能,称为肌成纤维细胞,有促进伤口收缩的功能。③肉芽组织中有多少不等的炎性细胞,炎性细胞以巨噬细胞为主,伴有中性粒细胞及淋巴细胞等。此外,肉芽组织间质中还伴有大量渗出液和炎细胞,起着协助修复的作用。

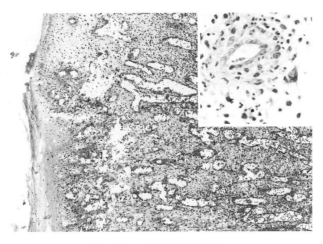

图2-10 肉芽组织镜下结构

皮肤溃疡底部的肉芽组织,可见新生的毛细血管向创面垂直生长,右上角放大图示肉芽组织新生毛细血管内皮细胞较肥大,毛细血管之间有成纤维细胞及炎细胞浸润,成纤维细胞呈梭形,核椭圆,染色质浅,核仁清楚,胞质丰富

（2）肉芽组织的作用和结局：在组织损伤修复过程中，肉芽组织的主要作用包括：①抗感染保护创面；②填补创口及其他组织缺损；③机化或包裹坏死、血栓、炎性渗出物及其他异物。

肉芽组织在组织损伤后 2~3 天内即可开始出现，其自下而上（如体表创口）或从周围向中心（如组织内坏死）生长推进，填补创口或机化异物。随着时间的推移（1~2 周），肉芽组织按其生长的先后顺序逐渐成熟。其主要形态标志为：间质的水分逐渐吸收减少；炎细胞逐渐减少并消失；毛细血管闭塞、数目减少，按正常功能的需要少数毛细血管改建为小动脉或小静脉；成纤维细胞产生越来越多的胶原纤维，同时成纤维细胞数目逐渐减少，胞核变细长而深染，成熟为纤维细胞。时间再长，胶原纤维量更多，而且发生玻璃样变，细胞和毛细血管成分更少。至此，肉芽组织成熟为纤维结缔组织并转变为瘢痕组织。

2. 瘢痕组织　瘢痕（scar）组织是指肉芽组织经改建成熟形成的纤维结缔组织。

（1）瘢痕组织的成分和形态特点：肉眼观：局部呈收缩状态，颜色苍白或灰白色，半透明，质地硬韧，缺乏弹性。镜下：主要由大量平行或交错的胶原纤维构成，呈均质红染状态，并可见有玻璃样变。可见纤维细胞，但数量很少。

（2）瘢痕组织的作用和影响：瘢痕组织对机体有利的方面包括，①填补及连接损伤的创口或其他缺损以保持组织和器官的完整性。②保持器官的坚固性。因瘢痕组织含有大量胶原纤维，其抗拉力较肉芽组织强。瘢痕组织对机体不利的方面包括：①发生在关节附近的瘢痕，其收缩常引起关节挛缩或活动受限。发生在重要脏器（如胃肠道）的瘢痕，可引起管腔狭窄。如胃溃疡修复时，幽门处的瘢痕收缩可致幽门狭窄。②瘢痕性黏连，为发生在各器官之间或器官与体腔壁之间的纤维性黏连，可不同程度地影响其功能。③器官内广泛损伤导致广泛纤维化、玻璃样变，可发生器官硬化。④瘢痕组织增生过度，又可称肥大性瘢痕。如果这种肥大性瘢痕不仅突出于皮肤表面，还超过损伤范围向四周不规则地扩延，则称为瘢痕疙瘩。

瘢痕组织中的胶原纤维在胶原酶的作用下，能逐渐分解、吸收，瘢痕随之缩小及变软。胶原酶可由中性粒细胞、成纤维细胞和巨噬细胞产生，因此如果要解决瘢痕收缩和器官硬化，就要调控肉芽组织中胶原的合成和分泌，加速瘢痕组织中胶原的分解与吸收。

 课堂互动

肉芽组织与瘢痕组织

　　肉芽组织由新生薄壁的毛细血管以及增生的成纤维细胞构成，并伴有炎细胞浸润；瘢痕组织是指肉芽组织经改建成熟形成的纤维结缔组织。即肉芽组织是幼稚的纤维结缔组织，瘢痕组织是老化的纤维结缔组织，瘢痕组织是肉芽组织的结局。

　　问题：

　　1. 肉芽组织与瘢痕组织在形态学上有何不同？

　　2. 肉芽组织与瘢痕组织各自有何作用？

三、创伤愈合

创伤愈合（wound healing）是指机体遭受外力作用，皮肤等组织出现离断或缺损后的愈复过程，为包括各种组织的再生和肉芽组织增生及瘢痕形成的复杂组合，表现出各种修复过程的协同作用。

（一）皮肤创伤愈合

1. 创伤愈合的基本过程　最轻度的创伤仅限于皮肤表皮层，能通过上皮再生愈合。稍重者有皮肤和皮下组织断裂，并出现伤口。严重的创伤可有肌肉、肌腱、神经的断裂及骨折。以皮肤手术切口为例,其创伤愈合的基本过程如下。

（1）伤口的早期变化:伤口局部出现不同程度的组织坏死和血管断裂出血,数小时内出现充血、浆液渗出和白细胞游出等炎症反应,局部红肿。早期的炎细胞浸润以中性粒细胞为主,3天后则以巨噬细胞为主。伤口中的血液和渗出物中的纤维蛋白原可很快凝固成凝块,有的凝块表面干燥结成痂皮,凝块及痂皮起到保护伤口的作用。

（2）伤口收缩:2～3天后,边缘的整层皮肤及皮下组织向中心移动,使伤口迅速缩小,至14天左右停止。伤口缩小的程度因伤口部位、伤口大小及形状而不同。伤口收缩主要是由伤口周围新生的肌成纤维细胞牵拉所致,与胶原形成无关。

（3）肉芽组织增生和瘢痕形成:大约从第3天开始,从伤口底部及边缘长出肉芽组织填平伤口。第5～6天起,成纤维细胞产生胶原纤维,其后1周胶原纤维形成十分活跃。3周后肉芽组织逐渐消失,代之以成熟、增粗的胶原纤维,大约伤后1个月瘢痕完全形成。可能由于局部张力的作用,瘢痕中的胶原纤维最终与皮肤表面平行。

（4）表皮及其他组织再生:伤口边缘的基底细胞在创伤发生24小时内即开始增生,并在凝块下面向伤口中心迁移,形成单层上皮,覆盖于肉芽组织表面,之后增生、分化成为鳞状上皮。健康的肉芽组织对表皮再生的意义十分重要,其能为表皮再生提供营养和生长因子。如果肉芽组织长时间不能填平伤口并形成瘢痕,则上皮再生将延缓。另外,由于异物或感染等刺激而过度生长的肉芽组织,高出皮肤表面,也会阻止表皮再生。若伤口过大(一般认为直径超过20cm时),则再生表皮难以完全覆盖伤口,往往需要植皮。

毛囊、汗腺及皮脂腺等皮肤附属器如遭完全破坏,则不能完全再生,而形成瘢痕修复。肌腱断裂后,开始时也是瘢痕修复,但随着功能锻炼不断改建,胶原纤维可按原来肌腱纤维方向排列,达到完全再生。

2. 创伤愈合的类型 根据组织损伤程度及有无感染,创伤愈合可分为三种类型。

（1）一期愈合:一期愈合见于组织缺损少、出血和渗出物少、创缘整齐、无感染、经粘合或缝合后创面对合严密的伤口,如无感染的手术切口。此类伤口血凝块少,炎症反应轻微,在1～2天内表皮即可将伤口覆盖。在2～3天左右肉芽组织开始长入,很快填满伤口。第5～6天左右,胶原纤维形成,此时可以拆线。抗拉力强度在3个月达到顶峰,切口可在数月后形成一条白色线状瘢痕(图2-11)。

（2）二期愈合:二期愈合见于组织缺损较大、创缘不整、无法整齐对合或伴有感染的伤口。二期愈合的特点:①因坏死组织多及伴有感染,能诱发局部组织变性、坏死。当感染被控制,坏死组织被清除后,再生才能开始。②由于伤口较大,需长出较多的肉芽组织填平伤口,伤口收缩明显。③愈合所需时间较长,形成的瘢痕也较大,抗拉力强度较弱(图2-11)。

（3）痂下愈合:痂下愈合是指伤口表面的血液、渗出物及坏死组织干燥后形成硬痂,在痂下进行的上述愈合过程。上皮再生完成后,痂皮即可脱落。痂下愈合所需时间较长,是由于首先得进行痂皮溶解,之后表皮再生覆盖创面。痂皮因其干燥不利于细菌生长,对伤口有保护

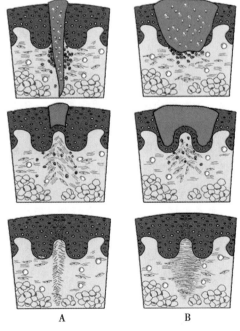

图2-11 创伤愈合模式图
A. 创伤一期愈合模式图;B. 创伤二期愈合模式图

作用。当痂下渗出物较多或有细菌感染时,痂皮则影响渗出物的排出,不利于伤口的愈合。

（二）骨折愈合

骨折通常可分为外伤性骨折和病理性骨折两类。骨的再生能力很强,骨折愈合的好坏、所需时间与骨折的部位、性质、年龄、错位的程度及引起骨折的原因等因素有关。复位良好的单纯性外伤性骨折在数月内可完全愈合,恢复骨的正常结构和功能。

1. 骨折愈合的过程 骨折愈合过程可分为以下几个阶段:

（1）血肿形成:骨组织和骨髓有丰富的血管,骨折后断端及其周围伴有大量出血,形成血肿,数小时后血肿发生凝固。骨折时骨折处会有血管断裂,因此骨皮质和骨髓都可发生坏死。如坏死灶较小,可被破骨细胞吸收;坏死灶较大时,可形成游离的死骨片。

（2）纤维性骨痂形成:骨折后 2~3 天,肉芽组织长入血肿内,机化血凝块,形成纤维性骨痂,肉眼及 X 线检查见骨折局部呈梭形肿胀。大约 1 周左右,增生的肉芽组织及纤维组织可进一步分化,形成透明软骨。透明软骨的形成一般多见于骨外膜的骨痂区,骨髓内骨痂区则少见。

（3）骨性骨痂形成:纤维性骨痂逐渐分化出骨母细胞,形成类骨组织。以后出现钙盐沉积,类骨组织转变为编织骨。纤维性骨痂中的软骨组织也经软骨化骨过程演变为骨组织,至此形成骨性骨痂。

（4）骨痂改建或再塑:编织骨结构不够致密,骨小梁排列紊乱,达不到正常功能需要。为适应骨活动时所受应力,编织骨经过进一步改建成为成熟的板层骨,皮质骨和髓腔的正常关系以及骨小梁正常的排列结构也重新恢复。改建是在破骨细胞的骨质吸收及骨母细胞的新骨质形成的协调作用下完成的。

2. 影响骨折愈合的因素 除了影响创伤愈合的全身因素和局部因素（下文详述）以外,骨折愈合还有一些特殊的影响因素:

（1）骨折断端及时、正确的复位。

（2）骨折断端及时、牢靠的固定。

（3）早日进行全身和局部功能锻炼,有利于局部良好的血液供应及骨痂形成:因此,在不影响局部固定情况下,应尽早离床活动。

四、影响创伤愈合的因素

损伤的程度、组织的再生能力、伤口是否有坏死组织和异物以及有无感染等因素决定修复的方式、愈合的时间和瘢痕的大小。因此,治疗原则应是缩小创面、避免再损伤或感染及促进组织再生。影响创伤愈合的因素包括全身和局部两个方面。

1. 全身因素

（1）年龄:青少年的组织再生能力强,愈合快。老年人组织再生能力弱,愈合慢,这与老年人血管硬化,血液供应减少有很大关系。

（2）营养:严重的蛋白质缺乏,尤其是含硫氨基酸（如甲硫氨酸、胱氨酸）缺乏,可造成肉芽组织和胶原形成不良,伤口愈合延缓。维生素 C 对愈合也非常重要,其具有催化羟化酶作用,当其缺乏时,前胶原分子难以形成,因此影响胶原纤维的形成。微量元素锌缺乏的患者,伤口愈合缓慢,这可能与锌是体内一些氧化酶的成分有关。

2. 局部因素

（1）感染与异物:感染可严重阻碍创伤的修复。当伤口感染后,渗出物增多,局部伤口内张力增大,常使正在愈合或已缝合的伤口裂开,或致感染扩散而加重损伤。坏死组织及异物的存在也将妨碍愈合,并易引起和加重感染。因此,伤口感染时或有较多的坏死组织及异物时,将导致二期愈合。

（2）局部血液循环:良好的局部血液循环是伤口愈合最基本的条件,一方面能保证组织再生所需的氧和营养,另一方面对坏死物质的吸收和控制局部感染也起重要作用。因此,局部血液供应良好时,伤口愈合较好;局部血液循环不良时(如下肢血管有动脉粥样硬化或静脉曲张等病变),则会延缓伤口愈合。

（3）神经支配:正常的神经支配对损伤的修复有一定的作用。如麻风病引起的溃疡不易愈合,是因为神经受累导致局部神经性营养不良,对再生修复有不利影响。自主神经的损伤,使局部血液循环紊乱,显著影响再生与修复。

（4）电离辐射:电离辐射能直接破坏细胞,损伤小血管,抑制组织再生,从而影响创伤的愈合。

学习小结

　　适应是细胞、组织或器官对各种有害因子和刺激作用而产生的非损伤性应答反应,包括萎缩、肥大、增生和化生。细胞和组织的损伤分为可逆性损伤和不可逆性损伤。一般来说,轻度的损伤多为可逆的,一旦消除刺激即可恢复正常;严重的损伤是不可逆的,可导致细胞死亡。可逆性损伤包括细胞水肿、脂肪变、玻璃样变、淀粉样变、黏液样变、病理性色素沉着、病理性钙化。不可逆性损伤包括坏死和凋亡。细胞坏死的主要病理变化包括核固缩、核碎裂、核溶解。当组织受到损伤后,机体会对损伤部位进行修复,包括再生和纤维性修复。前者是由损伤的同种细胞进行修复,后者是由肉芽组织进行修复。

（张　忠）

复 习 题

一、名词解释

萎缩;化生;变性;坏死;坏疽;凋亡;再生;肉芽组织;机化

二、选择题

A 型题

1. 下列不属于病理性萎缩的是

　　A. 慢性消耗性疾病时全身肌肉萎缩　　　　B. 久病卧床者的肌肉萎缩

　　C. 胸腺青春期萎缩　　　　　　　　　　　D. 尿路梗阻时引起的肾皮质萎缩

　　E. 脑垂体缺血坏死引起的肾上腺萎缩

2. 下列选项中不属于可逆性损伤的改变是

　　A. 脂肪变　　　　　　　　B. 玻璃样变　　　　　　　　C. 淀粉样变

　　D. 病理性色素沉着　　　　E. 凋亡

3. 关于干性坏疽的叙述,**错误**的是

　　A. 有腐败菌感染　　　　　B. 局部干燥　　　　　　　　C. 边界清楚

　　D. 产生气体　　　　　　　E. 颜色发黑

4. 玻璃样变的好发部位**不包括**

　　A. 肝细胞　　　　　　　　B. 肾小管上皮细胞　　　　　C. 结缔组织

　　D. 纤毛柱状上皮细胞　　　E. 浆细胞

5. 气球样变的细胞最常见于

　　A. 肝　　　　　　　　　　B. 心　　　　　　　　　　　C. 肺

    D. 脑   E. 肾

6. 代偿性肥大见于

    A. 妊娠子宫   B. 一侧肾摘除,对侧肾体积增大

    C. 甲亢患者的甲状腺肿大   D. 哺乳期乳腺

    E. 运动员的骨骼肌肉

7. **不**属于化生的为

    A. 成纤维细胞变为骨母细胞   B. 纤毛柱状上皮变为鳞状上皮

    C. 移行上皮变为鳞状上皮   D. 成纤维细胞变为纤维细胞

    E. 胃黏膜上皮变为肠上皮

8. 干酪样坏死属于

    A. 凝固性坏死   B. 液化性坏死   C. 坏疽

    D. 纤维素样坏死   E. 变性

9. 液化性坏死好发生于

    A. 蛋白多,脂质多的器官   B. 蛋白酶少的器官

    C. 蛋白少,脂质少的器官   D. 蛋白少,蛋白酶少的器官

    E. 蛋白酶多的器官

10. "虎斑心"是心肌细胞发生的哪种病变

    A. 细胞水肿   B. 黏液样变   C. 病理性钙化

    D. 脂肪变   E. 淀粉样变

11. 不稳定细胞是指

    A. 损伤后易完全再生的细胞   B. 损伤后不能再生的细胞

    C. 不易受损伤的细胞   D. 损伤后细胞变化很大

    E. 损伤后不易完全再生的细胞

12. 一期愈合与二期愈合的主要区别是

    A. 是否有较多的肉芽组织形成   B. 是否经过清创

    C. 是否有结痂   D. 是否有出血

    E. 是否是手术切口

13. 易发生干性坏疽的器官是

    A. 脑   B. 肝   C. 小肠

    D. 肺   E. 四肢

14. 肉芽组织的组成是

    A. 新生毛细血管和单核细胞   B. 单核细胞、巨细胞和淋巴细胞

    C. 吞噬细胞和成纤维细胞   D. 新生毛细血管和成纤维细胞

    E. 实质细胞和单核细胞

15. 组织损伤后由结缔组织增生来修补的过程称

    A. 化生   B. 增生   C. 再生

    D. 不完全再生   E. 机化

16. 下列关于肉芽组织的描述**错误**的是

    A. 肉芽组织可填补创口缺损   B. 肉芽组织可抗感染保护创面

    C. 常有渗出液及炎细胞   D. 肉芽组织由新生的毛细血管及成纤维细胞构成

    E. 肉芽组织呈暗红色颗粒状

17. 关于较大瘢痕引起的后果,**错误**的是

A. 管腔狭窄　　　　　B. 器官变形　　　　　C. 关节挛缩

D. 关节运动障碍　　　E. 骨质形成

三、思考题

1. 何谓变性,主要有哪些类型?

2. 简述坏死的基本病理变化和类型。

3. 何谓肉芽组织,有何功能?

第三章

局部血液循环障碍

学习目标

1. 掌握　充血、淤血、出血、血栓形成、栓塞和梗死的概念；淤血的原因、病理变化及后果；血栓形成的条件；梗死的类型和病理变化。

2. 熟悉　充血的原因、病理变化和结局；血栓形成的过程、结局和对机体的影响；栓子的运行途径、栓塞的类型和对机体的影响；梗死的原因及对机体的影响。

3. 了解　出血的原因、病理变化和结局。

正常的血液循环是保证机体各器官、组织、细胞的形态、功能和代谢活动正常进行的基本条件。如血液循环障碍，可导致各器官、组织、细胞的形态、功能和代谢发生不同程度的变化。血液循环障碍可分为全身性和局部性两大类，全身血液循环障碍表现为整个心血管功能失调，多见于休克、弥散性血管内凝血、心力衰竭等；局部血液循环障碍是由于局部的血量、血液性状、血管内容物及血管壁的异常而引起，两者之间既有联系又有区别。本章重点介绍局部血液循环障碍。

第一节　充血和淤血

充血和淤血都是指机体局部组织或器官的血管内血液含量增多的现象（图3-1）。

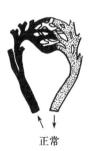

正常　　　　动脉性充血　　　　静脉性充血

图3-1　充血和淤血示意图

深色为动脉，浅色为静脉，箭头示血流方向。A为静脉受压；B为管腔阻塞

一、充　血

动脉性充血（arterial hyperemia）简称充血（hyperemia），它是指由于动脉血输入量增多，引起局部组织或器官的血管内血液含量增多而发生的充血。充血是一个主动的过程，发生快，易于消退。

（一）原因和类型

凡能引起细小动脉扩张的任何原因，都可引起充血。细小动脉扩张是由于神经、体液因素

作用于血管,导致血管舒张神经兴奋性增高或血管收缩神经兴奋性降低、血管扩张活性物质增多的结果。常见的类型有:

1. 生理性充血　为适应器官和组织生理活动的需要和代谢增强而发生的充血,称为生理性充血。如进食后的胃肠黏膜充血、机体运动时的骨骼肌充血、妊娠时的子宫充血以及情绪激动时的面颈部充血等。

2. 病理性充血　是指机体在各种病理状态下发生的充血。常见的类型有:

（1）减压后充血:是在组织、器官长期受到外力压迫时,如绷带包扎肢体、肿瘤压迫局部脏器或腹腔积液压迫腹腔内器官等,一旦压力突然解除,受压组织器官内的细小动脉就会发生反射性地扩张而导致局部充血。

（2）炎症性充血:在炎症的早期,由于致炎因子的作用引起神经轴突反射和血管活性物质增多引起细小动脉扩张而导致局部充血。

（3）侧支性充血:是由于局部组织缺血、缺氧时周围吻合支动脉扩张引起的充血。这种充血常具有代偿意义,可不同程度地改善局部组织的血液供应。

（二）病理变化

肉眼观,充血的组织或器官体积轻度增大,因动脉血量增多,组织呈鲜红色,因代谢增强使局部温度升高,触之可有搏动感。镜下可见充血的组织或器官内细小动脉和毛细血管扩张,充满血液。

（三）后果

充血是短暂的动脉血管反应,原因解除后,局部组织即恢复正常。因充血时局部血液循环加快,氧和营养物质增多,促进物质代谢,使组织器官的功能增强,因此,在多数情况下对机体是有利的。透热疗法在临床上的治疗作用即在于此。但是,在患有高血压、动脉粥样硬化和脑血管畸形等疾病的基础上,如情绪过于激动等引起脑血管充血,则可以导致脑血管破裂、出血,甚至引起严重后果。

 知识链接

为什么不能快速大量抽放胸、腹腔积液?

临床上,当患者出现大量胸、腹腔积液时,会压迫、腹腔内局部组织、器官,影响局部组织、器官的血液循环,这时需要抽放胸、腹腔积液。如果快速大量抽放胸、腹腔积液,胸、腹腔内压力突然降低,受压的组织器官内细小动脉反射性扩张充血,严重时可以引起有效循环血量骤减,导致血压下降、脑血供不足等严重后果。

二、淤 血

静脉性充血(venous hyperemia)简称淤血(congestion),它是指局部组织或器官由于静脉血液回流受阻,血液淤积于小静脉和毛细血管内而导致血管内血液含量增多。淤血是一个被动的过程,较充血多见,具有重要的临床和病理意义。

（一）原因

1. 静脉受压　静脉受压使管腔发生狭窄或闭塞,导致局部组织或器官淤血。常见于妊娠子宫压迫髂静脉引起下肢淤血;肿瘤压迫局部静脉引起相应部位淤血;肠扭转、肠套叠时压迫肠系膜静脉而引起相应肠管淤血等。

2. 静脉阻塞　静脉阻塞而血液不能充分地通过侧支回流时,才会出现淤血。主要见于静脉的血栓形成或栓塞等。

3. **心力衰竭** 是最常见、最有临床意义的原因。如高血压病引起左心衰竭时可导致肺淤血,肺心病引起右心衰竭而导致体循环淤血和肝淤血。

（二）病理变化

肉眼观,淤血的组织或器官体积增大肿胀,包膜紧张,边缘钝圆,质地坚韧。体表淤血时,因静脉血量增多,局部皮肤呈青紫色,称发绀(cyanosis);由于局部血液停滞,毛细血管扩张,使散热增加,体表温度下降,代谢降低。镜下观,淤血的组织内可见局部细小静脉和毛细血管的扩张,管腔内充满血液,有时伴有组织水肿和淤血性出血。持续淤血,组织细胞因缺氧而发生变性、坏死。

（三）后果

淤血的后果取决于淤血的范围、部位、程度、发生速度及侧支循环建立的状况。如果淤血的原因及时解除,上述改变可恢复正常。若长期持续存在,由于缺氧、营养物质供应不足和代谢产物堆积,小静脉和毛细血管通透性增高,其内流体静压升高,可以引起以下病变:

1. **组织水肿或浆膜腔积液** 是由于淤血导致静脉压升高,使毛细血管内流体静压升高,组织液回流减少,以及由于组织慢性缺氧,小静脉和毛细血管通透性增高,使血浆成分过多漏出组织间隙而形成组织水肿或潴留于浆膜腔形成积液。这种液体蛋白含量低,细胞数目少,称为漏出液。

2. **出血** 由于淤血导致组织严重缺氧,使血管壁的通透性明显增高,红细胞从血管壁漏出,发生淤血性出血,在皮肤、黏膜可形成瘀点、瘀斑。

3. **实质细胞的萎缩、变性和坏死** 由于长期淤血引起组织缺氧,组织内代谢产物堆积,可使实质细胞发生萎缩、变性甚至坏死。

4. **间质纤维组织增生** 由于长期淤血,实质细胞萎缩、变性、坏死,间质纤维组织增生,使淤血的组织、器官质地变硬,称淤血性硬化。

（四）重要脏器的淤血

1. **肺淤血** 多见于左心衰竭,尤其是风湿性心脏病引起的左心衰竭。肉眼观,淤血的肺脏体积增大,重量增加,呈暗红色、质地较实。切面可有暗红色血性或泡沫状液体流出。镜下观,可见肺泡壁毛细血管和小静脉高度扩张淤血,肺泡腔内有水肿液,严重时红细胞漏出,形成肺水肿及漏出性出血。当肺泡内的红细胞被巨噬细胞吞噬后,红细胞内的血红蛋白转变成棕黄色、颗粒状的含铁血黄素,这种含有含铁血黄素的巨噬细胞称为心衰细胞(图3-2)。心衰细胞可见于肺泡腔、肺间质内,也可见于患者的痰内。患者有明显气促、缺氧、发绀、咳出大量粉红色泡沫痰等症状。

由于长期、慢性肺淤血,肺组织缺氧,引起肺间质纤维组织增生,使肺质地变硬,加之大量含铁血黄素的沉积,肺呈棕褐色,故称为肺褐色硬化。

2. **肝淤血** 多见于右心衰竭,尤其是肺源性心脏病引起的右心衰竭。肉眼观,淤血的肝脏体积增大,包膜紧张,重量增加。切面上呈现红(淤血区)黄(脂肪变区)相间的花纹状外观,形似槟榔切面,故称槟榔肝(图3-3)。镜下观,肝小叶中央静脉及附近的肝窦高度扩张,充满红细胞,肝小叶中央区的肝细胞因受压缺氧而萎缩或消失,肝小叶周边的肝细胞可发生

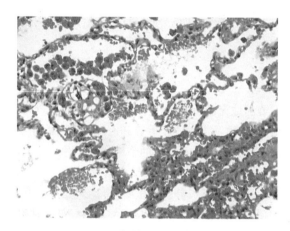

图3-2 慢性肺淤血(镜下)

肺泡壁毛细血管扩张淤血,肺泡腔内除有少量漏出的红细胞外,还可见含有含铁血黄素的心衰细胞

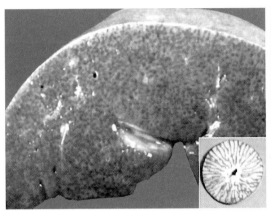

图3-3　槟榔肝(大体)
肝的切面上出现红(淤血区)黄(脂肪变区)相间的条纹,状似槟榔切面(见右下角插图)

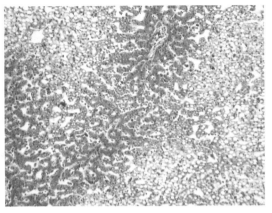

图3-4　慢性肝淤血和肝脂肪变性
镜下可见肝小叶中央肝窦高度扩张淤血,肝细胞脂肪变性,胞质出现小的脂肪空泡

不同程度的脂肪变性(图3-4)。

由于长期肝淤血,肝小叶中央发生网状纤维胶原化,门管区结缔组织增生并向肝小叶内延伸,使肝变形、变硬,称淤血性肝硬化,因多在右心衰竭时发生,故又称心源性肝硬化。

第二节　出　血

血液(主要为红细胞)由心血管内逸出,称为出血(hemorrhage)。血液流向体内(组织间隙或体腔)的出血称为内出血。血液直接(如体表外伤)或间接(呼吸道、消化道等)流出体外的出血称为外出血。

一、出血的原因和类型

出血有生理性出血和病理性出血。前者如正常月经的子宫内膜出血;后者可由血管自身病变或出血性疾病等引起,按血液逸出的机制可将出血分为破裂性出血和漏出性出血两类。

(一) 破裂性出血

破裂性出血是指由心脏或血管破裂引起的出血。主要原因有:

1. **血管创伤**　如割伤、刺伤、弹伤等。

2. **血管壁或心脏病变**　如心肌梗死后形成的室壁瘤、主动脉瘤或动脉粥样硬化破裂等。

3. **血管壁周围病变侵蚀**　如消化性溃疡侵蚀溃疡底部血管;结核性病变侵蚀肺空洞壁的血管;恶性肿瘤侵及周围的血管等。

4. **静脉破裂**　如肝硬化时食管下段静脉曲张、破裂出血。

5. **毛细血管破裂**　如局部软组织损伤的出血等。

(二) 漏出性出血

漏出性出血是由于毛细血管和小静脉通透性增加,血液漏出至血管外。主要原因有:

1. **血管损害**　较多见,常见于缺氧、毒素、败血症、药物、变态反应、维生素 C 缺乏以及静脉血压升高等因素对毛细血管的损害。

2. **血小板减少或功能障碍**　血小板生成减少,如再生障碍性贫血、白血病等;血小板破坏和消耗过多,如脾功能亢进、DIC 等。

3. **凝血因子缺乏**　如与血友病有关的Ⅷ、Ⅸ等因子先天性缺乏,因肝脏功能障碍合成的凝血酶原、纤维蛋白原、Ⅴ因子等减少,均可导致凝血障碍和出血倾向。

二、出血的病理变化及后果

（一）病理变化

1. **内出血**　血液积聚于体腔内称体腔积血，如腹腔积血、心包积血。在局部组织内局限性大量出血，称为血肿（hematoma），如脑硬膜下血肿、皮下血肿等。皮肤、黏膜、浆膜的少量出血，在局部形成较小（直径 1～2mm）的出血点，称为瘀点（petechia）；而稍微大（直径 3～5mm）的出血称为紫癜（purpura）；直径超过 1～2cm 的皮下出血灶称为瘀斑（ecchymosis）。这些局部出血灶的红细胞被降解，由巨噬细胞吞噬，血红蛋白呈红蓝色，然后被酶解转变为胆红素呈蓝绿色，最后变成棕黄色的含铁血黄素，成为出血灶的特征性颜色改变。在有广泛性出血的患者，由于大量的红细胞崩解，胆红素释出，有时发展为黄疸。

2. **外出血**　鼻黏膜出血排出体外称为鼻衄；呼吸道出血由口腔咳出称为咯血（hemoptysis）；消化道出血经口腔排出称为呕血（hematemesis），经肛门排出称为便血；泌尿道出血经尿道排出称为血尿。

（二）后果

出血的后果取决于出血量、出血速度和出血部位。漏出性出血过程比较缓慢，出血量较少，不会引起严重后果。但如漏出性出血广泛时，如肝硬化时因门静脉高压发生的广泛性胃肠黏膜漏出性出血，可因一时的多量出血导致出血性休克。破裂性出血的出血过程迅速，如在短时间内丧失循环血量的 20%～25% 时，即可发生出血性休克。发生在重要器官的出血，即使出血量不多，亦可致命，如心脏破裂引起心包内积血，由于心包填塞，可导致急性心功能不全；脑出血，尤其是脑干出血，因重要神经中枢受压可致死亡。局部组织或器官的出血，可导致相应的功能障碍，如脑内囊出血引起对侧肢体偏瘫；视网膜出血引起视力减退或失明。慢性反复性出血还可引起缺铁性贫血。

第三节　血栓形成

在活体的心血管内，血液发生凝固或血液中某些有形成分凝集形成固体质块的过程，称为血栓形成（thrombosis）。所形成的固体质块称为血栓（thrombus）。

正常情况下，血液中存在着凝血与抗凝血系统，通过复杂而精细的调节，既维持血液在血管内呈液体状态流动，又能在血管破裂的情况下迅速地在局部凝固形成止血塞，防止出血。在某些病理情况下，凝血系统占优势，血液成分便可在心血管内凝固而形成血栓。

一、血栓形成的条件和机制

血栓形成是血液在心血管内流动的状态下，受一定条件的作用而发生的凝固，包括血小板析出、凝集和血液凝固的基本过程。其形成条件主要有：

（一）心血管内膜的损伤

心血管内膜的损伤是血栓形成最重要和最常见的原因。心血管内膜的内皮细胞具有抗凝和促凝的两种特性，在生理情况下，以抗凝作用为主，从而使心血管内血液保持液体状态。内膜损伤导致内皮细胞变性、坏死及脱落，内皮下胶原纤维暴露，血小板和凝血因子Ⅻ被激活，启动内源性凝血系统。损伤的内皮细胞释放组织因子，激活凝血因子Ⅶ，启动外源性凝血系统。其中血小板的活化是触发凝血过程的重要环节。血小板在 von Willebrand 因子（vWF）的介导下黏附于胶原表面。同时，受损的内皮细胞不断释放出 ADP 和血栓素 A_2（TXA_2）等，加速血小板的活化，促进更多的血小板黏附及凝集，形成血小板凝集堆。临床上血栓常发生于风湿性心内膜炎、细菌性心内膜炎、动脉粥样硬化斑块溃疡、心肌梗死区的心内膜、创伤性或炎症性的血管损伤等。

（二）血流状态的改变

血流状态的改变主要指血流缓慢和血流产生的漩涡等改变,有利于血栓形成。正常血流中,红细胞和白细胞在血管的中轴流动,构成轴流,血小板在其外围。周边为流得较慢的血浆,构成边流。这种分层的血流将血小板与血管内膜分开,防止血小板与内膜接触和激活。当血流缓慢时或产生涡流时,血小板则进入边流,黏附于内膜的可能性大为增加,同时凝血因子也容易在局部堆积和活化而启动凝血过程,涡流产生的离心力和血流缓慢,都会损伤内皮细胞,使抗血小板粘集、抗凝血和降解纤维蛋白能力降低。血流缓慢是静脉血栓形成的重要原因,下肢静脉血流比上肢缓慢,血栓形成远比上肢为多见。静脉血栓在血流异常缓慢的情况下发生,多见于久病和术后卧床或心力衰竭患者的下肢深静脉或盆腔静脉,亦可发生于大隐静脉曲张。心脏和动脉在某些病理情况下也会出现血流缓慢和涡流而形成血栓,常见于风湿性二尖瓣狭窄时高度扩张的左心房内以及病变的动脉壁局部膨出所形成的动脉瘤内。

（三）血液的凝固性增高

血液凝固性增高是指血小板增多或黏性增加、凝血因子合成增多或纤维蛋白溶解系统活性降低,导致血液的高凝状态。它可分为遗传性和获得性两种。

1. 遗传性高凝状态　很少见,主要有Ⅴ因子基因突变,突变的Ⅴ因子基因编码蛋白能抵抗激活的蛋白C对它的降解,蛋白C失去抗凝血作用,使Ⅴ因子容易处在激活状态,因此造成血液高凝状态,患者常有反复深静脉血栓形成。其次为抗凝血因子如抗凝血酶Ⅲ、蛋白S和蛋白C的先天性缺乏。

2. 获得性高凝状态　见于多种情况:①手术、创伤、妊娠和分娩前后血液凝固性增高:此时形成血栓的倾向与血小板增多、黏性增加以及肝脏合成凝血因子增加和抗凝血酶Ⅲ合成减少有关。高脂血症、吸烟以及老年人的血栓形成倾向也可能与此有关;②某些恶性肿瘤(如胰腺癌、胃癌、乳腺癌、前列腺癌等)及胎盘早期剥离等患者:体内释放大量组织因子入血,从而增高血液的凝固性;③缺氧、休克、败血症和细菌内毒素等引起弥散性血管内凝血(disseminated intravascular coagulation,DIC):由促凝因子大量进入血循环或广泛的内皮损伤造成的凝血过程激活,在微循环内形成血栓。在羊水栓塞、溶血、严重创伤或烧伤时大量促凝物质进入血循环,引起急性DIC。必须指出,上述血栓形成的三个条件,往往合并存在,常以某一条件为主。

二、血栓形成的过程和血栓的类型

（一）血栓形成的过程

在血栓形成的过程中,首先是血小板黏附于内膜损伤后裸露的胶原表面,被胶原激活后发生肿胀变形,随后释放血小板颗粒,再从颗粒中释放出ADP、TXA_2、5-HT及血小板第Ⅳ因子等物质,使血流中的血小板不断地在局部黏附,形成血小板小堆,此时血小板的黏附是可逆的,可被血流冲散消失。但随着内源性和外源性凝血系统的启动,凝血酶原转变为凝血酶,凝血酶将纤维蛋白原转变为纤维蛋白,后者与受损内膜处基质的纤维连接蛋白结合,使黏附的血小板堆牢固地固定于受损的内膜表面,并作为血栓的起始点(图3-5)。

由于不断生成的凝血酶、ADP、TXA_2的协同作用,使血流中的血小板不断激活和黏附于血小板血栓上,致其不断增大。由于血小板血栓的阻碍,血流在其下游形成漩涡,进一步形成新的血小板小堆。如此反复进行,血小板小堆不断增大、增多,形成许多分支状血小板小梁,小梁周围有白细胞黏附,在血小板小梁间形成纤维素网,网眼中充满大量红细胞。当血栓进一步增大,使血管腔阻塞,局部血流停滞、凝固(图3-6)。此后血栓的发生以及血栓的形态、大小就取决于血栓发生的部位和局部血流速度。

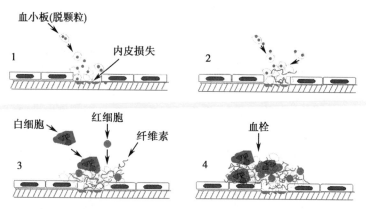

图 3-5 血栓形成过程示意图

1. 血管内皮损伤,暴露内皮下的胶原,血小板与胶原黏附;2. 血小板释放颗粒(含 ADP、5-HT,合成血栓素 A_2);3. ADP、5-HT、血栓素 A_2 激活血中血小板,互相粘集,并将纤维蛋白原转变为纤维蛋白,网住白细胞和红细胞;4. 内膜受损处血栓形成

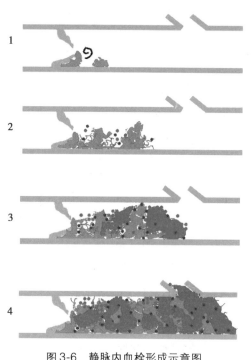

图 3-6 静脉内血栓形成示意图

1. 静脉瓣膜内血流形成漩涡,血小板沉积;2. 血小板继续沉积形成血小板小梁,小梁周围有白细胞;3. 血小板小梁间形成纤维蛋白网,网眼内充满红细胞;4. 血管腔阻塞,局部血流停滞致血液凝固

(二)血栓的类型和形态

心血管系统各部位均可形成血栓,血栓类型可分以下几种:

1. 白色血栓(pale thrombus) 多发生于血流较快的心瓣膜、心腔内、动脉内或静脉血栓的起始部(即延续性血栓的头部)。肉眼观,呈灰白色小结节或赘生物状,表面粗糙,质实,与血管壁粘着紧密不易脱落。镜下观,主要由血小板和少量纤维素构成,又称血小板血栓或析出性血栓。

2. 混合血栓(mixed thrombus) 多见于血流缓慢的静脉,构成延续性血栓的体部。肉眼观,外观呈粗糙干燥圆柱状,黏附于受损的血管壁,有时可见呈灰白色与暗红色交替的层状结构,称为层状血栓(图 3-7)。发生于心腔内、动脉粥样硬化溃疡部位或动脉瘤内的混合血栓称为附壁血栓。镜下观,主要由淡红色分支状或不规则珊瑚状的血小板小梁和小梁之间充满大量凝固的纤维素和红细胞构成,边缘可见中性粒细胞附着(图 3-8)。

3. 红色血栓(red thrombus) 主要见于静脉,随混合血栓逐步增大最终阻塞管腔,局部血流停止,血液发生凝固,构成静脉血栓的尾部。肉眼观,呈暗红色、湿润、有弹性,与血凝块无异,故称红色血栓。经一定时间,由于水分被吸收而失去弹性,变得干燥易碎,并容易脱落而造成血栓栓塞。

4. 透明血栓(hyaline thrombus) 最常见于 DIC,发生于全身微循环内,只能在镜下见到,故又称微血栓。主要由嗜酸性同质性纤维素构成,又称为纤维素性血栓。

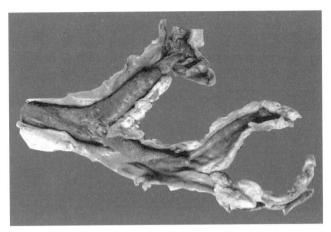

图 3-7　静脉内混合血栓

髂静脉内粗糙干燥圆柱状,部分区域仍可辨认出灰白与
褐色相间的条纹

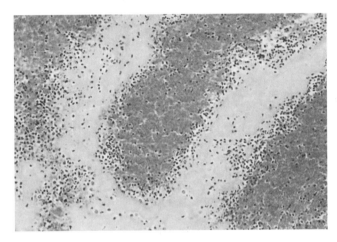

图 3-8　混合血栓

血小板凝集成淡红色的小梁状,小梁之间充满大量凝固
的纤维素和红细胞

三、血栓的结局

（一）溶解吸收或脱落

血栓形成后,由于激活了纤维蛋白溶解酶系统,开始降解纤维蛋白和溶解血栓。血栓内崩解的中性粒细胞释放的蛋白溶解酶也可溶解血栓。小的新鲜血栓可完全被溶解吸收,较大的血栓可部分发生溶解,未溶解的血栓受血流的冲击易脱落成为血栓栓子,随血流运行,可引起血栓栓塞,造成严重后果。

（二）机化与再通

血栓形成后,在血栓附着处,有新生的肉芽组织形成并逐渐取代血栓,此过程称为血栓机化。血栓机化在血栓形成后 1～2 天即开始,较大的血栓完全机化约需 2～4 周。在机化过程中,因血栓逐渐干燥收缩,其内部或与血管壁间出现裂隙,新生的内皮细胞长入并被覆其表面,形成互相沟通的管腔,使血栓上、下游的血流得以部分恢复,这种现象称为再通(图 3-9)。

（三）钙化

血栓未能被溶解吸收或完全机化时,钙盐在血栓内沉积,使血栓部分或全部钙化成坚硬的质块,如发生在静脉内称为静脉石,动脉内称为动脉石。

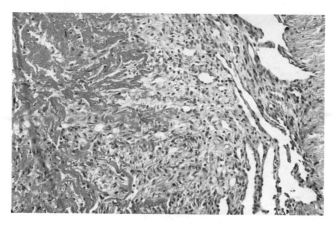

图 3-9 血栓机化与再通（镜下）
左侧见未完全被机化的血栓，中央为肉芽组织，右侧见再通的血管

四、血栓对机体的影响

血栓形成对机体的影响可以分为有利和不利的两方面。

（一）有利方面

在一定条件下，血栓的形成对机体具有有利的一面。

1. 出血的作用 当血管受到损伤而破裂时，在血管损伤处血栓形成起堵塞裂口和阻止出血的作用。

2. 预防出血 如胃、十二指肠溃疡和结核性空洞内的血管，有时在被病变侵袭破坏之前管腔内已有血栓形成，可以防止病变内的血管破裂出血，避免了大量出血。

3. 防止炎症扩散 炎症病灶周围的小血管内血栓形成，可以防止病原体蔓延扩散。

（二）不利方面

在多数情况下，血栓形成对机体造成不利影响，主要危害是引起局部甚至全身血液循环障碍。

1. 阻塞血管 发生在动脉的血栓形成，未完全阻塞，局部器官和组织缺血，引起组织细胞萎缩或变性；若完全阻塞动脉又不能建立有效的侧支循环时，引起局部组织的缺血性坏死（梗死），如脑梗死、心肌梗死等；静脉内的血栓形成，阻塞静脉可引起淤血、出血等。

2. 栓塞 血栓部分脱落成为栓子，随血流运行可引起栓塞。

3. 形成心瓣膜病 发生在心瓣膜上的血栓，机化后可以引起瓣膜增厚、皱缩、黏连、变硬，形成慢性心瓣膜病。

4. 出血 见于 DIC，微循环内广泛的血栓形成，消耗大量的凝血因子和血小板，从而造成血液的低凝状态，导致全身广泛出血。

第四节 栓 塞

在循环血液中出现不溶于血液的异常物质，随血流运行阻塞血管腔的现象，称为栓塞（embolism）。阻塞血管腔的异常物质，称为栓子（embolus）。栓子可以是固体、液体或气体。其中最常见的是血栓栓子，此外，脂肪滴、羊水、气体、肿瘤细胞团等亦可作为栓子引起栓塞。

一、栓子的运行途径

栓子的运行途径一般随血流方向运行（图 3-10）。

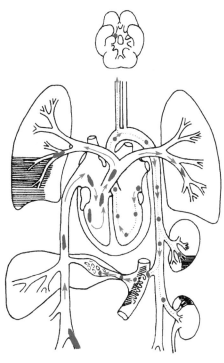

图 3-10　栓子的运行途径与栓塞模式图
栓子运行途径一般随血流方向运行

1. **左心和体循环动脉内的栓子**　来自左心和体循环动脉内的栓子,最终栓塞于口径与其相当的动脉分支;

2. **体循环静脉和右心内的栓子**　来自体循环静脉和右心内的栓子,栓塞于肺动脉主干或其分支;

3. **门静脉系统栓子**　肠系膜静脉或脾静脉等门静脉系统的栓子引起肝内门静脉分支的栓塞;

4. **交叉性栓塞**　有房间隔或室间隔缺损者,心腔内栓子偶尔可由压力高的一侧通过缺损进入另一侧心腔,再随动脉血流栓塞于相应的分支,这种栓塞称为交叉性栓塞。

5. **逆行性栓塞**　在罕见的情况下,会发生逆行性栓塞,如下腔静脉内的栓子,在剧烈咳嗽、呕吐等胸、腹腔内压力增加时,可能逆血流方向运行,栓塞下腔静脉的所属分支。

二、栓塞的类型及其对机体的影响

(一) 血栓栓塞

由血栓脱落引起的栓塞称为血栓栓塞(thromboembolism),是栓塞中最常见的一种类型,占各种栓塞的99%以上。由于血栓栓子的来源、栓子的大小和栓塞的部位不同,其对机体的影响也不相同。

1. **肺动脉栓塞**　血栓栓子90%以上来自下肢深静脉,特别是腘静脉、股静脉和髂静脉,少数来自盆腔静脉或右心附壁血栓。栓塞的后果取决于栓塞的速度、栓子的大小、数量和心肺功能的状况,一般有三种情况:①如果栓子较小,且肺功能状态良好,一般不会产生严重后果,因为肺具有双重血液循环,此时肺动脉分布区组织可从支气管动脉得到血液供应,这些栓子可被溶解吸收或机化变成纤维状条索;②栓子虽小,但在栓塞前,肺已有严重的淤血,致微循环内压升高,使支气管动脉供血受阻,侧支循环不能充分发挥作用,则可引起肺组织的出血性梗死;③体积较大的血栓栓子,常栓塞于肺动脉主干或大分支,或众多小的血栓栓子,广泛阻塞多数肺动脉分支时,可引起患者猝死。患者表现为突发性呼吸困难、胸痛、咳嗽、面色发绀、休克等,称为肺动脉栓塞症或肺卒中。

肺动脉栓塞引起猝死的机制尚未完全阐明,一般认为有以下原因:①肺动脉主干或大分支栓塞时,肺动脉内阻力急剧增加,致急性右心衰竭。②研究表明,多量小栓子刺激动脉内膜引起迷走神经兴奋和栓子中的血小板释放出大量5-羟色胺、血栓素 A_2,通过神经反射引起肺动脉、冠状动脉、支气管动脉和支气管的痉挛,致发生急性肺动脉高压、右心衰竭和窒息,同时还与心冠状动脉灌流不足而发生的心肌缺血等有关。

2. **体循环动脉栓塞**　栓子80%来自左心,常见的有亚急性感染性心内膜炎时左心瓣膜上的赘生物,以及二尖瓣狭窄的左心房血栓和心肌梗死时合并的附壁血栓。动脉栓塞的主要部位为下肢和脑,亦可累及肠、肾和脾。栓塞的后果取决于栓塞的部位和局部的侧支循环情况以及组织对缺血的耐受性。当栓塞的动脉缺乏有效的侧支循环时,可引起局部组织的梗死。下肢大动脉以及肠系膜动脉主干栓塞亦会造成梗死。上肢动脉吻合支异常丰富,肝脏有肝动脉和门静脉双重供血,故很少发生梗死。

（二）气体栓塞

大量空气迅速进入血循环或原溶于血液内的气体迅速游离,形成气泡阻塞心血管,称为气体栓塞(air embolism)。前者为空气栓塞,后者为减压病。

1. 空气栓塞 由于静脉损伤破裂,外界空气由静脉缺损处进入血流所致。如头颈手术、胸壁和肺创伤损伤静脉、使用正压静脉输液以及人工气胸或气腹误伤静脉时,空气可由损伤口进入静脉。分娩时,子宫的强烈收缩亦可将空气压入破裂的静脉窦内。

空气进入血循环的后果取决于进入的速度和气体量。小量气体入血,可溶解于血液内,不会发生气体栓塞。若大量气体(>100ml)迅速进入静脉,随血流到右心后,因心脏搏动将空气与血液搅拌形成大量气泡,使血液变成可压缩的泡沫状充满心腔,阻碍了静脉血的回流和向肺动脉的输出,造成了严重的循环障碍。患者可出现呼吸困难、发绀和猝死。进入右心的部分气泡可进入肺动脉,阻塞小的肺动脉分支,引起肺小动脉气体栓塞。小气泡亦可经过肺动脉小分支和毛细血管到左心,引起体循环一些器官的栓塞。

2. 氮气栓塞 主要见于潜水员从深海迅速浮出水面或飞行员在机舱未密闭的情况下从地面快速升空时,又称为减压病(decompression sickness)和沉箱病(caisson disease)。当人体从高气压环境迅速进入常压或低气压的环境,原来溶于血液、组织液和脂肪组织的气体包括氧气、二氧化碳和氮气迅速游离形成气泡,但氧和二氧化碳可再溶于体液内被吸收,氮气在体液内溶解迟缓,致在血液和组织内形成很多微气泡或融合成大气泡,继而引起栓塞,又称氮气栓塞。当影响心、脑、肺和肠时,可造成缺血和梗死,引起相应的症状,甚至危及生命。

（三）羊水栓塞

羊水栓塞(amniotic fluid embolism)是分娩过程中一种罕见严重并发症(1/50 000人),死亡率极高。在分娩过程中,羊膜破裂或早破、胎盘早剥、胎儿阻塞产道时,由于子宫强烈收缩,宫内压增高,可将羊水压入子宫壁破裂的静脉窦内,经血循环进入肺动脉分支、小动脉及毛细血管内引起羊水栓塞。少量羊水可通过肺的毛细血管经肺动脉达左心,引起体循环器官的小血管栓塞。镜下观察在肺的小动脉和毛细血管内见到角化鳞状上皮、胎毛、皮脂、胎粪和黏液等羊水成分。本病发病急,患者常突然出现呼吸困难、发绀、休克及死亡。

羊水栓塞引起猝死的机制除肺循环的机械性阻塞外,羊水中胎儿代谢产物入血引起过敏性休克和反射性血管痉挛,同时羊水具有凝血致活酶样的作用引起DIC,从而导致患者死亡。

（四）脂肪栓塞

在循环的血流中出现脂肪滴阻塞于小血管,称为脂肪栓塞(fat embolism)。栓子来源常见于长骨骨折、脂肪组织挫伤和脂肪肝挤压伤时,脂肪细胞破裂释出脂滴,由破裂的小静脉进入血循环。

脂肪栓塞常见于肺、脑等器官。创伤性脂肪栓塞时,脂滴栓子随静脉血入右心,并通过肺动脉进入肺,直径>20μm的脂滴栓子引起肺动脉分支、小动脉或毛细血管的栓塞;直径<20μm的脂滴栓子可通过肺泡壁毛细血管经肺静脉至左心,然后经体循环动脉分支可引起全身多器官的栓塞,最常见的为脑血管的栓塞,引起脑水肿和血管周围点状出血。镜下在脂肪染色时小血管内可找到脂滴。临床上,患者可出现突然发作性的呼吸急促、呼吸困难和心动过速等。

脂肪栓塞的后果取决于栓塞的部位及脂滴数量的多少。少量脂滴入血,可被巨噬细胞吞噬吸收,或由血中酯酶分解清除,无不良后果。若大量脂滴短期内进入肺循环,使肺循环大面积受阻,可引起窒息和因急性右心衰而死亡。

（五）其他栓塞

肿瘤细胞的转移过程中可引起癌栓栓塞,寄生虫虫卵、细菌或真菌团和其他异物如子弹偶可进入血循环引起栓塞。

第五节 梗 死

器官和局部组织由于动脉血供中断，侧支循环不能迅速建立而引起的缺血性坏死，称为梗死（infarction）。由动脉阻塞引起的梗死多而且重要，静脉回流中断或静脉和动脉先后受阻也可引起梗死。

一、梗死的原因和条件

任何引起血管阻塞，导致局部组织血液循环中断和缺血的因素都可引起梗死。

（一）梗死的原因

1. 血栓形成 是梗死最常见的原因。主要发生在冠状动脉和脑动脉的粥样硬化合并血栓形成时，引起心肌梗死和脑梗死；也可见于血栓闭塞性脉管炎时，导致指、趾梗死。一般静脉内血栓形成只引起淤血、水肿，DIC 引起的微小血栓可造成微小梗死。

2. 动脉栓塞 这也是梗死的常见原因，大多为血栓栓塞，亦见于气体、羊水、脂肪栓塞等。在肾、脾和肺的梗死中，由血栓栓塞引起者远比血栓形成者为常见。

3. 动脉痉挛 如冠状动脉粥样硬化的基础上，若发生强烈和持续的痉挛，可引起心肌梗死。

4. 管腔受压闭塞 多发生于静脉，如嵌顿性疝、肠套叠、肠扭转时，先有肠系膜静脉受压，血液回流受阻，静脉压升高，进一步肠系膜动脉亦会不同程度的受压使血流量减少和阻断，静脉和动脉先后受压造成梗死。此外，动脉受肿瘤或其他机械性压迫而致管腔闭塞时亦可引起相应器官组织的梗死。

（二）梗死形成的条件

血管的阻塞是否造成梗死，主要取决于以下因素：

1. 组织血管的类型 肾和脾等实质器官由终末动脉供血，是梗死的常见部位；心脏和脑虽有一些侧支循环，但吻合支管腔狭小，一旦动脉血流被迅速阻断就很易造成梗死；有双重血液供应的器官（如肺、肠），其中一条动脉阻塞，另一条动脉可以维持血液供应，通常不发生梗死，但若在严重静脉淤血时，再有一支动脉血管被阻，也会发生梗死。

2. 血流阻断速度 血流阻断的速度缓慢，吻合支血管会扩张变粗，形成侧支循环，可以防止梗死；但如病变发展较快或急速发生的血流阻断（如血栓栓塞），侧支循环不能及时建立或建立不充分则会发生梗死。

3. 组织对缺血缺氧的耐受性 各种组织对缺血缺氧的耐受性不一致，后果就不会相同。如大脑神经元对缺血缺氧的耐受性最低，3～4 分钟血流中断即可引起梗死；心肌纤维对缺氧也很敏感，缺血 20～30 分钟就会死亡；相反，骨骼肌、纤维组织耐受缺氧能力较强，不易发生梗死。

4. 血液的含氧量 在严重贫血、失血、心力衰竭等情况下，血含氧量降低或休克血压明显降低的情况下，血管管腔部分阻塞造成的动脉供血不足，对缺氧耐受性低的心、脑组织也会造成梗死。

二、梗死的类型及病理变化

梗死是局部性的组织坏死，梗死的部位、大小、和形态，与受阻动脉的供血范围一致。肺、肾、脾等器官的动脉呈锥形分支，因此梗死灶也呈锥体形，其尖端位于血管阻塞处，底部为该器官的表面，在切面上呈三角形。冠状动脉分支不规则，故梗死灶呈地图状。肠系膜动脉呈辐射状供血，故肠梗死呈节段性。在梗死的最初数小时内，无明显的形态改变。以后由于细胞溶酶体水解酶的释放，梗死区组织自溶，引起形态改变。

根据梗死灶内含血量的多少，梗死可分为贫血性梗死（anemic infarction）和出血性梗死

（hemorrhagic infarction）两大类。

（一）贫血性梗死

主要是动脉阻塞的结果，常发生于组织结构比较致密和侧支血管细而少的器官，如脾、肾、心、脑等脏器。肉眼观，梗死灶常呈灰白色，因而又称白色梗死。梗死灶的形状与血管分布有关，脾、肾的梗死灶呈锥形，尖端指向脾、肾门（图3-11），心肌梗死灶呈不规则地图状。梗死早期梗死灶与正常组织交界处形成充血出血带而呈暗红色，数日后因红细胞被巨噬细胞吞噬转变为含铁血黄素而呈黄褐色。晚期由于坏死组织机化，形成瘢痕，病灶表面下陷，质地坚实，出血带消失。

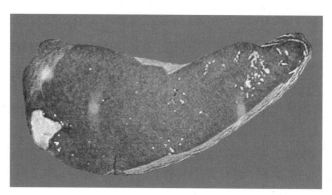

图3-11　脾贫血性梗死
切面可见呈锥形、灰白色、边界清楚的梗死灶

镜下贫血性梗死呈凝固性坏死，早期梗死灶内可见核固缩、核碎裂和核溶解，细胞质红染等坏死的特征，后期，细胞崩解呈红染的均质性结构，边缘有肉芽组织和瘢痕组织形成。

脑梗死一般为贫血性梗死，梗死灶的脑组织坏死、变软、液化，以后形成囊状，或被增生的星形胶质细胞和胶质纤维所代替，最后形成胶质瘢痕。

（二）出血性梗死

主要见于肺、肠等有双重血液供应或吻合支丰富和组织结构疏松的器官，并往往在严重淤血的基础上发生。梗死处有明显的出血，故称出血性梗死。梗死灶呈红色，又称红色梗死。

1. **肺出血性梗死**　常位于肺下叶，肋膈缘。肉眼观，常多发，病灶大小不等，呈锥形（楔形），尖端朝向肺门，底部紧靠肺膜，肺膜表面有纤维素性渗出物。梗死灶质实，因弥漫性出血呈暗红色，略向表面隆起（图3-12）。时间久后由于红细胞崩解颜色变浅，肉芽组织长入逐渐机化，梗死灶变成灰白色。由于瘢痕组织收缩使病灶表面局部下陷。

镜下观，呈凝固性坏死，可见肺泡轮廓，肺泡腔、小支气管腔及肺间质充满红细胞。临床上可出现胸痛、咳嗽、咯血、发热和白细胞总数增加等表现。

2. **肠出血性梗死**　多见于肠套叠、肠扭转和嵌顿性疝，也可见于肠系膜动脉的血栓栓塞合并静脉血栓形成。肠梗死灶呈节段性暗红色，肠壁因淤血、水肿和出血呈明显增厚，随之肠壁坏死，质脆易破裂，肠浆膜面可有纤维素性脓性渗出物被覆（图3-13）。临床上可出现激烈腹痛、呕吐等症状。

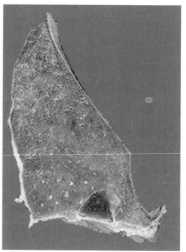

图3-12　肺出血性梗死（大体）
肺组织下部可见一锥形梗死灶，灶内肺组织出血坏死

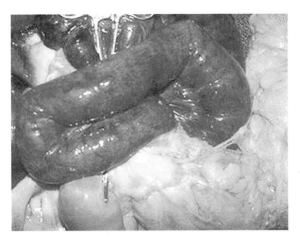

图 3-13　肠出血性梗死（大体）
梗死的肠壁呈暗红色

　　此外,由含有细菌的栓子阻塞血管引起的梗死,称为败血性梗死(septic infarction)。常见于急性感染性心内膜炎,含细菌的栓子从心内膜脱落,顺血流运行而引起相应组织器官动脉栓塞所致。梗死灶内可见有细菌团及大量炎细胞浸润,若为化脓性细菌感染时,可出现多发性脓肿形成。

三、梗死对机体的影响和结局

　　梗死对机体的影响决定于梗死的器官及梗死灶的大小和部位。肾、脾的梗死一般影响较小,肾梗死通常出现腰痛和血尿,不影响肾功能;肺梗死有胸痛和咯血;肠梗死常出现剧烈腹痛、血便和腹膜炎的症状;心肌梗死影响心脏功能,严重者可导致心力衰竭甚至猝死。四肢、肺和肠等梗死会继发腐败菌感染而造成坏疽。

　　梗死形成时,病灶周围血管扩张充血并有白细胞浸润,继而出现肉芽组织,并逐渐取代坏死组织,日后变为瘢痕。

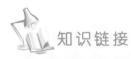 知识链接

血栓形成与溶栓治疗

　　血栓形成是许多疾病发病机制中涉及的一种重要病理过程。血栓栓塞性疾病是危害健康的常见疾病之一,导致病死率最高的原因之一,如心肌梗死、脑血栓形成、深静脉血栓形成、脑栓塞、肺栓塞等,其最有效的治疗手段就是溶栓治疗。血栓溶解药应用于已形成的血栓,利用纤溶激活物使纤溶酶原转变为纤溶酶,使血栓及时溶解,恢复局部的血循环,改善被血栓波及的组织器官的功能。大量资料表明,血栓形成后,能够自溶的仅占30%,持续存在不再发展的约占50%。因而溶栓疗法在血栓栓塞性疾病中,治疗越早,疗效越好,特别是与生命有关的重要器官如脑、心、肾脏功能的及早恢复,更有重大的临床意义。

学习小结

　　淤血是指局部组织或器官由于静脉血液回流受阻使血液淤积于小静脉和毛细血管内而导致血管内血液含量增多,其基本的病理变化是小静脉和毛细血管的扩张,若淤血持续存在可产生淤血性水肿、出血,实质细胞的变性、萎缩和坏死,淤血性硬化等后果。

　　出血是指红细胞由心血管内逸出。根据原因不同可分为破裂性出血和漏出性出血两大类。

　　血栓形成是指在活体的心血管内,血液成分析出或凝固形成固体质块的过程。其发生条件有心血管内皮细胞的损伤、血流状态的改变及血液的凝固性增高三个方面。血栓形成对机体造成不利影响,主要造成阻塞血管、栓塞、形成心瓣膜病、出血等。

　　栓塞是指在循环血液中出现的不溶于血液的异常物质,随血流运行阻塞血管腔的现象。阻塞血管的异常物质称为栓子。血栓栓塞是最常见类型。

　　梗死是指器官或局部组织由于血流中断,侧支循环不能迅速建立而引起的缺血性坏死。血栓形成是梗死最常见的原因。根据梗死灶内含血液量的多少可将其分为贫血性梗死和出血性梗死两大类。

(李忠阳)

复　习　题

一、名词解释

　　淤血;血栓形成;栓塞;梗死

二、选择题

A 型题

1. 槟榔肝是指
   A. 肝细胞水肿 　　　　　B. 肝硬化 　　　　　C. 肝脂肪变性
   D. 肝慢性淤血 　　　　　E. 肝细胞萎缩

2. 淤血器官的形态特征是
   A. 色暗红,体积增大,功能增强,温度降低
   B. 色暗红,体积缩小,功能增强,温度降低
   C. 色暗红,体积增大,功能减退,温度降低
   D. 色鲜红,体积增大,功能减退,温度降低
   E. 色鲜红,体积缩小,功能增强,温度降低

3. 关于严重肺淤血的叙述,下列哪项是**错误**的
   A. 肺泡腔内有水肿液 　　　B. 可见心力衰竭细胞
   C. 可发生漏出性出血 　　　D. 肺泡壁毛细血管扩张充血
   E. 肺泡腔内可见白细胞和纤维蛋白

4. DIC 时微血管内的血栓称之为
   A. 白色血栓 　　　　　B. 混合血栓 　　　　　C. 附壁血栓
   D. 透明血栓 　　　　　E. 红色血栓

5. 动脉粥样硬化合并血栓形成的主要原因是
   A. 血液凝固性增高 　　　B. 血流漩涡形成 　　　C. 血流缓慢

    D. 血管内膜损伤　　　　　　E. 高脂血症

6. 活体心血管内血液凝固形成固体质块的过程称为
    A. 梗死　　　　　　　　　B. 血栓形成　　　　　　C. 血栓运行
    D. 血栓栓塞　　　　　　　E. 栓子

7. 血液循环中血栓随血流运行发生相应的血管阻塞的过程称为
    A. 梗死　　　　　　　　　B. 血栓形成　　　　　　C. 血栓运行
    D. 血栓栓塞　　　　　　　E. 栓子

8. 栓塞中最常见类型为
    A. 血栓栓塞　　　　　　　B. 脂肪栓塞　　　　　　C. 羊水栓塞
    D. 气体栓塞　　　　　　　E. 瘤细胞栓塞

9. 肺动脉及其分支栓塞的栓子来源于
    A. 二尖瓣的疣状血栓　　　　B. 主动脉瓣的赘生物
    C. 体静脉和右心房的血栓　　D. 动脉及左心房的血栓
    E. 左心室附壁血栓

10. 梗死发生最常见的原因是
    A. 血栓形成　　　　　　　B. 动脉腔狭窄　　　　　C. 血管受压
    D. 动脉痉挛　　　　　　　E. 静脉石

11. 羊水栓塞时,病理诊断的主要依据是
    A. 肺小动脉和毛细血管内有羊水成分　　B. 微血管内透明血栓
    C. 肺泡腔内有角化上皮和胎粪小体等　　D. 肺水肿和出血
    E. 肺透明膜形成

12. 易发生贫血性梗死的器官是
    A. 心、脑、肠　　　　　　B. 肾、肠、脑　　　　　　C. 心、脾、肾
    D. 脾、心、肺　　　　　　E. 肾、心、肺

三、问答题

1. 描述肺淤血和肝淤血的病理变化。
2. 阐述血栓形成的条件及血栓的转归。
3. 比较贫血性梗死与出血性梗死的主要区别。

第四章

炎　症

 学习目标

1. 掌握　炎症的概念；炎症的基本病理变化；常见炎症类型及各型病变特点。
2. 熟悉　炎症的原因、结局；炎症介质的概念及作用。
3. 了解　炎症的局部表现和全身反应。

第一节　炎症的概念和原因

一、概　念

炎症(inflammation)是具有血管系统的活体组织受到各种损伤因子刺激所发生的以防御为主的反应。它是血管、神经、体液和细胞共同参与的机体全身或局部的一系列复杂反应，包括局限和消灭损伤因子，清除和吸收坏死物质，并完成对损伤的修复，因此，炎症是损伤、抗损伤和修复的统一过程。如果没有炎症，机体将不能控制感染及修复损伤，但炎症也在一定程度上给机体造成危害。

炎症的基本病理变化包括组织的变质、渗出和增生等过程。是以血管反应为中心的反应，出现液体渗出、白细胞渗出和活化、稀释、中和、杀灭损伤因子的作用，血管反应是炎症过程中的中心环节。

炎症是许多疾病如皮肤的疖和痈、支气管炎、肺炎、阑尾炎、肝炎、肾炎、结核病和其他传染病的基本病理过程。临床上局部表现为红、肿、热、痛、功能障碍并有发热、外周血中白细胞变化等全身反应。

二、原　因

任何能引起组织损伤的因素均可成为炎症的原因，即致炎因子。致炎因子种类繁多，可归纳为以下几类：

1. **生物性因素**　如细菌、病毒、立克次体、螺旋体、支原体、真菌和寄生虫等，这是最常见、最重要的致炎因子。由生物病原体引起的炎症又称为感染，其中病原生物体经一定的途径可以在易感人群中传播，甚至发生广泛流行的疾病称为传染病。

2. **物理性因素**　如高温(烧伤、烫伤)、低温(冻伤)、放射线、紫外线和机械性创伤等。

3. **化学性因素**　如强酸、强碱等腐蚀性物质、组织坏死产生的分解产物和某些病理情况下蓄积于体内的代谢产物如尿酸、尿素等。

4. **免疫反应**　免疫反应异常时所造成的组织损伤可形成炎症，如过敏性鼻炎、荨麻疹和某些类型的肾小球肾炎等。

致炎因子作用于机体是否发生炎症以及炎症反应的强弱不仅与致炎因子的性质、强度和作用时间等有关,还与机体本身的防御功能状态和对致炎因子的敏感性有关。

第二节　炎症介质

一、概　　述

炎症反应中除早期有神经介导作用外,化学物质的介导非常重要。炎症的血管反应和白细胞反应都是通过一系列化学因子的作用实现的。参与或介导炎症发生的化学因子称炎症介质(inflammatory mediator),又称化学介质,其特点是:生物活性作用强,种类多,相互间有一定联系,有的介质能激活或放大另一介质的作用,或通过靶细胞释出新的介质,对原介质起协同或拮抗作用。

炎症介质可来自血浆和细胞。来源于血浆的炎症介质主要在肝脏合成,是以前体形式存在,经一系列蛋白酶水解而具有生物活性;来源于细胞的炎症介质通常存在于细胞内颗粒中,经刺激而分泌或代谢后发挥生物活性作用。多数炎症介质通过与靶细胞表面的受体结合发挥其生物活性作用,作用于靶细胞后可进一步引起靶细胞产生次级炎症介质,使初级炎症介质的作用放大或改变。介质可作用于一种或多种靶细胞,作用于不同的细胞、组织发挥不同的效应。炎症介质一经激活或释放到细胞外,半衰期很短,迅速被酶降解灭活,或被拮抗分子抑制或清除,从而达到新的平衡。

二、分　　类

（一）细胞释放的炎症介质

1. **血管活性胺**　包括组胺和5-羟色胺(5-HT)。前者主要存在于肥大细胞和嗜碱性粒细胞的颗粒中,也存在于血小板,可使细动脉扩张和细静脉通透性增加。5-HT主要存在于血小板和内皮细胞,引起血管收缩。

2. **花生四烯酸代谢产物**　包括前列腺素(PG)和白细胞三烯(LT),参与炎症和凝血反应。

3. **血小板激活因子**(platelet activating factor,PAF)　是磷脂类炎症介质,具有激活血小板、增加血管通透性及支气管收缩等作用。

4. **细胞因子**　是由多种细胞产生的多肽类物质,主要由激活的淋巴细胞和单核巨噬细胞产生,也可来自内皮细胞和结缔组织,参与免疫反应和炎症反应。

5. **白细胞溶酶体酶**　存在于中性粒细胞和单核细胞溶酶体颗粒内的酶,可以杀伤和降解吞噬的微生物,造成组织损伤。

6. **一氧化氮**(NO)　由内皮细胞、巨噬细胞和脑内某些神经细胞产生,可杀伤病原微生物,是宿主抗感染的炎症介质。

7. **神经肽**　如P物质,是小分子蛋白,可传导疼痛,引起血管扩张和血管通透性增加。

（二）血浆中的炎症介质

1. **激肽系统**　激肽系统的激活最终产生缓激肽,可以使细动脉扩张、血管通透性增加、支气管平滑肌收缩并可引起疼痛。缓激肽形成的中心环节是Ⅻ因子的激活。

2. **补体系统**　是具有酶活性的一组蛋白质,在脾脏、淋巴结和骨髓合成,可通过几种不同途径激活,不仅参与血管反应也可使白细胞激活、黏附及趋化,增强吞噬作用和细菌杀伤作用。

3. **凝血系统**　炎症时由于各种刺激,第Ⅻ因子被激活,同时启动凝血和纤维蛋白溶解系统,使凝血酶原转为凝血酶,后者使纤维蛋白原变为纤维蛋白,在此过程中,释放纤维蛋白多肽。

主要炎症介质的种类及其生物学作用归纳（表4-1）。

表 4-1　炎症中主要介质及其作用

作用	主要炎症介质
血管扩张	组胺、缓激肽、前列腺素(PGE_2、PGD_2、PGF_2、PGI_2)、NO
血管壁通透性升高	组胺、缓激肽、补体(C_{3a}、C_{5a})、白细胞三烯(LTC_4、LTD_4、LTE_4)、PAF、活性氧代谢产物、P 物质
趋化作用	C_{5a}、LTB_4、细菌产物、中性粒细胞阳离子蛋白、细胞因子(IL-8、TNF)
发热	细胞因子(IL-1、IL-6、TNF)、PG
疼痛	PGE_2、缓激肽
组织损伤	氧自由基、溶酶体酶、NO

第三节　炎症的基本病理变化

炎症的基本病理变化包括变质(alteration)、渗出(exudation)和增生(proliferation)。它们通常按先后顺序发生,彼此又是相互联系的。一般来说,急性炎症或炎症早期,以变质和渗出为主,慢性炎症或炎症后期则以增生为主。变质是损伤性过程,渗出和增生是抗损伤和修复过程。

一、变　质

变质是指在致炎因子作用下,炎症局部组织(包括实质和间质)发生的变性和坏死,同时受损的局部组织代谢和功能也发生障碍。变质常由致炎因子直接作用,也可由局部血液循环障碍和炎症反应产物间接作用所致,变质的轻重程度不仅取决于致病因子的性质和强度,还取决机体自身的反应情况。

变质的形态变化可表现为:①实质细胞肿胀、脂肪变性和凝固性、液化性坏死等;②间质可发生玻璃样变性、黏液样变性、纤维素样坏死等。

变质的代谢变化可表现为分解代谢亢进,酸性代谢产物堆积,氢离子浓度增高,局部酸中毒,组织渗透压增高等。炎症部位的酸中毒和组织渗透压增高为渗出提供了条件。

二、渗　出

渗出是指炎症局部组织血管内的液体、纤维素和细胞成分通过血管壁进入组织间隙、体腔、体表和黏膜表面的过程。渗出是炎症最具特征性的变化,在局部发挥重要的防御作用,特别在急性炎症的早期阶段表现明显。渗出以血管反应为主,包括血流动力学改变、血管壁通透性增高和白细胞反应三个过程。

（一）血流动力学改变

当致炎因子作用于机体,局部组织受损后,局部微循环很快发生细动脉短暂痉挛、血管扩张和血流加速等一系列改变,是液体和细胞成分渗出到血管外的基础。

1. 细动脉短暂痉挛　首先是细动脉发生瞬间痉挛,持续仅几秒钟。其机制可能是神经调节和化学介质介导所致。

2. 血管扩张和血流加速　细动脉明显扩张,毛细血管床开放,血流加快,血流量增加,称炎性充血。其机制与神经和体液因素有关,神经因素即轴突反射使血管扩张;体液因素如组胺、缓激肽等化学介质具有较强的扩张血管作用,作用时间较长。

3. 血流速度减慢　随着炎症继续发展,毛细血管和小静脉相继开放,血流速度逐渐减慢,导致静脉性充血,甚至出现血流停滞。血流停滞有利于白细胞黏附于血管内皮并渗出到血管外。

（二）血管壁通透性增高

血管壁通透性增高是导致炎症局部液体和蛋白渗出的重要原因。血管壁通透性增高可能的机制有：①内皮细胞收缩导致间隙增宽。主要由组胺、缓激肽、白细胞三烯（LT）等炎症介质作用于内皮细胞受体所致。②内皮细胞穿胞作用增强。在接近内皮细胞之间的连接处存在着相互连接的囊泡所构成的囊泡体，形成穿胞通道。血管内皮生长因子、组胺、缓激肽等炎症介质可引起内皮细胞穿胞通道数量增加和囊泡口径增大，穿胞作用增强，血管壁通透性增高。③内皮细胞损伤。严重的烧伤或化脓菌感染可直接损伤内皮细胞，使之坏死脱落，使血管壁通透性增高，主要累及毛细血管和细静脉。另外，白细胞黏附于内皮细胞，使白细胞激活，并释放蛋白水解酶亦可造成内皮细胞损伤脱落，也可使血管壁通透性增高。④在炎症修复过程中新生毛细血管内皮细胞，分化不成熟，细胞连接不健全，具有高通透性。

渗出的液体称为渗出液。渗出液聚集在血管外组织间隙称为炎性水肿，渗出液潴留在浆膜腔（胸腔、腹腔、心包腔）或关节腔称为炎性积液。炎症严重时还可因血管壁通透性显著增高，引起红细胞的漏出。渗出液与血管内流体静压增高（如心力衰竭引起的静脉淤血）或某些疾病（如肝硬化、肾炎、营养不良等引起的血浆胶体渗透压降低）所致的漏出液不同，主要表现为渗出液中蛋白含量、比重、细胞数等均高于漏出液，两者的区别在临床疾病的诊断上具有重要的鉴别意义（表4-2）。

表4-2 渗出液与漏出液的区别

	渗出液	漏出液
原因	炎症	非炎症
蛋白含量	>25g/L	<25g/L
比重	>1.018	<1.018
细胞数	>500×10^6/L^3	<100×10^6/L^3
外观	浑浊	澄清
凝固性	能自凝	不能自凝

渗出过程是急性炎症的重要特征，通常情况下渗出液对机体具有积极意义：①稀释及中和毒素，减轻毒素对局部组织的损伤作用；②为局部浸润的白细胞带来营养物质（如葡萄糖、氧气等）并带走代谢产物；③渗出液中的抗体、补体有利于防御、消灭病原微生物；④渗出物中的纤维素交织成网，能限制病原微生物的扩散，使病灶局限，有利于白细胞发挥吞噬作用；在炎症后期，纤维蛋白网架可形成修复支架，并利于成纤维细胞产生胶原纤维；⑤渗出物中的病原微生物和毒素随淋巴液被携带至局部淋巴结，有利于刺激机体产生细胞免疫和体液免疫。

但过多的渗出液可压迫和阻塞邻近的组织和器官，造成不良后果。如肺泡内聚积过多的渗出液可影响换气功能，过多的心包腔或胸膜腔积液可压迫心脏或肺脏，严重的喉头水肿可引起窒息。渗出的大量纤维蛋白不能完全被吸收时，最终发生机化黏连，影响器官功能，如心包黏连可影响心脏的舒缩功能。

（三）白细胞渗出

炎症过程中，各种白细胞通过血管壁游出到血管外，并在炎症灶聚集的过程称为炎性浸润（图4-1）。游出的白细胞又称为炎症细胞。这是炎症反应的重要形态学特征。

白细胞渗出过程是一复杂的连续过程，包括白细胞边集和附壁、游出和趋化、吞噬和降解等阶段。

1. **边集和附壁** 当血流缓慢或发生停滞时，血管内轴流变宽，白细胞由轴流进入边流，并得以向血管壁靠近，即白细胞边集。边集的白细胞随着缓慢的血流沿血管内皮细胞表面滚动，通

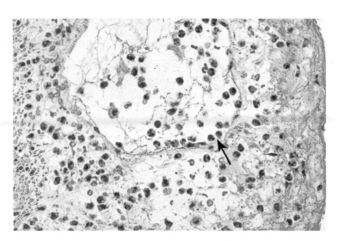

图 4-1　炎区血管扩张、炎细胞浸润

过细胞黏附分子附于其表面,发生白细胞附壁。

2. 游出和趋化　白细胞穿过血管壁进入周围组织的过程,称为白细胞游出。黏附于血管内皮细胞表面的白细胞在炎症灶产生的化学趋化因子作用下,在内皮细胞的连接处伸出伪足,以阿米巴样运动的形式穿过内皮细胞间隙进入内皮细胞和基底膜之间,继而分泌胶原酶使基底膜降解并穿越而抵达血管外。

各种类型白细胞都能游出,但不同的白细胞的运动能力不同,以中性粒细胞的运动能力最强,单核细胞弱于中性粒细胞,淋巴细胞最弱。炎症的不同阶段游出的白细胞不同,急性炎症或炎症早期,中性粒细胞首先游出,但中性粒细胞寿命短,多在 24～48 小时后崩解消失,虽然单核细胞的游出一般晚于中性粒细胞,但其寿命却长达数周至数个月,因此炎症发生 48 小时后,炎症灶内的中性粒细胞逐渐被单核细胞取代,常见于慢性炎症或炎症晚期,但某些病原微生物如结核杆菌、伤寒杆菌,从炎症一开始即引起明显的单核巨噬细胞反应。另外,致炎因子不同游出的白细胞种类也不同,葡萄球菌和链球菌感染以中性粒细胞游出为主,病毒感染以淋巴细胞游出为主,寄生虫病感染和过敏性炎症则以嗜酸性粒细胞游出为主。

白细胞游出血管后,受某些化学刺激物的影响或吸引,以阿米巴样运动方式定向游走移动,称趋化作用(chemotaxis)或趋化性。能吸引白细胞定向移动的化学刺激物称为趋化因子。趋化因子可以是内源性的,如补体成分、白细胞三烯、细胞因子;也可以是外源性的,如细菌代谢产物。不同的趋化因子能够吸引不同的白细胞,不同的白细胞对趋化因子的反应也不同,粒细胞和单核细胞对趋化因子的反应明显,淋巴细胞对趋化因子的反应较弱。

3. 吞噬和降解　是指白细胞到炎症灶内对病原体和组织崩解碎片进行吞噬和消化的过程,是炎症过程中重要的防御反应。具有吞噬功能的细胞主要包括中性粒细胞(又称小吞噬细胞)和单核细胞,后者进入组织后即为巨噬细胞(又称大吞噬细胞)。吞噬细胞不仅能吞噬病原体、组织崩解产物和碎片,而且能对其进行消化、降解。吞噬过程主要包括吞噬细胞对颗粒的识别和附着、包围吞入、杀灭和降解三个步骤。

(1) 识别和附着:吞噬细胞借助表面的甘露醇受体、调理素受体等识别、结合和摄入微生物。

(2) 包围吞入:吞噬细胞粘着细菌等异物之后,吞噬细胞伸出伪足或相应部位的质膜内陷,将异物包围,形成由吞噬细胞质膜包围的吞噬体;然后移入细胞内部与初级溶酶体融合形成吞噬溶酶体。

(3) 杀灭和降解:细菌等异物在吞噬溶酶体内开始被杀灭和降解。进入吞噬溶酶体的细菌主要是依赖氧代谢产物杀伤的杀灭和降解作用。细菌与吞噬细胞接触,激活白细胞氧化酶(NADPH 氧化酶),使还原型辅酶Ⅱ(NADPH)氧化为 NADP,氧离子被还原为超氧负离子(O_2^-),

O_2^- 在吞噬体的歧化酶的作用下生成 H_2O_2。氧化过程中产生的 O_2^-、H_2O_2 虽能杀菌,但作用较弱。而 H_2O_2 在卤素离子(Cl^-、I^-)的存在下,经髓过氧化物酶(MPO)作用形成具有强杀菌作用的次氯酸盐($HOCl^-$),故 H_2O_2-MPO-卤素系统是中性粒细胞主要的杀菌系统。被杀死的细菌可被溶酶体内的水解酶降解。

$$2O_2+NADPH \xrightarrow{\text{NADPH 氧化酶}} 2O_2^-+NADP+H^+$$

$$H_2O_2+Cl^- \xrightarrow{\text{髓过氧化物酶}} HOCl^-+H_2O$$

细菌还能通过白细胞溶酶体中的一些物质经不依赖氧代谢产物的作用杀灭,它们包括增强细菌通透性的蛋白、溶菌酶、乳铁蛋白、防御素等。一般认为,溶酶体对已被杀死细菌的作用较之直接杀菌作用更为重要,并在酸性环境(pH 4~5)下有利于酸性水解酶进一步降解细菌。

巨噬细胞的吞噬过程与中性粒细胞基本相同,但其吞噬和降解被吞物体的能力远比中性粒细胞强,特别在炎症后期,炎区组织的崩解碎片、异物等主要由巨噬细胞清除,为组织修复创造条件。

在某些情况下,白细胞激活后释放溶酶体酶、活性氧自由基、前列腺素和白细胞三烯等物质,可造成内皮细胞和组织细胞损伤,从而增强致炎因子的损伤作用。因此,持久、过多的白细胞浸润本身就能造成组织损伤,成为某些慢性疾病的基础。

4. 炎症细胞的种类和功能

(1)中性粒细胞:又称小吞噬细胞,具有活跃的运动能力和较强的吞噬能力,常见于急性炎症早期和化脓性炎。中性粒细胞核呈杆状或分叶状,胞质内含有丰富的中性颗粒,主要吞噬细菌、坏死组织碎片和抗原抗体复合物。

(2)巨噬细胞:又称大吞噬细胞,它来自血液中的单核细胞和组织内的组织细胞,吞噬能力强,运动能力弱于中性粒白细胞,常出现在急性炎症后期、慢性炎症、非化脓性炎症(如结核病、伤寒等)、病毒感染和原虫感染等。巨噬细胞体积大,核呈肾形或椭圆形,胞质丰富,富含溶酶体。它能吞噬中性粒细胞不能吞噬的病原体、异物和较大的组织碎片,还可通过细胞融合的方式或胞核分裂的方式,形成多核巨细胞,对异物包围和吞噬,如结核肉芽肿中的朗格汉斯巨细胞和异物肉芽肿中的异物巨细胞。巨噬细胞可以吞噬并处理抗原,并将信息传递给免疫活性细胞,促进免疫反应。巨噬细胞还能产生内源性致热原和干扰素、IL-1、花生四烯酸代谢产物及血小板激活因子等。

(3)淋巴细胞和浆细胞:淋巴细胞运动能力弱,无趋化性,也无吞噬能力,体积小,核呈圆形,浓染,胞质极少。淋巴细胞常见于慢性炎症、病毒感染和某些特殊病原体感染。淋巴细胞可分为 T 淋巴细胞和 B 淋巴细胞两类。T 淋巴细胞受抗原刺激产生淋巴因子发挥细胞免疫,B 淋巴细胞受抗原刺激转化为浆细胞,可以产生、释放各种免疫球蛋白(抗体),起体液免疫作用。浆细胞形态特殊,核呈卵圆形、圆形,位于细胞的一侧,染色质呈车轮状排列,胞质丰富,略嗜碱性,浆细胞常见于慢性炎症及梅毒等疾病。

(4)嗜酸性粒细胞:运动能力弱,有一定的吞噬能力,常吞噬抗原抗体复合物,多见于某些变态反应性疾病(如哮喘、过敏性鼻炎等)和寄生虫病(如蛔虫、血吸虫病等)。嗜酸性粒细胞体积略大于中性粒细胞,核呈肾状或分叶状,胞质内含有许多较粗大的嗜酸性颗粒,颗粒中含有多种酶。

(5)嗜碱性粒细胞和肥大细胞:嗜碱性粒细胞来自血液,肥大细胞主要分布在全身结缔组织内和血管周围。这两种细胞在形态和功能上有许多相似之处,胞质中均含有嗜碱性、异染性颗粒,两种细胞的嗜碱性颗粒均含有组胺和肝素,肥大细胞胞质内还含有 5-羟色胺(5-HT),多见于变态反应性炎。

三、增　　生

增生是指在致炎因子、组织崩解产物或某些生长因子的作用下,炎症局部实质细胞和间质的细胞可发生增生。实质细胞增生如鼻黏膜上皮细胞和腺体的增生,慢性肝炎中肝细胞的增生。间质细胞的增生主要有巨噬细胞、血管内皮细胞和成纤维细胞的增生,增生的成纤维细胞可产生大量的胶原纤维,具有修复的作用。炎症增生具有限制炎症扩散和修复作用,但过度或异常的增生可破坏原有组织器官的结构和功能,如慢性肝炎后引起肝硬化。一般在炎症后期或慢性炎症时增生现象较显著。但某些炎症性疾病的早期,就可有明显的细胞增生,如急性弥漫性增生性肾小球肾炎时肾小球的毛细血管内皮细胞和系膜细胞明显增生,伤寒时全身单核巨噬细胞系统的增生。

综上所述,任何炎症都具有变质、渗出、增生三种基本病理变化。渗出是炎症的特征性病变,通过一系列复杂的血管反应和炎症介质的作用,所渗出的成分共同完成机体对损伤的防御反应,变质是损伤因子和渗出反应所致的组织损伤病变,增生是对损伤的修复。但由于致炎因子的不同,机体反应性的不同,炎症的部位和发展阶段的不同,有的炎症以变质为主,有的以渗出为主,有的则以增生为主。

第四节　炎症的类型

临床上根据炎症发生、发展过程中持续时间的长短,可将炎症分为超急性炎症、急性炎症、亚急性炎症和慢性炎症。根据炎症局部组织的基本病理变化,可将炎症分为变质性炎、渗出性炎和增生性炎。

一、炎症的临床类型

1. **超急性炎症**(super acute inflammation)　呈暴发性经过,病程为数小时至数天。炎症反应急剧,短期引起严重的组织器官损伤,甚至导致机体死亡。多属变态反应性炎症,如器官移植的超急性排斥反应,在移植器官血管接通后数分钟即可引起移植组织和器官的严重破坏,功能丧失。

2. **急性炎症**(acute inflammation)　起病急骤,临床症状明显,病程较短,为几天至一个月,局部病变常以变质、渗出为主。病灶内浸润的细胞常常以中性粒细胞为主,如急性阑尾炎、急性细菌性痢疾等。

3. **慢性炎症**(chronic inflammation)　起病缓慢,临床症状较轻,病程较长,几个月至几年。慢性炎症可由急性炎症转化而来,或者一开始即为慢性。其临床症状较轻,局部病变以增生为主,变质、渗出较轻。浸润的炎症细胞常为淋巴细胞和单核细胞。在机体抵抗力低下,病原体繁殖和活动加强时,慢性炎症可转化为急性炎症,如慢性阑尾炎的急性发作。

4. **亚急性炎症**(subacute inflammation)　病程介于急性和慢性之间的炎症。临床上少见,亚急性炎症有的是从急性炎症迁延而来;有的是与致炎因子有关,如亚急性细菌性心内膜炎,多为毒力较弱的草绿色链球菌引起。

二、炎症的病理类型

根据炎症的基本病理变化分为变质性炎、渗出性炎和增生性炎。任何炎症都在一定程度上包含三种基本病变,但往往以其中一种为主,以变质为主时称为变质性炎,以渗出为主时称渗出性炎,以增生为主则称增生性炎。

（一）变质性炎

变质性炎(alternative inflammation)主要表现为以组织、细胞的变性、坏死为主,而渗出和增生性病变轻微。常见于心、肝、肾、脑等实质性器官的某些重症感染、中毒等,如急性重型病毒性肝炎时的肝细胞广泛坏死,白喉杆菌外毒素引起中毒性心肌炎的心肌纤维变性、坏死,流行性乙型脑炎时的神经细胞变性、坏死。此类炎症多呈急性经过,也可以迁延不愈。由于实质细胞的变性、坏死,因此,常常造成相应器官的功能障碍。

（二）渗出性炎

渗出性炎（exudative inflammation）主要表现为以渗出为特征,同时伴有一定程度的变质,而增生性改变比较轻微。根据渗出物主要成分的不同,一般将渗出性炎分为浆液性炎、纤维素性炎、化脓性炎和出血性炎。

1. 浆液性炎（serous inflammation） 以浆液渗出为特征,常发生于疏松结缔组织、黏膜、浆膜、皮肤等处,局部组织常出现明显充血、水肿。发生于皮肤时,可形成水疱,如皮肤Ⅱ度烧伤时渗出液蓄积于表皮内和表皮下;发生于黏膜时,渗出物可排出体外,如感冒初期鼻黏膜排出大量浆液性分泌物;发生于浆膜时,常形成浆膜腔积液,如渗出性结核性胸膜炎引起胸腔积液;发生在软组织可引起炎性水肿。

浆液性炎病变程度一般较轻,病因消除后,渗出液易被吸收,黏膜或浆膜表面受损的被覆细胞可完全再生。但胸腔或心包腔内如有大量积液可压迫肺或心脏,可影响呼吸或心功能;喉头浆液性炎出现喉头水肿可引起窒息。

2. 纤维素性炎（fibrinous inflammation） 以纤维蛋白原渗出为主,可转化为纤维蛋白,即纤维素,并交织成网状。与浆液性炎相比,纤维素性炎的血管壁损伤程度较重,血管壁通透性明显增高。引起纤维素性炎的常见致炎因子有白喉杆菌、痢疾杆菌、肺炎球菌的毒素,尿毒症时的尿素和汞等。纤维素性炎好发于黏膜、浆膜和肺。

黏膜（咽、喉、气管、结肠）发生纤维素性炎时,渗出的纤维蛋白、中性粒细胞和坏死的黏膜上皮细胞以及病原菌等相混合,形成一层灰白色膜状物,覆盖在黏膜表面,称假膜。故黏膜的纤维素性炎又称假膜性炎。白喉患者有的假膜牢固附着于黏膜面不易脱落（如咽白喉）,而有的假膜容易脱落（如气管白喉）,脱落的假膜常堵塞支气管而引起窒息。细菌性痢疾可引起假膜性炎。

浆膜（胸膜、腹膜、心包膜）纤维素性炎时浆膜腔内大量纤维蛋白积聚,如风湿性心外膜炎、结核性心包炎时,心包腔内渗出的纤维蛋白在心脏搏动的撕扯下形成无数参差不齐的绒毛状物,覆盖在心脏表面,称为"绒毛心"（图4-2）。如渗出的纤维蛋白过多,不能被完全溶解吸收,则可发生机化和黏连,严重时可以形成缩窄性心包炎,严重影响心脏功能。肺炎球菌引起的大叶性肺炎在病理上属于纤维素性炎,其肺泡腔内充满纤维蛋白性渗出物,并交织成网,网中夹杂数量不等的中性粒细胞和巨噬细胞。如渗出的中性粒细胞过少,释放的溶蛋白酶相对较少或组织

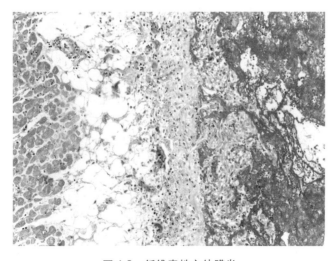

图4-2 纤维素性心外膜炎

内抗胰蛋白酶较多时,纤维蛋白则不能被完全溶解吸收而发生机化,引起肺肉质变。

3. 化脓性炎(purulent inflammation) 以大量中性粒细胞渗出、伴有不同程度的组织坏死和脓液形成为特征。常由化脓菌引起,如葡萄球菌、链球菌、脑膜炎双球菌、大肠杆菌等。也可由组织坏死继发感染产生。疖、痈、化脓性阑尾炎、化脓性脑膜炎等都是常见的化脓性炎。化脓性炎病灶内的坏死组织被中性粒细胞或坏死组织释放的蛋白溶解酶溶解液化的过程称为化脓。化脓过程中形成的脓性渗出物称脓液,为一种混浊的凝乳状液体,呈灰黄色或黄绿色,其主要成分为大量脓细胞(即变性、坏死的中性粒细胞)、溶解的坏死组织、细菌和少量浆液等。由葡萄球菌引起的脓液质浓稠,而由链球菌引起的脓液质较稀薄。化脓性炎依病因和病变部位的不同又可将其分为脓肿、蜂窝织炎、表面化脓和积脓。

(1)脓肿(abscess):器官或组织内局限性化脓性炎称脓肿(图4-3),多发生于实质脏器和皮肤等较致密的组织,并常由金黄色葡萄球菌引起,该菌可产生凝血酶,能使渗出的纤维蛋白原转化为纤维素,因此病灶较局限。脓肿内部坏死组织液化,形成充满脓液的脓腔;脓肿的边缘组织早期呈明显充血、水肿和中性粒细胞浸润,随后形成肉芽组织,称为脓肿膜,它既能向脓腔输送白细胞等血液成分,又有吸收脓液、限制炎症扩散的作用。小脓肿可以被吸收消散,较大的脓肿则由于脓液过多吸收困难,常需切开排脓或穿刺抽脓,而后由肉芽组织修复,形成瘢痕。

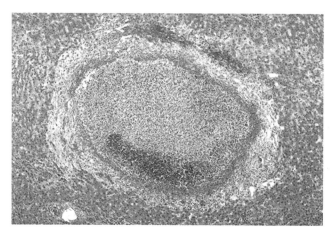

图4-3 肝脓肿

疖(furuncle)为典型的皮肤脓肿,是指单个毛囊、皮脂腺及其周围组织所发生的脓肿。痈(carbuncle)好发于颈项部和肩背部等毛囊及皮脂腺丰富的部位,是多个疖的融合,在皮下脂肪、筋膜组织中形成许多互相沟通的脓肿,必须及时切开引流排脓后,局部才能修复愈合。浅表脓肿成熟时穿破皮肤或黏膜,向表面排出脓液可形成溃疡(ulcer)。深部组织脓肿向体表、体腔或自然管道穿破,形成只有一个开口的病理性盲管称窦道(sinus)。深部组织脓肿一端向体表穿破,另一端向自然管道或有腔器官(如消化道或呼吸道等)穿破,或两个有腔器官之间沟通,形成有两个以上开口的通道样缺损称瘘管(fistula)。

(2)蜂窝织炎(phlegmonous inflammation):是指发生于疏松结缔组织的弥漫性化脓性炎,多发生于皮下、肌肉和阑尾(图4-4)等处,多由溶血性链球菌引起,该菌能分泌透明质酸酶和链激酶,分别降解基质中的透明质酸和渗出的纤维素,使细菌易于沿组织间隙和淋巴管蔓延扩散。表现为炎症灶内大量中性粒细胞弥漫性浸润,与周围组织分界不清。单纯的蜂窝织炎一般不发生明显的组织坏死,愈复后一般不留痕迹。

(3)表面化脓和积脓:发生在黏膜或浆膜的化脓性炎称表面化脓,此时中性粒细胞主要向黏膜或浆膜表面渗出,深部组织没有明显的炎细胞浸润,也不发生深部组织坏死,如化脓性尿道炎、化脓性支气管炎,渗出的脓液可通过尿道、气管排出体外。化脓性炎发生浆膜腔或胆囊、阑

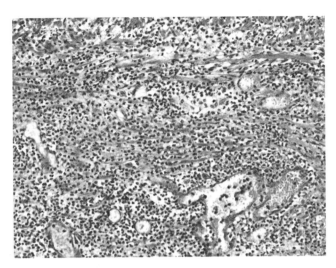

图 4-4 蜂窝织性阑尾炎
大量中性粒细胞弥漫浸润于阑尾的肌层

尾、输卵管黏膜时,脓液不能排出蓄积在管腔内,形成积脓。

4. 出血性炎(hemorrhagic inflammation) 炎症灶内由于血管壁损伤严重,红细胞大漏出,即称为出血性炎。常见于毒性较强的病原微生物感染引起的急性传染病,如炭疽、鼠疫、钩端螺旋体病、流行性出血热等。出血性炎不是一种独立的炎症类型,常与其他类型炎症混合存在,如浆液性出血性炎、纤维素性出血性炎、化脓性出血性炎。

附:卡他性炎(catarrhal inflammation)是指发生在黏膜的一种较轻的表浅的渗出性炎,由于黏膜腺分泌亢进,渗出物沿黏膜表面向外排出("卡他"一词来自希腊语,向下滴流之意)。依渗出物性质不同,又分浆液性卡他、黏液性卡他和脓性卡他。如前述的感冒初期的鼻黏膜炎症,鼻黏膜排出大量浆液性分泌物,属于浆液性卡他;结肠炎时黏液分泌亢进属于黏液性卡他;化脓性尿道炎属于脓性卡他。

上述各型渗出性炎可单独发生,也可两种不同类型并存,如化脓性出血性炎、纤维素性化脓性炎等。此外,炎症的发展过程中一种类型炎症可转变为另一种类型炎症,如早期的浆液性卡他发展成黏液性卡他,还可进一步转变为脓性卡他。

(三) 增生性炎

增生性炎主要表现以组织、细胞增生为主要特征,而变质、渗出病变较轻。增生性炎一般经过缓慢,多属慢性炎症,但个别也可呈急性经过,如急性弥漫性增生性肾小球肾炎、伤寒等。增生性炎可分为非特异性增生性炎和肉芽肿性炎两大类。

1. 非特异性增生性炎 非特异性增生性炎的组织学特点:①炎症灶内浸润细胞主要是单核细胞、淋巴细胞和浆细胞,反映了机体对损伤的持续反应;②变质、渗出病变轻微;③损伤区出现修复现象,常有较明显的成纤维细胞、血管内皮细胞增生,同时有炎症灶局部的被覆上皮、腺上皮和实质细胞增生。

此类型的炎症还可出现两种特殊形态:①炎性息肉(inflammatory polyp)是指由于致炎因子的长期刺激下,局部黏膜上皮、腺体和肉芽组织局限性过度增生而形成向黏膜表面凸起。可单个或多个,易引起出血,一般体积较小而细长,表面光滑。镜下:黏膜或腺上皮形态与正常相似,间质内常伴有炎性水肿和炎症细胞浸润。常见的有鼻息肉、肠息肉和子宫颈息肉等。②炎性假瘤(inflammatory pseudotumor)是指局部组织的炎性增生所形成境界清楚的团块,常见于肺。肿块由大量淋巴细胞、巨噬细胞和纤维结缔组织组成。由于局部出现占位性肿块,临床上要注意与真性肿瘤相鉴别。

2. 肉芽肿性炎(granulomatous inflammation) 肉芽肿性炎是一种特殊类型的增生性炎,

其以肉芽肿(granuloma)形成为特征。肉芽肿是由单核巨噬细胞(包括其衍生的上皮样细胞和多核巨细胞)增生形成境界清楚的结节状病灶(图4-5)。

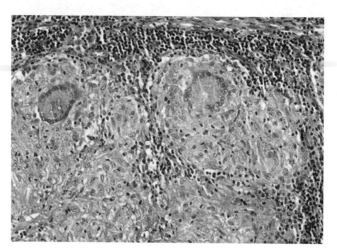

图4-5 结核性肉芽肿
可见巨噬细胞转变而成的上皮样细胞和郎汉斯巨细胞

把肉芽肿分为异物性肉芽肿和感染性肉芽肿两大类型:①异物性肉芽肿是由于组织内的异物(如外科缝线、滑石粉、石棉、矽尘、寄生虫和虫卵等)不易被消化,长期刺激所致。②感染性肉芽肿除了有某些病原微生物不易被消化的一面外,也可引起机体免疫反应,特别是细胞免疫反应,巨噬细胞吞噬病原微生物后将抗原呈递给 T 淋巴细胞,并使其激活,产生 IL-2 可进一步激活 T 淋巴细胞,产生 TNF-γ,使巨噬细胞转变成上皮样细胞和多核巨细胞。常见的有结核性肉芽肿(结核结节)、伤寒肉芽肿、麻风肉芽肿和风湿性肉芽肿等。结核性肉芽肿中央常可见干酪样坏死,坏死边缘为放射状排列的上皮样细胞,其间可有数目不等的朗格汉斯细胞,再向外可见大量淋巴细胞浸润,结节周围可有不同程度的纤维组织增生包绕。

第五节 炎症的临床表现

一、局 部 表 现

炎症的局部表现有红、肿、热、痛和功能障碍,其在急性炎症以及慢性炎症的活动期较明显。

1. **红** 炎症早期由于动脉性充血,局部血液中的氧合血红蛋白增多,局部组织呈鲜红色;随着炎症的发展,转变为静脉性充血,血流缓慢,氧合血红蛋白减少,还原血红蛋白增多,组织变为暗红色。

2. **肿** 急性炎症时,主要由于炎性充血、炎性渗出所致炎性水肿;而慢性炎症时,是由于局部组织细胞的增生所致局部肿胀。

3. **热** 炎症局部由于动脉性充血,血流量增多,血流速度加快,组织代谢增强,使炎症区局部温度较周围组织高,主要表现在体表的炎症,而内脏发生炎症时温度变化不明显。

4. **痛** 炎症局部疼痛与多种因素有关。炎症渗出物使局部组织肿胀、张力增高,压迫神经末梢可引起疼痛,如牙髓炎、骨膜炎,可引起剧痛;肝炎时的肝肿大,使肝被膜紧张,被膜下的神经末梢受到牵拉而引起肝区疼痛。钾离子可刺激神经末梢,使其敏感度增高,痛阈降低,致使一些轻微的刺激就能引起疼痛。炎症介质如前列腺素、5-羟色胺、缓激肽等可以刺激神经引起疼痛。

5. **功能障碍** 炎症灶内实质细胞的变性、坏死、代谢异常和渗出物增多所造成的机械性压迫、阻塞和疼痛等，都可能引起炎症局部组织和器官的功能障碍。

二、全身反应

严重的局部病变，特别是病原生物性因素引起的炎症，因病原微生物在体内蔓延扩散常有显著的全身反应，它们往往是严重感染的指征。

1. **发热**　多见于病原微生物所致的炎症。外源性致热原（如革兰阴性细菌的内毒素）激活白细胞释放 IL-1、IL-6 和 TNF 等（内源性致热原），后者进入脑内或通过 PGE_2、NO 等释放，作用于下丘脑体温调节中枢使体温升高。一定程度的体温升高使机体代谢增强，加速抗体形成和增强单核巨噬细胞系统的吞噬功能，有效地抑制病原体生长繁殖和活动，并加强肝脏的解毒功能，具有一定的防御意义。但体温过高或长期发热，将影响机体代谢过程，引起各系统特别是中枢神经系统功能紊乱。

2. **外周血中白细胞变化**　绝大多数炎症时，由于 IL-1 和 TNF 等细胞因子刺激骨髓，促进白细胞增生和释放，临床上表现为外周血中白细胞计数增加，严重感染时外周血中常出现幼稚的杆状核中性粒细胞（血液涂片中称此为"核左移"现象）。不同原因引起的炎症增多的白细胞种类不同，如急性化脓性炎以中性粒细胞增多为主；慢性炎症和某些病毒感染以淋巴细胞和单核细胞增多为主；寄生虫感染和过敏反应以嗜酸性粒细胞增多为主。但有些炎症外周血白细胞计数反而减少，如伤寒杆菌、流行性感冒病毒、肝炎病毒、立克次体引起的炎症。当患者抵抗力低下时，白细胞增多可不明显，甚至减少，预后则较差。

知识链接

白细胞参数检测

外周血白细胞值可有年龄和个体差异。一般来说，成人白细胞$>10×10^9/L$ 为增多，常见的原因有：①急性感染性或化脓性炎症；②急性中毒；③急性大出血；④严重组织损伤和急性溶血；⑤白血病及恶性肿瘤。成人白细胞$<4×10^9/L$ 为减少，常见于：①某些感染如流感、病毒性肝炎等；②血液系统疾病；③理化损伤；④单核-巨噬细胞系统功能亢进；⑤免疫性破坏增加。

3. **单核巨噬细胞系统的细胞增生**　临床表现为局部淋巴结、肝、脾肿大，单核巨噬细胞有不同程度的增生。增生的巨噬细胞具有很强的吞噬功能，吞噬和消灭病原微生物，清除坏死组织碎片。此外，脾和淋巴结等处的 T 淋巴细胞、B 淋巴细胞增生，释放淋巴因子和分泌抗体的功能增强。

4. **实质器官病变**　炎症严重时，由于病原微生物和其毒素的作用，除引起炎症局部组织细胞变性、坏死外，还可引起心、肝、肾等实质器官的细胞变性、坏死，如白喉杆菌外毒素引起的中毒性心肌炎出现心肌纤维的变性、坏死。

5. **其他**　炎症时还可以出现头痛、嗜睡、厌食等现象。

第六节　炎症的结局

炎症的结局与致炎因子的性质和数量、机体的抵抗力、治疗是否适当等因素有密切关系，一般来讲可分为以下 3 种情况。

一、痊 愈

在机体的抵抗力较强和经过适当治疗的情况下,多数炎症可以痊愈。致炎因子被及时清除,炎性渗出物和坏死组织被及时溶解液化、吸收或排出体外,病变的组织通过周围正常细胞完全再生而修复,使病变组织的结构和功能完全恢复,称完全痊愈。若损伤范围较大或炎症灶渗出物不能完全被吸收,则可通过肉芽组织长入,之后机化形成瘢痕,称不完全痊愈。如风湿性心内膜炎,心瓣膜机化黏连,导致心瓣膜病,出现心功能障碍。

二、迁 延 不 愈

当机体抵抗力较低,治疗不适当或不彻底时,由于致炎因子不能在短期内清除,在机体内持续存在,不断地损伤组织造成炎症迁延或经久不愈,炎症过程可由急性转变为慢性,病情时轻时重,病灶内既可有纤维化、慢性炎症细胞浸润,还常能见到渗出性变化和组织损伤等急性期和活动期的表现。

三、蔓 延 扩 散

当机体抵抗力低,病原微生物毒力强、数量多,在体内大量生长繁殖,体内损伤因素占优势时,炎症可向周围扩散,并经组织间隙或自然管道、淋巴、血液扩散到远处甚至全身。

(一) 局部蔓延

病原微生物经组织间隙或器官的自然管道向周围组织器官扩散。如肾结核可沿泌尿道向下扩散,引起输尿管结核和膀胱结核;肺结核沿支气管播散,引起肺的其他部位新的结核病灶。

(二) 淋巴蔓延

病原微生物进入淋巴内,随淋巴液到达局部淋巴结或远处,引起继发性淋巴管炎和局部淋巴结炎。如肺结核原发灶的结核杆菌经淋巴管引起肺门淋巴结结核;足部的化脓灶可经下肢淋巴扩散至腹股沟淋巴结,引起下肢淋巴管炎和腹股沟淋巴结炎。局部淋巴结作为机体防御的第二防线,通常可阻止炎症向全身扩散。病原微生物也可进一步通过淋巴系统入血,引起血液蔓延。

(三) 血液蔓延

病原微生物或某些毒性产物从炎症灶直接或经淋巴进入血循环,引起菌血症、毒血症、败血症和脓毒败血症,严重者可危及生命。

1. **菌血症(bacteremia)** 是指细菌由局部病灶入血,菌量少,无明显中毒症状,但从血液可查到细菌,如拔牙后短暂的菌血症;有时菌血症可为严重感染的先兆,如伤寒、脑膜炎前驱期中的菌血症。

2. **毒血症(toxemia)** 是指细菌产生的毒素或其毒性产物被吸收入血。临床上出现高热、寒战等全身中毒症状,血液中可检不出细菌。病理形态上常表现心、肝、肾等器官的实质细胞变性或坏死,严重者可发生中毒性休克,但血培养查不到病原菌。

3. **败血症(septicemia)** 是指毒性强的细菌入血,在血中大量繁殖并产生毒素,临床上出现严重的全身中毒症状和病理变化。败血症除有毒血症的临床表现外,还常出现如皮肤和黏膜的出血点、脾和全身淋巴结明显肿大等。血培养细菌阳性。

4. **脓毒血症(pyemia)** 化脓菌所引起的败血症可进一步发展成为脓毒血症。除有败血症的表现外,化脓菌可随血流到达全身各处,常在肺、肝、肾、皮肤等处形成多发性小脓肿,脓肿中央及小血管内常见细菌菌落。这些小脓肿是由于化脓菌团块栓塞许多组织器官内的毛细血管引起,故又称栓塞性脓肿或称迁徙性脓肿。

学习小结

　　炎症是具有血管系统的活体组织对致炎因子所致的局部损伤,发生的以防御为主的反应。

　　炎症的基本病理变化包括变质、渗出和增生。变质是指炎症局部组织细胞发生的变性和坏死。渗出是指炎症局部组织血管内的液体和细胞成分,通过血管壁进入组织、体腔、体表和黏膜表面的过程。它是炎症的重要标志,具有重要的防御作用。增生则是在致炎因子及组织崩解产物等的作用下,出现实质细胞和间质细胞的增生,炎症增生具有限制炎症扩散和修复作用。

　　炎症可分为变质性炎症、渗出性炎症和增生性炎症:变质性炎症以组织细胞变性坏死为主,如病毒性肝炎、流行性乙型脑炎等;渗出性炎症多为急性,分为浆液性炎、纤维素性炎、化脓性炎和出血性炎;增生性炎多为慢性,少数呈急性经过,如急性弥漫性增生性肾小球肾炎、伤寒等,分为非特异性增生性炎及肉芽肿性炎。

　　炎症局部的临床表现是红、肿、热、痛、功能障碍。炎症的全身反应有发热、外周血白细胞计数变化、单核巨噬细胞增生等。少数炎症可通过血液蔓延至全身,引起菌血症、毒血症、败血症、脓毒血症。

（仇　容）

复　习　题

一、名词解释

　　假膜性炎;绒毛心;脓肿;肉芽肿

二、选择题

A 型题

1. 炎症反应的本质是

　　A. 血管对致炎因子的一种反应　　　　　B. 白细胞对致炎因子的一种反应

　　C. 由损伤引起的一种组织变化　　　　　D. 机体对损伤的防御为主的反应

　　E. 细胞生长异常的一种形式

2. 最常见的致炎因素为

　　A. 生物性因素　　　　　B. 物理性因素　　　　　C. 化学性因素

　　D. 免疫性因素　　　　　E. 组织坏死

3. 炎症介质的最重要作用是引起

　　A. 实质细胞变性坏死　　　　　　　　　　B. 发热

　　C. 扩张血管、增加血管壁通透性增加　　　D. 致痛

　　E. 组织细胞代谢障碍

4. 炎症局部的基本病理变化为

　　A. 变性、坏死、增生　　　B. 变质、渗出、增生　　　C. 变性、渗出、增生

　　D. 变质、充血、增生　　　E. 坏死、渗出、增生

5. 发生急性化脓性炎症的组织内浸润的炎细胞主要是

　　A. 淋巴细胞　　　　　B. 浆细胞　　　　　C. 巨噬细胞

　　D. 中性粒细胞　　　　E. 嗜酸性粒细胞

6. 寄生虫感染的病灶中浸润的炎细胞主要是
    A. 中性粒细胞　　　　　　　B. 淋巴细胞　　　　　　　C. 嗜酸性粒细胞
    D. 巨噬细胞　　　　　　　　E. 单核细胞

7. 假膜性炎的渗出物主要为
    A. 单核细胞、淋巴细胞和坏死组织　　　B. 纤维蛋白、中性粒细胞和坏死组织
    C. 纤维蛋白、浆细胞和中性粒细胞　　　D. 淋巴细胞、浆细胞和中性粒细胞
    E. 黏液、中性粒细胞和浆细胞

8. 金黄色葡萄球菌感染常引起
    A. 蜂窝织性炎　　　　　　　B. 脓肿　　　　　　　　　C. 出血性炎
    D. 浆液性炎　　　　　　　　E. 纤维素性炎

9. 感染性肉芽肿的特征性细胞成分是
    A. 嗜酸性粒细胞及浆细胞　　　　　B. 淋巴细胞及巨噬细胞
    C. 单核巨噬细胞及中性粒细胞　　　D. 多核巨细胞及类上皮细胞
    E. 异物巨细胞及淋巴细胞

10. 急性炎症时局部组织肿胀的主要原因是
    A. 组织细胞增生　　　　　　B. 组织细胞变质　　　　　C. 肉芽组织增生
    D. 静脉充血　　　　　　　　E. 血管充血淤血及液体渗出

11. 病原菌进入血流大量繁殖，并释放大量毒素，从而导致全身明显中毒症状，称为
    A. 菌血症　　　　　　　　　B. 败血症　　　　　　　　C. 脓毒血症
    D. 毒血症　　　　　　　　　E. 病毒血症

三、问答题

1. 简述渗出性炎症的病理类型及病变特点。
2. 简述炎症液体渗出的防御作用。
3. 炎症局部的基本病变是什么？简述其特点。

第五章

肿　瘤

学习目标

1. 掌握　肿瘤的异型性、癌、肉瘤、癌前病变、原位癌的概念；良性与恶性肿瘤的区别。
2. 熟悉　肿瘤扩散的方式；癌与肉瘤的区别；肿瘤的命名原则以及肿瘤的分级、分期。
3. 了解　肿瘤的临床表现，肿瘤预防和治疗的基本方法；常见肿瘤的临床病理学特点。

　　肿瘤(tumor)是危害人类健康最严重的一类常见病、多发病。近年来的统计资料显示，恶性肿瘤已成为城市居民疾病死亡的首要原因。

　　肿瘤依其生物学特性及其对机体的危害程度分为良性肿瘤和恶性肿瘤两大类。恶性肿瘤一般俗称为"癌症"，癌是指起源于上皮组织的恶性肿瘤，而起源于间叶组织的恶性肿瘤称为肉瘤。我国最常见的恶性肿瘤有：胃癌、肝癌、肺癌、食管癌、大肠癌、白血病、淋巴瘤、子宫颈癌、鼻咽癌、乳腺癌等。由于恶性肿瘤的危害严重，因此肿瘤的早期诊断、治疗和预防仍是生物医学领域十分重要的任务。本章主要从病理学的角度介绍肿瘤的基本知识，这些知识是预防、诊断和治疗肿瘤的基础。

第一节　肿瘤的概念

　　肿瘤是机体在各种致瘤因素作用下，局部组织细胞在基因水平上失去对生长的正常调控，导致异常增生而形成的新生物，这种新生物常表现为局部肿块。

　　肿瘤细胞是由正常细胞转化而形成的，肿瘤形成是机体细胞异常增生的结果。这种导致肿瘤形成的细胞增生方式，称为肿瘤性增生。肿瘤性增生是与机体不协调的异常增殖，和正常细胞的增生即非肿瘤性增生，有明显的区别：①肿瘤细胞生长旺盛，失去控制，具有相对的自主性，即使致瘤因素的作用已不存在，仍能持续性生长；而非肿瘤性增生，增生的原因一旦消除后就不再继续增生。②肿瘤细胞在形态、代谢和功能上不同程度地丧失了分化成熟的能力；而增生的组织细胞能分化成熟，并在一定程度上能够恢复原来正常组织细胞的形态、代谢和功能。③肿瘤细胞的增殖一般是克隆性的。一个肿瘤细胞群，往往是由单个发生了肿瘤性转化的亲代细胞经过反复分裂增殖产生的子代细胞所组成，这一特点称为肿瘤的克隆性。

第二节　肿瘤的特征

一、肿瘤的一般形态与组织结构

（一）肿瘤的一般形态

1. 肿瘤的形状　肿瘤的形状多种多样。一般来说，发生在深部组织和器官内的肿瘤多呈结节状、分叶状、囊状或浸润状；发生在体表和空腔器官内的肿瘤常突出于皮肤、黏膜表面，呈息肉状、乳头状、绒毛状，瘤组织坏死后表面脱落可形成溃疡状；发生在空腔器官内的肿瘤可因弥漫侵袭而使管腔壁弥漫肥厚呈皮革状。肿瘤形状上的差异一般与发生部位、组织起源、生长方式以及肿瘤性质有关（图 5-1）。

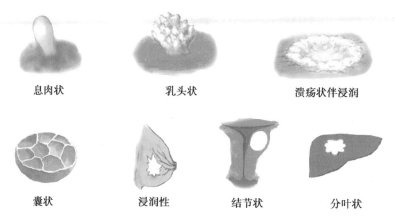

息肉状　　　　　　乳头状　　　　　　溃疡状伴浸润

囊状　　　　浸润性　　　　结节状　　　　分叶状

图 5-1　肿瘤的常见大体形态和生长方式示意图

2. 肿瘤的大小　肿瘤的大小差异悬殊。小的肿瘤只有几毫米或仅在显微镜下被发现，如上皮组织的原位癌（carcinoma in situ）。大的肿瘤直径可达数十厘米、重量可达数十公斤，如生长在体表或体腔内的肿瘤。恶性肿瘤生长速度快，短期内可对机体产生不良后果。一般来说，肿瘤的大小与肿瘤性质、生长时间、生长速度和生长部位等有关。

3. 肿瘤的数目　肿瘤的数目常为一个，也可出现多个，如子宫平滑肌瘤，常为多发性。恶性肿瘤多发者少见。多发瘤可同时出现，也可先后出现，其组织学类型可以相同也可以不同。

4. 肿瘤的硬度　肿瘤的硬度一般较周围正常组织硬，取决于肿瘤的组织起源、实质与间质的比例以及继发性改变的情况。瘤细胞数量多于间质的肿瘤质地较软，瘤细胞数量少于间质的肿瘤质地则较硬。如脂肪瘤较软，纤维瘤和平滑肌瘤质地较韧；肿瘤发生玻璃样变、钙化、骨化后质地变硬，发生坏死、液化、囊性变后质地变软。

5. 肿瘤的颜色　一般来说，肿瘤细胞的颜色多接近于起源组织的颜色。尤其是良性肿瘤，如血管瘤呈红色，脂肪瘤呈黄色，纤维瘤成灰白色。恶性肿瘤切面的色泽不均一，多呈灰白或灰红色，或呈鱼肉状。特别是当肿瘤组织发生出血坏死的情况下，可见多种颜色的混杂。有时可从肿瘤的色泽大致推测肿瘤的类型。

6. 肿瘤的包膜　一般说来，良性肿瘤常有完整包膜，与周围组织分界清楚，活动度好，容易完整摘除；而恶性肿瘤大多无包膜，与周围组织分界不清，手术时常不易完整摘除。

（二）肿瘤的组织结构

虽然肿瘤的组织结构形态多样，但是基本组织结构都是由实质和间质两个部分组成，观察和认识肿瘤组织结构是进行肿瘤组织病理学诊断的基础。

1. 肿瘤实质　肿瘤的实质（parenchyma）是肿瘤细胞的总称，为肿瘤的主要成分。肿瘤的类型和生物学特性主要是由肿瘤的实质决定的。因此，肿瘤的实质是病理诊断中判断肿瘤的来源、进行肿瘤分类、命名的主要依据。肿瘤实质的形态多种多样，通常一种肿瘤的实质只有一种成分，但少数肿瘤可以含有 2 种甚至多种实质成分，如畸胎瘤。

2. 肿瘤间质　肿瘤的间质（stroma）主要由结缔组织和血管构成，对肿瘤实质起着重要的支持和营养作用，是维持肿瘤细胞生长的重要因素。

肿瘤间质内可有一定数量的淋巴细胞浸润，大多数为 T 淋巴细胞，这是机体抗肿瘤免疫反应的表现；而间质中血管的形成对肿瘤的生长和扩散具有重要的影响，一般生长快的肿瘤，间质血管多,如肉瘤,其间质血管丰富,生长迅速。

二、肿瘤的代谢特点

肿瘤组织比正常组织代谢旺盛,尤其是恶性肿瘤更为明显。其在物质代谢和能量利用方面与正常细胞有明显的差异。

1. **糖代谢** 正常组织在大多数情况下通过糖的有氧分解获取能量,只有在缺氧时才进行无氧糖酵解。而肿瘤细胞无论在有氧或缺氧条件下,均以糖酵解增强的方式获取能量。糖酵解过程中生成的能量和形成的中间产物被肿瘤细胞所利用,合成其不断增生所需的物质基础。

2. **蛋白质代谢** 肿瘤组织的蛋白质合成及分解代谢都增强,但合成代谢超过分解代谢,甚至与机体正常细胞夺取营养,结果可导致癌症晚期患者处于严重消耗的状态。肿瘤组织还可以合成肿瘤蛋白,引起机体的免疫反应。例如肝细胞癌能合成胎儿肝细胞所产生的甲种胎儿蛋白(AFP);结肠癌、直肠癌等癌细胞可产生癌胚抗原(CEA)。

3. **核酸代谢** 肿瘤细胞核酸合成代谢增强,合成 DNA 和 RNA 聚合酶的活性均高于正常细胞,故 DNA 和 RNA 的含量在恶性肿瘤细胞均明显增高。DNA 与细胞的分裂和繁殖有关,RNA 与细胞的蛋白质合成有关。因此,核酸增多为肿瘤细胞迅速生长提供了物质基础。

4. **酶系统改变** 一般来说,恶性肿瘤细胞中参与核苷酸、DNA、RNA 和蛋白质合成的酶活性增强。或者,恶性肿瘤还可出现某些酶的含量或酶活性发生改变。例如前列腺癌患者酸性磷酸酶明显增加;骨肉瘤及肝癌患者碱性磷酸酶增加,这些均有助于临床诊断。

三、肿瘤的异型性

肿瘤异型性(atypia)是肿瘤组织的分化程度在形态学上的表现。分化是指一种幼稚细胞发育成各种具有特殊结构和功能的成熟细胞的过程。肿瘤组织在形态和功能上与某种正常组织的相似之处,也称肿瘤的分化。相似的程度称为肿瘤的分化程度。肿瘤组织结构和细胞形态与相应的正常组织有不同程度的差异,称为肿瘤的异型性。异型性小,表示肿瘤细胞与其来源的正常细胞相似,分化程度高,恶性程度低;而异型性大,表示肿瘤分化程度低,恶性程度高。肿瘤的异型性是诊断肿瘤良、恶性以及判断恶性肿瘤恶性程度的主要组织学依据。

肿瘤的异型性可表现在细胞形态与组织结构两方面:

(一) 肿瘤细胞形态的异型性

良性肿瘤细胞分化较好,异型性小,常与其来源的正常细胞相似;恶性肿瘤细胞分化差,异型性大,与其来源的正常细胞形态相差甚远,表现为以下特点:

1. **肿瘤细胞的多形性** 恶性肿瘤细胞体积通常比起源组织的正常细胞大,且瘤细胞之间的大小和形态不一致,可出现瘤巨细胞;有些表现为原始的小细胞,如肺小细胞癌。

2. **肿瘤细胞核的多形性** 主要表现为:①肿瘤细胞核的体积多明显增大,胞核与胞质的比例接近1:1(正常为1:4~1:6)。②核的大小、形状不一,可出现双核、多核、巨核、扭曲的核、甚至怪异的细胞核。③核深染,染色质呈粗颗粒状,分布不均匀,常堆积在核膜下,使核膜增厚。④核仁明显,体积增大,数目增多可达3~5个。⑤核分裂象常增多,可出现不对称性、多极性、顿挫性等病理性核分裂象(图5-2)。

3. **肿瘤细胞胞质的改变** 恶性肿瘤细胞内肿瘤性蛋白质的合成代谢明显增强,使核蛋白体增多而多呈嗜碱性。

(二) 肿瘤组织结构的异型性

肿瘤组织结构的异型性是指肿瘤细胞在空间排列方式上与其起源的正常组织的差异。良、恶性肿瘤都有不同程度的组织结构异型性,良性肿瘤表现为瘤细胞在分布和排列上的不规则,恶性肿瘤的组织结构异型性明显,表现为瘤细胞排列紊乱,失去正常结构、层次或极性。如食管

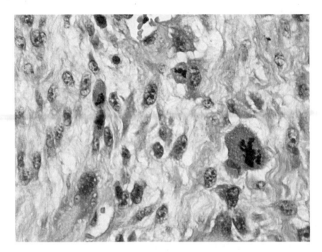

图 5-2 恶性肿瘤的细胞异型性
图示肿瘤细胞的异型性。瘤细胞核大、深染、核质比例高，
可见病理性核分裂象

鳞状细胞癌，鳞状上皮细胞排列显著紊乱；胃腺癌中腺上皮形成不规则的腺体。

四、肿瘤的生长

（一）肿瘤的生长方式

肿瘤的生长方式主要有 3 种：

1. 膨胀性生长　是大多数发生在器官内或深部组织良性肿瘤的生长方式。肿瘤分化较好，瘤细胞生长缓慢，不侵袭周围正常组织，瘤体在组织内如膨胀的气球，逐渐推开或挤压周围组织；肿瘤多呈结节状、分叶状，常有完整的包膜，与周围组织分界清楚，触诊时瘤体活动，易手术摘除，术后很少复发（图 5-1）。

2. 浸润性生长　是大多数恶性肿瘤的生长方式。肿瘤分化差，瘤细胞生长速度快，如树根长入泥土一样，侵入周围组织间隙、淋巴管或血管内，平面看像蟹足状；肿瘤常无包膜，与周围正常组织紧密连接而无明显界限，触诊时瘤体固定，活动度小，因而手术时不容易切除干净，容易切口附近复发（图 5-1）。

3. 外生性生长　是体表、体腔或管道器官表面肿瘤的生长方式，肿瘤往往向表面突起形成乳头状、息肉状、菜花状肿物。良性肿瘤和恶性肿瘤都可呈外生性生长，但恶性肿瘤往往在外生性生长的同时，其基底部同时向下浸润性生长（图 5-1）。

（二）肿瘤的生长特点

不同的肿瘤生长速度差异较大，更主要的是取决于肿瘤细胞分化的程度。一般说来，良性肿瘤生长较缓慢，病程较长；恶性肿瘤生长较快，尤其是分化程度低的恶性肿瘤短期内即可形成明显肿块，由于生长过快，血液和营养不足，易发生出血、坏死、囊性变等继发改变。

影响肿瘤细胞生长速度的主要因素有很多，这里主要介绍生长分数，肿瘤细胞的生成和死亡比例。

1. 生长分数　生长分数是指肿瘤细胞群体中处于增殖阶段细胞的比例，每一次分裂增殖过程称为一个细胞周期（G_1、S 期、G_2 和 M 四个期）。G_0 期的细胞为静止期细胞，停止分裂增殖。

2. 肿瘤细胞的生成和死亡比例　一个肿瘤群体内，既有新细胞的不断产生，又有一些细胞会死亡，肿瘤细胞的死亡常常以凋亡的形式发生。肿瘤是否能进行性生长及其生长速度的快慢主要取决于瘤细胞的生成与丢失的程度。因此，肿瘤细胞的生成和死亡比例是影响肿瘤生长速度的一个重要因素。

五、肿瘤的扩散

（一）肿瘤扩散的主要方式

肿瘤的扩散是恶性肿瘤的最重要的生物学特征,恶性肿瘤不仅在原发部位浸润生长,累及邻近器官或组织,而且还可通过多种途径扩散到其他部位。肿瘤的扩散包括浸润和转移。

1. **浸润(infiltration)** 又称直接蔓延,是指恶性肿瘤细胞连续地沿着组织间隙、淋巴管、血管或神经束蔓延性生长,不断地破坏邻近器官和组织的过程。如晚期子宫颈癌可直接蔓延到子宫旁组织、直肠和膀胱。

2. **转移(metastasis)** 是指恶性肿瘤细胞从原发部位侵入淋巴管、血管或体腔,迁徙到其他部位继续生长,并形成与原发瘤同样组织类型的肿瘤的过程。所形成的肿瘤称为转移瘤(metastatic tumor)。肿瘤的转移通过以下途径:

（1）淋巴转移:淋巴转移是癌转移的重要途径。肿瘤细胞首先侵入毛细淋巴管,随淋巴液进入局部淋巴结,导致整个淋巴结肿大。如外上象限的乳腺癌首先转移到同侧腋窝淋巴结,肺癌首先转移到肺门淋巴结。受累淋巴结常呈无痛性肿大,质地变硬;当瘤细胞侵及淋巴结被膜后可依次累及引流的远处各组淋巴结,也可发生逆行转移或跳跃式转移,最后经胸导管入血,晚期继发血行转移。

（2）血行转移:血行转移是肉瘤转移的重要途径。血行转移的途径通常与血流方向一致,恶性肿瘤细胞侵入血管后随血流到达远处器官可继续生长,形成转移瘤。肺和肝是肿瘤血行转移最常累及的靶器官。血行转移形成的转移瘤的特点是多个、球形、境界清楚、多分散在器官的表面,由于结节中央可因出血坏死而下陷,形成"癌脐"。

肿瘤的血行转移具有一定的器官选择性,如肺癌易转移到肾上腺和脑,甲状腺癌和前列腺癌常转移到骨,乳腺癌常转移到肺、肝、骨、卵巢等。

（3）种植性转移:种植性转移又称体腔转移。是指发生于胸腹腔等体腔内器官的恶性肿瘤蔓延到器官表面时,瘤细胞脱落并像播种一样种植在体腔内的浆膜或各个器官表面,形成密集无数的转移瘤。这种转移方式,称为种植性转移。

（二）肿瘤的演进和异质性

在恶性肿瘤的生长过程中,其侵袭性增加的现象称为肿瘤的演进,它包括肿瘤细胞的生长速度加快、侵袭能力加强。肿瘤的异质性是恶性肿瘤的特征之一,是指由单克隆起源的肿瘤细胞在生长过程中,经过多次分裂增殖后,形成不同的细胞亚型,并具有不同的侵袭能力、生长速度、药物敏感性等生物学行为。肿瘤的演进与它获得的异质性有关。

（三）肿瘤细胞的侵袭机制

目前认为,肿瘤细胞对细胞外基质的侵袭是一个主动过程,大致分为以下四个步骤:①肿瘤细胞彼此分离:肿瘤细胞的上皮钙黏蛋白表达下调、连环蛋白基因突变,使得肿瘤细胞表面的黏附分子减少,肿瘤细胞彼此分离。②肿瘤细胞与基底膜黏着增强:正常细胞与基底膜的附着是通过上皮细胞基底面的一些分子介导的,如层黏连蛋白受体,癌细胞表面有很多层黏连蛋白受体,使得肿瘤细胞与基底膜黏附增强。③细胞外基质被降解:与细胞外基质黏附的肿瘤细胞可分泌蛋白降解酶(如Ⅳ型胶原酶等)或诱导宿主细胞合成蛋白酶,溶解细胞外基质,使得基底膜或基质产生缺损,为肿瘤细胞的侵袭、出入血管或淋巴管创造了条件。④肿瘤细胞迁移:肿瘤细胞能自分泌一些移动因子(如胸腺素 β15、肝细胞生长因子等)和基质降解产物(如胶原、纤连蛋白等),可以介导肿瘤细胞的游走。细胞外基质的破坏不仅为肿瘤细胞侵袭建立了通道,同时,基质降解产物还具有促进肿瘤细胞生长、血管增生和趋化活性的功能,促进肿瘤细胞向疏松的细胞外基质迁移。

六、恶性肿瘤的分级与分期

肿瘤的分级一般用于恶性肿瘤的描述。肿瘤的分级是根据肿瘤分化程度、异型性及核分裂象的多少来确定的。传统上,肿瘤多采用简单易掌握的三级分级法,即Ⅰ级为高分化,分化良好,属低度恶性;Ⅱ级为中分化,分化程度中等,属中度恶性;Ⅲ级为低分化,分化程度低,属高度恶性。肿瘤的分级是肿瘤恶性程度的重要指标,对肿瘤临床治疗方案的选择和预后的估计具有重要意义。

所谓肿瘤分期,指的是肿瘤在体内的生长范围和播散程度,分期的主要原则是根据原发肿瘤的大小,侵袭的深度和范围,远处淋巴结有无转移,有无其他远处转移等来确定。目前国际上广泛使用的是国际抗癌联盟(International Union Against Cancer,IUAC)TNM分期系统的标准。T指肿瘤原发灶的情况,随着肿瘤体积的增加和邻近组织受累范围的增加,依次用$T_1 \sim T_4$来表示。N指区域淋巴结受累情况。淋巴结未受累时,用N_0表示。随着淋巴结受累程度和范围的增加,依次用$N_1 \sim N_3$表示。M指远处转移,没有远处转移者用M_0表示,有远处转移者用M_1表示。

第三节 肿瘤对机体的影响

肿瘤因其良恶性、肿块大小及发生部位不同,对机体的影响也有所不同。一般来说,良性肿瘤或早期肿瘤,对机体影响较小。恶性肿瘤侵袭并破坏机体的结构和功能,影响严重。

一、肿瘤对机体的局部影响

1. **压迫和阻塞** 无论良性肿瘤和恶性肿瘤长到一定体积时,都能压迫周围组织和器官,阻塞器官的管道,因此影响相应的器官功能。如食管癌可致吞咽困难,颅内肿瘤(如脑膜瘤)压迫脑组织可引起相应的神经系统症状和体征等。

2. **侵袭和破坏** 恶性肿瘤可以侵袭破坏周围的正常组织器官,引起功能障碍。如巨块型肝癌由于广泛的肝细胞坏死,导致肝功能障碍;骨肉瘤破坏正常骨组织,导致病理性骨折。

3. **出血和感染** 恶性肿瘤可因其自身的缺血坏死或对周围组织血管的破坏而发生出血。如肺癌患者痰中带血或咯血;膀胱癌患者出现尿血等。肿瘤组织坏死出血后容易继发感染。

4. **疼痛** 癌症患者晚期因癌细胞侵袭或压迫神经引起顽固性疼痛。且药物有时难以控制,使患者的生存质量受到严重影响。

二、肿瘤对机体的全身影响

肿瘤对机体的全身影响主要是恶病质(cachexia),机体极度消瘦、无力、严重贫血和全身衰竭的状态称为恶病质。恶病质形成的主要原因:恶性肿瘤生长速度迅速,营养不断消耗,机体本身消化吸收障碍;此外,组织坏死所产生的毒性产物等引起机体的代谢紊乱,恶性肿瘤所致的顽固性疼痛等,也是导致恶病质的重要因素。

第四节 良性肿瘤与恶性肿瘤的区别

良性肿瘤和恶性肿瘤由于其生物学行为的不同,对机体的影响上也有明显不同,良性肿瘤易于治疗,预后较好,恶性肿瘤治疗复杂,预后一般较差。如果把良性肿瘤误诊为恶性肿瘤,可能导致过度治疗,加重患者的经济和心理负担。反之,如果把恶性肿瘤误诊为良性肿瘤,就可能延误治疗或治疗不彻底,造成复发和转移。因此,正确区分良性肿瘤与恶性肿瘤,具有重要的临床意义(表5-1)。

表5-1　良性肿瘤与恶性肿瘤的鉴别

	良 性 肿 瘤	恶 性 肿 瘤
组织分化程度	分化程度高,异型性小,与起源组织结构和细胞形态相似	分化程度低,异型性大,与起源组织结构和细胞形态差别大
核分裂象	无或稀少	多见,且可见病理性核分裂象
生长速度	缓慢	迅速
生长方式	常呈膨胀性或外生性生长,前者常有包膜形成,边界清楚,通常可推动	多呈浸润性或外生性生长,无包膜,边界不明显,通常不能推动
继发改变	很少发生	常发生出血、坏死和溃疡等
转移	不转移	常有转移
复发	彻底切除后不复发或很少复发	手术难以彻底切除,易复发
对机体的影响	危害性小,主要为局部压迫或阻塞作用。发生于重要器官时可引起严重后果	危害性大,除压迫,阻塞外,还可破坏邻近组织和器官,引起坏死,出血,合并感染,晚期出现恶病质

第五节　肿瘤的命名与分类

肿瘤的命名和分类是肿瘤病理诊断的核心内容,了解肿瘤病理诊断的意义,对于临床实践非常重要。因此必须对肿瘤进行科学的命名和分类,以保证肿瘤防治研究工作的规范化。

一、肿瘤命名的一般原则

(一) 良性肿瘤的命名

起源于任何组织的良性肿瘤,在其组织起源名称之后加"瘤"即为肿瘤的名称(-oma)。如来源于腺上皮的良性肿瘤,称为腺瘤;来源于脂肪组织的良性肿瘤称为脂肪瘤。有时结合一些肿瘤形态特点加一些形态描述,如皮肤乳头状瘤,结肠息肉状腺瘤、卵巢乳头状囊腺瘤等。

(二) 恶性肿瘤的命名

1. 起源于上皮组织的恶性肿瘤称为癌(carcinoma)。例如鳞状上皮起源的恶性肿瘤称为鳞状细胞癌,简称鳞癌;腺上皮起源的恶性肿瘤称为腺癌,移行上皮起源的恶性肿瘤称为移行细胞癌。

2. 间叶组织(包括纤维结缔组织、脂肪、肌肉、脉管、淋巴造血组织、骨、软骨组织等)起源的恶性肿瘤称为肉瘤(sarcoma)。命名时,在组织来源名称之后加"肉瘤",如纤维肉瘤,脂肪肉瘤,横纹肌肉瘤,骨肉瘤等。

同时具有癌和肉瘤两种成分的恶性肿瘤,称为癌肉瘤。临床上比较少见。

二、肿瘤命名的特殊情况

1. **母细胞瘤**　大多数都是恶性,有一些肿瘤的形态类似发育过程中的某种幼稚组织,称为母细胞瘤。如肝母细胞瘤,肾母细胞瘤(Wilms 瘤)、神经母细胞瘤,视网膜母细胞瘤等;良性肿瘤如骨母细胞瘤、软骨母细胞瘤等。

2. 肿瘤的名称前加"恶性"二字,如恶性畸胎瘤,恶性纤维组织细胞瘤、恶性脑膜瘤、恶性神经鞘瘤等。

3. 以"瘤"字结尾命名的恶性肿瘤,但不是良性肿瘤,如精原细胞瘤、淋巴瘤、黑色素瘤等。

4. 以人名或病名命名的恶性肿瘤,如 Ewing 肉瘤,霍奇金病(Hodgkin's disease),Wilms 瘤,白血病等。

恶性肿瘤也可结合其发生部位或形态特点来命名。如腺癌分泌物潴留形成囊肿的称为囊腺癌;囊内有乳头状结构的称为乳头状囊腺癌;如腺癌细胞分泌大量黏液的称为黏液腺癌,如癌细胞胞质呈透明状的称为透明细胞癌;癌细胞体积巨大的称为巨细胞癌;癌细胞体积小的称为小细胞癌。

三、肿瘤的分类

通常依据肿瘤的组织类型、细胞类型和生物学行为进行肿瘤的分类。表5-2列举了常见的一些肿瘤。

表5-2　常见肿瘤的分类

	良 性 肿 瘤	恶 性 肿 瘤
上皮组织		
鳞状细胞	鳞状细胞乳头状瘤	鳞状细胞癌
基底细胞		其底细胞癌
腺上皮细胞	腺瘤	腺癌
尿路上皮(移行细胞)	尿路上皮乳头状瘤	尿路上皮癌
间叶组织		
纤维组织	纤维瘤	纤维肉瘤
脂肪	脂肪瘤	脂肪肉瘤
平滑肌	平滑肌瘤	平滑肌肉瘤
横纹肌	横纹肌瘤	横纹肌肉瘤
血管	血管瘤	血管肉瘤
淋巴管	淋巴管瘤	淋巴管肉瘤
骨和软骨	软骨瘤,骨软骨瘤	骨肉瘤,软骨肉瘤
淋巴造血组织		
淋巴细胞		淋巴瘤
造血细胞		白血病
神经组织和脑脊膜		
胶质细胞	—	弥漫性星形细胞瘤
神经细胞	神经节细胞瘤	神经母细胞瘤,髓母细胞瘤
脑脊膜	脑膜瘤	恶性脑膜瘤
神经鞘细胞	神经鞘瘤	恶性神经鞘瘤
其他肿瘤		
黑色素细胞	—	恶性黑色素瘤
胎盘滋养叶细胞	葡萄胎	恶性葡萄胎,绒毛膜上皮癌
生殖细胞		精原细胞瘤
		无性细胞瘤
		胚胎性癌
性腺或胚胎剩件		
中的全能细胞	成熟畸胎瘤	不成熟畸胎瘤

四、癌与肉瘤的区别

肉瘤较癌少见,其特征与癌亦有所不同(表5-3)。

表5-3　癌与肉瘤的区别

	癌	肉　瘤
组织来源	上皮组织	间叶组织
发病率	较多见,约为肉瘤的9倍,多见于40岁以上成人	较少见,多见于青少年
大体特点	质地较硬,切面颜色灰白,较干燥,无包膜	质地较细腻,切面颜色灰红,湿润,呈鱼肉状,可有假包膜
组织学特点	癌细胞多形成癌巢,实质与间质分界清楚,间质纤维组织常有增生	肉瘤细胞多弥漫分布,实质与间质分界不清,间质内血管丰富,纤维组织少
网状纤维	癌细胞之间多无网状纤维	肉瘤细胞之间多有网状纤维
转移	多经淋巴转移	多经血行转移

第六节　癌前病变、不典型增生、原位癌

肿瘤的发生发展经过一个漫长的过程,而且是一个多基因参与的过程。一般来说,癌的形成要经过癌前病变、原位癌、早期浸润癌和浸润癌几个阶段。

1. 癌前病变　癌前病变(precancerous lesions)是指某些具有癌变潜在可能的良性病变如果长期存在即有可能转变为癌。但并非所有的癌前病变都会转变为癌。临床上常见的癌前病变有:

(1) 结、直肠息肉状腺瘤:较常见,可以单发或多发。多发者常有家族史,如多发性家族性腺瘤性息肉病,极易癌变。

(2) 乳腺增生性纤维囊性变:常见于40岁左右妇女,表现为乳腺小叶导管和腺泡上皮细胞的增生,大汗腺样化生及导管囊性扩张,如伴导管上皮不典型增生者,更易发生癌变。

(3) 慢性萎缩性胃炎和胃溃疡:慢性萎缩性胃炎伴肠上皮化生,尤其是伴有大肠型上皮化生(如杯状细胞)与胃癌的发生有一定关系,可以转变成胃癌。久治不愈的慢性胃溃疡,溃疡边缘胃黏膜反复受刺激增生,也可能转变为癌,其癌变率大约是1%。

(4) 子宫颈糜烂:子宫颈慢性炎症时,子宫颈阴道部的鳞状上皮坏死、脱落,由子宫颈管内膜的单层柱状上皮所取代,称子宫颈糜烂;而后可为化生的鳞状上皮所覆盖。上述过程反复进行,少数病例可进展为子宫颈鳞状细胞癌。

(5) 黏膜白斑:常发生在口腔、外阴和阴茎等处,肉眼呈白色斑块状,病理表现为黏膜鳞状上皮过度增生和过度角化,并出现一定的异型性,如长期不愈可转变为鳞状细胞癌。

(6) 慢性溃疡性结肠炎:在反复发生溃疡和黏膜增生的基础上可发生结肠腺癌。

(7) 皮肤慢性溃疡:由于长期慢性炎症的刺激,表皮鳞状上皮增生和不典型增生,进一步可发生癌变。常见于小腿的慢性溃疡。

(8) 肝硬化:由慢性病毒性肝炎所致的肝硬化,可发展为肝细胞肝癌。

2. 不典型增生　根据其异型性程度和累及范围可分为轻、中、重三级。轻度和中度不典型增生,分别累及上皮层下部的1/3和2/3,在病因消除后可恢复正常。而重度不典型增生,累及上皮层下部超过2/3尚未达全层,很难逆转,常转变为癌。近年来较多使用上皮内瘤变的概念,

分为Ⅰ、Ⅱ、Ⅲ三个级别,Ⅲ级包括了重度不典型增生和原位癌,有利于临床的早期诊断和治疗。

3. 原位癌 原位癌(carcinoma in situ)是指上皮性恶性肿瘤细胞局限于皮肤表皮或黏膜内,尚未突破基底膜的早期癌。如果早期发现,积极治疗,可防止其发展为浸润癌。常见的原位癌有宫颈原位癌、乳腺导管内癌和小叶原位癌等。原位癌的诊断主要依赖于病理学检查。

第七节 常见肿瘤举例

本节简要介绍临床常见肿瘤的病理特征。本书各个系统疾病章节中,对每个器官常见的肿瘤有较详细的介绍。

一、上皮组织肿瘤

(一) 良性上皮组织肿瘤

1. 乳头状瘤 乳头状瘤起源于被覆上皮,如鳞状上皮、柱状上皮和移行上皮,称为鳞状细胞乳头状瘤(图 5-3)。肿瘤呈外生性生长,形成多个乳头状突起,根部常形成一个细蒂与正常组织相连。镜下,每一乳头表面覆盖增生的上皮,乳头轴心由具有血管的结缔组织间质构成。发生于外耳道、阴茎、膀胱及结肠的乳头状瘤易恶变。

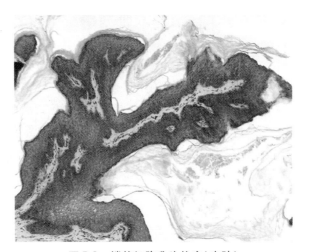

图 5-3 鳞状细胞乳头状瘤(皮肤)

2. 腺瘤 腺瘤起源于腺上皮的良性肿瘤,发生于黏膜面的腺瘤多呈息肉状,发生于腺器官的腺瘤多呈结节状,常有包膜。多见于甲状腺、乳腺、胃肠道、卵巢等处。根据腺瘤的形态特点和组织成分又可分为以下几种:

(1) 管状腺瘤:管状腺瘤又称为息肉状腺瘤,多发生于消化道黏膜,呈息肉状、乳头状或绒毛状,可有细蒂与黏膜相连(图 5-4)。表面呈乳头状或绒毛状者,又称绒毛状腺瘤,恶变率较高,如家族性多发性结肠息肉。

(2) 纤维腺瘤:纤维腺瘤肿瘤多为单个,呈结节状或分叶状,境界清楚,是女性乳腺常见的良性肿瘤。镜下,腺上皮细胞增生成腺体,纤维间质亦增生。

(3) 囊腺瘤:由于腺瘤中的腺体分泌物大量淤积,使腺腔逐渐扩大并融合成大小不等的囊腔而得名。常发生于卵巢。

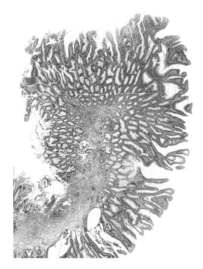

图 5-4 管状绒毛状腺瘤(结肠)

（二）恶性上皮组织肿瘤

上皮组织起源的恶性肿瘤称为癌,是最常见的一类恶性肿瘤,多见于40岁以上。肉眼形态可成菜花状,息肉状或蕈伞状,表面常有坏死及出血,质地脆。发生在脏器内的癌呈浸润性生长,质地较硬,切面灰白,一般多经淋巴转移,晚期发生血行转移。常见类型有以下几种:

1. **鳞状细胞癌**　简称鳞癌,是最常见的一类恶性肿瘤,多发生在体表或体腔有鳞状上皮覆盖的部位,如皮肤、口腔、食管、阴茎、阴道、子宫颈等处,也可发生在有鳞状上皮化生的其他部位,常见于支气管。肉眼,肿瘤多呈菜花状或溃疡状;镜下,分化好的鳞癌,在癌巢中央可见板层状,红色的角化物,称为角化珠或癌珠(图5-5),细胞间也可见到细胞间桥。分化较差的鳞癌无角化珠形成,甚至无细胞间桥,细胞异型性明显,病理性核分裂象多见。

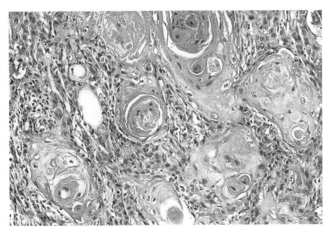

图5-5　鳞状细胞癌

高分化鳞状细胞癌。癌组织在间质中浸润性生长,可见癌巢和大量
角化珠

2. **腺癌**　起源于腺上皮,肿瘤多呈息肉状、菜花状、蕈伞状、溃疡或弥漫浸润状。癌细胞形成大小不等的、排列成不规则的腺样结构,细胞核大小不一(图5-6)。根据其形态结构和分化程度,可分为管状或乳头状腺癌、实性癌和黏液癌。管状腺癌常见于胃肠道、胆囊、子宫体、卵巢和甲状腺等处;实性癌属低分化的腺癌,多见于乳腺;有的腺癌分泌较多的黏液,称为黏液腺癌常见于胃和结肠。

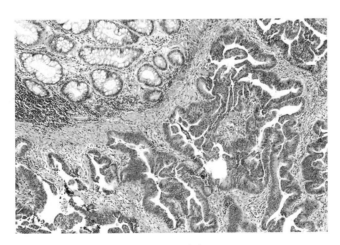

图5-6　腺癌

结肠高分化腺癌。左上角可见正常黏膜,癌组织在黏膜下浸润性生
长,癌细胞形成不规则的腺样结构

3. **移行细胞癌** 又称尿路上皮癌,多发生于膀胱、肾盂等处的泌尿道上皮细胞,肿块常呈多发性乳头状或菜花状外观,乳头纤细而质脆,可破溃形成溃疡,广泛浸润深层组织。

4. **基底细胞癌** 起源于皮肤的基底细胞,多见于中老年人面部的眼睑、颊和鼻翼等处。肿瘤生长较慢,表面常形成溃疡,浸润、破坏深层组织,对放射治疗敏感,属低度恶性肿瘤,预后较好。

二、间叶组织肿瘤

（一）良性间叶组织肿瘤

1. **纤维瘤（fibroma）** 多见于躯干及四肢皮下。肉眼观多呈结节状,有包膜,切面灰白色,可见编织状,质地韧硬。镜下,肿瘤由分化好的成纤维细胞、纤维母细胞和胶原纤维组成,间质为血管及其周围少量疏松结缔组织构成。肿瘤生长缓慢,切除后一般不复发。

2. **脂肪瘤（lipoma）** 是最常见的良性间叶组织肿瘤,多发生于四肢和躯干的皮下组织。肉眼观呈分叶状,有完整包膜,切面色淡黄,有油腻感,似正常脂肪组织。镜下似正常脂肪组织（图5-7）。脂肪瘤多为单发,易手术切除。

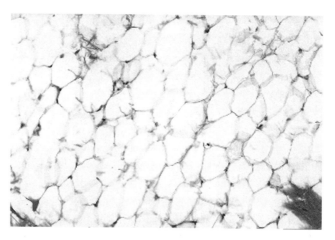

图5-7 脂肪瘤

3. **脉管瘤** 包括血管瘤和淋巴管瘤。

（1）血管瘤（hemangioma）:包括血管瘤和淋巴管瘤,常见于儿童的头面部皮肤,其中以血管瘤最多见。也见于肝、脾等内脏器官。外观呈紫红色,无包膜,边界不规则如地图状。血管瘤一般随身体发育而长大,成年后即停止发展,有些血管瘤可自然消退。

（2）淋巴管瘤（lymphangioma）:由增生的淋巴管构成,内含淋巴液。如淋巴管囊性扩张,含大量淋巴液,称为囊状水瘤,多见于小儿。

4. **平滑肌瘤（leiomyoma）** 多见于子宫和胃肠道,可单发或多发,外观呈结节状,境界清楚,切面灰白色编织状。瘤体较大者常继发坏死、出血和囊性变。

（二）恶性间叶组织肿瘤

起源于间叶组织的恶性肿瘤统称为肉瘤。肉瘤比癌少见,多见于青少年,恶性程度相对较高。也有些肉瘤发生于中老年人,如脂肪肉瘤。肉瘤体积常较大,切面多呈鱼肉状,质地细腻,湿润,色灰红色或灰白色,故称肉瘤。肉瘤的间质血管较丰富,多先经血行转移。

1. **纤维肉瘤（fibrosarcoma）** 好发于深部软组织,浸润性生长,发病年龄轻。肿瘤多呈结节状或不规则形,可有假包膜;分化好者瘤细胞异型性小,常排列呈束状并相互交织,似正常纤维组织;分化差者生长快,瘤细胞异型性明显。

2. **平滑肌肉瘤（leiomyosarcoma）** 好发部位与平滑肌瘤类似,常见于中老年人。肿瘤呈不规则结节状,可有假包膜,常继发坏死、出血、囊性变。肿瘤细胞凝固性坏死的程度和瘤细胞核分裂象多少对诊断平滑肌肉瘤有意义。免疫组织化学染色显示结蛋白(desmin)和平滑肌肌动蛋白(SMA)阳性。

3. 脂肪肉瘤(liposarcoma)　是成年人多见的肉瘤之一,好发于深部软组织。肿瘤多呈结节状或分叶状,可有薄层包膜。镜下出现脂肪母细胞,脂肪空泡挤压异型的细胞核,形成压迹(图5-8)。免疫组化染色显示 S-100 蛋白阳性,波形蛋白阳性。

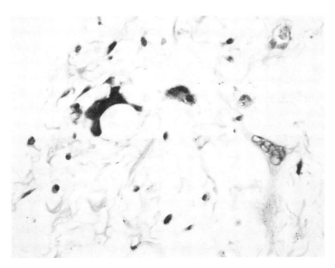

图5-8　脂肪肉瘤
镜下见脂母细胞,脂肪空泡挤压深染异性的胞核,形成压迹

4. 骨肉瘤(osteosarcoma)　为最常见的骨恶性肿瘤。多见于青少年,发生于股骨下端、胫骨和肱骨上端。切面呈灰白色鱼肉状。瘤细胞穿破骨膜后,骨外膜常被掀起,上下两端的骨皮质与掀起的骨外膜之间形成三角形隆起,在 X 线上称为 Codman 三角。在被掀起的骨外膜与骨皮质之间可形成与骨表面垂直的放射状反应性新生骨小梁,在 X 线上表现为日光放射状阴影,对骨肿瘤的诊断具有特异性(图5-9)。镜下肿瘤细胞异型性明显。骨肉瘤为高度恶性肿瘤,发现时常已经血行转移,预后差。

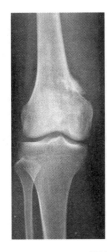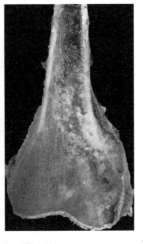

图5-9　骨肉瘤
股骨下端骨肉瘤的影像学和大体表现。肿瘤破坏骨皮质并浸润周围软组织和骨髓腔;切面灰白色、鱼肉状伴出血坏死

（三）其他类型肿瘤

1. 畸胎瘤　畸胎瘤（teratoma）常见于卵巢和睾丸，可分为良性和恶性两类。病理特征为肿瘤组织由外、中、内三个胚层组织构成。良性畸胎瘤由分化成熟的多种组织构成，多为囊状，又称囊性畸胎瘤，囊内充满皮脂及毛发，有时可见牙齿。恶性畸胎瘤多为实体性，由分化不成熟的胚胎样组织构成，常见有分化不成熟的神经外胚层成分。

2. 恶性淋巴瘤（malignant lymphoma）　恶性淋巴瘤是来源于淋巴网状组织的恶性肿瘤，恶性程度很高。该瘤多发生在淋巴结，可以累及颈部、腋窝、纵隔、肠系膜等处淋巴结，也可以在淋巴结外淋巴组织中发病，如胃壁、肠壁、肺等处。由于霍奇金最早对淋巴瘤进行病理学组织学研究时，发现了一类有巨大双核细胞为特征的瘤细胞，故此命名为霍奇金氏病而沿用至今。以后对淋巴瘤的研究深入进展，把恶性淋巴瘤分为霍奇金恶性淋巴瘤和非霍奇金恶性淋巴瘤，实际上每一类淋巴瘤又有更多的更详细的分类，瘤细胞可以是 T 淋巴细胞来源，也可以是 B 淋巴细胞来源。恶性淋巴瘤是外科肿瘤病理诊断的难点。

镜下可见巨大双核细胞，两个核平行对映，像是照镜子图像，故称镜影细胞，是诊断霍奇金淋巴瘤的重要依据。

3. 白血病（leukemia）　白血病是骨髓造血干细胞克隆性增生形成的恶性肿瘤。由于最基本的临床实验室表现为血液中有大量幼稚的白细胞，称其为白血病细胞，故名白血病。病理学特征是骨髓内细胞异常增生、不成熟的白细胞弥漫性增生取代正常骨髓组织，并进入周围血液，浸润肝、脾、淋巴结和全身各组织、器官，造成器官肿大，功能降低和临床上的贫血、出血和感染等，最后患者衰竭死亡。白血病细胞不形成局部的肿块，而是弥漫浸润全身组织器官，不能手术切除，主要是靠化学治疗，因此白血病对人体损害较大，死亡率很高。白血病分类较为复杂，临床上根据病情急缓和白血病细胞的成熟程度可分为急性白血病和慢性白血病。急性白血病起病急，病程短，骨髓和周围血中以异常的原始和早期幼稚细胞为主；慢性白血病起病缓慢，病程长，骨髓和周围血中以晚期幼稚阶段的细胞为主。病理学分类是根据骨髓增生异常细胞的类型可分为粒细胞性白血病、淋巴细胞性白血病、单核细胞性白血病等。

知识链接

骨髓移植

骨髓移植是器官移植的一种，指将正常人体骨髓由静脉输入患者体内，以取代病变骨髓从而进行疾病治疗的技术方法。主要用于治疗造血功能异常、免疫功能缺陷及血液系统的恶性肿瘤。骨髓移植分为两类：一类为异基因骨髓移植，即将有与患者人类白细胞抗原（HLA）相匹配的供髓者（如同胞兄弟、姐妹、家庭成员等）的骨髓输入患者体内；另一类为自体骨髓移植，即采用患者自身骨髓进行移植的技术手段。约 60% 的成人急性白血病患者，经过异基因骨髓移植可达 3 年以上生存期，如淋巴瘤的患者可无病存活 5~6 年以上，临床上可称之为根治。

第八节　肿瘤的病因和发病机制

肿瘤的发生是多种外界和内在因素共同作用的结果，并非单一或直接因素作用就可以致病。其特点是多因素交互作用，一种因素通过不同途径可以引起不同的肿瘤，而同一种肿瘤可以由不同的因素作用所致。肿瘤的病因和发病机制虽然在生物学领域进行了大量的研究，但尚未完全明了。下面就目前比较明确的发病因素和公认的发病机制进行介绍。

一、肿瘤的病因

（一）外界致瘤因素

1. 化学致癌因素　化学致癌物大多与环境污染和职业因素有关。因此彻底的治理环境污染，加强防护措施，防治职业病对于减少癌症的发病极其重要。化学致癌物可分为直接致癌物和间接致癌物（亦称为前致癌物）。直接致癌物在体内可直接发挥致癌作用，可与机体直接接触而致癌。间接致癌物多见，它们进入机体后，在体内代谢转化为能转化细胞的终末致癌物后，发挥致癌作用，形成恶性肿瘤。

目前已确认与人类癌瘤发生密切相关的化学致癌物有以下几类：

（1）多环芳烃：多环芳烃空气中分布广泛，主要由石油、煤焦油、烟草等燃烧产生，烟熏和烧烤的鱼、肉等食品中也可含有多环芳烃。近年来，肺癌的发病率增加与吸烟和大气污染密切相关。胃癌的发生则与食物中含有多环芳烃有一定关系。

（2）氨基偶氮染料：氨基偶氮染料中的奶油黄、猩红等，曾被用作纺织品染料和饮料、食品的着色剂，主要在肝脏代谢，经氧化后形成致癌物，可引起实验性大白鼠肝细胞癌。

（3）亚硝胺类：亚硝胺的致癌作用强，可在许多实验动物中诱发各种器官的肿瘤。亚硝胺类物质普遍存在于水与食物中，但在变质的蔬菜和食物中含量最高。此外，亚硝酸盐还存在于动物性食品的保存剂与着色剂中，也可由细菌分解硝酸盐产生。亚硝胺类可引起食管癌、胃癌、肝癌、肺癌、鼻咽癌等肿瘤，还可通过胎盘屏障影响胎儿。

（4）真菌毒素：霉变的粮食作物中广泛存在真菌毒素，霉变的花生、玉米及谷类含量最多。尤以黄曲霉毒素致癌性最强，主要诱发肝癌。乙肝病毒的感染，可能会给黄曲霉毒素的致突变作用提供了条件。

（5）烷化剂与酰化剂：烷化剂与酰化剂作为抗癌药物（如环磷酰胺、氮芥、苯丁酸氮芥、亚硝基脲等）广泛应用于临床。其主要是通过与DNA作用，引起DNA损伤而发挥抗癌作用。这些作用使它们具有抗癌和致癌的双重作用。有报道指出，用于治疗白血病，淋巴瘤，皮肤癌症等的环磷酰胺类化疗药物，如长期应用，患者膀胱癌的发病率高于正常人10倍。因此其应用价值一直处于争论中。

（6）其他化学致癌物：金属元素如砷可引起皮肤癌；氯乙烯可致肝血管肉瘤；苯可致白血病；铬、镍可引起肺癌，鼻咽癌；镉与前列腺癌、肾癌发生有关。

2. 物理性致癌因素　物理性致癌因素主要为电离辐射，包括X射线、γ射线、放射性元素等。

（1）电离辐射：在日本长崎、广岛原子弹爆炸后幸存的居民中，由于受原子弹爆炸时放出的γ射线和中子流的超强照射，白血病、甲状腺癌、乳腺癌、肺癌发病率明显升高。放射性元素如镭、铀、钴等可引起白血病和皮肤癌。

（2）紫外线：长期过度照射，可引起皮肤鳞状细胞癌、基底细胞癌和恶性黑色素瘤。

此外，热辐射、烧伤瘢痕、慢性炎症刺激、异物（如石棉）等，可能有促癌作用。

3. 生物性致癌因素　在体外能使细胞发生恶性转化的病毒称为肿瘤病毒。其中1/3为RNA病毒，2/3为DNA病毒。

（1）RNA致瘤病毒：是反转录病毒。感染细胞后，在反转录酶的作用下，合成DNA，整合到宿主细胞DNA中，使宿主细胞发生转化，基因突变而发生癌变。人类T细胞白血病/淋巴瘤病毒（human T cell leukemia/lymphoma virus，HTLV）与T细胞白血病/淋巴瘤的发生有密切关系。

（2）DNA致瘤病毒：DNA致瘤病毒感染宿主细胞后，若病毒基因组整合到宿主细胞DNA的基因组中，可以使宿主细胞发生转化。与人类肿瘤发生相关的DNA病毒主要有：人类乳头状瘤病毒与子宫颈鳞癌有关；EB病毒与Burkitt淋巴瘤和鼻咽癌有关；乙型肝炎病毒与肝细胞性肝癌的发生有密切关系。

此外,幽门螺杆菌感染与胃癌的发生有关;日本血吸虫病与结肠癌的发生有关。

（二）肿瘤发生的内在因素

1. 遗传因素

（1）常染色体显性遗传的肿瘤:如视网膜母细胞瘤、肾母细胞瘤、家族性结肠多发性腺瘤性息肉病等这类肿瘤有明显的家族史,多以常染色体显性遗传的规律遗传,属于单基因遗传。特点是早年发病,呈多发性,常累及双侧器官。其发生的分子基础是肿瘤抑制基因(如 *RB*、*p53*、*APC* 等)的失活。

（2）常染色体隐性遗传的肿瘤:如着色性干皮病,患者经紫外线照射后易患皮肤癌;毛细血管扩张共济失调症患者易发生急性白血病和淋巴瘤;先天性再生不良性贫血易发生白血病。这类肿瘤常呈染色体隐性遗传。其发生的分子生物学基础是 DNA 修复基因突变,导致 DNA 修复缺陷。

（3）遗传因素与环境致癌因素在肿瘤发生中起协同作用:这类肿瘤的遗传因素是多基因的,如乳腺癌、胃肠癌、食管癌、肝癌、鼻咽癌、白血病、子宫内膜癌、前列腺癌、黑色素瘤等有明显家族史或遗传倾向,但环境致癌因素的作用对这类肿瘤的发生更为重要。

2. 免疫因素　大量的临床证据表明,正常机体存在对转化细胞和肿瘤组织的免疫监视机制,能够发现并消灭恶性转化了的细胞。如先天性免疫缺陷病患者和接受免疫抑制治疗的患者,因宿主的免疫功能低下,恶性肿瘤的发病率明显增加;艾滋病患者由于免疫缺陷,常伴发 Kaposi 肉瘤和淋巴瘤;儿童与老年人处在免疫功能不成熟或免疫功能减退的生理阶段,恶性肿瘤发病率均高于其他年龄组;癌组织内及周围有大量淋巴细胞浸润的患者和引流淋巴结内大量窦组织细胞增生的患者,预后较好。但是,大多数的恶性肿瘤发生在免疫功能正常的人群,提示肿瘤细胞可能存在免疫逃避机制来避开宿主的免疫系统,破坏宿主的免疫功能。

3. 种族、年龄、性别和激素因素　某些肿瘤的发生有明显的种族倾向。如胃癌多见于日本人,乳腺癌欧美人多见、广东人鼻咽癌多见,移居海外的广东籍华裔其鼻咽癌发病率也高于当地人;这可能与不同的地理环境、生活习惯、遗传等多种因素的影响有关。

年龄对肿瘤的发生也有一定影响,如神经母细胞瘤、肾母细胞瘤等好发于儿童;骨肉瘤、横纹肌肉瘤好发于青年人,而大部分癌则以老年人多见。

男性肺癌、食管癌、胃癌、大肠癌、肝癌的发生明显多于女性,而生殖器官肿瘤、甲状腺肿瘤、乳腺肿瘤及胆囊癌则在女性好发;肿瘤发生的性别差异,可能与体内激素水平不同及接触致癌物质的机会不同有关。

内分泌功能紊乱与某些肿瘤的发生、发展有一定的关系,如乳腺癌、子宫内膜腺癌与雌激素过多有关,腺垂体激素可促进肿瘤的发生和转移,肾上腺皮质激素则可抑制某些造血系统恶性肿瘤的生长与扩散。

二、肿瘤的发病机制

肿瘤的发病机制极其复杂,目前公认的观点是:原癌基因、癌基因、肿瘤抑制基因对细胞的生长和分化起调节作用,即原癌基因的激活、癌基因过度表达和抑癌基因的失活,可能引起细胞的转化。

（一）原癌基因的激活

原癌基因(protooncogene)存在于正常细胞内,转变为癌基因(oncogene)的过程,称为原癌基因的激活。原癌基因可因多种基因的作用而被激活。

原癌基因编码的产物如细胞生长因子、生长因子受体、信号转导蛋白、核调节蛋白和细胞周期调节蛋白,它们对正常细胞的生长与分化起正性调控作用。

原癌基因的激活有两种方式:①DNA 结构改变:包括点突变、染色体重排和基因扩增等,从而产生具有异常功能的癌蛋白(oncoprotein)。②基因表达调控异常:分为转录水平上的基因表达调控和翻译水平上的基因表达调控。即原癌基因结构未发生改变,而是由于调节水平的改变,造成基因过度表达,使细胞的生长和分化不能正常进行。

（二）肿瘤抑制基因失活

正常细胞内存在的一类抑制细胞生长、促进细胞分化的基因,这类基因称为肿瘤抑制基因。抑癌基因的编码产物对细胞增殖具有拮抗作用。当它缺失、突变及重排后,失去抑制活性,往往会使细胞呈恶性生长。目前了解较多的肿瘤抑制基因是 *nm23* 基因、*RB* 基因和 *p53* 基因,它们对细胞生长与分化起负性调控的作用。

（三）凋亡调节基因和 DNA 修复调节基因

近年发现调节细胞进入凋亡的基因和 DNA 修复基因在某些肿瘤的发生上也起着重要的作用。如 Bcl-2 蛋白可以抑制凋亡,而 Bax 蛋白可以促进凋亡。正常情况下,两者在细胞内保持平衡,如果 Bcl-2 蛋白表达过多,细胞则继续生长;相反,如果 Bax 蛋白表达过多,细胞则进入凋亡程序。

DNA 修复过程能够阻止基因突变的形成,包括能够导致细胞癌变的基因突变。轻微的 DNA 损伤,正常细胞内的 DNA 修复机制可及时修复,这对维持机体遗传基因组的稳定非常重要。如果 DNA 错配修复基因的缺失使 DNA 损害不能及时被修复,引起凋亡基因失活、抗凋亡基因功能增强,就会造成这种有 DNA 缺陷的细胞不断增殖形成肿瘤。

（四）端粒、端粒酶和肿瘤

正常细胞分裂一定次数后就失去复制能力,进入老化阶段。复制次数是由位于染色体末端的 DNA 重复序列所控制的,这段重复序列叫做端粒(telomere)。细胞每复制一次,染色体就丢失一部分端粒序列的核苷酸。当细胞复制一定次数后,端粒缩短可使染色体相互融合,细胞停止分裂并最终导致衰老和死亡。

端粒酶属逆转录酶,只存在于真核细胞中。激活的端粒酶能以自身的 RNA 为模板合成端粒 DNA 重复序列,使其连接于染色体的端粒末端,稳定端粒的长度,维持细胞的无限增殖潜能,使细胞获得永生性。绝大多数体细胞中无端粒酶的活性,而在恶性肿瘤细胞中普遍存在端粒酶活性,恶性肿瘤细胞之所以能够无限制地复制,与其具有一定程度的端粒酶活性有关。端粒酶在正常人体组织中的活性被抑制,在肿瘤组织中的活性被激活,可能是端粒酶参与肿瘤恶性转化的途径。

 学习小结

肿瘤组织和细胞与其起源的正常组织细胞之间存在着一定的差别,这种差别性称为异型性,是确定肿瘤良恶性的主要组织学依据。良性肿瘤分化较好,对机体的影响以局部压迫和阻塞为主。恶性肿瘤分化差,以侵袭和破坏机体为主。良性肿瘤的命名在起源组织后加"瘤",恶性肿瘤依据起源的不同,分为上皮组织起源的癌和间叶组织起源的肉瘤。癌比肉瘤多发,早期经淋巴转移,肉瘤恶性程度高,早期可发生血行转移。

癌前病变是一组具有癌变潜能的良性病变;不典型增生是指上皮细胞出现不同程度的异型性,但不能诊断为癌;原位癌是一种早期癌,是指癌细胞已累及上皮全层,但未突破基底膜,早期治疗,可以治愈。

（金月玲）

复 习 题

一、名词解释

肿瘤的异型性;转移;转移瘤;癌前病变;原位癌

二、选择题

A 型题

1. 下列哪项**不是**肿瘤细胞的特征
   - A. 细胞失去分化成熟的能力
   - B. 致瘤因素消失后仍然生长
   - C. 与其起源的正常细胞有差别
   - D. 代谢功能正常
   - E. 生长失去控制

2. 镜下诊断恶性肿瘤细胞最可靠的依据是
   - A. 细胞的异型性
   - B. 细胞核增多
   - C. 细胞体积增大
   - D. 细胞质丰富
   - E. 细胞核仁明显

3. 肿瘤的基本组织结构是
   - A. 血管
   - B. 实质和间质
   - C. 瘤细胞
   - D. 肿瘤间质
   - E. 癌巢

4. 瘤细胞分化程度低表明
   - A. 异型性小
   - B. 异型性大
   - C. 病理性核分裂象少
   - D. 恶性程度低
   - E. 和正常细胞差别小

5. 淋巴结转移的确切诊断依据
   - A. 淋巴结质地变硬
   - B. 淋巴结疼痛
   - C. 淋巴结内出现上皮细胞
   - D. 淋巴结内出现癌巢
   - E. 淋巴结肿大

6. 下列哪种腺癌最可能发生左锁骨上淋巴结转移
   - A. 胃癌
   - B. 肾癌
   - C. 食管癌
   - D. 乳腺癌
   - E. 卵巢癌

7. 下列哪项**不是**良性肿瘤的表现
   - A. 局部压迫
   - B. 局部阻塞
   - C. 膨胀性生长
   - D. 一定没有包膜
   - E. 肿块呈结节状

8. 良性肿瘤与恶性肿瘤最根本的区别是
   - A. 组织细胞的分化程度
   - B. 生长方式
   - C. 生长速度
   - D. 对人体的影响
   - E. 继发改变

9. 下列哪种是恶性肿瘤
   - A. 脂肪瘤
   - B. 血管瘤
   - C. 软骨瘤
   - D. 纤维瘤
   - E. 肾母细胞瘤

10. 癌和肉瘤的镜下区别是
    - A. 瘤细胞的大小
    - B. 瘤细胞的形态
    - C. 瘤细胞的排列与间质的关系
    - D. 瘤细胞的异型性
    - E. 瘤细胞的多少

11. 下列哪种恶性肿瘤最易发生血行转移
    - A. 基底细胞癌
    - B. 骨肉瘤
    - C. 乳腺导管内癌
    - D. 胃癌
    - E. 宫颈癌

12. 下列哪种病变**不是**癌前病变

A. 慢性萎缩性胃炎　　　　　　　　　B. 皮肤慢性溃疡

C. 慢性胃溃疡伴肠上皮化生　　　　　D. 溃疡性结肠炎

E. 急性肠炎

三、问答题

1. 肿瘤有哪些生长和扩散的方式？

2. 怎样区分良性肿瘤与恶性肿瘤？

3. 肿瘤的命名原则有哪些？

第六章

各系统常见疾病

第一节 原发性高血压

 学习目标

1. 掌握 原发性高血压的概念、类型和病理变化。
2. 熟悉 原发性高血压的分期。
3. 了解 原发性高血压的病因及发病机制。

高血压病为人类最常见的疾病之一,是以体循环动脉血压持续升高为特点的临床综合征,临床上将收缩压≥140mmHg 和(或)舒张压≥90mmHg 作为高血压的标准。高血压是多种心、脑血管疾病的重要病因和危险因素,常引起心、脑、肾及眼底的病变并出现相应的临床表现,同时伴有全身代谢改变。

高血压可分为两类,小部分高血压是其他疾病(如慢性肾小球肾炎、肾动脉狭窄、肾上腺和垂体腺瘤等)表现出的一种症状,称为继发性高血压(secondary hypertension)或症状性高血压,此类高血压占5% ~10%;绝大部分高血压是原因尚未完全阐明的一种独立性疾病,称为原发性高血压(primary hypertension),又称特发性高血压或高血压病,占90% ~95%。原发性高血压是以全身性细小动脉硬化为基本病变的全身性疾病,多见于40 岁以后的中老年人。目前,我国高血压病发病率呈上升趋势,估计现有高血压病患者约2 亿多人,每年新发病例约1000 万人。发病率的性别差异不大。

一、病因及发病机制

高血压病的病因和发病机制尚未完全明了。目前多认为,本病主要是受多基因遗传影响,在多种环境因素的作用下,使正常血压调节机制失衡而导致的疾病。

1. 遗传因素 高血压患者具有明显的家族聚集性,约75% 的高血压患者有遗传倾向。双亲均有高血压病史者,其子女高血压患病几率为46% ;60% 的高血压患者能询问到有高血压家族史。现普遍认为,高血压病是一种多基因遗传病。高血压患者及有高血压家族史而血压正常者的血清中有一种激素样物质,可抑制细胞膜的 Na^+-K^+-ATP 酶的活性,导致细胞内钠离子、钙离子浓度升高,细小动脉壁平滑肌收缩加强,肾上腺素能受体密度增加,血管反应性增强,促使血压升高。近年来研究发现,肾素-血管紧张素系统的编码基因有多种缺陷,如高血压患者伴有血管紧张素原位点和血管紧张素Ⅱ的Ⅰ型受体位点的多态性。

2. 膳食因素 膳食中钠盐摄入量与人群血压水平和高血压患病率呈显著相关。减少钠盐摄入或用药物增加 Na^+ 的排泄可降低血压。WHO 建议每人每日钠盐摄入量应控制在5g 以下,可起到预防高血压的作用。钾盐摄入量与血压呈负相关,K^+ 摄入减少,可使 Na^+/K^+ 比例升高,

78

促进高血压发生。多数人认为膳食低钙是高血压的危险因素,Ca^{2+}摄入不足易导致高血压,高钙饮食可降低高血压的发病率。

3. 社会心理因素 调查显示,精神长期和反复处于紧张状态的职业者,其高血压患病率较高。一般认为,社会心理应激因素可改变体内激素水平,从而影响代谢过程,导致血压升高。

4. 神经内分泌因素 细动脉的交感神经纤维兴奋性增强是本病发生过程中重要的神经因素。当缩血管纤维和舒血管纤维功能失衡,前者强于后者时,会造成血管收缩,血压升高。

5. 其他因素 超重或肥胖、吸烟、年龄增长和缺乏体力活动等,也是血压升高的重要危险因素。阻塞性睡眠呼吸暂停综合征(OSAS)的患者60%～80%有高血压。

原发性高血压的发病机制并不十分清楚,目前认为原发性高血压是由彼此互相影响的多种因素共同作用的结果,主要包括遗传、环境、神经内分泌、体液等因素(图6-1)。

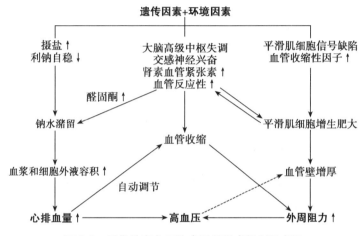

图6-1 原发性高血压的病因及发病机制示意图

二、类型和病理变化

原发性高血压可分为良性高血压和恶性高血压两类。两种类型的高血压病理变化不同。

(一) 良性高血压

良性高血压又称缓进型高血压,约占原发性高血压的95%,多见于中老年,病程较长,进展缓慢,可达十余年或数十年。按病变的发展可分为三期:

1. 功能紊乱期 为高血压病的早期阶段。全身细小动脉间歇性痉挛收缩,血压升高,血管壁无增厚,内脏器官也无器质性病变。痉挛缓解后血压可恢复正常。此期临床表现为波动性血压升高,可伴有头晕、头痛,经过适当休息和治疗,血压可恢复正常,一般不需服用降压药。

2. 动脉病变期

(1) 细小动脉硬化:是高血压病的主要病变特征,表现为细小动脉壁的玻璃样变。最易累及的部位为肾小球入球动脉(图6-2)、视网膜小动脉和脾中心动脉。由于细小动脉持续、反复痉挛,血压持续升高,管壁缺氧,内皮细胞间隙增大,导致内膜通透性升高,血浆蛋白渗入内皮下甚至中膜;同时,内皮细胞及平滑肌细胞分泌细胞外基质增多,继而平滑肌细胞因缺氧等发生变性坏死,血浆蛋白和细胞外基质逐渐代替了动脉壁的正常结构,即发生了玻璃样变。镜下:细小动脉壁增厚,呈无结构均质状红染的玻璃样物质,管腔狭窄甚至闭塞。

(2) 肌型小动脉硬化:主要累及肾小叶间动脉、弓形动脉和脑的小动脉等。镜下:肌型小动脉内膜胶原纤维及弹性纤维增生,内弹力膜分裂。中膜平滑肌细胞增生、肥大,结缔组织增生。血管壁增厚,管腔狭窄。

(3) 大动脉硬化:弹力肌型或弹力型大动脉无明显病变或并发动脉粥样硬化。

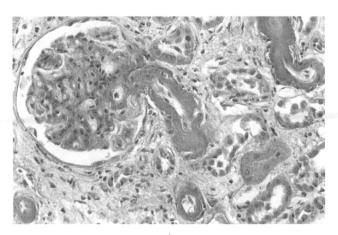

图 6-2　高血压之肾小球入球动脉玻璃样变
肾入球动脉管壁增厚呈红染均质状,管腔狭窄

此期临床表现为明显的血压升高,失去波动性,需服用降压药。

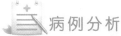 病例分析

　　患者,男性,62 岁,因昏迷 3 小时入院。高血压病 10 年,近 2 年常感心悸,活动时明显。3 小时前劳累后突然跌倒,不省人事。入院查体:体温 37℃,脉搏 68 次/分,呼吸 18 次/分,血压 205/120mmHg。昏迷,压眶无反应。心尖搏动明显,心浊音界向左扩大,律齐。左侧上下肢弛缓性瘫痪,腱反射消失。头颅 CT 扫描:右基底核区及脑室内高密度影。入院治疗效果不明显,患者终因呼吸、心跳停止而死亡。尸体解剖:心脏增大约为死者右拳 1.5 倍,左心室壁显著增厚达 2.0cm,乳头肌增粗。镜下:心肌纤维明显增粗,核肥大。脑右侧内囊处可见 4cm×4cm×3cm 的血肿,脑室内见凝血块,脑桥亦见出血灶。

　　请问:1. 本病例病理诊断是什么?
　　　　　2. 高血压病对机体的影响主要有哪些?本例哪些组织、器官明显受高血压病的影响?

3. 内脏病变期

　　(1) 心脏病变:主要为左心室肥大,系因血压持续性升高,心肌工作负荷增加所致的适应性反应。肉眼观:心脏重量增加,可达 400g 以上。左心室壁增厚,可达 1.5～2.0cm(正常 ≤1.0cm);左心室乳头肌和肉柱明显增粗,心腔不扩张,甚至略缩小,称为向心性肥大(concentric hypertrophy)。镜下:心肌细胞粗而长,有较多分支;心肌细胞核肥大、深染。晚期,左心室代偿失调,心肌收缩力下降,心腔逐渐出现扩张,称为离心性肥大(eccentric hypertrophy)。

　　心脏发生的上述病变,称为高血压性心脏病(hypertensive heart disease)。患者可有心悸,心电图显示有左心室肥大和心肌劳损,严

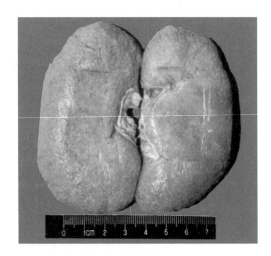

图 6-3　原发性颗粒性固缩肾
双侧肾脏对称性缩小,质地变硬,肾表面凸凹不平,呈细颗粒状

重者出现心力衰竭。

（2）肾脏病变：高血压时，由于肾入球动脉和肌型小动脉硬化，导致肾脏出现相应的病变。肉眼观：双侧肾脏对称性缩小，重量减轻，质地变硬，表面凸凹不平，呈均匀弥漫的细颗粒状。切面肾皮质变薄，皮髓质界限不清，肾盂和肾周围脂肪组织增多。这些病变特点称为原发性颗粒性固缩肾（primary granular atrophy of the kidney）（图6-3）。镜下：肾入球动脉管壁增厚、玻璃样变，管腔狭窄。病变区的肾小球因缺血而萎缩、纤维化和玻璃样变，所属的肾小管也出现萎缩、消失，间质纤维组织增生，淋巴细胞浸润。病变相对较轻的肾单位肾小球代偿性肥大，肾小管代偿性扩张。

临床上，早期一般不出现肾功能障碍。晚期，由于病变肾单位不断增多，肾血流量逐渐减少，肾小球的滤过率逐渐降低，患者出现水肿、蛋白尿和肾病综合征，严重者可出现尿毒症。

（3）脑病变：高血压时，由于脑的细小动脉痉挛和硬化，患者可出现一系列脑部变化。①脑水肿：脑内细小动脉痉挛、硬化、缺血，引起毛细血管通透性增高，发生脑水肿，可出现头痛、头晕、眼花等。②高血压脑病：由于高血压时脑水肿加重，使血压急剧升高而引起的以中枢神经系统功能障碍为主要表现的症状群，称为高血压脑病。其临床表现为血压显著升高，剧烈头痛，呕吐，抽搐，甚至昏迷。③脑软化：是细小动脉病变造成的供血区域脑组织缺血的结果。局部脑组织坏死后溶解液化，形成质地疏松的筛网状病灶，通常为多发而微小的梗死灶，称为微梗死灶或脑腔隙状梗死，一般不引起严重后果。后期坏死组织可被吸收，由胶质瘢痕修复。④脑出血：俗称中风，是高血压最严重且常导致死亡的并发症。多为大出血，常发生于基底节和内囊。出血区域脑组织完全被破坏，形成囊腔，腔内充满坏死组织和凝血块。有时出血范围甚大，可破入侧脑室。

临床上，常因出血部位的不同和出血量大小而呈现不同的临床症状。内囊出血都可引起对侧肢体偏瘫及感觉丧失。出血破入侧脑室时，患者发生昏迷甚至死亡。左侧脑出血常引起失语。脑桥出血可引起同侧面神经及对侧上下肢瘫痪。脑出血可因血肿占位及脑水肿，引起颅内高压，并发脑疝形成。

（4）视网膜病变：视网膜中央动脉发生细动脉硬化。眼底检查可见，血管迂曲，反光增强，呈银丝样改变，动静脉交叉处静脉有压痕。严重者视乳头水肿，视网膜渗出和出血，视物模糊。

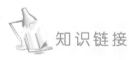
知识链接

脑出血的原因

引起脑出血的原因有：①脑血管壁病变致使其弹性下降，当失去壁外组织支撑时，如微小软化灶，可形成微小动脉瘤，如再遇到血压突然升高，可致小动脉瘤破裂出血；②脑血管的细小动脉硬化，血管管壁变脆，血压升高时可破裂出血；③脑出血多见于基底节区域（尤以豆状核最常见），因为供应该区域的豆纹动脉从大脑中动脉呈直角分出，直接承受压力较高的血流冲击，易使已有病变的豆纹动脉破裂出血。

（二）恶性高血压

恶性高血压也称急进型高血压，较少见，多为原发性，也可由良性高血压病恶化而来。此病多见于青壮年，血压显著升高（尤其是舒张压），常超过230/130mmHg，病变进展迅速，可发生高血压脑病，或较早即出现肾功能衰竭，或常出现视网膜出血及视乳头水肿。

本病的特征性病变是增生性小动脉硬化和坏死性细动脉炎。前者主要表现为动脉内膜显著增厚，伴有平滑肌细胞增生，胶原纤维增多，致血管壁呈层状洋葱皮样增厚，管腔狭窄。后者病变累及内膜和中膜，管壁发生纤维素样坏死，周围有单核细胞及中性粒细胞浸润。

上述小动脉病变主要累及肾、脑和视网膜。肾的入球小动脉最常受累,病变可波及肾小球,使肾小球毛细血管袢发生节段性坏死。大脑常引起局部脑组织缺血,微梗死形成和脑出血。

 学习小结

　　高血压是以体循环动脉血压持续升高为特点的临床综合征。原发性高血压分为良性高血压和恶性高血压两类,前者的病变发展分为功能紊乱期、动脉病变期和内脏病变期。

（张　忠）

第二节　动脉粥样硬化症

 学习目标

1. **掌握**　动脉粥样硬化症的基本病理变化。
2. **熟悉**　动脉粥样硬化症的临床病理联系;冠状动脉粥样硬化的病变特点。
3. **了解**　动脉粥样硬化症的病因及发病机制;冠状动脉性心脏病。

　　动脉硬化是泛指动脉壁增厚、失去弹性、硬化性的一类疾病,包括以下三种类型:①动脉粥样硬化(atherosclerosis),是最常见和最具有危险性的疾病,特别是发生在冠状动脉;②细动脉硬化,表现为细小动脉的玻璃样变,多见于高血压病和糖尿病;③动脉中层钙化,很少见,表现为中膜的钙盐沉积。

　　动脉粥样硬化是心血管系统疾病中最常见的一种。动脉粥样硬化的基本病变是动脉内膜的脂质沉积,内膜灶状纤维化,粥样斑块形成,致管壁变硬、管腔狭窄,引起相应脏器缺血性病变。我国动脉粥样硬化发病率仍呈上升趋势,多见于中、老年人,以40~50岁发展最快。

一、病因及发病机制

动脉粥样硬化的病因和发病机制至今仍不十分清楚,是多种因素共同作用的结果。

（一）危险因素

有一些危险因素被认为与动脉粥样硬化的发病密切相关。

　　1. 高脂血症　是动脉粥样硬化的主要危险因素。一般成年人空腹血清总胆固醇超过5.72mmol/L、甘油三酯超过1.70mmol/L,即可诊断为高脂血症,而总胆固醇在5.2~5.7mmol/L者称为边缘性升高。动脉粥样硬化病变中的脂质主要来源于游离胆固醇、甘油三酯、磷脂和载脂蛋白B。

　　血脂在血液循环中以脂蛋白形式转运,脂蛋白分为乳糜微粒(CM)、极低密度脂蛋白(VLDL)、低密度脂蛋白(LDL)、中等密度脂蛋白(IDL)和高密度脂蛋白(HDL)。与动脉粥样硬化发病关系密切的主要是LDL,尤其是LDL亚型中的小颗粒致密低密度脂蛋白(sLDL),被认为是判断冠心病的最佳指标。LDL发生氧化后形成的氧化型LDL是致内皮细胞和平滑肌细胞损伤的主要因子。VLDL和CM也与动脉粥样硬化的发生有密切关系。而HDL是胆固醇的逆向转运载体,能将其运输到肝进行降解和排泄,同时HDL具有抗氧化作用,可以防止LDL氧化,并可通过竞争机制抑制LDL与血管内皮细胞受体结合而减少其摄取。因此,HDL具有较强的抗动脉粥样硬化和冠心病发病的作用。此外,不同脂蛋白在动脉粥样硬化发病中的不同作用也与其载脂蛋白有关。

2. 高血压　高血压患者与同年龄、同性别的无高血压者相比,其动脉粥样硬化发病较早、且病变较重。其原因可能与以下因素有关:①高血压时血流对血管壁的机械性压力较大和冲击作用较强;②高血压可以直接引起内皮损伤和(或)功能障碍;③血压也能直接影响动脉壁结缔组织代谢功能;④与高血压发病有关的肾素、儿茶酚胺和血管紧张素等也可改变动脉壁代谢。上述因素皆可使血管内皮细胞受损,造成脂蛋白渗入内膜增多、血小板和单核细胞黏附、中膜平滑肌细胞迁入内膜等变化,从而促进了动脉粥样硬化的发生发展。

3. 吸烟　是动脉粥样硬化发病的一个主要的独立危险因素。烟草中的许多化学物质可使血中 LDL 易于发生氧化,导致内皮细胞损伤和血内一氧化碳浓度升高。长期大量吸烟可使血小板聚集功能增强,升高血中儿茶酚胺浓度及降低 HDL 水平。烟内的一种糖蛋白可启动某些致突变物质的产生,后者可引起血管壁平滑肌细胞增生。

4. 糖尿病和高胰岛素血症　糖尿病患者血中甘油三酯和 VLDL 水平明显升高,HDL 水平较低,而且高血糖可致 LDL 氧化,促进血液单核细胞迁入内膜及转变为泡沫细胞。高胰岛素血症可促进动脉壁平滑肌细胞增生,且与血中 HDL 含量呈正相关。

5. 其他因素　冠心病的家族聚集现象提示遗传因素是动脉粥样硬化发病的危险因素。如某些已知基因可能对脂质的摄取、代谢和排泄产生影响,是导致高脂血症最常见的原因。动脉粥样硬化检出率和病变程度的严重性随年龄增加而增高。女性绝经前 HDL 水平高于男性,LDL 水平低于男性,患冠心病概率低于同龄组男性。绝经后,两性间发病率差异消失。此系由于雌激素能影响脂质代谢,降低血浆胆固醇水平的原因。体重超重者发生动脉粥样硬化的危险性较大。

（二）发病机制

动脉粥样硬化的发病机制尚未最后阐明,在多种学说中损伤应答学说是目前公认的具有较强说服力的发病学说,然而任何单一的学说都不能全面解释动脉粥样硬化的发病机制。其发病过程中的主要作用因素如下:

1. 脂质因素　高脂血症是动脉粥样硬化的主要危险因素。高脂血症可以直接引起内皮细胞的损伤和功能障碍,并造成内皮细胞的通透性增加。而且内皮细胞和单核-巨噬细胞可使 LDL 氧化修饰而成为氧化型 LDL,而氧化型 LDL 有更强的促动脉粥样硬化的作用。

2. 内皮细胞损伤　内皮细胞通透性增加可使血中脂质易于沉积在内膜;内皮细胞损伤后可促进单核细胞、血小板黏附,并产生多种生长因子,促进斑块中平滑肌细胞的增生及分泌基质等。随着病变不断发展,内皮细胞损伤、凋亡、坏死及脱落加重,更加促进了血小板黏附和脂质进入内膜。此外,动脉粥样硬化的上述危险因素还可降低内皮祖细胞的功能和数量而促进动脉粥样硬化的形成与发展。

3. 单核-巨噬细胞的作用　在氧化型 LDL、单核细胞趋化蛋白-1、血小板衍生生长因子等细胞因子作用下,血中的单核细胞通过内皮黏附分子黏附在受损内皮表面并迁入内皮下,转化为巨噬细胞,摄取进入内膜并已发生修饰的脂蛋白,转变为巨噬细胞源性泡沫细胞,形成了动脉粥样硬化的早期病变。在动脉粥样硬化进展期,巨噬细胞通过产生多种生物活性物质参与动脉粥样硬化斑块的形成。

4. 平滑肌细胞迁移、增殖　动脉中膜的平滑肌细胞迁入内膜后增生,并从收缩型细胞转变为合成型细胞,通过表面的 LDL 受体介导而吞噬脂质,形成平滑肌细胞源性泡沫细胞。这些增生的内膜平滑肌细胞能合成胶原蛋白、弹性蛋白和糖蛋白等,使病变的内膜增厚、变硬,促进硬化斑块的形成。

此外,发生修饰的脂质(如氧化型 LDL)具有细胞毒作用,可使巨噬细胞源性泡沫细胞和平滑肌细胞源性泡沫细胞坏死、崩解,导致局部出现脂质池和分解脂质产物(如游离胆固醇)等。

这些物质参与形成粥样物,最终形成粥样斑块,并诱发局部炎症反应,压迫中膜造成萎缩,同时促使外膜毛细血管增生、T淋巴细胞浸润及纤维化。

二、基本病理变化

动脉粥样硬化主要累及大、中动脉,最好发于腹主动脉,其次依次为冠状动脉、降主动脉、颈动脉和脑底 Willis 环。病变多发生于这些动脉分叉、分支开口和血管弯曲凸面。典型病变的发生发展经过4个阶段。

1. **脂纹** 脂纹是动脉粥样硬化的早期病变,具有可逆性。肉眼观:病灶为黄色帽针头大小的斑点或长短不一的条纹,平坦或微隆起于内膜(图6-4),常见于主动脉后壁及其分支开口处。镜下:病变处内膜下可见大量泡沫细胞聚集。泡沫细胞体积较大,圆形或椭圆形,HE 染色为胞质内有大量小空泡(图6-5)。泡沫细胞来源于巨噬细胞和平滑肌细胞,苏丹Ⅲ染色呈橘红色,为脂质成分。此外,也可见较多的基质,数量不等的合成型平滑肌细胞,少量淋巴细胞和中性粒细胞等。

2. **纤维斑块** 纤维斑块由脂纹发展而来。肉眼观:内膜表面有隆起的散在而不规则的斑块,斑块初为浅黄色或灰黄色,之后变为瓷白色,状如蜡滴。镜下:斑块表层为纤维帽,由大量胶原纤维、平滑肌细胞、少量弹性纤维及蛋白聚糖构成,胶原纤维可发生玻璃样变。其下方有数量不等的泡沫细胞、平滑肌细胞、细胞外基质及炎细胞。

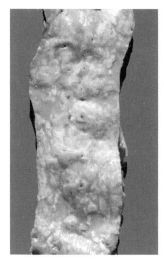

图6-4 主动脉粥样硬化
主动脉内膜表面可见隆起的
脂纹、纤维斑块

3. **粥样斑块** 粥样斑块又称粥瘤,是动脉粥样硬化的典型病变。肉眼观:内膜面可见灰黄色斑块既向内膜表面隆起又向深部压迫中膜。切面见斑块表面为纤维帽,下方为黄色质软的粥糜样物质。镜下:可见纤维帽玻璃样变,斑块深部为大量无定形的坏死物质,富含细胞外脂质,并可见胆固醇结晶(HE 染色中为针形或梭形空隙)及钙化,坏死物底部及周边可见肉芽组织、少量泡沫细胞及淋巴细胞,病灶处中膜平滑肌受压萎缩(图6-6)。外膜可见新生的毛细血管、结缔组织增生及淋巴细胞、浆细胞浸润。

4. **继发性病变** 在纤维斑块和粥样斑块的病变基础上可出现继发性改变,常见有,①斑块

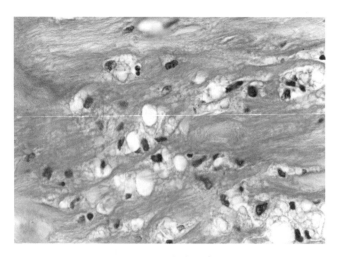

图6-5 泡沫细胞
泡沫细胞体积大,胞质呈空泡状(HE 染色)

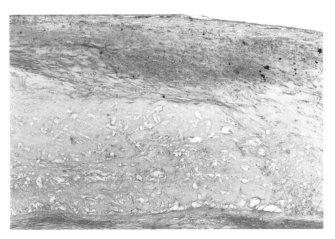

图6-6　动脉粥样硬化

表层为纤维帽,其下可见散在泡沫细胞,深层为一些坏死物质、
沉积的脂质和胆固醇结晶裂隙

内出血:斑块内新生的毛细血管发生破裂出血,或因斑块纤维帽破裂使血液流入斑块,形成斑块内血肿。结果斑块明显增大,造成管腔进一步狭窄甚至完全闭塞,导致急性供血中断,引发该动脉供血器官发生梗死。②斑块破裂:斑块表面的纤维帽破裂,粥糜样物质自裂口处进入血流,遗留粥瘤性溃疡,局部可形成血栓,排入血流的坏死物和脂质可形成胆固醇栓子。③血栓形成:病灶处内皮损伤或粥瘤性溃疡,使动脉壁内的胶原纤维暴露,血小板在局部黏集形成血栓,加重动脉管腔阻塞,导致缺血及梗死。如血栓脱落可致栓塞。④钙化:钙盐沉着于纤维帽及粥瘤灶内,可使动脉壁变硬变脆,易发生破裂。⑤动脉瘤形成:严重的粥样斑块底部的中膜平滑肌可发生不同程度的萎缩和弹性下降,在血管内压力作用下,动脉壁局限性扩张,形成动脉瘤。动脉瘤破裂可致大出血。

三、临床病理联系

主动脉粥样硬化病变多见于主动脉后壁和其分支开口处,以腹主动脉最重。发生腹主动脉瘤时可于腹部触及搏动性肿块,听及血管杂音,并可因其破裂发生致命性大出血。脑动脉粥样硬化常见于基底动脉、大脑中动脉和 Willis 环。由于管腔狭窄,脑组织长期供血不足而发生脑萎缩,严重者可出现智力减退,甚至痴呆。如 Willis 环部发生动脉瘤,患者血压突然升高时可致破裂,引起脑出血。肾动脉粥样硬化80%的病变发生在肾动脉开口处及主干近侧端,常引起顽固性肾血管性高血压;亦可因血管阻塞造成受累动脉供血区组织梗死,之后机化形成较大瘢痕,使肾体积缩小,称为动脉粥样硬化性固缩肾。下肢动脉粥样硬化较上肢多见,由于四肢动脉吻合支较为丰富,故多为较大动脉发生粥样硬化时可导致管腔狭窄、供血不足,形成间歇性跛行。严重时可发展为干性坏疽。肠系膜动脉因粥样硬化斑块而狭窄甚至闭塞时,可引起肠梗死,患者有剧烈腹痛、腹胀和发热,还可有便血、麻痹性肠梗阻,严重者可发生肠坏死、急性腹膜炎及休克、冠状动脉粥样硬化。

四、冠状动脉粥样硬化及冠状动脉性心脏病

冠状动脉是动脉粥样硬化较常累及的血管,冠状动脉粥样硬化及其引发的冠状动脉性心脏病对人类健康构成较大的危害。

(一)冠状动脉粥样硬化

冠状动脉粥样硬化症(coronary atherosclerosis)是最常见的狭窄性冠状动脉疾病。冠状动脉粥样硬化的好发部位为左冠状动脉前降支,其余依次为右主干、左主干或左旋支、后降支。病变

常呈节段性,分支开口处较重;由于冠状动脉解剖学和相应的力学特点,斑块性病变多发生于血管的心壁侧,斑块多呈新月形,管腔呈偏心性不同程度的狭窄。根据管腔狭窄程度可分为4级: Ⅰ级,≤25%;Ⅱ级,26%~50%;Ⅲ级,51%~75%;Ⅳ级,≥76%。

冠状动脉粥样硬化常伴发冠状动脉痉挛,可使管腔狭窄程度加重甚至供血中断,引起心肌缺血和相应的心脏病变,如心绞痛,心肌梗死等,成为心源性猝死的原因。

(二) 冠状动脉性心脏病

冠状动脉性心脏病(coronary artery heart disease,CHD)简称冠心病,是指由于冠状动脉狭窄、心肌供血不足而引起的心肌功能障碍和(或)器质性病变,也称缺血性心脏病。冠心病可由多种冠状动脉病变引起,但冠状动脉粥样硬化占其中的大多数,因此习惯上把冠心病视为冠状动脉粥样硬化性心脏病的同义词。根据WHO的统计,冠心病是目前世界上最常见的死亡原因。男性多在40~60岁出现临床症状,女性在绝经期前后出现临床症状,男性多于女性。

冠状动脉供血不足和(或)心肌耗氧量剧增时,会诱发冠心病的发生。供血不足主要由冠状动脉粥样硬化斑块、继发的复合性病变和冠状动脉痉挛导致的管腔狭窄所引起。而各种原因导致心肌负荷增加(如情绪激动、过度劳累、血压骤升、心动过速及心肌肥大等),使冠状动脉供血相对不足,引发心肌耗氧量剧增。冠心病临床上可表现为心绞痛、心肌梗死、心肌纤维化和冠状动脉性猝死。

1. 心绞痛(angina pectoris) 是冠状动脉供血不足和(或)心肌耗氧量骤增致使心肌出现急性、暂时性缺血缺氧所引起的临床综合征。典型的临床表现为胸骨后压榨性或紧缩性疼痛感,常放射至左肩和左臂。每次发作持续3~5分钟,症状可因休息或用硝酸酯类药物而缓解消失,也可因体力活动、暴饮暴食、情绪激动而发作。临床上心绞痛分为:

(1) 稳定型心绞痛:又称轻型心绞痛,当冠状动脉粥样硬化引起动脉狭窄(>75%),同时心肌耗氧量增加时可出现。平时不发作,多由劳累引起。一般无心肌坏死,症状持续数分钟,经休息或舌下含服硝酸甘油后迅速消失。

(2) 不稳定型心绞痛:是一种进行性加重的心绞痛。患者多有一支或多支冠状动脉较大支干的高度狭窄,多由冠状动脉粥样硬化斑块破裂和血栓形成而引起。临床上颇不稳定,在负荷时、休息时均可发作。镜下常见到弥漫性心肌纤维坏死引起的弥漫性间质性心肌纤维化。

(3) 变异型心绞痛:又称Prinzmetal心绞痛,多无明显诱因,常在休息或梦醒时发作。患者冠状动脉明显狭窄,亦可因发作性痉挛所致。

2. 心肌梗死(myocardial infarction,MI) 是指由于冠状动脉供血中断,致供血区的心肌出现持续缺血而导致的较大范围的坏死。临床上有剧烈而较为持久的胸骨后疼痛,用硝酸酯类制剂或休息后症状不能完全缓解,可并发心律失常、休克或心力衰竭。心肌梗死多发生于中老年人,冬春季节发病较多。根据心肌梗死的范围和深度可分为心内膜下和透壁性心肌梗死两个主要类型。

(1) 心内膜下心肌梗死:病变主要累及心室壁内层1/3的心肌,波及肉柱和乳头肌,多表现为多发性、小灶性坏死。病变分布常不局限于某支冠状动脉的供血区,而是不规则地分布在左心室四周。严重时可呈环状梗死,此时病灶扩大融合累及整个心内膜下的心肌。患者往往有冠状动脉三大分支严重动脉粥样硬化性狭窄,在某些诱因存在的情况下可加重冠状动脉供血不足,导致各支冠状动脉分支末梢区域缺血缺氧,形成心内膜下心肌梗死。

(2) 透壁性心肌梗死:为典型心肌梗死的类型。心肌梗死的部位与闭塞的冠状动脉支供血区一致,病灶较大,累及心室壁全层或未累及全层而深达室壁2/3。此型心肌梗死多发生在左冠状动脉前降支供血区,以左心室前壁、心尖部、室间隔前2/3及前内乳头肌多见,约占全部心肌梗死的50%。其次右冠状动脉供血区的左心室后壁、室间隔后1/3及右心室约占25%。再次,还见于左心室后壁,相当于左冠状动脉左旋支的供血区。此型梗死常有相应的一支冠状动脉病变突出,并常附加动脉痉挛或血栓形成。

心肌梗死多为贫血性梗死,其形态学变化是一个动态演变过程。一般梗死后6小时肉眼才能辨认,梗死灶呈苍白色,8~9小时后呈土黄色。镜下:心肌纤维早期凝固性坏死,间质水肿,不同程度的中性粒细胞浸润。4天后,梗死灶外周出现充血出血带。7天~2周,边缘区开始出现肉芽组织,或肉芽组织向梗死灶内长入,呈红色。3周以后肉芽组织开始机化,逐渐形成瘢痕组织。

生化方面的改变为,心肌缺血30分钟,心肌细胞内糖原较少或消失。心肌细胞受损后,肌红蛋白迅速由心肌细胞逸出入血,在心肌梗死后6~12小时内达到峰值。心肌细胞坏死后,肌酸磷酸激酶(CPK)、谷氨酸-草酰乙酸转氨酶(GOT)及乳酸脱氢酶(LDH)透过细胞膜释放入血,引起相应酶在血中的浓度升高。其中CPK和LDH浓度变化对心肌梗死的诊断是敏感而可靠的指标。此外,CPK的MB同工酶的大量增加对诊断心肌梗死有特异性参考意义。

心肌梗死,尤其是透壁性心肌梗死,可并发下列病变。①心脏破裂:是透壁性心肌梗死的严重并发症,较少见,常在心肌梗死后1~2周内出现,好发于左心室前壁下1/3处。破裂原因是由于梗死灶失去弹性,坏死的心肌细胞,尤其是坏死的中性粒细胞和单核细胞释放大量蛋白水解酶的作用,使梗死灶发生溶解所致。发生在左心室前壁者,破裂后血液涌入心包腔造成急性心脏压塞而迅速死亡。室间隔破裂时,左心室血液流入右心室,导致急性右心室功能不全。②室壁瘤:约10%~30%的心肌梗死合并室壁瘤,多发生于梗死愈合期。原因是梗死心肌或瘢痕组织在心室内压力作用下形成的局限性向外膨隆。多发生在左心室前壁近心尖处,可继发心功能不全或附壁血栓。③附壁血栓形成:多见于左心室,心肌梗死灶波及心内膜造成内膜粗糙,或室壁瘤处的血液形成涡流,都可以诱发附壁血栓形成。血栓可机化,也可脱落引起栓塞。④在约15%的病例中梗死累及心包,发生无菌性浆液性或浆液纤维素性心包炎。⑤心律失常:心肌梗死累及传导系统,引起传导紊乱,严重者可导致心搏骤停、猝死。⑥心功能不全:由于心肌梗死区心肌收缩力显著减弱所致,是患者死亡的最常见原因。⑦心源性休克:心肌梗死面积>40%时,心肌收缩力极度减弱,心输出量明显下降,即可发生心源性休克而死亡。

3. 心肌纤维化　是由中至重度的冠状动脉粥样硬化性狭窄引起心肌纤维持续性和(或)反复加重的缺血缺氧所致,是逐渐发展为心力衰竭的慢性缺血性心脏病。肉眼观:心脏增大,重量增加,以左心室为明显的所有心腔扩张,心室壁厚度一般可正常。镜下:广泛性、多灶性心肌纤维化,伴邻近心肌纤维萎缩和(或)肥大,心内膜下心肌细胞弥漫性空泡变,可见陈旧性心肌梗死病灶或瘢痕灶。

4. 冠状动脉性猝死　是心源性猝死中最常见的一种,多见于40~50岁成年人,男性多于女性。冠状动脉性猝死可发生于某种诱因后,如饮酒、劳累、吸烟及运动后,也可在无人察觉的情况下死于夜间。冠状动脉性猝死多发生在冠状动脉粥样硬化的基础上,由于冠状动脉中至重度粥样硬化、斑块内出血,导致冠状动脉狭窄或微循环血栓致栓塞,引起心肌急性缺血,冠状动脉血流的突然中断,造成心室颤动等严重心律失常。无心肌梗死时也可发生猝死,此类患者通常有导致心律失常性基础病变,如心室瘢痕或左心室功能不全。

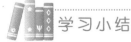 学习小结

　　动脉粥样硬化是一种与血脂异常和血管壁结构改变有关的动脉疾病,其发展阶段包括脂纹、纤维斑块、粥样斑块和继发性病变,冠状动脉粥样硬化危害较大,可出现心绞痛和心肌梗死等表现。

(张　忠)

第三节　风　湿　病

 学习目标

1. **掌握**　风湿病的基本病变分期及特点。
2. **熟悉**　风湿性心脏病的病变特点及临床病理联系。
3. **了解**　风湿病的病因及发病机制;风湿性关节炎、风湿性动脉炎、皮肤病变、风湿性脑病的特点。

风湿病(rheumatism)是一种与 A 组乙型溶血性链球菌感染有关的变态反应性炎性疾病。病变主要累及全身结缔组织,常侵犯心脏、关节、皮肤、脑和血管等,其中以心脏病变最严重,危害最大。急性期可出现明显的风湿性心脏病、风湿性关节炎、环形红斑、皮下结节、小舞蹈症等,多伴有发热、白细胞增多,血沉加快、血中抗链球菌溶血素抗体 O 滴度增高等临床表现,又称为风湿热。常反复发作,后期形成慢性心瓣膜病,导致严重后果。

风湿病主要发生于儿童和青少年,初次发病多在 5～15 岁之间,以 6～9 岁为发病高峰。男女患病率无差别,因反复发作,故在 20～40 岁时常出现风湿性心瓣膜病。

风湿病患病率存在明显地区差异,以气候寒冷和潮湿地区,冬春季节多见。本病在四川、东北、华北高发。

一、病因及发病机制

风湿病的病因和发病机制未完全阐明,一般认为风湿病的发生与咽部 A 组乙型溶血性链球菌感染有关。其根据是:①多数患者在发病前 2～3 周,常有 A 组乙型溶血性链球菌感染病史,如咽峡炎、扁桃体炎等,早期咽拭培养时溶血性链球菌的阳性率增高。血清 ASO 滴度增高;②风湿病与链球菌感染性疾病在地区分布和气候季节上相一致;③预防和治疗链球菌感染,风湿病的发生和复发明显减少。

风湿病不是链球菌直接感染引起,其理由是:①风湿病的发生不在链球菌感染当时,而是在感染后 2～3 周,与抗体形成时间一致;②患者血液和风湿病病灶中从未发现链球菌;③风湿病的主要病变是胶原纤维的纤维素样坏死和肉芽肿形成,与链球菌感染的化脓性炎症不同。

风湿病的发病机制仍然不十分清楚,曾提出多种学说,但目前多数倾向于抗原抗体交叉反应学说,即链球菌细胞壁上 C 抗原(糖蛋白)引起的抗体可与结缔组织(如心瓣膜和关节等)的糖蛋白发生交叉反应,而链球菌壁上 M 蛋白与存在于心肌、关节和其他结缔组织中的糖蛋白也发生交叉反应,导致组织损伤。有研究证实,多数风湿病患者可检出对心内膜、心外膜、心肌和血管平滑肌细胞等反应的自身抗体,链球菌感染可能激发患者对自身抗原的自身免疫反应,而引起相应病变。

 知识链接

系统性自身免疫性疾病与结缔组织病

系统性自身免疫性疾病是自身免疫性疾病的一种类型,因自身抗原为多器官、组织的共同成分,如细胞核、线粒体等,故能引起多器官组织的损害。因其病变主要出现在多种器官的结缔组织或血管内,又称为结缔组织病或胶原病。风湿病、类风湿关节炎、硬皮病、皮肌炎、结节性动脉炎及系统性红斑狼疮等同属于结缔组织病。

二、基本病理变化

风湿病病变主要是全身结缔组织和血管的变态反应性炎症,其特征性的病变是风湿性肉芽肿的形成。根据病变发生发展过程可分为三期。

（一）变质渗出期

为风湿病早期病变。此期病变特点是在心脏、浆膜、关节、皮肤等病变部位发生结缔组织的黏液样变性和纤维素样坏死。首先结缔组织基质发生的黏液变性,HE 染色呈嗜碱性,染成淡蓝色的胶状液体。继而肿胀的胶原纤维断裂崩解为纤维素样坏死,HE 染色为境界不清晰的颗粒状或块状无结构强嗜酸性红染物质,状似纤维素,故称之为纤维素样坏死。此外,在病灶中还有少量浆液纤维素渗出和淋巴细胞、单核细胞、浆细胞浸润,局部可查到少量免疫球蛋白。此期病变可持续约 1 个月。

（二）增生期或肉芽肿期

此期特征性病变是在心肌间质、心内膜和皮下结缔组织中形成风湿性肉芽肿,又称为风湿小体或 Aschoff 小体（Aschoff body）。具有病理诊断意义,提示有风湿活动。

风湿小体体积较小,在显微镜下才能看见,多位于心肌间质、心内膜下及皮下结缔组织。在心肌间质内者多位于小血管旁,呈梭形或类圆形,风湿小体是由成群风湿细胞聚集于纤维素样坏死灶内,周围可见少量淋巴细胞和浆细胞构成。风湿细胞由巨噬细胞增生、聚集、吞噬纤维素样坏死物质后转变而来的。风湿细胞细胞体积大,呈圆形或多边形,胞质丰富,嗜碱性,核大,圆形或椭圆形,核膜清楚,染色质集中于核中央,周围有空晕区,核的横切呈枭眼状,纵切面呈毛虫状,有时可见多核的 Aschoff 巨细胞（图 6-7）。此期病变可持续 2~3 个月。

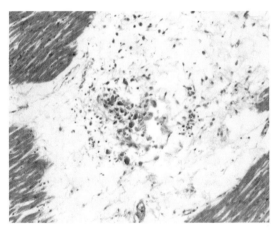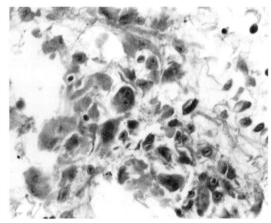

图 6-7　风湿性心肌炎（低倍和高倍）

低倍镜下心肌间质增生水肿,风湿细胞聚集。高倍镜下风湿细胞体积增大,圆形、多边形,细胞界限不清楚。核大,圆形或椭圆形,核膜清楚,周围有空晕区,染色质集中于中央,可见单核、双核或多核,核的横切呈枭眼状

（三）纤维化期或愈合期

为风湿病炎症愈合的特点,经过 3~4 个月后,随着残留的纤维素样坏死物质逐渐被吸收,风湿细胞和成纤维细胞相继转变为纤维细胞,并产生胶原纤维,逐渐纤维化,最后整个风湿小体成为梭形瘢痕。此期病变可持续 2~3 个月。

上述病变发生发展大约经历 4~6 个月。由于风湿病变常反复发作,受累的组织器官中常新旧病变共存,如果病变持续反复进展,可导致严重的纤维化和瘢痕形成。

三、各器官病理变化及临床病理联系

（一）风湿性心脏病

风湿病引起的心脏病变可以表现为风湿性心内膜炎、风湿性心肌炎和风湿性心外膜炎。三者如同时受到侵犯，则称风湿性全心炎（rheumatic pancarditis）。在儿童风湿病患者中 60% ~ 80% 有风湿性心脏病的临床表现。

1. **风湿性心内膜炎（rheumatic endocarditis）** 病变主要侵犯心瓣膜，以二尖瓣最常受累，其次为二尖瓣和主动脉瓣同时受累，二尖瓣的腱索和左心房内膜也可受累。主动脉瓣、三尖瓣和肺动脉瓣极少累。

早期，受累瓣膜的结缔组织发生黏液样变性、纤维素样坏死和炎细胞浸润，部分病例可有风湿小体形成。其后由于瓣膜肿胀及瓣膜受血流的不断冲击，局部内皮细胞受损脱落，其下胶原纤维暴露形成粗糙面，在病变瓣闭锁缘上形成单行排列，直径 1 ~ 2mm 的疣状赘生物，肉眼观，赘生物呈灰白色半透明、串珠状，附着牢固，不易脱落，又称为风湿性疣状心内膜炎（图 6-8）。

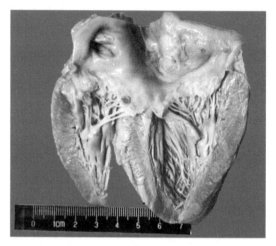

图 6-8 风湿性疣状心内膜炎

二尖瓣瓣膜闭锁缘可见细小赘生物，有时呈溃疡状改变

镜下可见由血小板和白细胞构成的白色血栓，伴小灶状纤维素样坏死，周围出现少量 Aschoff 细胞。

病变后期，由于病变的反复发作，赘生物因肉芽组织长入而机化，引起纤维组织增生，形成瘢痕，导致瓣膜增厚、变硬、卷曲、缩短，相邻瓣叶黏连、腱索增粗、缩短，最后形成慢性心瓣膜病。当病变累及心房或心室内膜时，可引起心内膜灶状增厚及附壁血栓形成。左心房后壁因病变瓣膜关闭不全，受血流反流冲击较重，心壁内膜增厚、粗糙、皱缩，称为马氏斑。

2. **风湿性心肌炎（rheumatic myocarditis）** 主要累及心肌间质结缔组织，心肌小动脉近旁的结缔组织发生纤维素样坏死，继而形成风湿小体。风湿小体呈弥漫或局限分布，大小不一，多呈梭形，最常见于左心室后壁、室间隔、左心房及左心耳。后期，风湿小体纤维化，形成瘢痕。

风湿性心肌炎常可降低心肌收缩力，患者可出现心率加快，第一心音减弱，严重时出现心力衰竭。病变累及传导系统时，可发生传导阻滞。

发生于儿童的病变多为弥漫性间质性心肌炎，渗出明显，心肌间质水肿，有较多的淋巴细胞、嗜酸性粒细胞甚至中性粒细胞浸润。儿童可发生急性充血性心力衰竭。累及传导系统时，可出现传导阻滞。

3. **风湿性心外膜炎（rheumatic pericarditis）** 又称风湿性心包炎，主要累及

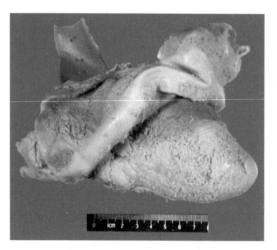

图 6-9 风湿性心外膜炎（绒毛心）

心外膜表面可见大量纤维素渗出，呈绒毛状

心包脏层,呈浆液性或纤维素性炎症。若心包腔内常有大量积液,形成心包积液。若渗出以多量纤维素为主,沉积在脏层和壁层的心包膜上,其表面附着的纤维素可因心脏的搏动呈绒毛状,称为绒毛心(图6-9)。炎症消退后,浆液和纤维素可完全吸收,过多的纤维素不能吸收时,则发生机化,使心外膜脏层和壁层相互黏连(图6-10),极少数形成缩窄性心包炎。心包积液患者,临床上可出现胸闷不适、叩诊心界扩大、听诊心音遥远、X线检查时心影呈烧瓶状。绒毛心患者,临床上可有心前期疼痛,听诊可闻及心包摩擦音。

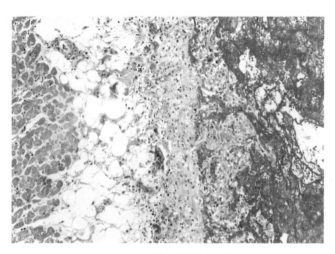

图6-10　风湿性心外膜炎(镜下)
渗出的纤维素与心外膜紧密相连

（二）风湿性关节炎

风湿性关节炎(rheumatic arthritis):75%风湿病患者可出现关节病变,多见于成年患者,多累及四肢大关节,特别是膝、踝关节,其次是肩、腕、肘关节。各关节常先后受累,反复发作,有游走性关节炎之称。局部红、肿、热、痛、活动受限等表现。镜下主要为浆液性炎,关节腔内有浆液和纤维素渗出,滑膜及关节周围结缔组织充血水肿,可有少量风湿小体形成。炎症消退后,渗出物可完全吸收,关节功能恢复正常,一般不留后遗症。

（三）皮肤病变

急性风湿病时,皮肤可出现环形红斑和皮下结节,具有诊断意义。

1. 环形红斑　见于躯干和四肢皮肤,为淡红色环形红晕。镜下:红斑处真皮浅层充血、水肿,血管周围炎细胞浸润。1～2日消退,对急性期有诊断意义。

2. 皮下结节　多见于肘、腕、膝、踝等关节附近伸面皮下,直径0.5～2cm,圆形或椭圆形,质硬,活动,无压痛。镜下结节中心为大片纤维素样坏死物,其周可见增生的成纤维细胞和栅栏状排列的风湿细胞,伴有炎细胞浸润。数周后,结节纤维化而变为瘢痕组织。风湿热时,皮下结节虽不常出现,但有诊断意义。

（四）风湿性动脉炎

风湿性动脉炎以小动脉受累较为常见,常发生于脑动脉、冠状动脉、肾动脉、肠系膜动脉等。急性期,血管壁发生黏液样变性、纤维素样坏死,周围有淋巴细胞和单核细胞浸润、风湿小体形成。后期,病灶纤维化造成血管壁增厚,管腔狭窄,常伴血栓形成。

（五）风湿性脑病

多见于5～12岁儿童,女孩多见,病变以大脑皮层、基底神经节、丘脑及小脑处较为明显,表现为风湿性动脉炎、神经细胞变性和胶质细胞增生,当病变累及锥体外系时,肢体出现不自主的运动,临床称为小舞蹈症(chorea minor)。

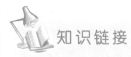 知识链接

类风湿关节炎

类风湿关节炎(RA)是一种原因不明的慢性、以炎性滑膜炎为主的系统性疾病。其特征是手、足小关节的多发性、对称性、侵袭性关节炎症,常伴有关节外器官受累及血清类风湿因子阳性。主要病变为滑膜衬里细胞增生、间质大量炎细胞浸润,以及微血管的新生、血管翳的形成及软骨和骨组织的破坏。早期出现晨僵、响指,晚期可导致关节畸形及功能丧失。

 学习小结

风湿病是一种与 A 组乙型溶血性链球菌感染有关的变态反应性疾病。病变主要累及全身结缔组织,以心脏病变最为严重,尤其是心内膜。风湿病的特征性病变是风湿小体形成,发展过程可分为变质渗出期、增生或肉芽肿期、纤维化或愈合期。风湿性心内膜炎常反复发作,后期形成慢性心瓣膜病。

(李忠阳)

第四节　慢性阻塞性肺疾病

 学习目标

1. 掌握　慢性支气管炎、慢性阻塞性肺气肿、肺源性心脏病的病理变化和临床病理联系。
2. 熟悉　慢性阻塞性肺疾病的概念;慢性支气管炎、慢性阻塞性肺气肿、肺源性心脏病的病因。
3. 了解　慢性阻塞性肺气肿、肺源性心脏病的发生机制。

慢性阻塞性肺疾病(chronic obstructive pulmonary disease,COPD)是一组以慢性气道阻塞、呼气阻力增加和肺功能不全为共同特征的肺部疾病的总称。包括慢性支气管炎、支气管哮喘、支气管扩张症和肺气肿等疾病。

一、慢性支气管炎

慢性支气管炎是发生于支气管黏膜及其周围组织的慢性非特异性炎症,是临床常见病、多发病,以老年人多见,中老年人群中发病率达 15% ~ 20%。临床上以病程长、迁延不愈、反复发作为特点,以咳嗽、咳痰或伴有喘息为主要症状。上述症状每年持续约 3 个月、连续 2 年以上者,即可诊断为慢性支气管炎。本病常见于冬季,感冒后加重,北方较南方多见。病情持续多年者常并发阻塞性肺气肿和慢性肺源性心脏病。

（一）病因和发病机制

慢性支气管炎由多种因素长期综合作用所致。

1. 理化因素　理化因素是慢性支气管炎的常见原因。

（1）吸烟：吸烟与慢性支气管炎密切相关。吸烟者患病率比不吸烟者高2～8倍，吸烟时间越久、日吸烟量越大，患病率越高。香烟烟雾中的焦油、尼古丁、CO等有害物质能损伤支气管黏膜，降低呼吸道黏膜的免疫功能而引发感染；烟雾可刺激小支气管产生痉挛，从而增加气道阻力。

（2）空气污染：大气污染与慢性支气管炎之间存在明显的因果关系，环境中烟尘和粉尘的长期刺激可引起支气管黏膜损伤。

（3）气候因素：本病常在秋冬寒冷季节复发或加重，寒冷空气能引起呼吸道黏液分泌增多、纤毛排送黏液的能力降低和肺泡巨噬细胞功能减弱；秋冬季节容易发生上呼吸道感染。

2. **感染因素**　呼吸道感染是慢性支气管炎发病和加重的重要原因。慢性支气管炎的发病与感冒密切相关，病毒感染导致支气管黏膜损伤和防御功能削弱，为寄生在呼吸道内的细菌继发感染创造了条件。凡能引起感冒的病毒均能引起本病的发病和复发；呼吸道常驻寄生菌如流感嗜血杆菌、肺炎球菌、奈瑟球菌和甲型链球菌是慢性支气管炎急性发作的主要致病菌。

3. **过敏因素**　过敏因素与慢性支气管炎也有一定关系，喘息型慢性支气管炎患者多有过敏史，且以脱敏为主的综合治疗可取得较好的治疗效果。

4. **其他因素**　机体抵抗力降低、呼吸系统防御功能受损及内分泌功能失调也与本病发生有一定关系。40%～60%慢性支气管炎患者有自主神经功能紊乱的表现。

（二）病理变化

慢性支气管炎是气道的慢性非特异性炎症，各级支气管均可受累。早期病变常限于较大的支气管，随着病情的进展逐渐累及较小的支气管和细支气管。

1. **黏膜上皮的损伤与修复**　慢性支气管炎时，黏液纤毛排送系统首先受损。由于炎性渗出和黏液分泌增多，使纤毛黏连、倒伏乃至脱落，纤毛上皮发生变性、坏死，杯状细胞增生，并可发生鳞状上皮化生（图6-11）。

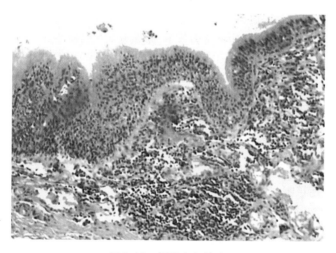

图6-11　慢性支气管炎

2. **腺体增生、肥大、黏液化和退变**　各种有害刺激因素均可引起气管、支气管腺体的变化，表现为大气道黏液腺增生肥大，浆液腺发生黏液化，小气道黏膜上皮杯状细胞增生（图6-12）。黏膜和腺体分泌功能亢进是患者出现咳嗽、咳痰症状的病理学基础。后期，分泌亢进的腺上皮细胞逐渐转向衰竭。此时，黏膜变薄，腺泡萎缩、消失，气道内黏液减少。

3. **其他病变**　慢性支气管炎的早期，支气管壁充血、水肿，淋巴细胞和浆细胞浸润。晚期支气管壁平滑肌、弹力纤维及软骨萎缩破坏，逐渐发生纤维化、钙化，甚至骨化。

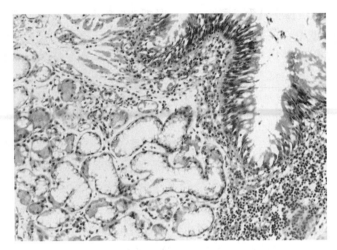

图 6-12　慢性支气管炎

支气管壁腺体增生,杯状细胞增生,慢性炎细胞浸润,血管
扩张充血

（三）临床病理联系

由于支气管黏膜的炎症、黏液腺增生、杯状细胞增多,患者出现咳嗽、咳痰症状。一般为白色黏液泡沫状痰,较黏稠而不易咳出;继发感染时痰量增多,转变为黏液脓性痰。支气管黏膜水肿或腔内炎性渗出物,可引起干性啰音或湿性啰音。慢性支气管炎后期,由于腺体萎缩,患者会出现少痰或无痰。

支气管平滑肌痉挛使支气管狭窄,可引起患者喘息,出现哮鸣音。

由于管壁组织炎性破坏导致弹性减弱,加之长期慢性咳嗽,使支气管在吸气时被动扩张,呼气时不能充分回缩,久之可形成支气管扩张。

长期小气道狭窄及阻塞可引起阻塞性通气障碍,呼气阻力增加,久之可并发慢性阻塞性肺气肿,进而发展成慢性肺源性心脏病。

此外,患者多为年老体弱者,机体抵抗力低下,易并发支气管肺炎。

二、慢性阻塞性肺气肿

慢性阻塞性肺气肿是由于呼吸道阻塞性通气障碍所导致的末梢肺组织（呼吸性细支气管、肺泡管、肺泡囊和肺泡）因气体含量增多而过度扩张并伴有肺泡间隔破坏的一种病理状态。慢性阻塞性肺气肿是常见而重要的慢性阻塞性肺疾病,也是其他支气管疾病和肺疾病的常见并发症。

（一）病因和发病机制

慢性阻塞性肺气肿多继发于慢性支气管炎、频繁发作的支气管哮喘等支气管疾病,其他因素如吸烟、空气污染、各种有害气体及粉尘的长期吸入以及先天性 α_1-抗胰蛋白酶（α_1-AT）缺乏也是重要的原因。

1. **细支气管阻塞性通气障碍**　由于慢性细支气管炎症病变,使小气道管壁破坏、塌陷或管腔内黏液阻塞,并产生"活瓣"作用。吸气时,细支气管扩张,空气进入肺泡;呼气时,管腔缩小、肺泡间孔关闭,加之黏液栓阻塞,使空气不能充分排出。久之导致末梢肺组织过度充气,肺泡壁断裂,肺泡融合成囊泡,形成肺气肿。

2. **细支气管壁和肺泡壁的结构损伤**　正常情况下,细支气管和肺泡壁上的弹力纤维具有支撑作用,并通过回缩力排除末梢肺组织内的气体。长期的慢性炎症破坏了大量的弹力纤维,使细支气管和肺泡的回缩力减弱;而阻塞性肺通气障碍使细支气管和肺泡长期处于高张力状态,弹性降低,使残气量进一步增加。

3. α_1-抗胰蛋白酶水平降低　α_1-抗胰蛋白酶(α_1-AT)广泛存在于组织和体液中,对包括弹力蛋白酶在内的多种蛋白水解酶有抑制作用。炎症时,白细胞的代谢产物氧自由基等能氧化α_1-AT使之失活,导致中性粒细胞和巨噬细胞分泌的弹性蛋白酶数量增多,加剧了细支气管和肺泡壁弹力蛋白、IV型胶原和糖蛋白的降解,破坏了肺组织的结构,使肺泡回缩力减弱。资料显示,遗传性 α_1-AT 缺乏者肺气肿的发生率较一般人高 15 倍。

4. 吸烟　长期吸烟者多由慢性支气管炎进一步发生肺气肿。吸烟可使肺组织内的中性粒细胞和单核细胞渗出,并释放大量弹性蛋白酶和大量氧自由基,氧自由基能抑制肺组织中的 α_1-AT 活性。

（二）类型

肺气肿的分类方法很多,一般按解剖组织学部位将肺气肿分为肺泡性肺气肿与间质性肺气肿两种类型。肺泡性肺气肿病变发生于肺小叶内,常合并有小气道的阻塞性通气障碍,故也称阻塞性肺气肿;间质性肺气肿是由于肺泡间隔破裂,气体进入肺间质所致。根据病变部位和病变范围的不同,肺泡性肺气肿可分为三种类型(图 6-13):

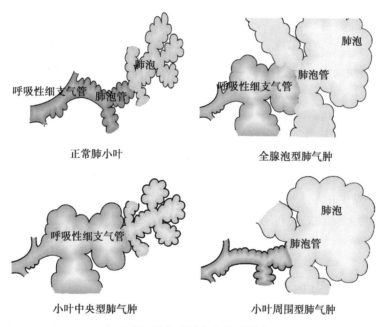

图 6-13　肺泡性肺气肿类型模式图

1. 腺泡中央型肺气肿　最常见,多见于中老年吸烟者或有慢性支气管炎病史者。病变特点是腺泡中央区的呼吸性细支气管呈囊状扩张,而肺泡管、肺泡囊扩张不明显。

2. 腺泡周围型肺气肿　此型多不合并慢性阻塞性肺疾病。主要病变特点是腺泡远侧端肺泡管和肺泡囊显著扩张,而呼吸性细支气管变化不明显。

3. 全腺泡型肺气肿　常见于青壮年、先天性 α_1-AT 缺乏症患者。病变特点是整个腺泡受累,呼吸性细支气管、肺泡管、肺泡囊和肺泡都扩张。重症患者,肺泡间隔破坏断裂,气肿囊腔融合形成直径超过 1cm 的较大囊泡,称为囊泡性肺气肿;气肿囊腔融合形成直径超过 2cm 的囊泡,称为肺大疱,多位于肺膜下。

（三）病理变化

肉眼观,肺气肿多呈弥漫性,肺体积显著膨大,颜色灰白,边缘钝圆,柔软而缺乏弹性,指压后压痕不易消退。切面可见扩大的肺泡囊腔,因肺气肿类型不同,所见囊腔的大小、部位及范围均有所不同(图 6-14A)。

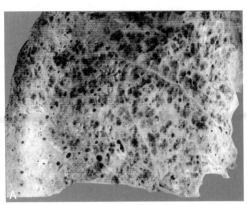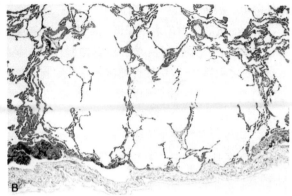

图6-14　肺气肿

镜下,末梢肺组织膨胀,肺泡扩张,肺泡间隔变窄、断裂,相邻肺泡融合形成较大囊腔(图6-14B)。肺泡间隔内毛细血管数量减少,间质肺小动脉内膜呈纤维性增厚。小支气管和细支气管可见慢性炎症改变。

（四）临床病理联系

肺气肿病程进展缓慢。主要病理生理改变是肺活量减少,残气量增加及肺功能降低。

患者除咳嗽、咳痰等慢性支气管炎的症状外,常因阻塞性通气障碍而出现呼气性呼吸困难、气促、胸闷、发绀等缺氧症状。当合并呼吸道感染时,症状加重,并可出现缺氧、呼吸性酸中毒等症状。

由于肺泡内含气量增多,故叩诊呈过清音;因肺容积增大,X线检查见两侧肺野扩大,透明度增加。严重肺气肿患者,由于肺内残气量明显增多,肺容积增大,使患者胸廓前后径加大,肋间隙增宽,横膈下降,形成桶状胸。

肺气肿一旦形成,则难以恢复正常。后期由于肺泡间隔毛细血管受压及数量减少,使肺循环阻力增加,肺动脉压升高,最终导致慢性肺源性心脏病。

在肺膜下有肺大疱形成者,在剧烈咳嗽或过度用力时,肺大疱破裂可发生自发性气胸。

三、慢性肺源性心脏病

慢性肺源性心脏病是由于慢性肺部疾病、肺血管疾病及胸廓疾病引起肺循环阻力增加和肺动脉高压而导致以右心室肥厚、扩张为特征的心脏病,简称肺心病。本病在我国常见,北方地区更为常见。北方地区肺心病患者占住院心脏病患者的首位或第二位,严重地危害着人类健康。

（一）病因和发病机制

1. 原发性肺疾病　引起肺心病的主要原因是慢性阻塞性肺疾病,其中以慢性支气管炎并发阻塞性肺气肿最常见,约占 80%～90%。其后依次为支气管哮喘、支气管扩张症、肺尘埃沉着病、慢性纤维空洞型肺结核和肺间质纤维化等。

这些疾病一方面因部分肺血管床破坏,使肺动脉血流受阻,引起肺动脉高压;另一方面则因肺阻塞性通气障碍而导致动脉血氧分压下降和二氧化碳分压升高,引起肺小动脉反射性痉挛,使肺循环阻力增大,加重肺动脉高压,造成右心室后负荷加重,逐渐发生右心室肥大、扩张。

2. 胸廓运动障碍性疾病　较为少见。严重的脊柱弯曲、胸膜广泛黏连及其他严重胸廓畸形等均可使胸廓活动受限,不仅引起限制性通气障碍,还可导致较大肺血管的受压使肺循环阻力增加,从而引起肺动脉高压和肺心病。

3. 肺血管疾病　少见。原发性肺动脉高压症、广泛或反复发生的肺小动脉栓塞(肿瘤细胞栓子)等可直接引起肺动脉高压和肺心病。

（二）病理变化

1. 肺部病变　除原有肺部疾病（如慢性支气管炎、慢性阻塞性肺气肿、肺尘埃沉着病等）所表现的多种肺部病变外，肺心病时肺内的主要病变是肺小动脉的变化，表现为肺小动脉中膜平滑肌增生肥大，内膜弹力纤维和胶原纤维增生。还可发生肺小动脉炎、肺小动脉血栓形成和机化。此外，肺泡间隔毛细血管数量显著减少。

2. 心脏病变　右心室因肺动脉压升高而发生代偿性肥大，这是肺心病最重要的病理形态标志。心脏明显增大，以右心室病变为主，右心室壁肥厚，心室腔扩张，心尖钝圆。肺动脉圆锥显著膨隆（图6-15）。右心室乳头肌显著增粗。通常以肺动脉瓣下2cm处右心室前壁肌层厚度超过5mm（正常为3~4mm）作为诊断肺心病的病理形态标准。镜下，右心室心肌细胞肥大，核大深染；也可见缺氧引起的心肌细胞萎缩、肌浆溶解、横纹消失，以及间质水肿和纤维组织增生等。

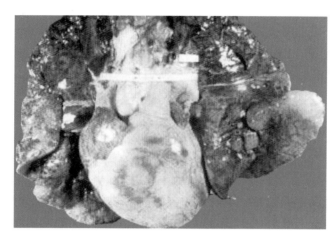

图6-15　慢性肺源性心脏病

（三）临床病理联系

慢性肺源性心脏病临床经过比较缓慢，患者除原有肺部疾病的症状和体征外，逐渐出现呼吸功能不全和右心衰竭的临床表现。右心衰竭的患者出现心悸、颈静脉怒张、肝脏肿大、下肢水肿和浆膜腔积液等表现。右心衰竭多由急性呼吸道感染致使肺动脉压增高所诱发，故积极治疗肺部感染是控制右心衰竭的关键。

病情严重者，由于缺氧、二氧化碳潴留和呼吸性酸中毒等可导致脑水肿而并发肺性脑病，患者出现头痛、烦躁不安、抽搐、嗜睡，甚至昏迷等表现。肺性脑病是肺心病患者的首要死亡原因。

病例分析

患者因反复咳嗽、咯痰22年，心悸、气急、浮肿2年，加重半月收入院。

体检：体温36.8℃，脉搏98次/分，呼吸32次/分。血压94.5/64.5mmHg。神志清，慢性病容，口唇轻度发绀。颈静脉怒张，肝颈静脉回流征阳性，桶状胸。两肺上部可闻干啰音，两肩胛下区闻细湿啰音。心尖搏动剑突下明显。肝肋缘下3cm，质中等，边缘钝，脾未及。双下肢凹陷性浮肿。血象：白细胞计数$11×10^9$/L，中性80%。胸片提示慢性气管炎，肺气肿。

根据上述病史，请问：1. 本例的临床诊断是什么？

2. 肺脏的主要病变是什么？

3. 心脏的主要病理变化是什么？

学习小结

　　慢性阻塞性肺疾病是临床常见病。慢性支气管炎主要病变是黏膜上皮变性坏死,杯状细胞增生,腺体增生肥大;后期可并发肺气肿和肺源性心脏病。慢性阻塞性肺气肿的主要病变是肺泡扩张,肺泡间隔变窄、断裂,相邻肺泡融合形成较大囊腔。慢性肺部疾病与肺源性心脏病有密切关系,右心室因肺动脉压升高而发生代偿性肥大是肺心病最重要的病理形态标志,肺心病患者会逐渐出现右心衰竭的临床表现。

(李宪孟)

第五节　肺　炎

 学习目标

　　1. 掌握　肺炎的病理变化和临床病理联系。
　　2. 熟悉　肺炎的病因和并发症。
　　3. 了解　肺炎的发生机制。

　　肺炎是指肺的急性渗出性炎症,是呼吸系统的常见病。肺炎有多种分类方法,根据引起肺炎的生物因子,将肺炎分为细菌性肺炎、病毒性肺炎、支原体性肺炎、真菌性肺炎和寄生虫性肺炎等;根据病变累及范围,将肺炎分为大叶性肺炎和小叶性肺炎;根据病变性质,将肺炎分为浆液性、纤维素性、化脓性和出血性肺炎等类型。临床上以细菌性肺炎最常见,约占肺炎的80%。本节主要介绍较为常见的细菌性肺炎、病毒性肺炎和支原体肺炎。

一、大叶性肺炎

　　大叶性肺炎是以肺泡内弥漫性纤维素渗出为主要病变特征的急性炎症,主要由肺炎球菌引起。病变通常累及肺大叶的全部或大部。本病多见于青壮年,临床起病急骤,主要症状为寒战、高热、胸痛、咳嗽、咳铁锈色痰,严重者出现呼吸困难和发绀,有肺实变体征和外周血白细胞增多。本病一般经7~10天,患者体温逐渐下降,症状和体征消退。

　　(一) 病因和发病机制
　　大叶性肺炎90%以上由肺炎链球菌感染引起。其他病原菌如肺炎杆菌、金黄色葡萄球菌、溶血性链球菌、流感嗜血杆菌也可引起,但较少见。

　　肺炎链球菌存在于正常人的鼻咽部黏膜,带菌的正常人常是本病的传播源。当疲劳、受寒、麻醉和酗酒时,呼吸道的防御功能减弱,易致细菌进入肺泡而发病。进入肺泡内的病原菌迅速生长繁殖并引起肺组织的变态反应,导致肺泡间隔毛细血管扩张、通透性增高,浆液和纤维蛋白原大量渗出。细菌随炎性渗出物沿肺泡间孔或呼吸性细支气管迅速向邻近肺组织蔓延,从而波及部分或整个肺大叶。

　　(二) 病理变化与临床病理联系
　　大叶性肺炎的主要病理变化是肺泡腔内的纤维素性炎,一般发生于单侧肺的下叶,多见于左肺下叶。在未使用抗生素治疗的情况下,病变可呈现典型的自然发展过程,即充血水肿期、红色肝样变期、灰色肝样变期和溶解消散期。

　　1. 充血水肿期　发病最初的第1~2天,病变肺叶肿胀,暗红色。镜下见肺泡间隔毛细血管弥漫性扩张充血,肺泡腔内有大量渗出的浆液,其内混有少数红细胞、中性粒细胞和巨噬细胞(图6-16)。

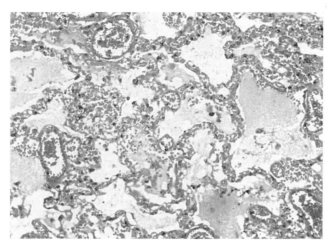

图6-16　大叶性肺炎(充血水肿期)
肺泡壁毛细血管扩张充血,肺泡腔内较多渗出液及少量细胞成分

临床上患者因毒血症而出现寒战、高热和外周血中性粒细胞计数增高等。肺部 X 线(片)检查呈片状模糊阴影;渗出液中常可检出肺炎链球菌。

2. **红色肝样变期**　发病第 3～4 天,病变肺叶肿胀,暗红色,质地变实似肝脏,故称红色肝样变。镜下见肺泡间隔毛细血管仍呈扩张充血状态,肺泡腔内有大量纤维素及红细胞,其间夹杂少量中性粒细胞和巨噬细胞(图6-17)。纤维素连接成网,并穿过肺泡间孔与相邻肺泡中的纤维素网相连。

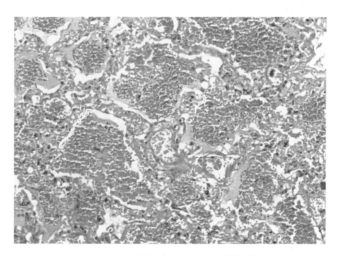

图6-17　大叶性肺炎(红色肝样变期)
肺泡壁毛细血管显著扩张充血,肺泡腔内大量红细胞和纤维素

临床上患者出现咳嗽、咳痰、发绀和胸痛等表现。肺泡腔内的红细胞被巨噬细胞吞噬,形成含铁血黄素随痰咳出,致使痰液呈铁锈色;当病变波及胸膜时,则引起纤维素性胸膜炎,患者出现胸痛,并随呼吸和咳嗽而加重;若病变范围较大,患者动脉血氧分压因肺通气功能和换气功能障碍而降低,可出现呼吸急促、发绀等缺氧症状;X 线(片)检查可见大片致密阴影。此期渗出物中仍能检测出较多的肺炎链球菌。

3. **灰色肝样变期**　发病的第 5～6 天,病变肺叶仍肿大,但充血消退,由红色逐渐转变为灰白色,质实如肝,故称灰色肝样变期。镜下见肺泡腔内渗出的纤维素增多,相邻肺泡纤维素经肺泡间孔相互连接的现象更为多见,纤维素网中有大量中性粒细胞(图6-18)。肺泡间隔毛细血管因肺泡腔内渗出物的压迫而管腔狭窄,故漏出的红细胞很少,肺泡腔内几乎见不到红细胞。

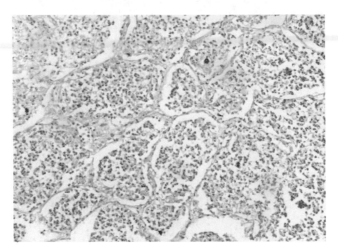

图6-18 大叶性肺炎(灰色肝样变期)
肺泡腔内大量中性粒细胞和纤维素,肺泡壁毛细血管受压管腔变小

此期肺泡虽不能充气,但由于病变肺组织肺泡间隔毛细血管受压,流经病变肺组织的血流量显著减少,静脉血氧含量降低的程度反而改善,故缺氧症状有所缓解。患者痰液逐渐转变为黏液脓性痰。渗出物中的细菌被白细胞吞噬杀灭,机体的特异性抗体已开始形成,故不易检出细菌。肺实变体征与红色肝样变期基本相同。

4. **溶解消散期** 发病后1周左右,机体的防御功能显著增强,病菌被吞噬杀灭。肺泡腔内中性粒细胞变性坏死,释放出大量蛋白水解酶,溶解渗出的纤维素。渗出物由呼吸道咳出或经淋巴管、血管吸收,炎细胞和纤维素逐渐减少(图6-19)。肺内实变病灶消失,气体进入肺泡,肺质地变软。由于肺组织常无明显坏死,肺泡壁结构也未遭破坏,所以大叶性肺炎修复愈合后,肺组织的结构及功能可完全恢复正常。

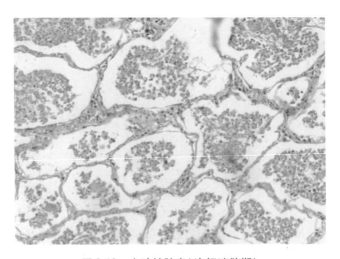

图6-19 大叶性肺炎(溶解消散期)
肺泡腔内中性粒细胞和纤维素数量逐渐减少

患者临床症状和体征逐渐减轻,最终消失。胸部X线(片)检查阴影变淡并逐渐恢复正常。此期历时1~3周。

大叶性肺炎的上述病理变化是一个连续的过程,病变各期无绝对的界限;即使在同一肺叶的不同部位也可呈现不同阶段的病理变化。由于抗生素的有效治疗,干预了本病的自然经过,使病程缩短,典型大叶性肺炎的四期病变经过在实际的病例中已很少见到。

（三）并发症

大叶性肺炎的并发症临床上较为少见。

1. 肺肉质变　由于炎症病灶中性粒细胞渗出过少,释放的蛋白溶解酶不足,导致肺泡内纤维素性渗出物不能完全溶解吸收而由肉芽组织取代(图6-20)。肉眼观病灶呈褐色肉样外观,故称肺肉质变,也称机化性肺炎。

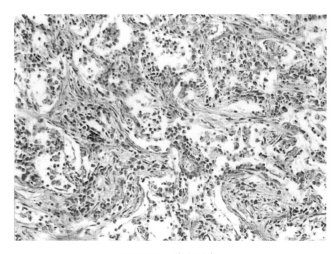

图6-20　肺肉质变

2. 肺脓肿及脓胸　多见于合并金黄色葡萄球菌感染的患者。病变肺组织大量中性粒细胞浸润,并发生坏死、液化而形成脓肿。当脓肿累及胸膜,即可引起脓胸。

3. 败血症　严重感染时,细菌进入血液,大量生长繁殖并产生毒素从而引起败血症。

4. 感染性休克　感染性休克是大叶性肺炎的严重并发症,主要见于重症患者。主要表现为严重的全身中毒症状和微循环衰竭。

二、小叶性肺炎

小叶性肺炎是以细支气管为中心、所属肺小叶为病变单位的急性化脓性炎症,故又称支气管肺炎。本病多发生于小儿、老人以及体弱或久病卧床者。冬春寒冷季节多见。临床主要表现为发热、咳嗽、咳痰等症状,肺部可闻及散在的湿性啰音。

（一）病因和发病机制

小叶性肺炎主要由细菌感染所致,常见致病菌为肺炎球菌、葡萄球菌、嗜血流感杆菌、链球菌、铜绿假单胞菌和大肠杆菌等,其中肺炎球菌是最常见的致病菌,常是多种病菌的混合感染。

小叶性肺炎的发病常与上述细菌中致病力较弱的菌群有关,它们通常是口腔或上呼吸道的常驻菌。当患传染病或营养不良、受寒、昏迷、麻醉等情况下,由于机体抵抗力下降和呼吸道防御功能受损,这些细菌即可侵入细支气管及末梢肺组织,引起小叶性肺炎。

因此,小叶性肺炎常是某些疾病的并发症。①长期卧床患者,由于肺下叶或背侧肺组织的淤血,致病菌易于在该处生长繁殖而引起小叶性肺炎,称坠积性肺炎;②全身麻醉者、昏迷者、溺水者或新生儿,易将上呼吸道分泌物、呕吐物或羊水等吸入肺内,引起吸入性肺炎;③某些急性传染病(流感、麻疹、百日咳)时,机体抵抗力降低,易并发小叶性肺炎。

（二）病理变化

小叶性肺炎主要病理特征是以细支气管为中心的肺组织急性化脓性炎症。

肉眼观，病变肺组织的表面和切面可见散在分布的病灶，以下叶和背侧多见。病灶直径多在0.5～1cm（相当于肺小叶范围），形状不规则，灰黄或暗红色，质实，中央可见细支气管断面（图6-21）。严重患者，病灶可相互融合，形成融合性小叶性肺炎。

镜下，病灶内细支气管黏膜充血、水肿，纤毛柱状上皮变性、坏死脱落；细支气管腔内有大量脓细胞、脱落上皮细胞及渗出的浆液；细支气管管壁结构破坏和中性粒细胞浸润；病变肺组织肺泡间隔毛细血管扩张充血，肺泡腔内充满脓性渗出物。病灶附近的肺泡扩张，呈现不同程度的代偿性肺气肿改变（图6-22）。

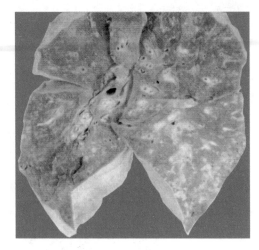

图6-21　小叶性肺炎（肉眼观）

（三）临床病理联系

小叶性肺炎的主要症状是发热、咳嗽和咳痰。由于炎性渗出物刺激支气管黏膜，患者常有咳嗽和咳痰。由于支气管分泌亢进和大量中性粒细胞渗出，痰液常为黏液脓性或脓性。实验室检查，外周血中性粒细胞数量增加。

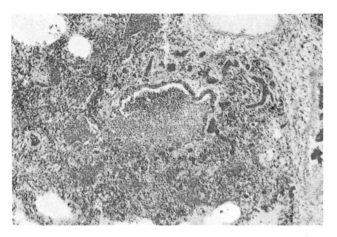

图6-22　小叶性肺炎（镜下观）

由于病灶一般较小且散在分布，肺实变的体征一般不明显。因病变细支气管及其所属肺泡有渗出液，故听诊可闻及湿性啰音。X线（片）检查可见散在、不规则斑点状或片状阴影。

（四）并发症

经及时有效治疗，大多数患者能够治愈。但幼儿和年老体弱者，特别是并发于其他严重疾病时，容易出现并发症，预后不良。

小叶性肺炎较大叶性肺炎并发症较多，且危险性大。常见并发症有：心力衰竭、呼吸衰竭、肺脓肿、脓胸、脓气胸、败血症。病程长且支气管壁破坏严重者，可导致支气管扩张症。

三、病毒性肺炎

病毒性肺炎常是上呼吸道病毒感染向下蔓延所致的间质性肺炎。引起病毒性肺炎的病毒主要有流感病毒、腺病毒、呼吸道合胞病毒、麻疹病毒及单纯疱疹病毒等，其中以流感病毒较常见，可由一种或多种病毒混合感染。除流感病毒性肺炎多见于成人外，其余病毒性肺炎均多见于儿童。主要通过飞沫经呼吸道传染,多发生于冬春季节。一般为散发,偶尔酿成流行,如甲型 H1N1 流感病毒、甲型 H5N1 流感(高致病性禽流感)病毒等引起的肺炎。

（一）病理变化

病毒性肺炎的主要病理变化是肺间质的炎症。

肉眼观,病变常不明显,病变肺组织因充血水肿而轻度肿大。

镜下,病变为弥漫性间质性炎症。主要病理变化是肺泡间隔明显增宽,肺泡间隔血管扩张充血,间质水肿,淋巴细胞和单核细胞浸润;肺泡腔内一般无炎性渗出物或仅有少量浆液(图6-23)。

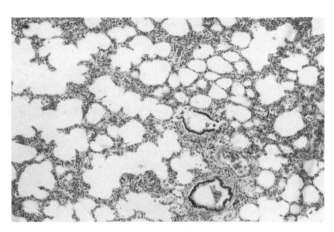

图6-23　病毒性肺炎

严重病例,肺泡腔内可见由浆液、少量纤维蛋白、红细胞及巨噬细胞混合而成的渗出物。由流感病毒、腺病毒和麻疹病毒引起的肺炎,肺泡腔内的浆液性渗出物常浓缩成薄层红染的膜状物贴附于肺泡表面,即透明膜形成。

在增生的上皮细胞和多核巨噬细胞(细胞质或胞核)内可见病毒包涵体。病毒包涵体呈圆形或椭圆形,约红细胞大小,其周围常有一清晰的透明晕。病毒包涵体是病理组织学诊断病毒性肺炎的重要依据。

（二）临床病理联系

由于病毒血症,患者可出现发热、头痛、乏力等全身中毒症状。因炎症刺激支气管黏膜,患者可出现剧烈咳嗽,但无痰。由于肺泡间隔增厚、肺透明膜形成等病变,使气血交换发生障碍,可引起呼吸困难和发绀等缺氧症状。

由于肺泡腔内渗出物少,肺部无啰音及实变体征。严重病例,全身中毒症状和缺氧症状明显,甚至导致心力衰竭和呼吸衰竭。实验室检查,外周血淋巴细胞数量增加。

四、支原体肺炎

支原体肺炎是由肺炎支原体引起的一种急性间质性肺炎。肺炎支原体存在于患者呼吸道分泌物中,主要通过飞沫经呼吸道传播,通常为散发。多发生于儿童和青少年,秋冬季发病较多。

（一）病理变化

肺炎支原体可侵犯整个呼吸道黏膜而引起上呼吸道炎、气管炎、支气管炎和肺炎。肺部病变常累及一叶肺组织,以下叶多见。

肉眼观,病变肺组织呈暗红色,气管或支气管腔可见黏液样渗出物。

镜下,病变主要发生在肺间质,肺泡间隔明显增宽,血管扩张、充血,间质水肿,有大量淋巴细胞、单核细胞浸润。肺泡腔内无渗出物或仅有少量混有单核细胞的浆液渗出。小支气管和细支气管管壁及其周围组织血管扩张充血,有淋巴细胞及单核细胞浸润。重症病例,支气管上皮可发生坏死、脱落。

（二）临床病理联系

临床起病较急,多有发热、头痛、咽痛和全身不适等一般症状。突出表现是支气管和细支气管的急性炎症所引起的剧烈咳嗽,初为干咳,以后咳少量黏液痰。由于肺泡内渗出物较少,故很少有湿性啰音及实变体征。X 线检查显示节段性纹理增强及网状阴影。外周血白细胞计数轻度升高。患者痰液、鼻分泌物及咽拭子培养出肺炎支原体可确诊。

支原体性肺炎预后良好,自然病程约 2 周,患者可自然痊愈。早期使用抗生素可减轻症状,缩短病程。

学习小结

大叶性肺炎属于纤维素炎,主要由肺炎球菌引起;典型病变包括充血水肿期、红色肝样变期、灰色肝样变期和溶解消散期,并发症较为少见。小叶性肺炎属于急性化脓性炎症,常是多种细菌的混合感染;小叶性肺炎并发症较多。病毒性肺炎是由病毒引起的间质性肺炎,儿童较为多见,主要病理变化是肺泡间隔淋巴细胞和单核细胞浸润。支原体肺炎是由肺炎支原体感染引起的一种急性间质性肺炎,多发生于儿童和青少年,临床突出表现是剧烈咳嗽。

（李宪孟）

第六节 慢 性 胃 炎

学习目标

1. 熟悉 慢性胃炎的类型及病变特点。
2. 了解 慢性胃炎的病因及机制。

慢性胃炎（chronic gastritis）是胃黏膜的慢性非特异性炎症,其发病率居胃病之首。

一、病因及发病机制

一般认为,慢性胃炎的发病与以下因素有关:①幽门螺杆菌（helicobacter pylori, HP）感染;②自身免疫性损伤,因部分患者血中抗壁细胞抗体和抗内因子抗体呈阳性;③长期慢性刺激,如长期吸烟酗酒、喜食辛辣、热烫及刺激性食物、滥用水杨酸类药物、急性胃炎反复发作等;④反流的十二指肠液对胃黏膜的破坏。

知识链接

幽门螺杆菌（Helicobacter pylori,简称 HP）

1893 年,意大利病理学家 Bizzozero 首次报告在哺乳动物胃内发现螺旋形微生物。1982 年,澳大利亚学者马歇尔观察到胃黏膜中有一种叫幽门螺杆菌的细菌与慢性胃病发病有关。1994 年世界卫生组织/国际癌症研究机构（WHO/IARC）将幽门螺杆菌定为I类致癌原。巴里·马歇尔（BarryJ. Marshall）和罗宾·沃伦（J. Robin Warren）关于它的研究获得了 2005 年诺贝尔生理学和医学奖。

幽门螺杆菌是一种单极、多鞭毛、末端钝圆、螺旋形弯曲的细菌。长 2.5~4μm,宽 0.5~1.0μm。在胃黏膜上皮细胞表面常呈典型的螺旋状或弧形。在固体培养基上生长时,除典型的形态外,有时可出现杆状或圆球状。幽门螺杆菌是微需氧菌,环境氧要求 5%~8%,在大气或绝对厌氧环境下不能生长。

二、类型及病理变化

根据病理变化可分为以下四类:

1. **慢性浅表性胃炎**(chronic superficial gastritis) 又称慢性单纯性胃炎,是胃黏膜最常见的疾病,胃窦部最常受累。

胃镜检查:病变呈灶性或弥漫性,病变部黏膜充血、水肿,呈淡红色,可伴有点状出血或糜烂,表面覆盖灰黄或灰白色黏液性渗出物。

镜下:病变主要位于黏膜浅层(黏膜上 1/3),有充血、水肿,点状出血,浅表上皮坏死脱落,并见淋巴细胞、浆细胞浸润。胃腺体无异常。

2. **慢性萎缩性胃炎**(chronic atrophic gastritis) 本病以胃黏膜萎缩变薄,黏膜固有腺体减少或消失伴肠上皮化生为特征。慢性萎缩性胃炎分为 A、B 两型(表 6-1)。我国多见 B 型患者,两型胃黏膜病变基本类似。

表 6-1　A、B 型慢性萎缩性胃炎的比较

	A 型	B 型
病因	不明	幽门螺杆菌
发病机制	自身免疫	细菌感染
病变好发部位	胃体和胃底部	胃窦部
血中抗内因子抗体和抗壁细胞抗体	+	－
Vit$_{12}$ 吸收障碍	有	无
恶性贫血	有	无
与癌变关系	不明显	密切

胃镜检查:病变部胃黏膜失去正常的橘红色而呈灰色,黏膜变薄,皱襞变浅甚至消失,黏膜下血管分支清晰可见。

镜下:病变累及黏膜全层。①黏膜固有腺体呈不同程度萎缩变小,数目减少,可呈囊性扩张,胃小凹变浅。②固有膜内慢性炎细胞浸润,病程长者有淋巴细胞聚集或淋巴滤泡形成。③胃窦部增生的黏膜上皮中出现杯状细胞、潘氏(Paneth)细胞和肠吸收细胞,形态结构与小肠黏膜相似,称为肠上皮化生(图 6-24);胃体和胃底部壁细胞和主细胞消失,取代的是类似幽门腺的黏液分泌细胞,称为假幽门腺化生。目前认为肠上皮化生的胃黏膜易发生癌变。

慢性萎缩性胃炎因胃腺体萎缩,壁细胞和主细胞减少或消失,导致胃酸和蛋白酶分泌减少,患者可出现食欲缺乏、消化不良、上腹部不适和疼痛等症状。

3. **慢性肥厚性胃炎**(chronic hypertrophic gastritis) 又称 Menetrier 病。病变常发生在胃底及胃体部,胃黏膜肥厚,黏膜皱襞粗大、加深变宽呈脑回状。镜下,黏膜层肥厚,黏膜腺体增生,腺管延长有时穿破黏膜肌层,黏膜表层黏液分泌细胞增多,固有层浸润的炎细胞较少。

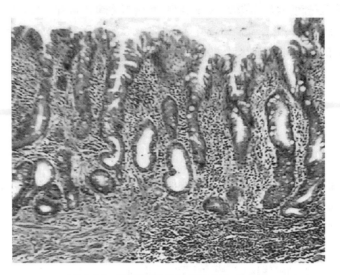

图 6-24　慢性萎缩性胃炎伴肠上皮化生

4. 疣状胃炎(gastritis verrucosa)　病因不清,特征性病变是胃黏膜糜烂,其周围黏膜隆起,形成许多中心凹陷的疣状突起,形如豆疹。主要分布在幽门窦部。镜下见,病变中央凹陷处胃黏膜上皮变性坏死或脱落而糜烂,炎性渗出物覆盖。经局部黏膜上皮再生修复。有时可见修复上皮呈不典型增生。

学习小结

　　慢性胃炎是胃黏膜的慢性非特异性炎症,主要与幽门螺杆菌感染有关,根据病理变化可分为浅表性、萎缩性、肥厚性和疣状胃炎四种类型。其中,慢性萎缩性胃炎以胃黏膜萎缩变薄,黏膜固有腺体减少或消失伴肠上皮化生为特征,具有癌变的潜在可能,属于癌前病变。

（马春梅）

第七节　消化性溃疡病

学习目标

1. 掌握　消化性溃疡概念、病理变化及并发症。
2. 熟悉　消化性溃疡的发病及临床病理联系。
3. 了解　胃溃疡的病因及机制。

　　消化性溃疡病(peptic ulcer disease)是以胃或十二指肠黏膜形成慢性炎性缺损为特征的一种常见病,在 HP 发现之前,鉴于其发生与胃液的自我消化作用有关而得此名,简称溃疡病。十二指肠溃疡较胃溃疡多见,前者约占 70%,后者占 25%,另约 5% 为胃和十二指肠同时发生的复合性溃疡。溃疡病多发生在 20~50 岁,男性多于女性。本病易反复发作,呈慢性经过。临床上,患者有节律性上腹部疼痛、反酸、嗳气等症状。

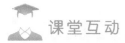

课堂互动

溃疡病和溃疡是一样的吗？为什么？

一、病因及发病机制

溃疡病的病因目前尚未完全阐明,可能与下列因素有关。

1. 幽门螺杆菌感染 近年来发现 HP 感染与溃疡病发生关系十分密切。在 70%～100% 的溃疡病患者胃组织中可检出 HP。HP 可以降低黏膜的防御功能、引起炎症、促使黏膜毛细血管内血栓形成,导致胃和十二指肠黏膜缺血、坏死等,从而促进溃疡形成。

2. 胃液的自我消化作用 长期以来,人们一直认为溃疡的形成是胃或十二指肠黏膜被胃酸和胃蛋白酶自我消化的结果。临床上,胃酸分泌增加的患者易发生溃疡病。空肠与回肠内为碱性环境,一般极少发生溃疡病。但胃-空肠吻合术后,吻合处的空肠可因胃液的消化作用而形成溃疡。这说明胃液的消化作用是溃疡形成的重要因素。

正常情况下,胃和十二指肠黏膜有防御屏障功能,可以抵抗胃液的消化。主要包括①黏液屏障:胃黏膜分泌的黏液形成黏液膜覆盖在黏膜表面,可以避免胃酸对黏膜的直接接触,同时碱性的黏液对胃酸有中和作用。②细胞屏障:黏膜上皮细胞内的脂蛋白可以阻挡胃酸中氢离子逆向弥散进入胃黏膜。③黏膜充足的血液供应、上皮细胞较强的再生能力,保证了黏膜上皮的完整性和屏障功能。但是,当吸烟、饮酒、服用某些药物(如水杨酸类)以及胆汁返流入胃等时,均可使黏膜屏障受到破坏,抗消化能力被削弱。

3. 神经-内分泌功能失调 溃疡病患者常有神经过度紧张、忧虑、迷走神经功能紊乱等现象。精神因素可以引起大脑皮层及皮层下中枢功能紊乱,使胃酸分泌增多,导致溃疡形成。十二指肠溃疡患者迷走神经兴奋性往往增高,可促使胃酸分泌增多,增加了胃液的消化作用。而胃溃疡患者胃酸分泌增多,是由于迷走神经兴奋性降低,胃蠕动减弱,食物潴留在胃内刺激胃窦部,通过胃泌素分泌增加,刺激胃酸分泌旺盛所致。各种原因使肾上腺皮质激素释放增多,也可使胃酸分泌增加、黏液分泌减少。

二、病 理 变 化

胃溃疡多发生在胃小弯,愈近幽门愈多见,尤其是胃窦部,在胃底或大弯侧极为罕见;溃疡通常只有一个,少数可达 2～3 个;溃疡呈圆形或椭圆形;直径多在 2cm 以内,少数可大于 2cm;溃疡边缘整齐,底部平坦;溃疡深达肌层甚至浆膜层;溃疡周围的黏膜皱襞呈放射状向溃疡集中(图 6-25);切面有时呈漏斗状,贲门侧较深,其边缘耸直为潜掘状,而幽门侧较浅作阶梯状。胃溃疡与溃疡型胃癌的肉眼形态需要鉴别(表 6-2)。

表 6-2 胃溃疡与溃疡型胃癌的肉眼形态鉴别

特征	胃溃疡	溃疡型胃癌
外形	圆形或椭圆形	不整形,皿状或火山口状
大小	直径一般<2cm	直径一般>2cm
深度	较深	较浅
边缘	整齐,不隆起	不整齐,隆起
底部	较平坦	凹凸不平,有出血坏死
周围黏膜	皱襞向溃疡集中	黏膜皱襞中断,呈结节状肥厚

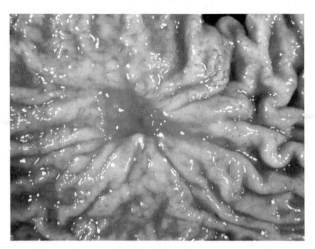

图6-25　慢性胃溃疡(大体)

在胃小弯幽门处有一溃疡,边缘整齐,周围黏膜水肿,黏膜
皱襞向周围放射状排列

十二指肠溃疡多发生在球部的前壁或后壁,溃疡一般较小,直径多在1cm以内,溃疡较浅,易于愈合。

镜下见,溃疡底的组织结构由表及深大致分四层(图6-26):①渗出层:为表面的少量纤维素和中性粒细胞;②坏死层:由红染、无结构的坏死组织构成;③肉芽组织层:为新生的肉芽组织;④瘢痕层:由肉芽组织转化而来的陈旧瘢痕组织构成。瘢痕组织内的小动脉因受炎症刺激而形成增生性动脉内膜炎,使管壁增厚、管腔狭窄或有血栓形成。血管的变化可造成局部供血不足,妨碍组织再生,不利于溃疡愈合,但却在一定程度上可以防止溃疡血管破裂、出血。溃疡底部神经纤维损伤断裂后可呈球状增生(创伤性神经瘤),这种变化可能是某些患者产生顽固性疼痛的原因之一。

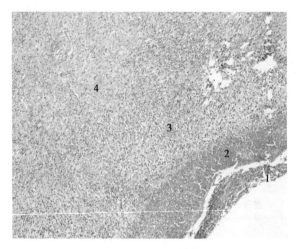

图6-26　慢性胃溃疡

1.渗出层;2.坏死层;3.肉芽组织层;4.瘢痕组织层

三、临床病理联系

1. 节律性上腹部疼痛　是溃疡病患者的主要临床表现。疼痛常与进食有明显的关系,并且胃溃疡和十二指肠溃疡患者的疼痛呈现不同的规律。胃溃疡患者的疼痛多出现在餐后半小时至1小时内,下次餐前消失。可能是进食后促使胃泌素分泌亢进,使胃酸分泌增多,刺

激溃疡周边神经末梢,以及胃肌收缩或痉挛而引起疼痛,待胃排空后,疼痛即缓解。十二指肠溃疡的疼痛常发生在空腹或夜间,进餐后减轻或消失。这是因为夜间和饥饿时,迷走神经兴奋性增高,胃酸分泌增多刺激溃疡周边神经末梢,引起疼痛。进食后将胃酸中和,疼痛即缓解。

2. 反酸、呕吐、嗳气　反酸、呕吐是由于胃幽门括约肌痉挛及胃逆蠕动,使酸性胃内容物向上反流至食管或口腔所致。胃内容物排空受阻,滞留在胃内的食物发酵产气,则出现嗳气和上腹部饱胀感。

3. X 线检查　溃疡处可见钡剂龛影。

四、结局及并发症

（一）愈合

当溃疡不再发展,底部渗出物及坏死组织逐渐被吸收、排出,肉芽组织增生填补缺损,进而逐渐纤维化形成瘢痕。同时周围黏膜上皮再生覆盖溃疡面而愈合。

（二）并发症

1. 出血　是溃疡最常见的并发症,发生率约为 35%。如果溃疡底部毛细血管破裂,则出血量少,患者大便潜血阳性。若溃疡底部大血管破裂,患者出现黑便及呕血,严重者可发生出血性休克。

2. 穿孔　是由于溃疡底部组织不断被侵蚀,最终穿透胃或十二指肠壁而发生穿孔,是最危险的并发症约见于 5% 的患者。如果胃或十二指肠内容物经穿孔处溢入腹腔,引起急性弥漫性腹膜炎,称为急性穿孔。此时,除腹部压痛尤其是反跳痛外,气腹征是胃肠道穿孔的最直接证据。当溃疡波及浆膜层并与邻近器官(脾、肝、胰、大小网膜)黏连后发生的穿孔叫慢性穿孔,常形成局限性腹膜炎或脓肿。

3. 幽门狭窄或梗阻　约占 3%。经久的溃疡易形成大量瘢痕,由于瘢痕组织收缩及幽门括约肌痉挛可造成幽门狭窄,严重者导致幽门梗阻。使胃内容物通过困难,患者出现反复呕吐,引起脱水、电解质及酸碱平衡紊乱。

4. 癌变　癌变常发生于经久不愈的胃溃疡,癌变率不超过 1%。十二指肠溃疡几乎不发生癌变。

 学习小结

　　消化性溃疡病包括胃溃疡和十二指肠溃疡,其中,以十二指肠溃疡最多见。近年来发现 HP 感染与溃疡病发生关系十分密切。消化性溃疡重点掌握胃溃疡的病理变化及并发症,其肉眼形态主要从溃疡发生的部位、数目、形状、大小、边缘、底部、深度、溃疡周围的黏膜皱襞及切面等方面进行观察。并且需要与溃疡型胃癌的肉眼形态做鉴别。镜下则从溃疡底部四层结构及底部神经、血管及溃疡周围黏膜的变化来掌握。消化性溃疡病的并发症有出血、穿孔、幽门狭窄或梗阻、癌变。

（马春梅）

第八节　病毒性肝炎

学习目标

1. 掌握　病毒性肝炎的基本病变。
2. 熟悉　病毒性肝炎的病理临床类型及病理临床联系。
3. 了解　病毒性肝炎的病因、发病机制和传播途径。

病毒性肝炎(viral hepatitis)是由各种肝炎病毒引起的以肝细胞变性、坏死为主要病变的传染病。各型肝炎临床表现相似,主要表现为乏力、食欲减退、厌油感、肝大及肝功能异常等,部分病例可出现黄疸,少数可发展为肝硬化和肝细胞癌,也可表现为无症状感染。其传染性强,发病率高,是全球最重要的传染病之一。我国是病毒性肝炎的高发区,其中乙型肝炎表面抗原携带者约1.2亿人,每年因肝病死亡者约30万人。该病对我国人口健康威胁极大,是我国重点防治的传染病。

一、病因及发病机制

(一) 病因

1. 甲型肝炎病毒(hepatitis A virus,HAV)　HAV经消化道感染,可散发或造成流行。其通过肠道上皮经门静脉系统到达肝脏,并在肝细胞内复制,分泌入胆汁,故粪便中可查到病毒。血液中可供检测的标记物有抗HAV IgM、抗HAV IgG和抗HAV。

2. 乙型肝炎病毒(hepatitis B virus,HBV)　HBV可经血流、血液污染的物品、吸毒或密切接触传播等途径传播。HBV有一糖蛋白外壳称B型肝炎表面抗原(HBsAg),在感染的肝细胞表面可分泌大量HBsAg,使机体免疫系统,尤其是CD8$^+$T细胞识别并杀伤感染细胞,导致肝细胞坏死或凋亡。在HBV核心区有一多肽转录物(HBeAg),可分泌到血液中。HBV的核壳体有"核心蛋白"(乙型肝炎核心抗原,HBcAg),其一直在感染的肝细胞内,因此患者血液中不易检出。

3. 丙型肝炎病毒(hepatitis C virus,HCV)　HCV主要通过注射或输血传播,可直接破坏肝细胞,也有实验证明免疫因素也是肝细胞损伤的重要原因。人感染HCV后可在血液中检出HCV RNA、抗HCV;抗HCV无保护作用,是HCV感染的标志。

4. 丁型肝炎病毒(hepatitis D virus,HDV)　HDV是一复制缺陷型RNA病毒,必须依赖同HBV复合感染才能复制,所以有两种感染途径,一是HDV与HBV同时感染,称共同感染;二是在HBV感染的基础上重叠感染HDV,称为重叠感染。感染HDV后,血液中可供检测的标记物有HDAg、抗HDV、抗HDV IgM和HDV RNA,其中抗HDV无保护作用。

5. 戊型肝炎病毒(hepatitis E virus,HEV)　HEV主要通过消化道传播,易在雨季和洪水过后流行,在环境和水源卫生状况差的地区,每年都有散发病例。血液中可供检测的标记物有抗HEV IgG、抗HEV IgM和HEV RNA。

6. 庚型肝炎病毒(hepatitis G virus,HGV)　HGV感染主要发生在透析患者,通过污染的血液或血制品传播,也可能经性传播。HGV是否为肝炎病毒尚有争议,因为有人认为HGV也能在单核细胞中复制,所以不一定是噬肝病毒。

各型肝炎病毒的特点详见下表(表6-3):

表6-3　各型肝炎病毒的特点

病毒类型	性质	潜伏期(周)	传染途径	转为慢性肝炎	暴发性肝炎
HAV	单链 RNA	2~6	肠道	无	0.1%~0.4%
HBV	DNA	4~26	密切接触、输血、注射	5%~10%	<1%
HCV	单链 RNA	2~26	同上	>70%	极少
HDV	缺陷 RNA	4~7	同上	共同感染<5%,重叠感染80%	共同感染3%~4%,重叠感染7%~10%
HEV	单链 RNA	2~8	肠道	无	合并妊娠20%
HGV	单链 RNA	不详	输血、注射	无	不详

(共同感染:指 HDV 与 HBV 同时感染;重叠感染:指在 HBV 感染的基础上重叠感染 HDV)

 知识链接

　　乙型肝炎有三对抗原抗体系统,即表面抗原(HBsAg)与抗体、e 抗原(HBeAg)与抗体、核心抗原(HBcAg)与抗体。其中 HBcAg 存在于肝细胞核内,不易检出,其他五项血清指标就是俗称的"乙肝两对半"。"乙肝两对半"检查是用来判断是否感染乙肝或粗略估计病毒复制水平的初步检查。

　　包含转氨酶在内的肝功能检查主要衡量肝脏是否有肝细胞坏死或炎症存在,是临床治疗的重要参考指标。HBV-DNA 是 HBV 感染最直接、特异性强和灵敏度高的指标,检测其含量可以了解患者体内的病毒含量和病情发展状况,对患者的治疗有很好的指导作用。一般来说,HBV-DNA 越高,病毒复制越厉害,传染性越强。

（二）发病机制

　　肝炎病毒感染肝细胞后,大多数情况并不直接损伤肝细胞,而是分泌大量抗原到受感染的肝细胞表面,使机体的免疫系统,尤其是 CD8$^+$T 细胞识别并杀伤感染细胞,导致肝细胞坏死或凋亡。至于肝细胞损伤的程度和范围,则取决于多种因素,尤其与进入机体病毒的毒力、数量和机体的免疫状态有密切关系。下面以乙型肝炎为例,阐述病毒性肝炎的发病机制(表6-4)。

表6-4　乙型肝炎的发病机制

T 细胞功能	病毒		临床类型
	数量	毒力	
正常	多	强	重型肝炎
	少	弱	急性普通型肝炎
不足	部分被杀灭,部分再感染		慢性肝炎
免疫耐受(缺陷)	持续复制,肝细胞无损伤		病毒携带者

二、基本病理变化

　　各型病毒性肝炎的病理变化基本相同,都属于变质性炎,即以肝细胞变性、坏死为主,同时伴有不同程度的炎细胞浸润、肝细胞再生和纤维组织增生。

（一）肝细胞变性坏死

1. 肝细胞变性

（1）细胞水肿：是各型病毒性肝炎最常见的轻度变性类型，是肝细胞受损后细胞内水分明显增多所致。光镜下可见病变的肝细胞体积增大，细胞质疏松呈网状、半透明，称为胞质疏松化。若病变进一步发展，细胞胀大呈球形，细胞质几乎完全透明，称为气球样变（图6-27）。高度气球样变的肝细胞最终可发生溶解坏死。

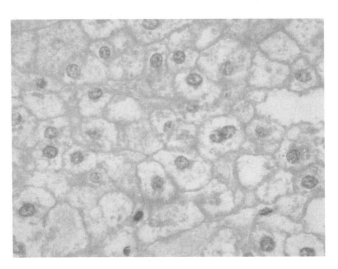

图6-27 肝细胞气球样变

（2）嗜酸性变：是散在分布在肝小叶内，仅累及单个或几个肝细胞的一种变性类型。光镜下见病变的肝细胞由于细胞质水分脱失而体积缩小，细胞质嗜酸性增强而红染加深。胞核浓缩，染色也有加深（图6-28）。

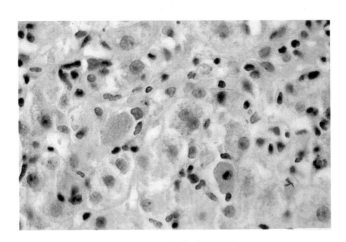

图6-28 肝细胞嗜酸性变

2. 肝细胞坏死

（1）嗜酸性坏死：由嗜酸性变发展而来，细胞质进一步浓缩，胞核也浓缩甚至消失，最终形成深红色的圆形小体（图6-29），并与相邻的肝细胞脱离，称为嗜酸性小体。目前认为肝细胞嗜酸性变是肝细胞凋亡的早期改变，而嗜酸性坏死为肝细胞凋亡，嗜酸性小体即凋亡小体。

（2）溶解性坏死：由细胞水肿、气球样变发展而来，坏死的肝细胞崩解、消失。根据坏死的范围、分布等特点可将溶解性坏死分为四种类型。①点状或灶状坏死：肝小叶内散在的灶状肝细胞坏死，每个坏死灶仅累及几个或几十个肝细胞，同时伴有炎细胞浸润，常见于急性普通型肝

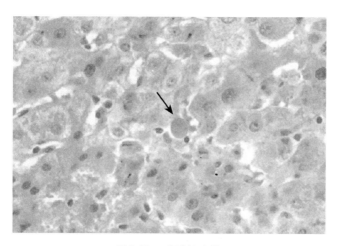

图 6-29　嗜酸性小体

炎(图6-30)。②碎片状坏死:肝小叶周边界板处的少量肝细胞呈小片状溶解性坏死,同时伴有炎细胞浸润,常见于慢性肝炎活动期。③桥接坏死:散在的肝细胞坏死灶互相融合,形成连接中央静脉与汇管区之间,两个汇管区之间或两个中央静脉之间的坏死带,称为桥接坏死。常见于中、重度慢性肝炎(图6-31)。④亚大块坏死和大片坏死:亚大块坏死是指几个肝小叶的大部分或全部融合性溶解坏死,常见于亚急性重型肝炎。大块坏死是指大部分肝组织的大片融合性溶解坏死,常见于急性重型肝炎。

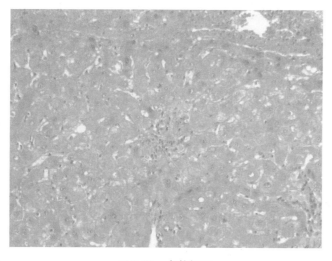

图 6-30　点状坏死

（二）炎细胞浸润

肝炎时在汇管区或肝小叶内常有不同程度的炎细胞浸润,主要以淋巴细胞和单核细胞为主。

（三）肝细胞再生与间质反应性增生

1. 肝细胞再生　肝细胞坏死后,邻近健康的肝细胞可通过分裂增生来修复。再生的肝细胞体积较大,核大而深染,有的可有双核。肝小叶能否恢复原有的正常结构,则取决于肝小叶内网状纤维支架是否完整。如果坏死严重,原肝小叶内的网状纤维支架塌陷,再生的肝细胞则呈团块状排列,称为结节状再生。

2. 库普弗（Kupffer）细胞增生　Kupffer 细胞是位于肝血窦内的巨噬细胞,在病毒性肝炎时可发生增生,参与炎细胞浸润。

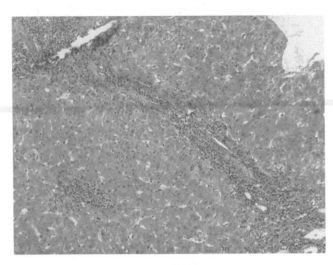

图 6-31　桥接坏死

3. 肝星状细胞增生　肝星状细胞在肝炎时可分化为肌纤维母细胞样细胞,合成并分泌胶原纤维。如果肝炎导致肝细胞反复而严重的坏死,则有大量胶原纤维生成,并最终发展为肝纤维化甚至是肝硬化。

<h1 style="text-align:center">三、临床病理类型</h1>

病毒性肝炎除了可按病原类型进行分类之外,还可按临床病理进行分类,具体分类及特点阐述如下:

（一）急性（普通型）肝炎

急性肝炎最为常见,病程较短,一般不超过半年。临床上根据患者是否出现黄疸而将其分为黄疸型和无黄疸型,两者病理变化基本相同。我国以无黄疸型多见,且多为乙型肝炎。黄疸型的病变略重,多见于甲型、丁型和戊型肝炎。

1. 病理变化　肉眼观察,可见肝体积增大,包膜紧张。光镜下见弥漫性肝细胞水肿,表现为细胞质疏松化和气球样变。肝小叶内可见散在分布的点状坏死和嗜酸性小体。汇管区及小叶内有少量炎细胞浸润。黄疸型坏死稍重,毛细胆管内常有淤胆和胆栓形成。

2. 临床病理联系　由于肝脏体积增大,临床上可表现为肝肿大、肝区疼痛。由于有肝细胞坏死,细胞内酶类被吸收入血,可造成血清谷丙转氨酶等酶类升高,同时可能引起不同程度的肝功能异常。黄疸型患者还可以因为肝细胞坏死稍重,使胆红素的摄取、结合和分泌发生障碍,加上毛细胆管因肝细胞水肿受压等原因而出现黄疸。

3. 结局　急性肝炎患者大多数能在半年内逐渐恢复,损伤的肝细胞可通过完全再生来修复。部分乙型、丙型肝炎患者恢复较慢,需半年到 1 年。其中乙型肝炎约 5% ~ 10%、丙型肝炎约 70% 可转变为慢性肝炎。

（二）慢性（普通型）肝炎

病毒性肝炎病程持续半年以上即为慢性肝炎,其中 80% 属于乙型肝炎。慢性肝炎按炎症活动度、肝细胞坏死和纤维化程度划分为轻、中、重三型。

1. 轻度慢性肝炎　可见肝细胞变性、坏死,但坏死较轻,主要为点状坏死,偶见轻度碎片状坏死。汇管区周围纤维组织增生,但肝小叶结构完整。

2. 中度慢性肝炎　肝细胞变性、坏死较明显,出现中度碎片状坏死和特征性的桥接坏死。肝小叶内有纤维间隔形成,但小叶结构大部分保存。

3. **重度慢性肝炎**　肝细胞坏死重且广泛,有重度碎片状坏死和大范围的桥接坏死。坏死区肝细胞不规则再生,纤维间隔分割肝小叶结构。

4. **毛玻璃样肝细胞**　多见于 HBsAg 携带者及慢性肝炎患者的肝组织。镜下见肝细胞体积稍大,细胞质内充满嗜酸性细颗粒状物质,不透明似毛玻璃样,故称毛玻璃样肝细胞(图6-32)。用免疫组织化学染色呈 HBsAg 阳性反应,证实了肝细胞细胞质内有 HBsAg 的存在。

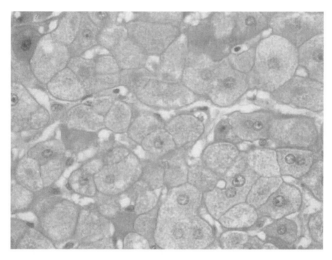

图6-32　毛玻璃样肝细胞

（三）重型肝炎

本型肝炎病情最为严重,根据发病缓急及病变程度的不同,又分为急性重型肝炎和亚急性重型肝炎。

1. **急性重型肝炎**　少见,起病急,病程短(10天左右),病死率高,临床上又称暴发型肝炎或电击型肝炎。

(1) 病理变化:肉眼:肝体积显著缩小,重量减轻,质软如泥,表面包膜皱缩。切面呈黄色或红褐色,有的区域呈红黄相间的斑纹状,故又称急性黄(红)色肝萎缩(图6-33)。镜下:肝细胞呈弥漫性大块坏死或亚大块坏死,仅小叶周边部残留少数变性的肝细胞。肝窦明显扩张充血并有出血,Kupffer 细胞增生肥大,并吞噬细胞碎屑及色素。小叶内及汇管区有淋巴细胞和巨噬细胞为主的炎细胞浸润,残留的肝细胞和小胆管再生不明显。

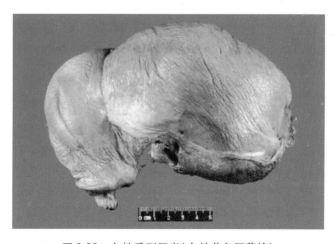

图6-33　急性重型肝炎(急性黄色肝萎缩)

（2）临床病理联系：由于大量肝细胞迅速溶解坏死，可导致：①胆红素大量入血而引起肝细胞性黄疸；②凝血因子合成障碍而引起出血倾向；③肝脏对各种代谢产物的解毒功能发生障碍而发生肝性脑病；④胆红素代谢障碍及血液循环障碍等而诱发肝肾综合征。

（3）结局：本型肝炎患者多数在短期内死亡，原因主要为肝功能衰竭，其次为消化道大出血、肾功能衰竭、DIC 等。少数患者度过急性期，迁延为亚急性重型肝炎。

2. 亚急性重型肝炎　多数是由急性重型肝炎迁延而来，少数由急性普通型肝炎恶化进展而来。起病较急性重型肝炎稍慢，病程较长，可达数周至数月。

（1）病理变化：①肉眼：肝体积缩小，包膜皱缩，病程长者可形成大小不等的结节，质地略硬。切面呈可见红褐色或土黄色的坏死区和黄绿色（胆汁淤积）的再生结节。②镜下：既有大片的肝细胞坏死，又有肝细胞结节状再生。坏死区的网状纤维支架塌陷，使再生的肝细胞不能沿原有的支架排列而呈结节状。增生的结节间可见炎细胞浸润，小叶周边部小胆管增生并有胆汁淤积形成胆栓。

（2）结局：如及时合理治疗，病变有望停止甚至治愈，但多数患者病情迁延，逐渐过渡为坏死后肝硬化。

 病例分析

患者男，15 岁，因发热，食欲减退，恶心 7 天，皮肤黄染 2 天入院。

患者 7 天前无明显诱因出现发热 38.5℃，伴全身乏力、食欲减退，恶心，右上腹不适。曾服用"感冒药"无好转。2 天前开始出现皮肤黄染伴尿黄，遂入院。

体格检查：体温 37.5℃，脉搏 82 次/分，呼吸 20 次/分，血压 120/76mmHg。皮肤、巩膜黄染，肝肋下 2.5cm，质软，轻压痛和叩击痛。实验室检查：血红细胞数 $4.5×10^{12}$/L，血红蛋白 130g/L，血小板 $220×10^9$/L，白细胞 $5.5×10^9$/L，中性粒细胞 60%，尿胆红素（＋），尿胆原（＋）。

讨论：1. 本病例最可能的诊断是什么，诊断依据是什么？

2. 应用所学知识解释本病例主要的临床表现。

学习小结

肝炎病毒进入机体，其本身的抗原可刺激机体产生相应的抗体。同时，病毒在肝内复制并分泌到血液中，通过检测患者血清中抗原、抗体和病毒 DNA，就可以找到病毒在机体内是否存在、复制活跃程度、传染性强弱的证据。病毒性肝炎属于肝细胞损伤为主的变质性炎，包含转氨酶、血浆蛋白和胆红素含量等指标的肝功能检查则可以帮助了解肝脏损伤情况。上述项目的检查结果都有助于病毒性肝炎的诊断、分型，治疗方案的制订和治疗效果的判断。

（梁俊晖）

第九节 肝 硬 化

学习目标

1. 掌握 肝硬化、假小叶的概念;门脉性肝硬化的病理变化及临床病理联系。
2. 熟悉 坏死后性和胆汁性肝硬化的病变特点。
3. 了解 肝硬化的病因及机制。

肝硬化(liver cirrhosis)是指多种原因引起的肝细胞弥漫性变性、坏死,广泛纤维组织增生和肝细胞结节状再生,三种病变反复交替进行,使肝小叶结构破坏,继而形成假小叶,肝内血液循环被改建,最后导致肝脏变形、变硬。是临床上常见的肝脏疾病。

肝硬化至今尚无统一分类方法。国际按纯形态分类为小结节型、大结节型、大小结节混合型和不全分割型;我国目前仍采用的是病因、病变特点和临床表现结合的分类法,分为门脉性、坏死后性、胆汁性、淤血性、寄生虫性、色素性等类型。其中门脉性肝硬化最常见。

一、门脉性肝硬化

门脉性肝硬化(portal cirrhosis)是最常见的一型肝硬化,是指以门静脉高压为主要表现,相当于国际纯形态分型中的小结节型肝硬化。发病年龄多在 20 ~ 50 岁。早期可无明显症状,后期出现门脉高压和肝功能障碍。

(一)病因及发病机制

1. 病毒性肝炎 慢性病毒性肝炎是我国肝硬化最常见的病因,其次是亚急性重型肝炎。尤其是乙型和丙型病毒性肝炎与肝硬化关系密切,故又称为肝炎后肝硬化。肝硬化患者 HBsAg 阳性率高达 75.3%。

2. 慢性酒精中毒 长期酗酒是引起肝硬化的另一个常见病因,在欧美一些国家由此引起的肝硬化占 60% ~ 70% 以上。

3. 营养缺乏 动物实验证明,若食物中长期缺乏胆碱和蛋氨酸等营养物质时,可引起脂肪肝并逐渐发展为肝硬化。

4. 肝毒性物质 许多化学物质如四氯化碳、辛可芬及黄曲霉毒素等对肝脏有损害作用,长期作用可引起肝硬化。

上述各种因素引起肝细胞变性、坏死及炎症反应,继发肝内广泛的胶原纤维增生和肝细胞结节状再生。由于肝小叶网状支架塌陷,再生的肝细胞未能规则排列而呈结节状。增生的胶原纤维来源于:①网状纤维胶原化;②贮脂细胞分泌胶原纤维;③汇管区成纤维细胞增生分泌。增生的胶原纤维相互连接,形成纤维间隔,不断穿插分割肝小叶或再生的肝细胞团,形成假小叶,使肝脏结构和血液循环途径被改建,肝脏变形、变硬而形成肝硬化。

(二)病理变化

早期,肝脏体积和重量正常或略增大,质地正常或稍硬。后期肝体积明显缩小,重量减轻至 1000g 以下,硬度增加。表面呈结节状,结节大小相仿,直径多在 0.1 ~ 0.5cm 之间,一般不超过 1cm,弥漫分布(图 6-34)。切面布满圆形或类圆形岛屿状结构,其大小与表面结节一致,结节间被灰白色纤维组织包绕,形成窄而均匀的纤维间隔。

镜下见,肝小叶正常结构被破坏,形成假小叶(pseudolobule)。假小叶是指由广泛增生的纤维组织分割包绕肝小叶或再生的肝细胞结节而形成的大小不等、圆形或椭圆形的肝细胞团(图 6-35),是肝硬化重要的形态学标志。假小叶具有以下特点:①肝细胞排列紊乱,既有变性、坏死

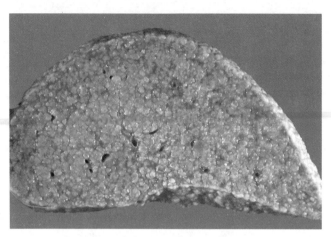

图 6-34　门脉性肝硬化(大体)

肝脏体积明显缩小,重量减轻。硬度增加,表面和切面见弥
漫全肝的小结节

的肝细胞,还有再生肝细胞;②中央静脉偏位、缺如或有两个以上;③有时可见汇管区也被包在假小叶内。包绕假小叶的纤维间隔比较窄而且较一致,内有少量淋巴细胞和单核细胞浸润,并伴有小胆管和无管腔的假胆管增生。

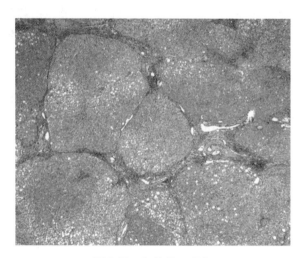

图 6-35　门脉性肝硬化

肝小叶结构破坏,纤维间隔及假小叶形成

(三) 临床病理联系

肝硬化早期由于肝功能的代偿,患者可无或仅有较轻的临床症状,表现为乏力、食欲缺乏、轻度肝大。随病变发展,由于肝脏正常结构被破坏和肝内血液循环途径被改建,肝脏代偿功能逐渐丧失,患者出现门脉高压症和肝功能障碍。

1. 门脉高压症　门脉性肝硬化时,患者门静脉压力升高至 25.5cmH_2O 以上(正常为 8 ~ 12cmH_2O),其发生机制有:①小叶中央静脉及肝窦周围纤维组织增生,造成窦性阻塞,使门静脉血进入肝窦受阻;②假小叶压迫小叶下静脉,使肝窦内血液流出受阻,即窦后性阻塞,进而妨碍门静脉血入肝;③肝动脉与门静脉的小分支在汇入肝窦前形成异常吻合,压力高的肝动脉血流入门静脉,使门静脉压力增高,形成窦前性阻塞(图 6-36)。

门静脉高压,使其所属器官的静脉血液回流受阻(图 6-37),则发生脾大、胃肠道淤血水肿、腹腔积液和侧支循环形成等临床表现,称为门脉高压症。

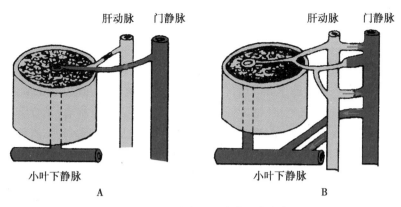

图 6-36　肝动脉与门静脉异常吻合
A. 正常时肝内血液循环；B. 肝硬化时肝内血管异常吻合

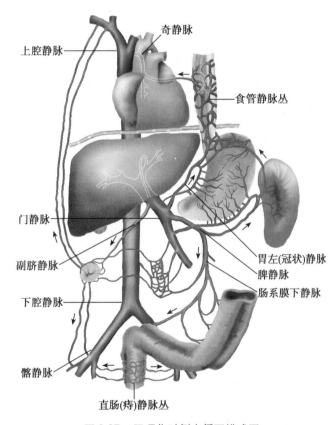

图 6-37　肝硬化时侧支循环模式图

（1）脾大：肝硬化患者中，约有 70% ~85% 由于脾静脉回流受阻，脾因慢性淤血而肿大。脾脏体积增大，重量增加到 400 ~500g（正常 140 ~180g），甚至可达 1000g。镜下见，脾窦扩张淤血，窦内皮细胞增生，脾小体萎缩，红髓内纤维组织增生，部分可见含铁结节形成。脾大患者可伴有脾功能亢进，患者出现贫血、出血和白细胞减少。

（2）胃肠道淤血、水肿：由于门脉高压，使胃肠静脉回流受阻，导致胃肠壁淤血、水肿，从而造成消化吸收功能障碍，患者出现食欲缺乏、腹胀、腹泻、消化不良等症状。

（3）腹腔积液：腹腔积液多出现在肝硬化晚期，量较大，以致腹部明显膨隆。腹腔积液为淡黄色、澄清透明的漏出液。腹腔积液形成的机制为：①门静脉压升高，使门静脉系统淤血，肠及肠系膜毛细血管压升高，管壁通透性增加，液体漏入腹腔；②肝细胞变性、坏死，合成白蛋白的功能降低,出现低蛋白血症,致使血浆胶体渗透压下降;③窦性或窦后性阻塞,使肝窦内压升高,液体漏出,未能及时被淋巴管吸收的部分经肝被膜漏入腹腔;④肝脏对醛固酮和抗利尿激素的灭活功能减低,使其在血中水平升高,导致钠水潴留。当腹腔积液形成后,由于有效循环血量减少,进一步促进肾素—血管紧张素—醛固酮分泌增加。

（4）侧支循环形成:门静脉压升高后,门静脉和腔静脉吻合支开放,形成侧支循环,使部分门静脉血经侧支循环绕过肝脏直接回右心。主要的侧支循环及并发症有:①食管下段静脉丛曲张:是门静脉高压最直接的表现。门静脉血经胃冠状静脉、食管下段静脉丛、奇静脉入上腔静脉而回右心。曲张的食管下段静脉在腹压升高或粗糙食物磨损时,极易破裂,引起致命性上消化道大出血。是肝硬化患者常见死因之一。②直肠静脉丛曲张:门静脉血经肠系膜下静脉、直肠静脉丛、髂内静脉流入下腔静脉回右心,引起直肠静脉丛曲张,形成痔,破裂可出现便血。③脐周静脉丛曲张:门静脉血经副脐静脉、脐周静脉网,分别流向上、下腔静脉,引起脐周静脉曲张,形成"海蛇头"现象。

2. 肝功能障碍 由于肝细胞长期反复受到损伤及肝内血液循环改建,导致肝功能障碍。

（1）蛋白质合成障碍:因受损的肝细胞蛋白质合成能力降低,患者血浆白蛋白减少,白蛋白和球蛋白比值下降甚至倒置。

（2）出血倾向:因肝脏合成凝血酶原、凝血因子和纤维蛋白原减少以及脾肿大、脾功能亢进,血小板破坏过多,患者常出现鼻衄、牙龈出血、黏膜、浆膜出血及皮下瘀斑等。

（3）黄疸:由于肝细胞受损和胆汁淤积等,使肝细胞对胆红素的摄取和排泄障碍,患者可出现肝细胞性黄疸。多见于肝硬化晚期。

（4）雌激素代谢异常:肝功能不全时,对雌激素的灭活作用减弱,体内雌激素水平过高,男性可出现乳腺发育、睾丸萎缩;女性可表现为月经紊乱。雌激素使小血管扩张,患者常在面、颈、胸和前臂出现"蜘蛛痣",患者常有手掌大、小鱼际处潮红即"肝掌"。

（5）肝性脑病:是肝硬化最严重的后果,也是死亡的又一重要原因。因肝功能衰竭,患者出现以意识障碍为主的神经精神综合征。

（四）结局及并发症

早期,如能消除病因和积极正确治疗,病情可相对稳定甚至逐渐减轻,肝功能有所改善;但若病变继续发展,晚期患者常死于肝性脑病、上消化道大出血,或合并感染以及发生肝癌而死亡。

二、坏死后性肝硬化

坏死后性肝硬化(postnecrotic cirrhosis)是在肝实质发生大范围坏死的基础上形成的肝硬化,相当于形态分型中大结节型和大小结节混合型肝硬化。

坏死后性肝硬化常由以下因素引起:①病毒性肝炎:多由乙型或丙型肝炎病毒感染所致的亚急性重型肝炎迁延而来。慢性肝炎反复发作如坏死严重时,也可发展为本型肝硬化。②药物及化学物质中毒:抗结核、抗真菌、抗寄生虫、抗癌药等药物及化学物质可引起肝细胞广泛坏死,继而肝细胞结节状再生和纤维组织增生而发展为坏死后性肝硬化。

肝脏体积缩小,以左叶为甚,重量减轻,质地变硬。表面及切面有较大且大小不等的结节,最大直径可达6cm。呈黄绿色或黄褐色,切面纤维结缔组织间隔宽,且薄厚不均。镜下见,假小叶大小不一、形态不规则;小叶内的肝细胞坏死较重,有不同程度的变性和胆色素沉积;纤维间隔较宽且薄厚不均,其内有显著炎细胞浸润和小胆管增生。

坏死后性肝硬化因肝细胞坏死较重,因此肝功能障碍明显并且出现较早,而门脉高压较轻且出现晚。本型肝硬化病程一般较短,若病程较长,也可转变为门脉性肝硬化。癌变率较门脉性肝硬化高。

三、胆汁性肝硬化

胆汁性肝硬化(biliary cirrhosis)是由于胆道阻塞淤胆而引起的肝硬化。相当于形态分型中不全分割型,较少见。

胆汁性肝硬化依据原因不同,分为原发和继发性两类。

1. 原发性胆汁性肝硬化(primary biliary cirrhosis)　在我国少见,原因不明,约90%的患者抗线粒体抗体阳性,并常伴有其他自身免疫性疾病,推测可能与自身免疫反应有关。其特征性病变为肝内小胆管的慢性非化脓性炎。早期小叶间胆管上皮细胞水肿、坏死,周围淋巴细胞浸润,进而纤维组织增生和小胆管破坏,纤维组织分割肝小叶,形成不完全分割型假小叶。

2. 继发性胆汁性肝硬化(secondary biliary cirrhosis)　为长期肝外胆管阻塞和胆道上行性感染所导致的继发性肝脏改变。引起胆道阻塞的原因有胆石、胆道系统肿瘤、胆道闭锁以及手术或炎症造成的胆道狭窄。由于长期胆道阻塞,胆汁淤积,肝细胞受损,继发纤维组织增生,最终导致肝硬化。肝细胞质内胆色素沉积,肝细胞变性、坏死,坏死的肝细胞肿大,胞质疏松呈网状,核消失,称为网状或羽毛状坏死;毛细胆管淤胆,胆栓形成,假小叶周围纤维结缔组织的分割包绕不完全。

胆汁性肝硬化早期肝脏常肿大,后期肝脏略缩小,表面呈细、小颗粒状或无明显结节,颜色呈深绿色或绿褐色。

 病例分析

患者,男,59岁,反复右上腹疼痛,乏力,伴有皮肤黄染20余年,加重1个月入院。患者自20年前起反复右上腹痛,伴食欲下降,乏力,皮肤发黄等表现,用中西对症治疗,时好时发。近1个月来症状加重并出现腹胀感。

查体:生命体征正常。慢性病容,皮肤巩膜黄染。牙龈出血,全身浅表淋巴结无肿大。腹部膨隆,移动性浊音(+)。

实验室检查:HbsAg(+);总胆红素157.3μmol/L(正常参考值1.7~17.2μmol/L)、直接胆红素98.2μmol/L(0~6.8μmol/L)、γ-谷氨酰转肽酶111U/L(11~50U/L)、天门冬氨酸氨基转移酶278U/L(8~40U/L)、丙氨酸氨基转移酶177U/L(8~35U/L)、白球蛋白比32/21(40~55/20~30g/L);

B超:肝脏弥漫小结节,个别结节约6cm×6cm大小,脾脏肿大。

请分析:1. 诊断可能是什么疾病?并列出主要诊断依据?

2. 病变是如何发展的?

3. 为了确诊你认为还应做哪些检查?

 学习小结

门脉性肝硬化是最常见的一型肝硬化。有三种病变,即肝细胞广泛变性、坏死,肝细胞结节状再生及纤维组织弥漫性增生。二个改建,即肝结构的改建和肝内血液循环的改建。典型病变为体积缩小、重量减轻、表面及切面见大小相仿的小结节。镜下,肝小叶被破坏,假小叶形成。由于肝脏正常结构被破坏和肝内血液循环途径被改建,肝脏代偿功能逐渐丧失,临床上患者出现门脉高压症和肝功能障碍两大症状与体征。

(马春梅)

第十节　肾小球肾炎

学习目标

1. 掌握　肾小球肾炎的主要病理类型的形态学改变、病理临床联系及转归。
2. 熟悉　肾脏的正常解剖学和组织学结构。肾小球肾炎的概念、基本病理变化、临床表现。
3. 了解　肾小球肾炎的病因、发病机制。

　　肾脏的基本结构和功能单位是肾单位,每个肾脏约有100万个肾单位。肾脏的代偿功能很强,一旦有部分肾单位发生病变时,其他肾单位可进行代偿。肾单位由肾小球和其所属的肾小管组成,肾小球结构的变化在肾脏疾病中具有重要意义。

　　肾小球呈球形,直径约200μm,由位于中央的血管球和位于外周的肾小囊组成(图6-38)。血管球始于入球微动脉,从血管极进入肾小囊后,分成5~8个初级分支。每支再分出袢状的毛细血管,最后盘曲折绕形成20~40个毛细血管袢,近血管极处毛细血管汇合,形成一条出球微动脉离开肾小囊,并再度分支形成球后毛细血管网供血于肾小管。

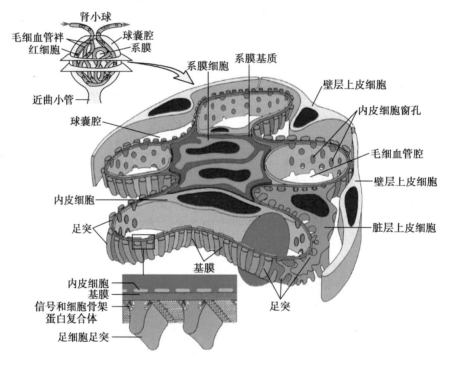

相邻足突间的Nephrin分子构成滤过隙膜

图6-38　肾小球结构示意图

　　肾小球系膜充填在各叶毛细血管之间,构成毛细血管袢的轴心。由系膜细胞和基底膜样的系膜基质组成。正常情况下,一个系膜区有1~2个系膜细胞。系膜细胞具有收缩、吞噬、合成基底膜和系膜基质等功能,并能分泌多种生物活性介质。系膜基质起支持和通透作用。

　　肾小球毛细血管内皮细胞、基底膜、肾小囊脏层上皮细胞(足细胞)共同构成肾小球的滤过膜(filtering membrane)。肾小管起始部膨大凹陷而成的杯状双层上皮囊称肾小囊又称鲍曼囊。其外层(或称壁层)为单层扁平上皮,在肾小球的尿极处与近曲小管上皮相连接,在血管极处反折为肾小囊内层(或称脏层),两层上皮之间的狭窄腔隙称为肾小囊腔,与近曲小管腔相通。

肾小球的滤过作用主要与蛋白分子的大小、携带的电荷和构型有关。分子体积越小,通透性越大;分子携带阳离子越多,通透性越强。

肾小球肾炎(glomerulonephritis,GN),简称肾炎,是一组以肾小球损害为主的变态反应性炎症。肾小球肾炎分为原发性肾小球肾炎和继发性肾小球疾病。原发性肾小球肾炎是指原发于肾脏的独立性疾病,肾为唯一或主要受累的脏器。继发性肾小球疾病的肾病变或继发于其他疾病或作为全身性疾病的一部分,如系统性红斑狼疮,高血压病、过敏性紫癜、结节性多动脉炎,糖尿病。本节主要讨论原发性肾小球肾炎。

一、病因及发病机制

目前关于肾小球肾炎的病因和发病机制尚未完全阐明。大量肾活检和实验性肾炎的病理研究表明肾小球肾炎大多数由免疫因素引起,其中主要机制为抗原抗体复合物沉积性变态反应,细胞介导的免疫机制则可能是某些类型的肾小球疾病常见的发病因素。

已知能引起肾小球肾炎的抗原有外源性和内源性两大类。外源性抗原包括药物、外源性凝集素、异种血清及生物性病原体(细菌、病毒、寄生虫、真菌和螺旋体等)感染的产物。内源性抗原包括肾小球性抗原(肾小球基底膜抗原、内皮细胞和系膜细胞的细胞膜抗原、足细胞的足突抗原等)和非肾小球性抗原(DNA、核抗原、免疫球蛋白、肿瘤抗原和甲状腺球蛋白等);参与反应的抗体主要是 IgG,此外还有 IgA、IgM。

(一) 原位免疫复合物形成(in situ immune complex deposition)

肾小球本身的固有成分,在某种情况下成为抗原(原位抗原);或非肾小球抗原进入肾小球后,与肾小球某一成分结合而形成植入性抗原,均可刺激机体产生相应抗体。抗原与抗体在肾小球原位结合,形成的免疫复合物称原位免疫复合物。

1. 肾小球固有成分　有以下几种:①抗肾小球基底膜性肾小球肾炎和肺出血肾炎综合征的肾小球基底膜抗原,免疫荧光检查显示沿基底膜呈现特征性的连续的线性荧光;②可诱发膜性肾小球肾炎的上皮细胞抗原成分;③可诱发系膜增生性肾小球肾炎的系膜抗原;④抗内皮细胞抗原如血管紧张素转换酶抗原。

2. 植入性抗原　已被证实植入性抗原的种类正在不断增加。可引起肾小球肾炎的植入性抗原有:DNA、免疫球蛋白、细菌、病毒和寄生虫等感染的产物和某些药物等。植入性抗原引起的病变常显示颗粒状或不规则分布的免疫荧光反应。

(二) 循环免疫复合物形成(circulating immune complex deposition)

非肾小球性的内源性或外源性可溶性抗原刺激机体产生相应抗体,抗原和抗体在循环血液中形成循环免疫复合物,随血液循环流经肾脏时,沉积在肾小球,并常与补体结合,引起肾小球的病变。免疫复合物在电镜下表现为电子密度较高的沉积物,可沉积在①内皮细胞与基底膜之间,构成内皮下沉积物;②基底膜;③基底膜与足细胞之间,构成上皮下沉积物;④系膜区。荧光标记的抗免疫球蛋白或抗补体抗体可显示为不连续的颗粒状沉积物。

循环免疫复合物在肾小球内沉积与否、沉积的部位和数量受多种因素的影响,其中最重要的两个因素是复合物分子量的大小和所携带的电荷。一般来说,含阴离子的复合物不易通过基底膜,常沉积于内皮下;含阳离子的复合物可穿过基底膜,沉积于上皮下;电荷中性的复合物易沉积于系膜区。当抗原稍多于抗体或抗原与抗体等量时,所形成的免疫复合物在血液中能停留较长时间,随血液循环流经肾小球时,沉积下来引起肾小球的损伤。但是当抗体明显多于抗原时,可形成大分子不溶性免疫复合物,常被血液中的吞噬细胞清除,不会引起肾小球损伤。当抗原明显多于抗体时,可形成小分子可溶性免疫复合物,不能与补体结合,易通过肾小球滤出,也不引起肾小球损伤。其他影响免疫复合物沉积的因素包括肾小球血流动力学、系膜细胞的功能和滤过膜电荷情况等。

（三）细胞免疫在肾小球肾炎发生中的作用

研究表明，有些肾小球肾炎的发生和进展与细胞免疫（cell-mediated immunity）密切相关。在人类和实验动物肾小球肾炎均可见一些肾小球内存在激活的巨噬细胞、T 细胞，这些细胞的产物促进肾小球损伤。致敏 T 细胞和激活的巨噬细胞释放的淋巴因子和细胞因子可刺激系膜细胞的增生，使系膜基质增加，引起肾小球硬化。

（四）肾小球肾炎发生中的炎症介质

肾小球内出现免疫复合物或致敏 T 细胞后如何进一步引起肾小球损伤是肾小球肾炎发病机制中的一个重要课题。肾小球内免疫复合物形成或沉积仅是引起肾小球肾炎的致炎因子，真正的炎症改变以及肾小球的损伤主要是通过多种炎症介质的释放引起的。

1. 补体的激活 沉积的免疫复合物可激活补体，激活的补体具有多种生物学活性：①具有趋化作用的补体成分如 C5a 引起中性粒细胞及单核巨噬细胞浸润。中性粒细胞可以释放蛋白酶、氧自由基和花生四烯酸代谢产物。蛋白酶使肾小球基底膜降解，氧自由基导致细胞损伤，花生四烯酸代谢产物使肾小球滤过率降低。②C3a、C4a 和 C5a 可刺激细胞释放组胺等血管活性物质，增加毛细血管的通透性。③C5b ~ 9 形成的膜攻击复合物可使细胞溶解破坏，并可以使细胞外基质过度合成从而引起肾小球基底膜增厚。

2. 肾小球固有细胞及其产物 肾小球固有细胞（内皮细胞、系膜细胞和上皮细胞）受炎症刺激和活化后，可分泌多种炎症介质，如 IL-1 等细胞因子、转化生长因子、上皮细胞生长因子、血小板衍生生长因子、胰岛素样生长因子、氧自由基、内皮素和一氧化氮等。

3. 炎细胞及其产物 巨噬细胞、淋巴细胞、自然杀伤细胞等可释放多种生物活性物质，如 IL-1、蛋白溶解酶、白细胞三烯、前列腺素等细胞因子，参与肾小球肾炎的变质、渗出、增生等过程。

二、基本病理变化

肾小球肾炎是以增生性炎为主的超敏反应性疾病。

（一）增生性病变

1. 细胞增生性病变 增生的细胞主要是肾小球系膜细胞、内皮细胞和上皮细胞（尤其是壁层上皮细胞），使肾小球内细胞数目增多。

2. 毛细血管壁增厚 基底膜变化可以是基底膜本身的增厚，也可以是上皮下、内皮下或基底膜本身的蛋白性物质（如淀粉样物质、免疫复合物）沉积引起。增厚的基底膜理化性状改变，通透性增高，而且代谢转换率降低，免疫复合物不易被分解和清除，病变进展可导致血管袢或血管球硬化。

3. 硬化性病变 肾小球玻璃样变指光镜下 HE 染色显示均质的嗜酸性物质堆积。电镜下表现为细胞外出现无定形物质，其成分为沉积的血浆蛋白、增厚的基底膜和增多的系膜基质。进一步可导致肾小球的固有细胞减少甚至消失，毛细血管袢塌陷，管腔闭塞，胶原纤维增加，肾小囊的脏层和壁层融合，形成节段性或整个肾小球的硬化。镜下为均质红染的无结构小球，在 Masson 三色染色中显示为蓝色。肾小球玻璃样变和硬化为各种肾小球改变的最终结局。

（二）渗出性病变

肾小球肾炎时，渗出的细胞主要是中性粒细胞和单核细胞，偶见少许嗜酸性粒细胞。渗出的中性粒细胞释放蛋白水解酶，可破坏内皮细胞、上皮细胞及基底膜。肾小球内有时可见纤维素渗出。此外，红细胞也可漏出，其数量多少不等，大量漏出可见肉眼血尿，小量漏出时仅见镜下血尿。

（三）变质性病变

肾小球肾炎时，由于各种蛋白水解酶和细胞因子的作用，导致基底膜通透性增加，毛细血管壁发生纤维素样坏死,可伴血栓形成。同时由于肾小球血流和滤过性状的改变,肾小管上皮细胞常发生变性,管腔内可出现由蛋白质、细胞或细胞碎片浓聚形成的管型;当肾小球发生玻璃样变和硬化时,相应肾小管萎缩或消失。

三、临　床　表　现

肾小球肾炎患者常表现为具有结构和功能相互联系的症状组合,即综合征。肾小球肾炎的临床表现与病理类型有密切的联系,但并非完全相对应。不同的病变可引起相似的临床表现,同一病理类型的病变可引起不同的症状和体征。此外,肾小球肾炎的临床表现还与病变的程度和阶段等因素相关。肾小球肾炎的主要临床表现分为以下几个综合征:

（一）急性肾炎综合征（acute nephritic syndrome）

主要病理类型为急性弥漫性增生性肾小球肾炎。起病急,常表现为血尿、轻到中度蛋白尿、少尿、常伴轻度水肿和高血压。严重者可出现氮质血症或肾功能不全。

（二）急进性肾炎综合征（rapidly progressive nephritic syndrome）

主要病理类型为新月体性肾小球肾炎。起病急,病情进展快,预后差。表现为血尿、蛋白尿,迅速出现少尿或无尿,伴氮质血症,导致急性肾功能衰竭。

（三）肾病综合征（nephrotic syndrome）

主要表现为:①大量蛋白尿（尿中蛋白含量达到或超过 3.5g/d）;②高度水肿;③低蛋白血症;④高脂血症和脂尿,即所谓的"三高一低"。临床上出现肾病综合征的肾炎有几种不同类型,主要包括微小病变性肾小球肾炎、膜性肾小球肾炎、膜性增生性肾小球肾炎、系膜增生性肾小球肾炎和局灶性节段性肾小球硬化,这些类型的病因和发病机制不同,预后也不同。

（四）无症状性血尿或蛋白尿

主要病理类型为 IgA 肾病。临床表现为持续或复发性镜下血尿或肉眼血尿,可伴有轻度蛋白尿。

（五）慢性肾炎综合征（chronic nephritic syndrome）

为各型肾炎终末阶段的表现。主要表现多尿、夜尿、低比重尿、高血压、贫血、氮质血症和尿毒症,缓慢发展为肾功能衰竭。

四、常　见　类　型

（一）急性弥漫性增生性肾小球肾炎（acute diffuse proliferative glomerulonephritis）

简称急性肾炎,本病的病变特点主要表现为毛细血管内皮细胞和系膜细胞增生,伴中性粒细胞和巨噬细胞浸润,故又称为毛细血管内增生性肾小球肾炎（endocapillary proliferative glomer-ulonephritis）。多见于 5 ~ 14 岁儿童,成人亦有发生,为临床常见的肾炎类型。引发该病的重要因素是病原微生物的感染。A 族乙型溶血性链球菌中的致肾炎菌株（12、4 和 1 型等）为最常见的病原体。肾炎发生前 1 ~ 4 周通常有咽部或皮肤链球菌感染病史,此间隔期与体内抗体形成所需时间相符。

1. 病理变化

（1）肉眼观,双侧肾脏对称性弥漫性肿大,被膜紧张,表面光滑充血,色红,故称大红肾（图 6-39）。部分病例肾脏表面和切面可见散在粟粒大小的出血点,又称蚤咬肾。切面皮质可略增厚。

（2）光镜下,双侧肾脏大多数肾小球受累。肾小球体积增大,细胞数目显著增多（图 6-40）,主要表现为内皮细胞和系膜细胞增生,可伴中性粒细胞、单核细胞浸润。增生和浸润的细胞使毛细血管腔狭窄甚至闭塞,流经肾小球的血流量减少。病变严重时毛细血管壁可发生节段性纤维素样坏死,血管破裂、出血。部分病例伴有壁层上皮细胞增生。

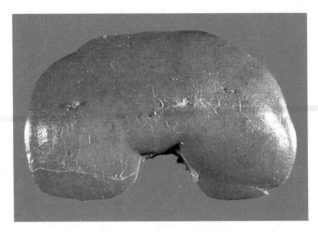

图6-39　急性肾小球肾炎

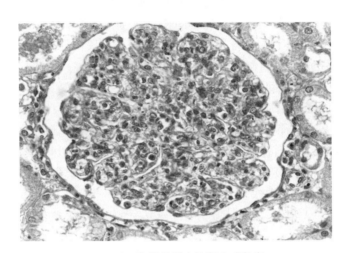

图6-40　弥漫性增生性肾小球肾炎
肾小球细胞数量增多,毛细血管狭窄

肾小管上皮细胞因肾小球病变而继发缺血性损伤,可发生细胞水肿、脂肪变性及玻璃样变等。管腔内可出现各种管型,如透明管型、红细胞管型、白细胞管型及颗粒管型等。肾间质充血、水肿,少量淋巴细胞和中性粒细胞浸润。

（3）电镜观察,除证实肾小球内细胞的增生和渗出外,主要特点是上皮细胞下驼峰状的电子致密物沉积(图6-41)。沉积物在发病早期即可出现,通常在二个月左右被清除。沉积物处的脏层上皮细胞足突融合消失。中性粒细胞侵蚀内皮细胞并直接贴附于毛细血管基底膜上。

（4）免疫荧光检查,显示肾小球基底膜和系膜区有免疫球蛋白 IgG 和补体 C3 沉积,表现为颗粒状荧光。有研究显示 C3 先于 IgG 沉积于肾小球基底膜,提示最初的损伤可能由补体引起。患者可出现低补体血症。

2. 临床病理联系　本型肾炎起病急骤,临床上常表现为急性肾炎综合征。主要表现为尿的变化、水肿和高血压。

（1）尿的变化:由于肾小球毛细血管损伤、管壁通透性增高,故临床上出现血尿、蛋白尿及管型尿(漏出至球囊腔内的蛋白、细胞、细胞碎片等随原尿在远端肾小管浓缩、凝集而成各种管型),血尿常为最早出现的症状。由于肾小球内皮细胞和系膜细胞的增生肿胀,压迫毛细血管使其管腔狭窄、闭塞,从而肾小球滤过率降低,但此时肾小管重吸收无明显变化,故引起少尿,一般于二周后逐渐恢复正常,少数患者可发展为无尿,出现氮质血症。

（2）水肿:主要系肾小球滤过率下降导致的钠、水潴留所致,也可能与超敏反应引起的毛细

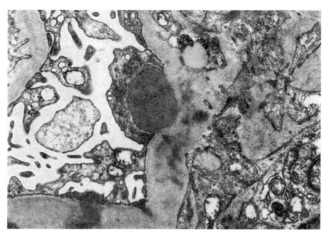

图 6-41　弥漫性增生性肾小球肾炎
电镜下见驼峰状沉积物位于毛细血管基膜表面

血管通透性增高有关。水肿出现较早,水肿一般为轻至中度,常先发生于组织疏松的部位如眼睑,随后蔓延到整个面部,严重者为全身性水肿。

(3) 高血压:主要原因可能是钠、水潴留引起有效血容量增加,此时血浆肾素水平一般不增高。

成人患者的症状不典型,可表现为高血压和水肿,常伴有血尿素氮增高。

3. 结局　预后与年龄有关,儿童患者大都能恢复,少数病例可缓慢进展为慢性肾小球肾炎,或发展为急进性肾小球肾炎。成人患者预后较差,转变为慢性肾小球肾炎的比例较高。

(二) 急进性肾小球肾炎(rapidly progressive glomerulonephritis,RPGN)

本组肾炎多见于中青年,病理学特征为肾小球壁层上皮细胞增生形成月牙形的新月体,故又称新月体性肾小球肾炎(cresentic glomerulonephritis)。急进性肾小球肾炎为一组病情急速发展的肾小球肾炎,临床上由血尿、蛋白尿等症状迅速发展为少尿和无尿,进行性肾功能衰竭,如不及时予以治疗,患者常在数周至数月内死于肾功能衰竭,故而得名。又因主要病变位于肾小球毛细血管丛之外而称为毛细血管外增生性肾小球肾炎。

1. 病理变化

(1) 肉眼观,双侧肾脏对称性肿大,颜色苍白,表面及切面可见散在出血点。切面皮质增厚。

(2) 光镜下,双侧肾脏大多数(通常在 50% 以上)肾小球内形成具有特征性的新月体。新月体主要是由增生的壁层上皮细胞和渗出的单核细胞构成,还可有中性粒细胞和淋巴细胞浸润,以上成分附着于球囊壁层,在毛细血管球外侧呈新月状或环状分布(图 6-42)。一般认为刺

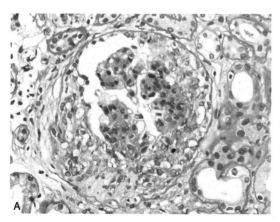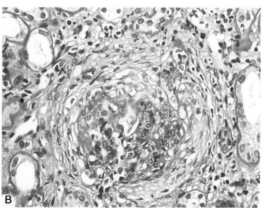

图 6-42　新月体性肾小球肾炎,示新月体形成(PAS 染色)
A. 细胞性新月体;B. 纤维性新月体

激新月体形成的主要原因是肾小球毛细血管袢严重损伤引起纤维素渗出,纤维素可以刺激肾小囊壁层上皮细胞增生。早期新月体以细胞成份为主,为细胞性新月体。以后纤维成分增多,形成纤维-细胞性新月体。最终新月体纤维化,成为纤维性新月体。新月体形成使肾小球球囊腔变窄或闭塞,并压迫毛细血管丛,使肾小球功能丧失。

肾小管上皮细胞发生变性,主要是由于蛋白质的重吸收导致细胞内玻璃样变性。病变肾单位所属肾小管萎缩消失。肾间质可出现水肿,炎细胞浸润,后期纤维化。

(3) 电镜观察,几乎所有病例均可见肾小球基底膜局灶性断裂或缺损。除见新月体形成外,部分病例可见电子致密物沉积。

(4) 免疫荧光检查,有些病例显示 IgG 和 C3 沿肾小球毛细血管壁呈连续的线性荧光;有些呈颗粒状荧光;约半数病例未见阳性荧光沉积物。

2. 临床病理联系 临床上常表现为急进性肾炎综合征。主要表现为尿的变化、氮质血症和高血压。

(1) 尿的变化:由于肾小球毛细血管发生纤维素样坏死,基底膜缺损大量红细胞漏出,临床上出现明显血尿及中度蛋白尿。同时弥漫性新月体形成,使肾球囊腔闭塞,血浆不能滤过,故临床出现少尿甚至无尿。

(2) 氮质血症:由于肾小球滤过面积严重减少,使血液中尿素、肌酐等排出障碍而造成非蛋白氮浓度增高。

(3) 高血压:大量肾单位纤维化、玻璃样变性,导致肾缺血,通过肾素-血管紧张素作用引起。

3. 结局 急进性肾小球肾炎的预后较差,患者的预后与新月体形成的数量和比例有关,数量越多,预后越差。形成新月体的肾小球比例小于80%的患者预后稍好于比例更高者。虽然激素治疗、细胞毒药物治疗可以使患者的肾病变有所逆转,但最终仍需要血液透析和肾移植治疗。

(三) 膜性肾小球肾炎(membranous glomerulonephritis)

本型肾炎的病变特征是肾小球毛细血管基底膜弥漫性增厚,上皮下出现含有免疫复合物的电子致密物沉积。由于本病早期肾小球炎性改变不明显,故又称膜性肾病(membranous nephropathy)。中老年人多见,40岁以上为发病高峰,是引起成人肾病综合征最常见的发生原因。

1. 病理变化

(1) 肉眼观,双肾体积增大,色苍白,故有"大白肾"之称。切面皮质增厚。

(2) 光镜下,早期肾小球基本正常,毛细血管管腔无显著变化,后期肾小球毛细血管基底膜弥漫性渐进性增厚,毛细血管管腔逐渐狭窄甚至闭塞。最终导致肾小球纤维化、玻璃样变性。肾小球内通常未见细胞增生及炎细胞浸润等炎症病变。肾小管上皮细胞内常含有被吸收的蛋白小滴,间质有炎细胞浸润。

(3) 电镜观察,特征性表现是上皮下电子致密物沉积和电子致密物之间新生基底膜样物质形成钉状突起。不同时期表现不同,可分为四期:I期,上皮下可见散在小型电子致密物,上皮细胞足突融合消失,基底膜出现广泛的空泡变性。II期,上皮下电子致密物较I期增多,分布均匀,致密物之间出现新生的基底膜样物质,并形成钉状突起,分隔致密物,基底膜增厚。银染色显示钉突与基底膜垂直相连,形如梳齿,其染色反应与基底膜相同。III期,基底膜内可见电子致密物,基底膜样物质进一步增多,包绕电子致密物,基底膜进一步增厚。IV期,上述各期的电子致密物部分溶解消失,不规则增厚的基底膜呈虫蚀状。以后虫蚀状空隙由基底膜物质充填(图6-43)。有的患者同时可见两期病变特点,以其中一期病变占优势。

(4) 免疫荧光检查,显示典型的颗粒状荧光,IgG 和 C3 沿毛细血管基底膜沉积。

2. 临床病理联系 起病隐匿,临床上常表现为肾病综合征。

(1) 大量蛋白尿:由于肾小球基底膜损伤严重,滤过膜通透性显著增加,以致大量血浆蛋

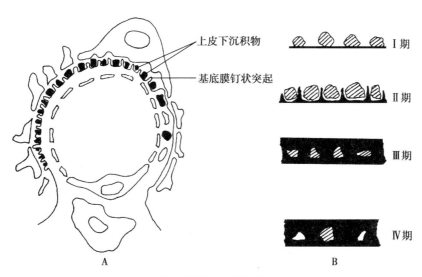

图 6-43　膜性肾小球肾炎示意图

A. 膜性肾小球肾炎的病变特点示上皮细胞下小丘电子致密物沉积及毛细血管基底膜形成钉状突起插入在沉积之间;B. 膜性肾小球肾炎病变的发展过程

白,包括小分子和大分子蛋白均可滤出而出现非选择性蛋白尿。

（2）低蛋白血症:系大量血浆蛋白随尿排出而使血浆蛋白减少所致。

（3）高度水肿:主要原因是低蛋白血症引起血浆胶体渗透压降低;此外低蛋白血症使组织间液增多,继发血容量下降,肾小球滤过减少,刺激醛固酮和抗利尿激素分泌增加,致使钠水潴留加重水肿。

（4）高脂血症:发生机制尚不明确,一般认为与低白蛋白血症刺激肝脏合成脂蛋白有关。血脂过高可使血浆脂蛋白由肾小球滤出而继发脂尿症。

部分患者出现镜下血尿和高血压。约15%的患者表现为非肾病性蛋白尿。

3. 结局　本病常为慢性进行性,对肾上腺皮质激素不敏感。部分患者病情可缓解或得到控制。多数患者蛋白尿持续存在,约半数患者发病后十年左右进展至慢性肾功能衰竭。

（四）慢性肾小球肾炎(chronic glomerulonephritis)

慢性肾小球肾炎不是一个独立的疾病,为不同类型肾小球肾炎发展的终末阶段,故又称为终末期肾(end-stage kidney)。病变特点是大量肾小球发生玻璃样变和硬化,又有慢性硬化性肾小球肾炎(chronic sclerosing glomerulonephritis)之称。本病成人多见,病程长短不一,呈慢性进行性,预后差。

1. 病理变化

（1）肉眼观,双侧肾脏对称性体积缩小,颜色苍白,质地变硬,表面呈均匀的细颗粒状（因纤维化、硬化而收缩的肾单位和代偿扩张的肾单位相互交错,使肾脏表面呈细颗粒状）。肾盂周围脂肪组织增多。肾切面皮质变薄,皮髓质界限不清。近肾门处可见小动脉壁增厚、变硬,血管断面呈哆开状。慢性肾炎的大体病变又称为继发性颗粒性固缩肾(图6-44),以区别于高血压的原发性颗粒性固缩肾。

（2）光镜下,多数肾小球（超过全部肾小球的50%）发生纤维化及玻璃样变,形成无结构的玻璃样小体(图6-45)。玻璃样小体中嗜酸性 PAS 阳性物质包括血浆蛋白、系膜基质、基底膜样物质和胶原纤维等成分。由于肾小球的损伤导致毛细血管血流阻断,硬化肾小球所属的肾小管萎缩、消失。

残留的肾单位常发生代偿性肥大,肾小管代偿性扩张,扩张的肾小管管腔内常有各种管型。

间质纤维组织增生并有大量淋巴细胞及浆细胞浸润。间质纤维结缔组织增生,使玻璃样变

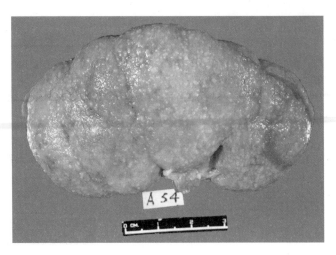

图 6-44　慢性肾小球肾炎

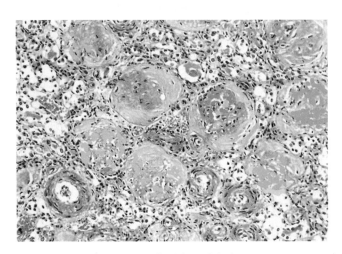

图 6-45　慢性肾小球肾炎

肾小球硬化玻璃样变,形成玻璃样小体集中现象,肾小管萎
缩,间质纤维化

的肾小球相互靠拢,形成"硬化肾小球集中"现象。

由于继发高血压,肾小球入球微动脉玻璃样变性;小动脉(叶间动脉、弓形动脉等)内膜纤维
性增厚,管壁增厚,管腔狭窄。

（3）电镜和免疫荧光:多无特异性发现。

2. 病理临床联系　患者的主要症状为慢性肾炎综合征,表现为多尿、夜尿、低比重尿、高血
压、贫血、氮质血症和尿毒症。

（1）尿的变化:由于大量肾单位破坏,血液只能通过少数代偿的肾单位,导致肾小球滤过速
度加快,通过肾小管的速度也加快,但肾小管的重吸收功能有限,所以以大量水分不能再吸收,因
而出现多尿、低比重尿。由于夜间处于休息状态,回心和流经肾脏的血流增多,故表现为夜尿。

（2）高血压:由于肾小球硬化导致肾单位严重缺血,刺激分泌肾素增多,引起高血压。高血
压可引起全身细、小动脉硬化,使肾小球缺血加剧,血压出现恶性循环。

（3）贫血:由于大量肾组织严重受损,促红细胞生成素生成减少,同时机体的代谢产物大量
蓄积,抑制骨髓造血功能,加重贫血。

（4）氮质血症:由于大量肾单位破坏,肾小球滤过率下降,使大量代谢产物排出障碍而在体
内潴留,其中血尿素氮、肌酐等非蛋白氮浓度增高。

（5）尿毒症:是因肾功能不全,代谢产物在体内潴留,引起自身中毒症状并由此产生的综合

征,患者不仅表现为肾功能不全,而且伴有代谢和内分泌异常,继发心血管、呼吸、消化和中枢神经系统等多系统病变。

3. 结局　慢性肾炎病程进展的速度差异很大,但预后均极差。患者如不能及时进行血液透析或肾移植,常因尿毒症、心力衰竭、脑出血或继发感染而死亡。

附:常见肾小球肾炎特点小结,见表6-5。

表6-5　常见肾小球肾炎特点小结

类型	主要临床表现	光镜	电镜	免疫荧光	预后
急性弥漫性增生性肾小球肾炎	急性肾炎综合征	弥漫性系膜细胞和内皮细胞增生	上皮下驼峰状沉积物	基底膜和系膜区颗粒状IgG和C3沉积	预后好
急进性肾小球肾炎	急进性肾炎综合征	壁层上皮细胞增生形成新月体	基底膜局灶性断裂或缺损	IgG和C3沿毛细血管壁呈线性荧光	预后差
膜性肾小球肾炎	成人肾病综合征	弥漫性基底膜增厚	足突融合,基底膜增厚	IgG和C3沿毛细血管壁呈颗粒状沉积	多数预后差
轻微病变性肾小球肾炎	儿童肾病综合征	肾小球正常,肾小管脂质沉积	足突融合消失		预后好
膜性增生性肾炎	肾病综合征	系膜增生,插入基底膜,使基底膜增厚,呈双轨状	系膜增生,插入基底膜,使基底膜增厚,呈双轨状	IgG和C3呈颗粒状沉积在基底膜和系膜区	慢性肾功能不全
系膜增生性肾小球肾炎	隐匿性肾炎综合征、肾病综合征	系膜细胞、系膜基质增生	系膜细胞、系膜基质增生	IgG和C3沉积在系膜区	肾小球硬化
IgA肾病	反复发作的血尿或蛋白尿	局灶性节段性增生或弥漫系膜增宽	系膜区电子致密物沉积	系膜区IgA和C3沉积	儿童预后较好,成人较差
局灶性节段性肾小球硬化	肾病综合征	局灶性节段性玻璃样变和硬化	上皮细胞足突消失、上皮细胞剥脱	局灶性,IgM和C3	肾功能不全
慢性肾小球肾炎	慢性肾炎综合征	肾小球纤维化、玻璃样变	因肾炎起始类型而异	因肾炎起始类型而异	慢性肾衰

病例分析

患者王某,女性,18岁。感冒一周后出现颜面及双下肢水肿。查体:血压161/100mmHg,尿蛋白(++),尿沉渣:红细胞(+++),Scr130μmol/L,两周后少尿,BUN28mmol/L,Scr620μmol/L。

请问:1. 该患者最可能的诊断是什么?

2. 本病的基本病理变化有哪些?

学习小结

　　肾小球肾炎是Ⅲ型变态反应引起的以增生为主的炎症,主要侵犯肾小球。急性弥漫性增生性肾小球肾炎,儿童多见,以内皮细胞和系膜细胞弥漫增生,上皮下 IgG、C3 免疫复合物沉积,呈颗粒状荧光为特点;急进性肾小球肾炎,青壮年多见,以肾小球囊壁层上皮细胞增生形成新月体为特点。此二型为急性过程,临床分别为急性肾炎综合征和急进性肾炎综合征。膜性肾小球肾炎好发于中老年,以基底膜弥漫性增厚、钉突形成为特点,上皮下 IgG、C3 呈颗粒状沉积。慢性肾小球肾炎是各类型肾炎发展为晚期的结果,以部分肾单位萎缩消失,部分肾单位代偿肥大,间质纤维组织增生,肉眼呈颗粒性固缩肾,临床上晚期表现为慢性肾炎综合征。

（张朝霞）

第十一节　肾盂肾炎

 学习目标

1. 掌握　急、慢性肾盂肾炎的病变特点及病理临床联系。
2. 熟悉　肾盂肾炎的病因及感染途径。

　　肾盂肾炎(pyelonephritis)是由细菌感染引起的发生在肾盂、肾间质和肾小管的炎性疾病,是肾脏最常见的疾病之一。本病女性多于男性,女性是男性发病率的 9～10 倍。临床上主要表现为发热、腰痛及肾区叩痛、血尿和脓尿等症状,并可出现尿频、尿急和尿痛等膀胱刺激症状。晚期可出现肾功能不全和高血压,最终发展为尿毒症。

一、病因及发病机制

　　肾盂肾炎时细菌感染常通过以下两种途径发生:

　　（一）上行性感染(ascending infection)

　　为主要的感染途径。致病菌主要为革兰阴性杆菌,大肠杆菌占绝大多数,其次为变形杆菌、产气杆菌、肠杆菌和葡萄球菌等。尿道炎或膀胱炎等下尿路感染时,细菌沿输尿管或输尿管周围淋巴管上行到肾盂、肾盏和肾间质引起化脓性炎症。病变可累及为单侧或双侧性肾脏。

　　引起上行性感染的诱发因素包括:

　　1. 细菌在后尿道内生长　插导尿管、膀胱镜检查及其他尿道手术引起的泌尿道损伤,可使细菌得以从尿道进入膀胱,为细菌感染提供了条件。此外,女性尿路感染远较男性多见,与下列因素相关:激素水平的变化有利于细菌的黏附;缺乏前列腺分泌液中的抗菌物质;女性尿道短;性交时黏膜容易损伤等。

　　2. 细菌在膀胱内的感染　正常情况下,膀胱内的尿液是无菌的。进入膀胱的细菌可通过膀胱的排泄和膀胱壁分泌的有机酸和分泌型 IgA 的抗菌作用被清除。尿道阻塞或膀胱功能障碍时,膀胱不能完全排空,细菌在残留的尿液内繁殖,并侵袭膀胱壁,引起膀胱炎。

　　3. 膀胱输尿管反流　细菌自膀胱进入输尿管和肾盂　造成膀胱输尿管反流的最常见的原因是膀胱输尿管瓣膜功能丧失。正常情况下,输尿管斜行穿过膀胱壁,形成单向的活瓣结构;膀胱充盈或内压增高时瓣口关闭,防止尿液反流到输尿管。先天性输尿管开口异常时,输尿管插入膀胱的部分缺失或变短;后天性病变导致的局部解剖结构的损伤和破坏、膀胱功能紊乱等引起的膀胱输尿管反流,是细菌由膀胱到达输尿管和肾盂的重要途径。

4. 肾内反流　肾内反流是上行性感染的另一因素,含菌的尿液通过肾乳头的乳头孔进入肾实质。位于肾上极或下极的肾乳头开口为扁平凹面状,而肾中部的乳头开口则为凸面状,故肾内反流易发生于肾的上下两极。

此外,慢性消耗性疾病、长期使用激素和免疫抑制剂等可使机体抵抗力下降,也和肾盂肾炎的发生有关。

（二）下行性或血源性感染(hematogenous or descending infection)

为较少见的途径。感染性心内膜炎或败血症时,细菌随血流进入肾脏,首先栓塞于肾小球或肾小管周围毛细血管网,造成局部组织发生化脓性炎症。病变常为双侧性。致病菌多为金黄色葡萄球菌。

二、类型、病理变化及临床病理联系

肾盂肾炎一般分急性和慢性两种。其中急性肾盂肾炎常由一种细菌感染引起,慢性肾盂肾炎则可为两种或两种以上细菌混合反复感染所致。

（一）急性肾盂肾炎(acute pyelonephritis)

急性肾盂肾炎是发生在肾盂、肾小管和肾间质的急性化脓性炎症,为泌尿系统常见的感染性疾病。常由上行性感染引起。组织学特征为肾间质灶性化脓性炎症伴脓肿形成、肾小管坏死。

1. 病理变化

（1）肉眼观,肾脏体积增大,充血,质软,肾盂黏膜充血水肿,表面有脓性渗出物覆盖,可见小出血点;严重时,肾盂内有脓液蓄积。肾脏表面散在大小不等的黄白色脓肿(图6-46),脓肿周围是紫红色的充血带。病灶可局限于肾脏的某一区域或弥漫性分布。有时多个病灶相互融合,形成大的脓肿。切面脓肿不规则地分布于肾皮质和髓质各处,或呈楔型分布,并且可见黄色条纹自髓质向皮质延伸。

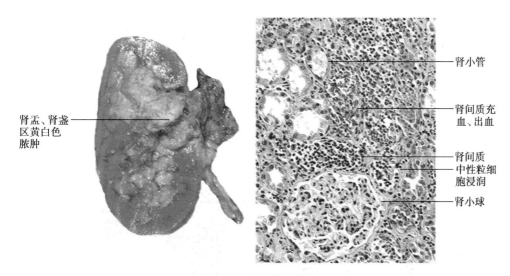

肾盂、肾盏区黄白色脓肿

肾小管
肾间质充血、出血
肾间质中性粒细胞浸润
肾小球

图6-46　急性肾盂肾炎

（2）光镜下,上行性感染引起的病变中肾小球通常很少受累。血源性感染常先累及肾皮质,病变发生于肾小球及其周围的肾间质,逐渐扩展,破坏周围组织,并向肾盂延伸。上行性感染和血源性感染病理变化特点不同,前者肾盂炎症明显,从肾乳头部向皮质形成索状或不规则脓肿;后者主要在皮质内形成小脓肿。

2. 并发症

（1）肾乳头坏死(papillary necrosis):肾乳头因缺血和化脓而发生坏死。肉眼所见的特征是在肾锥体乳头侧2/3区域内出现境界清楚的灰白或灰黄色的坏死灶,病变可累及单个、数个或所有的乳头。镜下见肾乳头发生凝固性坏死,正常组织与坏死组织交界处可见大量中性粒细胞浸润。

（2）肾盂积脓(pyonephrosis)：严重尿路阻塞,特别是高位尿路阻塞时,脓性渗出物无法排出,蓄积于肾盂、肾盏及输尿管内,形成肾盂积脓。

（3）肾周围脓肿(perinephric abscess)：当病变严重时,肾内化脓灶可穿破肾被膜,在肾周围形成脓肿。

3. 病理临床联系

（1）发热、寒战、白细胞增多等比较明显的全身急性感染症状,系急性化脓性炎所致。

（2）腰痛和肾区叩痛是由于肾脏肿大,被膜紧张所致。

（3）脓尿、蛋白尿、菌尿和管型尿系因化脓性病灶破入肾小管,也可出现血尿。脓尿在泌尿系统不同部位感染时均可形成,但白细胞管型仅在肾小管内形成,提示病变累及肾脏,有利于肾盂肾炎的临床诊断。

（4）尿频、尿急、尿痛等膀胱刺激症状,主要是因炎症对膀胱和尿道黏膜的刺激引起。

尿液中病原体的培养有助于明确诊断。因病变呈灶性分布,且肾小球通常较少受累,因此患者一般不出现高血压、氮质血症及肾功能不全。

4. 结局　绝大部分患者可在短期内治愈。若治疗不彻底或尿路梗阻等诱因未消除可转变为慢性;严重尿路梗阻可导致肾盂积脓。

（二）慢性肾盂肾炎(chronic pyelonephritis)

慢性肾盂肾炎的病变特点是慢性肾小管炎症,间质纤维化和瘢痕形成,并伴肾盂和肾盏的纤维化和变形。慢性肾盂肾炎是引起慢性肾功衰竭的重要原因之一。

慢性肾盂肾炎根据发生机制分为两种类型,其一为慢性反流性肾盂肾炎(chronic reflux-asso-ciated pyelonephritis),为常见类型,具有肾内反流或先天性膀胱输尿管反流的患者,常反复发生感染导致一侧或双侧肾脏出现慢性肾盂肾炎的改变。其二是慢性阻塞性肾盂肾炎(chronic ob-structive pyelonephritis),尿路阻塞导致尿液潴留,感染反复发作。根据阻塞部位不同而分别呈双侧或单侧。

1. 病理变化

（1）肉眼观,一侧或双侧肾体积缩小,质地变硬,表面凹凸不平,可见粗大不规则的凹陷性瘢痕。肾脏瘢痕数量多少不等,多见于肾脏的上下极,原因是这些部位易发生肾内反流。病变可单侧亦可双侧,如为双侧性,两侧改变不对称(图6-47)。这一特征与慢性肾小球肾炎不同,肾小球肾炎的病变常为弥漫性,颗粒状分布较为均匀,两肾病变对称。切面可见肾被膜增厚,皮、

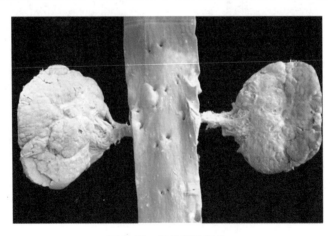

图6-47　慢性肾盂肾炎

髓质界限模糊,肾乳头萎缩变钝,肾盂和肾盏因瘢痕收缩而变形,肾盂黏膜增厚、表面粗糙。

（2）光镜下,为肾小管和肾间质的慢性非特异性炎症。肾实质病变呈不规则灶性分布,表现为肾间质大量淋巴细胞、浆细胞浸润,淋巴滤泡形成,间质纤维化。部分肾小管萎缩消失,部分肾小管代偿性扩张,扩张的肾小管的管腔内可见均质红染的胶样管型,与甲状腺滤泡相似（图6-48）。肾盂、肾盏黏膜固有层纤维性增厚,伴淋巴细胞、浆细胞和巨噬细胞浸润,部分上皮细胞坏死脱落、增生或伴有鳞状上皮化生。早期肾小球很少受累,但肾小囊周围可发生纤维化,后期部分肾小球可发生纤维化和玻璃样变。非病变部位的肾小球则发生代偿性改变。瘢痕内小动脉发生闭塞性动脉内膜炎,其他部位细、小动脉因继发性高血压而出现玻璃样变和硬化。慢性肾盂肾炎急性发作时,可见大量中性粒细胞浸润,甚至有小脓肿形成。

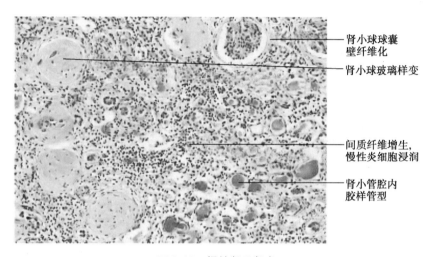

图6-48　慢性肾盂肾炎

2. 病理临床联系

（1）慢性肾盂肾炎反复发作,发作期间则出现与急性肾盂肾炎相似的临床表现。

（2）多尿、夜尿是因肾小管病变,尿浓缩功能降低所致。低钾血症、低钠血症和代谢性酸中毒是因肾小管重吸收功能降低,电解质丧失过多引起的。

（3）高血压是由于肾组织纤维化和小血管硬化引起肾组织缺血、肾素分泌增加。晚期肾单位破坏严重,引起氮质血症和尿毒症。

肾盂造影检查显示肾脏体积不对称缩小,伴有局灶性粗大瘢痕和肾盂肾盏变形,有助于临床诊断。

3. 结局　慢性肾盂肾炎病程较长,可反复发作。如能及时治疗消除诱发因素,病情可被控制。有的患者发病数年后出现局灶性节段性肾小球硬化,伴有严重的蛋白尿,此类患者的预后多不佳。如病变严重且广泛,患者可因高血压导致心力衰竭,或发生尿毒症而危及生命。

病例分析

患者李某,女性,30岁。突然寒战、高热、腰痛伴尿频、尿急、尿痛三天就诊。查体:肾区有叩击痛,尿液检查:尿蛋白(-),镜检:白细胞满视野。

请问:1. 该患者首先考虑诊断什么?

　　　2. 本病的基本病理变化有哪些?

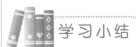学习小结

　　肾盂肾炎是由细菌感染引起的发生在肾盂、肾间质和肾小管的炎性疾病。女性多于男性，感染途径以上行性感染为主，急性肾盂肾炎的组织学特征为肾间质灶性化脓性炎症伴脓肿形成、肾小管坏死。并发症包括肾乳头坏死、肾盂积脓、肾周围脓肿。慢性肾盂肾炎的病变特点是慢性肾小管炎症，间质纤维化和瘢痕形成，并伴肾盂和肾盏的纤维化和变形。慢性肾盂肾炎是引起慢性肾功衰竭的重要原因之一。

（张朝霞）

第十二节　女性生殖系统疾病

学习目标

　　1. 掌握　子宫颈上皮内瘤变的概念。乳腺癌、子宫颈癌的病因、病变特点。
　　2. 熟悉　慢性子宫颈炎的病因及分类、病变特点。

一、慢性子宫颈炎

　　慢性宫子宫颈炎(chronic cervicitis)是指由病原微生物引起的、以子宫颈慢性非特异性炎症为特征的妇科疾病，多见于育龄妇女，临床主要表现为白带增多，偶尔带血，有时伴下腹坠胀、腰酸等不适。

　　（一）病因

　　常由链球菌、肠球菌、葡萄球菌引起，也可由沙眼衣原体、淋球菌、单纯疱疹病毒和人类乳头状瘤病毒等特殊病原微生物引起。子宫颈裂伤、阴道酸性环境改变是其诱发因素。

　　（二）病理变化

　　慢性子宫颈炎的基本病变表现为子宫颈黏膜充血水肿，间质有慢性炎细胞浸润，并伴黏膜上皮、腺上皮增生及鳞状上皮化生(图6-49)。常见病理类型如下：

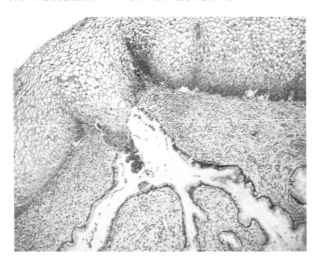

图6-49　慢性子宫颈炎
子宫颈黏膜腺体增生，间质内可见淋巴细胞、浆细胞为主的
慢性炎细胞浸润

1. **子宫颈糜烂**(cervical erosion)　慢性子宫颈炎时,子宫颈阴道部的鳞状上皮坏死脱落形成表浅缺损称真性糜烂,较少见。临床上常见的假性糜烂实际上是子宫颈损伤的鳞状上皮被子宫颈管黏膜柱状上皮增生下移取代,由于柱状上皮较薄,其下充血的小血管易显露,临床检查见病变黏膜呈现边界清楚的鲜红色;随后柱状上皮又可被化生的鳞状上皮所替代,称糜烂愈复。

2. **子宫颈腺囊肿**(nabothian cyst)　慢性子宫颈炎可因炎症刺激、子宫颈腺上皮增生、鳞状上皮化生覆盖和阻塞子宫颈管腺体开口,使黏液潴留,腺体逐渐扩张成囊,形成子宫颈腺囊肿,又称纳博特囊肿。

3. **子宫颈息肉**(cervical polyp)　慢性子宫颈炎时可刺激子宫颈黏膜上皮、腺体及间质局限性增生,形成突出于黏膜表面的根部带蒂的肿块。

4. **子宫颈肥大**(cervical hypertrophy)　慢性子宫颈炎,子宫颈充血、水肿、腺体及间质增生导致子宫颈体积增大,约为正常宫颈的 2 倍。

二、子宫颈癌

子宫颈癌(carcinoma of the cervix)是女性生殖系统最常见的恶性肿瘤,是占女性发病率第二位的恶性肿瘤。发病年龄以 40~60 岁妇女居多,临床最常见的症状是阴道不规则流血、血性白带及接触性出血。近年来由于国内外广泛开展子宫颈脱落细胞学普查工作,使子宫颈癌得以早期发现、早期诊断、早期治疗。

（一）病因

至今尚未完全明了,可能和下列因素有关:

1. 一般认为与早婚、多产、性生活紊乱、宫颈裂伤、包皮垢刺激等多种因素有关。

2. 经性传播的人乳头状瘤病毒(HPV)感染可能是子宫颈癌的致病因素之一,尤其是 HPV16、18 型与子宫颈癌发生密切相关。此外Ⅱ型单纯疱疹病毒(HSVⅡ)可能也与宫颈癌的发病有关。

（二）病理变化

1. **子宫颈鳞状细胞癌**　最常见,约占子宫颈癌的 95%。主要来源于子宫颈外口鳞柱交接处的鳞状上皮或化生的鳞状上皮。病理组织学观察常可见由上皮非典型增生和原位癌发展为浸润癌的连续过程。

（1）非典型增生和原位癌:非典型增生(atypical hyperplasia)指的是增生的上皮细胞呈现一定程度的异型性,但还不足以诊断为癌。原位癌(carcinoma in situ)是指癌细胞占据上皮全层,但尚未突破基底膜向下浸润者。原位癌中癌细胞可沿基底膜延伸入腺体内,使整个腺体或某一部分为癌细胞所取代,但腺体轮廓尚存,腺体基底膜完整,称原位癌累及腺体。这是一种最早期的癌,不发生转移,如能早期发现和积极治疗,治疗效果好,可以治愈。近年来常将子宫颈上皮非典型增生和原位癌统称为子宫颈上皮内瘤变(cervical intraepithelial neoplasia,CIN)(图 6-50)。

上皮非典型增生发展为原位癌,再发展至浸润癌是一个逐渐发展的连续过程,但并非所有的子宫颈浸润癌的形成均必须经过这一过程,也不是所有的上皮非典型增生都必然发展为子宫颈癌。随着非典型增生级别的增高,发展为浸润癌的机会也增多。级别越低,自然消退的机会也越多。非典型增生发展为原位癌的平均时间 10 年。CIN Ⅲ至少有 20% 在 10 年内发展为浸润癌。但有些CIN 可长期持续存在。非典型增生如合并感染高危型 HPV16、18 型,则有较高的恶变倾向。

（2）早期浸润癌(early invasive carcinoma):指癌细胞突破基底膜浸润到黏膜下间质的深度不超过 5mm,仅镜检才能发现,没有淋巴结转移,术后五年生存率达 100%。

（3）浸润癌(invasive carcinoma):指癌细胞明显浸润间质超过基底膜下 5mm 者。按癌细胞分化程度分为高、中、低分化三级,低分化鳞癌对放射治疗最敏感,中分化鳞癌次之,高分化鳞癌(图 6-51)对放射治疗不敏感。

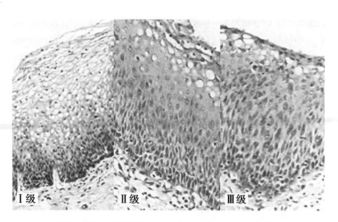

图6-50 子宫颈上皮瘤变（CIN）Ⅰ、Ⅱ、Ⅲ级

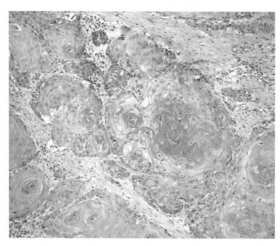

图6-51 子宫颈角化型鳞癌
癌巢浸润至子宫颈间质，可见癌珠形成

肉眼观，子宫颈癌可分为四型：

（1）糜烂型：表现为局部黏膜潮红、粗糙或颗粒状，质脆，触之易出血。在组织学上多属原位癌和早期浸润癌。

（2）内生浸润型：较多见（图6-52），癌组织主要向子宫颈深部浸润生长，使宫颈前后唇增厚变硬，表面常较光滑。临床检查容易漏诊。

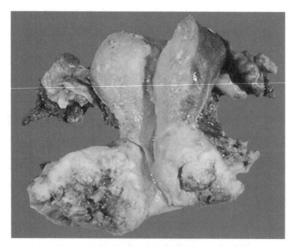

图6-52 宫颈癌
宫颈表面肿物体积较大，有坏死、出血，并向子宫肌层浸润

（3）外生菜花型:癌组织主要向子宫颈表面生长,形成乳头状或菜花状突起,表面常有坏死及溃疡形成。

（4）溃疡型:癌组织坏死脱落,形成较大缺损,似火山口状。

2. 子宫颈腺癌　约占子宫颈癌的5%。主要起源于子宫颈管黏膜柱状上皮和腺体。镜下,一般呈腺癌结构,如果含有腺癌和鳞癌两种成分,称为腺鳞癌。子宫颈腺癌对化疗、放疗敏感度较低,预后较差。

（三）扩散

1. 直接蔓延　癌组织向上浸润破坏整个子宫颈,但很少向子宫体蔓延;向下可累及阴道穹隆及阴道壁;向两侧侵及宫旁及盆壁组织;向前可侵及膀胱,向后侵及直肠,可形成子宫膀胱瘘或子宫直肠瘘。晚期因癌组织广泛浸润而变硬,造成盆腔脏器活动不易,形成冰冻骨盆。

2. 淋巴转移　是子宫颈癌最常见和最重要的转移途径。癌组织首先转移到子宫颈旁淋巴结,然后依次至闭孔、髂内、髂外、髂总、腹股沟及骶前淋巴结,晚期可转移至锁骨上淋巴结。

3. 血行转移　较少见,晚期可经血行转移至肺、骨及肝。

三、乳腺癌

内乳腺癌(carcinoma of breast)常发生于40岁以上妇女,以40～60岁最多。已跃居女性恶性肿瘤第一位。是起源于乳腺导管上皮及腺泡上皮的恶性肿瘤。约半数发生于乳腺外上象限,男性乳腺癌少见,仅占1%左右。临床上可借助乳腺的X线、超声波及活检等查出直径小于1cm的乳腺癌。

（一）病因

1. 月经状况　月经初潮早于12岁、绝经年龄晚于50岁、经期长于35年,均为公认的危险因素。

2. 婚育状况　第一胎足月产在35岁以上或40岁以上未孕女性、反复人工流产等因素均可增加乳腺癌的发病可能。

3. 哺乳史　产后未哺乳者患乳腺癌的危险增加。

4. 激素水平　乳腺癌的发生与雌激素水平关系密切,高水平的生长激素亦是乳腺癌的促发因素,外源性激素的补充也可能增加乳腺癌的发病风险。

5. 乳腺疾病史　乳腺非典型增生可能会进展为乳腺癌,而单侧乳腺癌病史可使对侧的发病率较常人高出2～5倍。

6. 遗传和家族史　有乳腺癌家族史妇女的发病率比无家族史者高2～3倍,患者携带有突变的 *BRCA1* 和 *BRCA2* 基因也与遗传性乳腺癌发生有关。

7. 饮食　高脂肪、高蛋白、高热量饮食会增加乳腺癌发生的危险性。

8. 其他因素　生活精神刺激、心理障碍、特别是忧郁、肥胖、病毒感染、药物、糖尿病等。

（二）病理变化

乳腺癌组织形态十分复杂,大致上分为非浸润性癌和浸润性癌两大类。

1. 非浸润性癌　分为导管原位癌和小叶原位癌。

（1）导管原位癌(ductal carcinoma in situ):起源于乳腺小叶的终末导管,导管基底膜完整,明显扩张,癌细胞局限于扩张的导管内。有三种类型。

1）粉刺癌(comedocarcinoma):肿块半数以上位于乳腺中央部位,切面可见扩张的导管内含灰黄色粉刺样坏死物质,挤压时可由导管溢出,状如皮肤粉刺。镜下,癌细胞在导管内排列成实性团块,中央常见坏死、钙化。导管周围见间质纤维组织增生和慢性炎细胞浸润。癌细胞体积较大,分化不等,大小不一,胞质嗜酸性,核仁明显,可见核分裂象。

2）非粉刺型导管内癌(non comedo intraductal carcinoma):癌细胞在导管内排列成筛状、乳头状、实性结构。癌细胞呈不同程度的异型性,但不如粉刺癌明显,细胞体积较小,形态比较规则,一般无坏死或仅有轻微坏死。

3)乳头 Paget 病(Paget disease):起源于乳头附近的大导管,并可沿大导管向乳头或乳晕表皮内浸润。乳头和乳晕皮肤发红、糜烂、潮湿,有时覆盖着黄褐色鳞屑样痂皮病变,因此又称湿疹样癌。在表皮内出现 Paget 细胞,是本肿瘤的特点,Paget 细胞体积大,胞质丰富透明,核仁清楚;在病变下方可见导管内癌,其细胞形态和表皮内的肿瘤细胞相似。

(2)小叶原位癌(lobular carcinoma in situ):起源于乳腺小叶的末梢导管和腺泡。约30%的小叶原位癌累及双侧乳腺,常为多中心性,因肿块小,临床不易扪及。镜下见,癌组织限于乳腺小叶的末梢导管或腺泡内,癌细胞体积较导管内癌的癌细胞小,大小形态较为一致,核圆形或卵圆形,核分裂象罕见。癌细胞局限于小叶内,腺泡基底膜完整,小叶结构尚存。

2. 浸润性癌 乳腺癌细胞突破导管基底膜或腺泡基底膜侵犯间质即为浸润性癌。临床上很常见。分为浸润性导管癌和浸润性小叶癌。

(1)浸润性导管癌(invasive ductal carcinoma):是乳腺癌最常见的类型,约占乳腺癌的70%。肉眼观,肿块一般较小,直径常为 2~3cm,质硬,边缘不整,常可见灰白色癌组织呈放射状侵入邻近纤维脂肪组织内。晚期,皮下淋巴管被癌细胞阻塞,皮肤出现不规则浅表微小凹陷,呈橘皮样外观(图 6-53);癌组织累及 Cooper 韧带,皮肤表面凹陷呈现酒窝征;如累及乳头,可出现乳头回缩、下陷现象。镜下,形态多样,癌细胞排列成实体团块或腺管样结构,两者常混合存在。其中多数病例主要由实体癌细胞团组成,称为实体癌,常根据肿瘤实质与间质的比例分为硬癌、单纯癌和髓样癌。

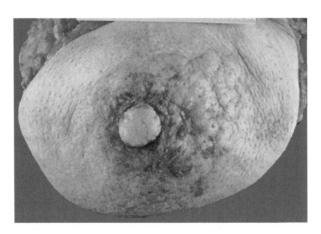

图 6-53 乳腺癌
橘皮样皮肤

(2)浸润性小叶癌(invasive lobular carcinoma):临床上可触及肿块。肉眼观,边界不清,质地坚硬,灰白色。镜下,癌细胞形态与小叶原位癌相同,癌细胞呈单行串珠状或细条索状浸润于间质内,或环状排列在正常导管周围。癌细胞为形状、大小一致的小圆形或卵圆形,有时为梭形细胞。

3. 特殊类型癌 主要有髓样癌伴大量淋巴细胞浸润、小管癌、黏液癌等。

(三)扩散

1. 直接蔓延 癌细胞早期沿乳腺导管、导管周围间隙向周围扩散,可累及乳头、皮肤、筋膜、脂肪、胸肌等。

2. 淋巴转移 是乳腺癌常见的转移途径。首先转移至同侧腋窝淋巴结,其次是同侧内乳区淋巴结,晚期可累及同侧锁骨上淋巴结,甚至对侧锁骨上淋巴结。

3. 血行转移 晚期乳腺癌癌细胞进入体静脉,转移到肺、骨、肝、脑等处。少数病例癌细胞不经肺而直接侵入肋间-椎骨静脉交通支进入脊椎静脉系统,发生椎骨、盆骨、股骨等处转移。

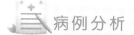 病例分析

女,40 岁,已婚,左乳房无痛性肿块 3 月余。查体:左乳外上象限有一 1.5cm×1.0cm×1.0cm 肿块,表面不光滑,界限不清。同侧腋窝触到肿大淋巴结,其他器官系统未见异常。

请问:1. 该患者最可能的诊断是什么?

　　　2. 与本病相关的危险因素有哪些?

 学习小结

慢性宫颈炎表现为子宫颈慢性非特异性炎症,多见于育龄妇女,常见病理类型包括子宫颈糜烂、子宫颈腺囊肿、子宫颈息肉、子宫颈肥大。子宫颈癌与 HPV16、18 型感染有关,其发生过程经过上皮的非典型增生而渐发展为原位癌、早期浸润癌、中晚期癌。乳腺癌以无痛性肿块为症状,肿瘤边界不清、质硬,向周围组织浸润,可引起皮肤凹陷、橘皮样外观。以浸润性导管癌最多见。

（张朝霞）

第十三节 结 核 病

 学习目标

1. 掌握　原发性肺结核的基本病变特点;继发性肺结核的类型及主要病变特点。
2. 熟悉　肺结核病的病理临床联系及结局。
3. 了解　结核病的病因和发病机制;肺外结核病。

一、概　　述

结核病(tuberculosis)是由结核分枝杆菌引起的一种慢性肉芽肿性炎。全身器官均可发生,其中以肺结核最常见。典型病变为结核结节形成,伴有不同程度的干酪样坏死。临床上常有低热、盗汗、食欲缺乏、消瘦等症状。

结核病曾经威胁世界各国,由于有效抗结核药物的发明和应用,结核病死亡率一度呈下降趋势。20 世纪 80 年代以来,由于艾滋病的流行和结核杆菌耐药菌株的出现,结核病的发病率又呈上升趋势。全球现有结核病患者约 2000 万,而我国结核患者数位居世界第二,仅次于印度。世界卫生组织(WHO)已将结核病列为重点控制的传染病之一,并于 1993 年宣布全球结核病已处于紧急状态。随后于 1995 年,WHO 将每年 3 月 24 日作为"世界防治结核病日",以引起全球民众对结核病的重视。

（一）病因及发病机制

结核病的病原菌是结核分枝杆菌,临床上常见的是人型和牛型两种。结核病可经呼吸道、消化道感染,少数经皮肤伤口感染,其中呼吸道是最常见和最重要的传播途径,肺结核患者(主要是空洞型肺结核)是重要的传染源,其从呼吸道排出大量带菌微滴,易感人群吸入即可造成感染,直径小于 5mm 的微滴能到达肺泡,因此致病性最强。

到达肺泡的结核杆菌可引起机体发生免疫反应和变态反应。在机体有效的细胞免疫建立之前,结核杆菌为巨噬细胞所吞噬,这就是机体的免疫反应。但巨噬细胞的杀灭能力有限,故结核杆菌在巨噬细胞内繁殖,一方面可引起局部炎症,另一方面可发生全身性血源性播散,成为日后可能发生肺外结核病的根源。机体对结核杆菌产生有效、特异的细胞免疫需要 30～50 天,当机体获得这种免疫力后,便会发生迟发性变态反应(Ⅳ型),这种变态反应也可以破坏和杀灭结核杆菌,但同时伴有病灶的干酪样坏死。

 知识链接

目前预防结核病的最有效方法是接种卡介苗,卡介苗是一种经处理后无毒力的牛型结核杆菌,接种于未感染过结核杆菌的人(主要是新生儿),使机体获得免疫力。结核菌素试验阳性是临床上证明细胞免疫已经建立的可靠手段。痰涂片抗酸染色是诊断活动性肺结核病和观察疗效的快捷方法。基因扩增技术聚合酶链反应(PCR)是结核病诊断方法的进步,基于结核杆菌核酸的特异性而确定诊断。

(二) 基本病变

结核病常呈慢性炎症过程,包含变质、渗出、增生三种基本病变。由于侵入机体的菌量、毒力和机体抵抗力的不同,决定了机体免疫反应和变态反应的此消彼长,进而影响结核病灶的主要病变(表6-6)。

表6-6 结核病病理变化与结核杆菌数量、毒力及机体状态之间的关系

病变	机体状态		结核杆菌		病理特征
	免疫力	变态反应	菌量	毒力	
渗出为主	低	较强	多	强	浆液性炎或浆液纤维素性炎
增生为主	较强	较弱	少	较低	结核结节
坏死为主	低	强	多	强	干酪样坏死

1. **渗出性病变** 出现于结核性炎症的早期或机体抵抗力低下,菌量多,毒力强或变态反应较强时,主要表现为浆液性或浆液纤维素性炎。此型变化好发于肺、浆膜、滑膜和脑膜等处,病灶主要为巨噬细胞浸润,在渗出液和巨噬细胞中可查见结核杆菌。渗出物可完全吸收不留痕迹,也可转变为以增生为主或以坏死为主的病变。

2. **增生性病变** 当菌量少、毒力较低或机体免疫反应较强时,则发生以增生为主的变化,形成具有诊断价值的结核结节。

结核结节是在细胞免疫的基础上形成的,由上皮样细胞、朗格汉斯细胞(Langhans giant cell)、外周聚集的淋巴细胞和少量反应性增生的成纤维细胞构成,典型的结核结节中央有干酪样坏死(caseous necrosis)(图6-54)。上皮样细胞由吞噬结核杆菌的巨噬细胞体积逐渐增大转变而成,其呈梭形或多角形,细胞质丰富,境界不清,核呈圆形或卵圆形。上皮样细胞的活性增加,有利于吞噬和杀灭结核杆菌。多个上皮样细胞可互相融合(细胞质融合,胞核不融合或胞核分裂)成一个朗格汉斯细胞。朗格汉斯细胞是一种多核巨细胞,核的数量由十几个到几十个不等,甚至超过百个。核排列在细胞质周围呈花环状、马蹄形或密集在胞体一端。

单个结核结节非常小,肉眼和 X 线都不易看见,三四个结节融合成较大结节时才能见到。这种融合结节的境界分明,约粟粒大小,灰白色,半透明状。有干酪样坏死时略显微黄,可微隆起于器官表面。

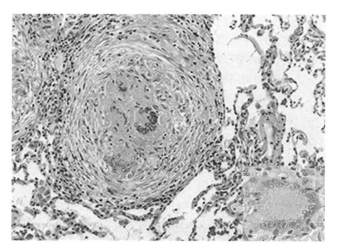

图 6-54 结核结节和朗格汉斯细胞

3. 变质性病变 在菌量多、毒力强、机体免疫力低或变态反应强烈时，上述的渗出性病变或增生性病变均可继发干酪样坏死。结核坏死灶由于含脂质较多呈淡黄色、均匀细腻，质地较实，状似奶酪，故称干酪样坏死，镜下为红染无结构的颗粒状物图。干酪样坏死对结核病病理诊断有一定的意义。干酪样坏死物中大都会有一定量的结核杆菌，可成为结核病恶化进展的原因。

变质、渗出、增生三种病变往往同时存在，不同时期以其中一种病变为主，并且可以互相转化。

（三）结核病的转归

结核病的发展和转归取决于机体抵抗力（包括免疫反应和变态反应）和结核杆菌致病力（包括细菌的数量和毒力）之间的力量对比，机体抵抗力增强，结核杆菌被抑制，杀灭，病变转向愈合；反之，则转向恶化。

1. 转向愈合

（1）吸收、消散：主要是渗出性病变的愈合方式，渗出物经淋巴吸收而使病灶缩小或消散。X 线检查可见边缘模糊的云絮状阴影，随着渗出物的吸收，阴影逐渐缩小乃至消失，临床上称为吸收好转期。较小的干酪样坏死灶及增生性病灶，经积极治疗也有吸收消散的可能。

（2）纤维化、钙化：增生性病变和小的干酪样坏死灶可逐渐纤维化，最后形成瘢痕而愈合。较大的干酪样坏死灶由周围纤维组织增生、包裹，逐渐干燥浓缩，并有钙盐沉着。钙化的结核灶内常有少量结核杆菌残留，此病变临床虽属痊愈，但在机体抵抗力降低时仍可复发进展。X 线检查，纤维化病灶呈边缘清楚，密度增高的条索状阴影；钙化灶为密度高，边缘清晰的阴影，临床上称为硬结钙化期。

2. 转向恶化

（1）浸润进展：疾病恶化时，病灶周围出现渗出性病变，范围不断扩大，并继发干酪样坏死。X 线检查，原病灶周围出现絮状阴影，边缘模糊，临床上称为浸润进展期。

（2）溶解播散：病情恶化时，干酪样坏死物可发生液化，形成的半流体物质可经体内的自然管道（如支气管、输尿管等）排出，一方面导致坏死局部形成空洞，另一方面，液化的坏死物中含有大量结核杆菌，播散到其他部位，可形成新的结核病灶。X 线检查，可见病灶阴影密度深浅不一，出现透亮区及大小不等的新播散病灶阴影，临床称为溶解播散期。

二、肺 结 核 病

结核病中最常见的是肺结核。由于机体对初次感染和再次感染结核杆菌的反应性不同，肺部病变的发生、发展也不相同，因此将肺结核病分为原发性肺结核病和继发性肺结核病两大类。

（一）原发性肺结核病

原发性肺结核病（primary pulmonary tuberculosis）是指机体初次感染结核杆菌所引起的肺结核病。多发生于儿童，又称为儿童型肺结核。偶见于未感染过结核杆菌的青少年或成人。免疫功能严重抑制的成年人由于丧失对结核杆菌的敏感性，可多次发生原发性肺结核病。

1. **病理变化**　吸入的带菌微滴直达通气较好的肺上叶下部或下叶上部近胸膜处，形成一个1～1.5cm大小的灰白色炎性实变病灶，病灶中央多数有干酪样坏死，称为肺原发病灶。结核杆菌很快侵入淋巴管，随淋巴液引流到肺门淋巴结，引起淋巴管炎和淋巴结炎，表现为淋巴结肿大和干酪样坏死。肺原发病灶、结核性淋巴管炎和肺门淋巴结结核合称为原发综合征（primary complex），是原发性肺结核病特征性的病变。X线检查可见哑铃状阴影。

2. **结局**　原发综合征形成后，虽然在最初几周内有细菌通过血液或淋巴播散到全身各处，但随着特异性细胞免疫的逐渐建立，95%左右的病例不再发展，病灶转向愈合。有时肺门淋巴结病变继续发展导致支气管淋巴结结核，经有效治疗，大多仍可痊愈。少数营养不良或同时患其他传染病的患儿，病灶扩大、干酪样坏死和空洞形成，有的甚至肺内播散形成粟粒性肺结核病或全身播散形成全身粟粒性结核病。

（二）继发性肺结核病

继发性肺结核病（secondary pulmonary tuberculosis）是指机体再次感染结核杆菌所引起的肺结核病。多见于成人，又称为成人型肺结核。大多数在初次感染后十年或几十年后，由于机体抵抗力下降使暂停活动的原发病灶再次活化而形成，即内源性感染。继发性肺结核病的病理变化和临床表现都比较复杂，根据其病变特点和临床经过可分以下几种类型。

1. **局灶性肺结核**　是继发性肺结核病的早期病变，属非活动性结核病。患者常无自觉症状，多在体检时发现，X线发现肺尖部有单个或多个结节状病灶，直径0.5～1cm。镜下病变以增生为主，中央为干酪样坏死。病灶最后大多被纤维化或纤维包裹而痊愈，少数患者因免疫力下降而发展为浸润型肺结核。

2. **浸润型肺结核**　是临床上最常见的继发性肺结核病，多由局灶型肺结核发展而来。X线示锁骨下可见边缘模糊的云絮状阴影。病变以渗出为主，病灶中央有干酪样坏死，周围有炎症包绕。临床上，患者常有午后低热、乏力、盗汗和食欲缺乏等全身中毒症状，亦可有咳嗽、咳痰等呼吸道症状。

浸润型肺结核如尽早发现，合理治疗，渗出性病变可吸收，增生、坏死性病变可通过纤维化、钙化而愈合。如病变继续发展，可发生浸润进展或溶解播散。干酪样坏死溶解所形成的急性空洞一般容易愈合，经适当治疗后，洞壁肉芽组织增生，洞腔逐渐缩小、闭合，最后形成瘢痕组织而愈合。也可通过空洞塌陷，形成条索状瘢痕而愈合。如果急性空洞经久不愈，则可发展为慢性纤维空洞型肺结核。

3. **慢性纤维空洞性肺结核**　多在浸润型肺结核急性空洞的基础上经久不愈发展而来。该型结核的病变有以下特点：①肺内有一个或多个厚壁空洞，壁厚可达1cm以上。镜下洞壁分三层：内层为干酪样坏死物，其中有大量结核杆菌；中层为结核性肉芽组织；外层为纤维结缔组织；②空洞内的干酪样坏死液化物不断通过支气管在肺内播散，形成新旧不一、大小不等的病灶；③后期肺组织严重破坏，广泛纤维化、胸膜增厚并与胸壁黏连，使肺体积缩小、变形，严重影响肺功能（图6-55）。

病变空洞与支气管相通，成为结核病的传染源，故此

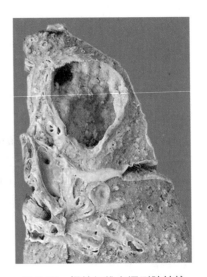

图6-55　慢性纤维空洞型肺结核

型又有开放性肺结核之称。如坏死侵蚀较大血管，可引起大咯血，严重者可造成窒息死亡。空洞突破胸膜可引起气胸或脓气胸，经常排出含菌痰液可引起喉结核，咽下含菌痰液可引起肠结核，后期由于肺动脉高压可导致肺源性心脏病。

由于广泛采用多药联合抗结核治疗及增加抵抗力的措施，较小的空洞一般可机化收缩而闭塞。较大的空洞，其内壁坏死组织脱落，肉芽组织逐渐变成纤维瘢痕组织，由支气管上皮覆盖，此时，空洞虽仍然存在，但已无菌，故称开放性愈合。

4. 干酪样肺炎　可由浸润型肺结核恶化而来，也可由急、慢性空洞内的细菌经支气管播散所致。肉眼可见肺泡腔内有大量浆液纤维蛋白性渗出物（图6-56），镜下主要为大片干酪样坏死灶。此型继发性肺结核病情较危重，但目前已罕见。

5. 结核球　是直径2～5cm，有纤维包裹的孤立的境界分明的干酪样坏死灶，又称为结核瘤（图6-57）。多为单个，常位于肺上叶，X片上较难与周围性肺癌鉴别。结核球可来自：①浸润型肺结核的干酪样坏死灶纤维包裹；②结核空洞引流支气管阻塞，空洞由干酪样坏死物填充；③多个结核病灶融合。

结核球由于其纤维包膜的存在，抗结核药物不易发挥作用，且有恶化进展的可能，因此临床上多采用手术切除。

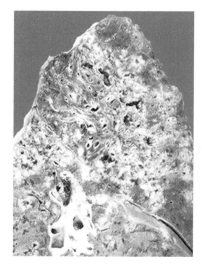
图6-56　干酪样肺炎

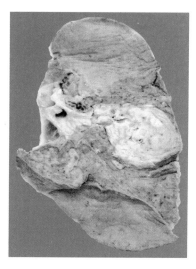
图6-57　结核球

6. 结核性胸膜炎　根据病变性质分为干性和湿性两种，其中以湿性结核性胸膜炎常见。湿性结核性胸膜炎多见于年轻人，病变主要为浆液纤维素性炎。经适当治疗渗出物可吸收，如渗出物中纤维素较多，则不易吸收而发生机化导致胸膜增厚黏连。

干性结核性胸膜炎是由肺膜下结核病灶直接蔓延到胸膜所致，常发生在肺尖。病变多为局限性，以增生性改变为主，一般通过纤维化而愈合。

如前所述，原发性肺结核与继发性肺结核在许多方面有不同的特征，其区别见下（表6-7）。

（三）肺结核病血源播散所致病变

1. 全身粟粒性结核病　结核杆菌在短时间内一次或反复多次大量侵入肺静脉分支，经左心播散到全身各器官如肺、肝、脾和脑膜等处，可引起急性全身性粟粒性结核病。肉眼观，各器官内均匀密布大小一致，灰白色，圆形，境界清楚的小结节。镜检，主要为增生性病变，偶见渗出或坏死为主的病变。多见于原发性肺结核病恶化进展而来，又可见于其他类型的结核病播散。临床上病情危重，有高热衰竭、烦躁不安、神志不清等中毒症状。X线可发现两肺有散在分布、密度均匀、粟粒大小细点状阴影。本病变若能及时治疗，预后仍属良好。少数病例可因结核性脑膜炎而死亡。

表 6-7 原发性肺结核病和继发性肺结核病的区别

	原发性肺结核病	继发性肺结核病
结核杆菌感染	初次	再次
发病人群	儿童	成人
对结核杆菌的免疫力	无	有
病理特征	原发综合征	病变多样,新旧病灶复杂,较局限
起始病灶	上叶下部下叶上部近胸膜处	肺尖部
主要播散途径	淋巴或血液	支气管
病程	短、大多自愈	长,需治疗

如果急性期不能及时控制而病程迁延 3 周以上,或结核杆菌少量多次侵入肺静脉,进入体循环,则粟粒病灶大小不一,新旧各异,称为慢性全身粟粒性结核病。

2. 急性肺粟粒性结核病 由于肺门、纵隔、支气管旁的淋巴结干酪样坏死破入邻近大静脉,或含有结核杆菌的淋巴液由胸导管回流,经静脉入右心,沿肺动脉播散于两肺,而引起两肺急性粟粒性结核病。其病灶的形态与全身粟粒性结核病相同。

三、肺外器官结核病

肺外结核病除淋巴结结核由淋巴播散所致、消化道结核可由咽下含菌的食物或痰液直接感染引起、皮肤结核可通过损伤的皮肤感染外,其他各器官的结核病多为原发性肺结核病血源播散所形成的潜伏病灶进一步发展的结果。

(一)肠结核病

肠结核分原发性和继发性两型。原发性者很少见,一般是小儿饮用带菌的牛奶或乳制品而感染,可形成与原发性肺结核时原发综合征相似的肠原发综合征。绝大多数肠结核是继发于活动性空洞型肺结核病,因反复咽下含结核杆菌的痰液所引起。肠结核好发于回盲部,根据其病变特点不同可分溃疡型和增生型。

1. 溃疡型 此型多见。结核杆菌侵入肠壁淋巴组织,形成结核结节,之后结节逐渐融合并发生干酪样坏死,破溃后形成溃疡。由于肠壁的淋巴管环绕肠管行走,病变沿淋巴管扩散,因此典型的肠结核溃疡呈环形,其长轴与肠腔长轴垂直。溃疡边缘参差不齐,一般较浅,底部有干酪样坏死物,其下为结核性肉芽组织。溃疡愈合后由于瘢痕形成和纤维收缩而导致肠腔狭窄。局部浆膜常有纤维素渗出和较多灰白色粟粒状结节,渗出物机化后可引起局部肠黏连。

2. 增生型 此型较少见。以肠壁大量结核性肉芽组织形成和纤维组织增生为其病变特征。肠壁高度肥厚、肠腔狭窄。黏膜面可有浅溃疡或息肉形成。临床上表现为慢性不完全低位肠梗阻。右下腹可触及肿块,故需与肠癌相鉴别。

(二)结核性腹膜炎

通常由肠结核、肠系膜淋巴结结核、输卵管结核直接蔓延而来。可分为干性和湿性两型,但通常所见多为混合型。干性结核性腹膜炎的特点为腹膜上除见结核结节外,尚有大量纤维性渗出物,机化后引起腹腔脏器广泛黏连。湿性结核性腹膜炎则以大量浆液性渗出引起腹腔积液为特征,肠管黏连少见。

(三)结核性脑膜炎

多见于儿童,由原发性肺结核病经血液播散而来。成人结核性脑膜炎可由肺结核或肺外结核病经血液播散至脑膜而来,也可由脊椎结核的干酪样坏死灶直接累及脊髓膜所引起。

病变以脑底部(如脑桥、脚间池、视神经交叉等处)的软脑膜和蛛网膜以及蛛网膜下腔最为严重。肉眼可见蛛网膜浑浊、增厚,偶见细小的灰白色结核结节,蛛网膜下腔积聚大量灰白色、浑浊的炎性渗出物。结核性脑膜炎的临床表现主要是颅内压增高症状和脑膜刺激征,脑脊液化验是重要的诊断依据。

（四）泌尿生殖系统结核病

1. 肾结核病　肾结核多为单侧,结核杆菌来自肺结核病的血液播散。病变大多起始于肾皮、髓质交界处或肾乳头,最初为局灶性结核病变,继而发生干酪样坏死,然后破坏肾乳头而破入肾盂称为结核性空洞。如病变继续扩大,可形成多个空洞,最后可使肾仅剩一空壳,功能丧失。

由于干酪样坏死物大量从尿中排出,致使输尿管、膀胱相继受累。也可逆行至对侧输尿管和肾。因输尿管黏膜破坏,纤维组织增生,可致管腔狭窄,继而发生肾盂积水;因肾实质血管破坏而出现血尿。

2. 生殖系统结核病　男性生殖系统结核病主要发生在附睾,结核杆菌多由泌尿系统直接蔓延而来,血源感染偶见。病变的附睾肿大变硬,常与阴囊壁黏连,可见结核性肉芽肿和干酪样坏死,坏死物液化后可穿破阴囊皮肤,形成经久不愈的窦道。

女性生殖系统结核主要发生在输尿管,多由肺结核通过血液播散而来,少数来自腹膜结核。子宫内膜和卵巢的结核病则常为输卵管结核病蔓延的结果。生殖系统结核为男性不育、女性不孕症的常见原因之一。

（五）骨与关节结核病

骨与关节结核多见于儿童和青少年,多由血源播散所致。

1. 骨结核　多侵犯脊椎骨、指骨及长骨骨骺等处。病变常由松质骨内的小结核病灶开始,可发展为干酪样坏死型或增生型。①干酪样坏死型可见明显干酪样坏死和死骨形成。病变常累及周围软组织,引起干酪样坏死和结核性肉芽组织形成。坏死物液化后在骨旁形成结核性"脓肿",由于局部并无红、热、痛,故称为"冷脓肿"。②增生型比较少见,主要形成结核性肉芽组织,病灶内骨小梁渐被侵蚀、吸收和消失,但无明显的干酪样坏死和死骨形成。脊椎结核是骨结核中最常见的,多见于第 10 胸椎至第 2 腰椎。病变起自椎体,常发生干酪样坏死,之后破坏椎间盘和邻近椎体。由于病变椎体不能负重而发生塌陷,引起脊椎后突畸形(驼背),可压迫脊髓引起截瘫。如病变穿破骨皮质可在脊柱两侧形成"冷脓肿",或沿筋膜间隙坏死物下流,在远隔部位形成"冷脓肿"。

2. 关节结核　多继发于骨结核,由骨再累及附近关节软骨和滑膜。病变处软骨破坏,纤维蛋白渗出,肉芽组织增生,骨膜增厚,结核结节形成。炎症波及周围软组织可使关节明显肿胀;当干酪样坏死穿破软组织及皮肤时,可形成经久不愈的窦道。病变愈合修复后,由于关节腔内纤维组织增生,可致关节强直。

（六）淋巴结结核病

淋巴结结核病多见于儿童和青年,以颈部、支气管和肠系膜淋巴结常见。结核杆菌可来自肺门淋巴结结核的播散,也可来自口腔、咽喉部结核感染灶。淋巴结常成群受累,有结核结节形成和干酪样坏死。淋巴结逐渐肿大,最初各淋巴结尚能分离,当炎症累及淋巴结周围组织时,则淋巴结彼此黏连,形成较大的包块。

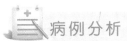

病例分析

患者,女性,32岁,因发热、胸痛、咳嗽、痰中带血1周入院。

患者半年来有明显厌食,消瘦,夜间盗汗。近3个月来有低热、午后体温增高,咳嗽,曾在某医院诊断为"感冒",给予感冒药治疗,疗效欠佳。1周以来体温增高,咳嗽加剧,痰中带血。

体格检查:体温38℃,脉搏86次/分,呼吸28次/分,神志清楚,消瘦。X线检查可见双肺纹理增粗,右肺锁骨下可见边缘模糊的云絮状阴影。取痰液做细菌培养和抗酸检查均为阴性。PPD试验(结核菌素试验)强阳性。再次取痰送检,经浓缩集菌法涂片,抗酸杆菌阳性。

请问:1. 本病例最可能的诊断是什么病,诊断依据是什么?

2. 应用所学知识解释本病例主要临床表现。

学习小结

结核病是由结核分枝杆菌引起的一种慢性传染病。该病的传染源主要慢性纤维空洞型肺结核的患者,经呼吸道传播导致肺结核病。结核病的典型病变为结核结节形成,伴有不同程度的干酪样坏死。机体的的病理变化、临床表现和疾病的转归,均取决于进入机体的细菌数量、毒力和机体抵抗力之间的力量对比。掌握结核病发生发展的规律,有利于临床上对结核病的有效预防和治疗。

（梁俊晖）

复 习 题

一、名词解释

心绞痛;心肌梗死;风湿病;肺气肿;消化性溃疡;假小叶;桥接坏死;肾病综合征;急性肾炎综合征;急性肾盂肾炎;肺原发综合征

二、选择题

A型题

1. 原发性高血压最常受累的血管是

   A. 全身中、小动脉　　　　B. 全身大、中动脉　　　　C. 全身细、小静脉

   D. 全身细、小动脉　　　　E. 全身中、小静脉

2. 原发性良性高血压的特征性病变是

   A. 细、小动脉痉挛　　　　　　B. 细、小动脉的粥样硬化斑

   C. 细、小动脉的硬化　　　　　D. 细、小动脉的纤维素样坏死

   E. 以上都不是

3. 原发性高血压心脏失代偿期的特征为

   A. 左心室向心性肥大　　　　　B. 心脏增大,左心室缩小

   C. 左心室扩张、离心性肥大　　D. 左心室肉柱及乳头肌增粗

   E. 以上都不是

4. 主动脉粥样硬化病变最为严重的部位是

A. 升主动脉　　B. 主动脉弓　　C. 降主动脉　　D. 腹主动脉　　E. 胸主动脉

5. 冠状动脉粥样硬化病变的最常见累及部位是
　　A. 左冠状动脉前降支　　　　　B. 左冠状动脉旋支　　　　　C. 右冠状动脉主干
　　D. 左冠状动脉主干　　　　　　E. 右冠状动脉旋支

6. 心肌梗死最常发生的部位为
　　A. 左心室侧壁　　　　　　　　B. 左心室前壁　　　　　　　C. 左心室后壁
　　D. 右心室前壁　　　　　　　　E. 室间隔后 1/3

7. 风湿病的特征性病变是
　　A. 黏液样变性　　　　　　　　B. 纤维素样坏死　　　　　　C. 风湿小体
　　D. 病灶纤维化　　　　　　　　E. 纤维素渗出

8. 关于风湿小体组成的成分,下列哪一项是**不**正确的
　　A. 纤维素样坏死　　　　　　　B. 黏液样变性　　　　　　　C. 风湿细胞
　　D. 泡沫样细胞　　　　　　　　E. 单核细胞和淋巴细胞

9. 风湿性瓣膜病瓣膜上形成的赘生物属于
　　A. 白色血栓　　　　　　　　　B. 混合血栓　　　　　　　　C. 红色血栓
　　D. 透明血栓　　　　　　　　　E. 不属于血栓

10. 慢性支气管炎患者咳痰的病变基础
　　A. 支气管黏膜上皮细胞变性、坏死脱落
　　B. 腺体肥大、增生,黏膜上皮杯状细胞增多
　　C. 支气管壁充血、水肿和淋巴细胞、浆细胞浸润
　　D. 支气管壁瘢痕形成
　　E. 软骨片萎缩、纤维化、钙化和骨化

11. 慢性支气管炎最常见的并发症是
　　A. 肺炎　　　　　　　　　　　B. 肺脓肿　　　　　　　　　C. 肺气肿和肺心病
　　D. 肺结核　　　　　　　　　　E. 支气管扩张

12. 大叶性肺炎灰色肝样变期肺泡腔内最主要成分
　　A. 渗出液　　　　　　　　　　B. 单核细胞　　　　　　　　C. 中性粒细胞
　　D. 红细胞　　　　　　　　　　E. 淋巴细胞

13. 大叶性肺炎患者出现明显发绀等缺氧症状时,提示病变常处于
　　A. 充血水肿期　　　　　　　　B. 红色肝样变期　　　　　　C. 灰色肝样变期
　　D. 溶解消解期　　　　　　　　E. 合并肺脓肿

14. 下列哪一项能反映小叶性肺炎的病变实质
　　A. 支气管及肺泡的卡他性炎
　　B. 肺泡的纤维素性炎症
　　C. 细支气管及其所属肺泡的化脓性炎症
　　D. 肺泡间隔间质性炎
　　E. 常是麻疹、百日咳等传染病的并发症

15. 消化性溃疡病最多见的部位是
　　A. 胃大弯近幽门部　　　　　　B. 十二指肠球部　　　　　　C. 胃小弯近幽门部
　　D. 胃与十二指肠球部　　　　　E. 胃体及胃底部

16. 关于溃疡底部的结构,下列哪项**不**正确
　　A. 渗出层　　　　　　　　　　B. 坏死层　　　　　　　　　C. 肉芽肿层
　　D. 瘢痕层　　　　　　　　　　E. 肉芽组织层

17. 病毒性肝炎最常见的肝细胞变性是
    A. 脂肪变性   B. 细胞水肿   C. 嗜酸性变
    D. 玻璃样变   E. 黏液样变

18. 病毒性肝炎最常见的肝细胞坏死是
    A. 嗜酸性坏死   B. 点状坏死   C. 溶解性坏死
    D. 碎片状坏死   E. 桥接坏死

19. 下列哪项属于门脉性肝硬变的病变特点
    A. 假小叶大小不等   B. 假小叶大小相仿   C. 炎细胞浸润明显
    D. 纤维间隔较宽   E. 肝内散在多个大结节

20. 肝硬化最常见的并发症是
    A. 上消化道大出血   B. 自发性腹膜炎   C. 肝性脑病
    D. 原发性肝癌   E. 肝肾综合征

21. 原发性肾小球疾病的发病机制,多数是
    A. 链球菌感染所致   B. 病毒感染所致   C. 药物所致
    D. 免疫介导性炎症所致   E. 遗传变异基因所致

22. 与急性肾小球肾炎有关的细菌是
    A. 金黄色葡萄球菌   B. 大肠杆菌   C. 铜绿假单胞菌
    D. A族乙型溶血性链球菌   E. 表皮葡萄球菌

23. 新月体肾小球肾炎的主要病变是
    A. 肾球囊脏层上皮细胞增生   B. 毛细血管壁纤维蛋白样坏死
    C. 单核细胞渗出于肾球囊内   D. 中性粒细胞渗出于肾球囊内
    E. 肾球囊壁层上皮细胞增生

24. 肾盂肾炎最常见的感染途径是
    A. 上行感染   B. 血行感染   C. 淋巴感染
    D. 外伤直接感染   E. 肾周围器官感染蔓延

25. 下列有关肾盂肾炎的叙述,哪项是**错误**的
    A. 由细菌感染引起   B. 男性发病率稍高
    C. 大肠杆菌感染最为常见   D. 可分为上行性感染和血源性感染
    E. 表现为化脓性间质性肾炎

26. 宫颈癌最常见的病理类型是
    A. 鳞腺癌   B. 腺癌   C. 恶性腺癌
    D. 黏液腺癌   E. 鳞状细胞癌

27. 乳腺癌最常见的部位为
    A. 乳头部位   B. 内上象限   C. 外上象限
    D. 内下象限   E. 外下象限

28. 乳腺癌来源于
    A. 小叶间质   B. 乳腺囊肿   C. 导管内乳头状瘤
    D. 乳腺导管上皮及腺泡上皮   E. 乳腺纤维腺瘤

29. 典型结核结节的中心部分应该可见到
    A. 干酪样坏死   B. 类上皮细胞   C. Langhans巨细胞
    D. 渗出的大量血浆   E. 变性坏死的中性粒细胞

30. 继发性肺结核最常见的临床类型是
    A. 浸润性肺结核   B. 局灶型肺结核   C. 肺结核球

　　　　D. 干酪样肺炎　　　　　　　　E. 慢性纤维空洞型肺结核

三、思考题

　1. 简述动脉粥样硬化的基本病理变化。

　2. 试述风湿病的病变分期及各期的病变特点。

　3. 比较大叶性肺炎与小叶性肺炎,两者有何区别?

　4. 简述胃溃疡的病理变化(肉眼观和镜下观)及并发症。

　5. 试述引起门脉高压症的原因及门脉高压的临床表现。

　6. 简述病毒性肝炎的基本病理变化。

　7. 试述急性弥漫性增生性肾小球肾炎、急进性肾小球肾炎、膜性肾小球肾、慢性肾小球肾炎的病理变化及病理临床联系。

　8. 比较肾小球肾炎和肾盂肾炎的异同。

　9. 简述乳腺癌的病理类型及病变特点。

　10. 原发性肺结核与继发性肺结核有哪些区别?

第七章

水和电解质代谢障碍

学习目标

1. 掌握 高渗性脱水、低渗性脱水和等渗性脱水的原因及其对机体的影响;低钾血症、高钾血症的病因及其对机体的影响。
2. 熟悉 高渗性脱水、低渗性脱水和等渗性脱水产生的机制;水肿产生的机制。
3. 了解 水中毒的概念。

水和电解质广泛分布在机体的细胞内外,统称体液。体液是维持内环境稳定的重要因素,机体水和电解质的动态平衡主要通过肾脏的功能来实现,而肾的功能又受到内分泌激素的影响,保持相对的稳定。成人体液总量约占体重的60%,细胞内液(intracellular fluid,ICF)即细胞内的液体,占体重的40%,细胞外液(extracellular fluid,ECF)即组织间液和血浆,占体重的20%。

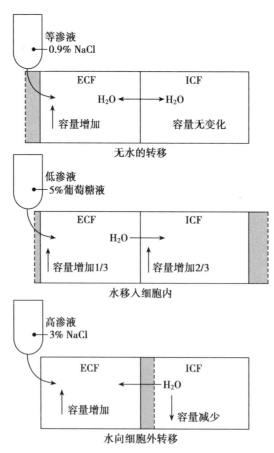

图 7-1 静脉输入等渗、低渗及高渗液体对水在细胞内、外分布的影响

电解质成分及含量在细胞内外液有很大的差别。细胞外液的阳离子主要是 Na^+，其次是 K^+、Ca^{2+}、Mg^{2+} 等，阴离子主要是 Cl^-，其次是 HCO_3^-、HPO_4^{2-}、SO_4^{2-}。细胞内液的阳离子主要是 K^+，其次是 Na^+、Ca^{2+}、Mg^{2+}，阴离子主要是 HPO_4^{2-} 和蛋白质，其次是 HCO_3^-、Cl^-、SO_4^{2-} 等。小分子的无机盐构成晶体渗透压，而大分子有机物和蛋白质构成胶体渗透压，渗透压的高低决定细胞内外水分的流动方向。当出现渗透压差时，主要依靠水的移动来维持细胞内液和细胞外液之间的平衡。例如，临床静脉滴注 0.9% $NaCl$ 等渗盐水，则细胞内外无渗透压的改变，无水分的转移；但是如果输入 5% 葡萄糖溶液，葡萄糖在体内迅速代谢而转为低渗，则相当于细胞外输入低渗液，水分向细胞内液转移；反之，输入 3% $NaCl$ 高渗盐水，则细胞外液渗透压增高，水分向细胞外转移(图 7-1)。

水、电解质代谢紊乱，如得不到及时纠正，不仅会使原发病的症状加重，甚至还会危及生命。

第一节　水、钠代谢障碍

水、钠代谢紊乱是引起体液失衡的主要原因。体液内的水和钠相互依存，因此，水、钠代谢紊乱往往是同时或相继发生并相互影响。

一、脱　水

脱水(dehydration)是指多种原因引起的体液容量明显减少，并出现功能与代谢变化的病理过程。按细胞外液渗透压不同，分为高渗性、等渗性和低渗性三种类型的脱水。

（一）高渗性脱水

高渗性脱水(hypertonic dehydration)的主要特征是失水多于失钠，以失水为主，血清钠浓度>150mmol/L，血浆渗透压>310mmol/L。

1. 原因与机制

（1）摄水不足：主要见于：①水源缺乏：如沙漠迷路、水源断绝、地震等。②不能或不会饮水：极度衰竭、昏迷患者或频繁呕吐等。③渴感障碍：如脑部受伤、脑血管意外或下丘脑口渴中枢损伤等。

（2）失水过多：①经皮肤、肺失水：任何原因引起的过度通气都可使呼吸道黏膜的水分不断蒸发；高温作业、高热患者由于大量出汗，呼吸加快，大量水分也可从皮肤和肺丢失。②经肾失水：如中枢性尿崩症时因抗利尿激素(ADH)产生和释放不足，肾远曲小管和集合管对 ADH 的反应下降，对水的重吸收减少，肾排出大量低渗性尿。再如临床上使用大量脱水剂如高渗葡萄糖、甘露醇等，渗透性利尿使排水多于排钠。③经胃肠道丢失：如婴幼儿腹泻，排出大量的水样便。

2. 对机体的影响

（1）渴感：由于细胞外液高渗，通过压力感受器，刺激口渴中枢，引起口渴。

（2）少尿：血浆渗透压升高，引起 ADH 分泌增加，肾小管对水的重吸收增多，出现少尿和尿比重增高。

（3）细胞脱水：细胞外液高渗，细胞内液向细胞外液转移，引起细胞脱水；但是另一方面，使机体的循环血量得以一定量的补充。

（4）中枢神经系统功能障碍：主要是指脑细胞严重脱水时，出现中枢神经系统功能障碍。如嗜睡、昏迷甚至导致死亡。高渗性脱水严重的病例，由于细胞内液减少，从皮肤蒸发的水分减少，散热障碍，导致体温升高，称为脱水热。

3. 防治原则

（1）治疗原发病。

（2）补水：口服淡水或静脉滴入 5% 葡萄糖溶液。

（3）因有失钠,故缺水适当纠正后适当补充钠盐。

（二）低渗性脱水

低渗性脱水(hypotonic dehydration)的特征是失钠多于失水,细胞外液呈低渗状态。血清钠<130mmol/L,血浆渗透压<280mmol/l。

1. 原因与机制

（1）经消化道失液,是最常见的原因。如呕吐、腹泻,或胃肠引流等丧失大量消化液,但只补充水分,则出现低渗性脱水。

（2）经皮肤失液,如大量的出汗、大面积烧伤,只补充水分。

（3）肾性失钠:①急性肾功能衰竭多尿期;②长期连续使用高效利尿药,如速尿、氢氯噻嗪等。这些利尿药能抑制髓袢升支对 Na^+ 的重吸收;③肾上腺皮质功能不全,分泌醛固酮减少,肾小管对钠的重吸收减少。

2. 对机体的影响

（1）低血容量性休克:低渗性脱水时细胞外液处于低渗状态,水分从细胞外液移向渗透压相对较高的细胞内液,使细胞外液减少,血容量减少,易发生低血容量性休克,因此外周循环衰竭症状出现较早,患者出现血压下降,脉搏细速、四肢湿冷等症状。

（2）组织脱水:低渗性脱水以细胞外液丢失为主,失水体征明显,因而患者出现皮肤弹性减弱,眼窝凹陷,婴儿表现为囟门凹陷。

（3）尿的变化:早期,细胞外液低渗,ADH 分泌减少,对水重吸收减少,导致多尿、低比重尿。晚期,血容量显著减少时,ADH 分泌增多,出现少尿。

（4）无渴感:由于细胞外液低渗,无口渴感,难以自觉口服补液。晚期因血管紧张素分泌增加,血容量明显降低,刺激口渴中枢,产生轻度口渴。

（5）中枢神经系统功能紊乱:细胞外液低渗,水分向细胞内转移,严重病例可导致脑细胞水肿,引起神志淡漠、昏厥、甚至昏迷等中枢神经系统功能紊乱的表现。

3. 防治原则

（1）治疗原发病。

（2）补液:轻者补充生理盐水,重者输高渗盐水。

（3）如出现休克,需按休克的处理方式积极抢救。

（三）等渗性脱水

等渗性脱水(isotonic dehydration)特征是钠与水按照血浆中的等渗比例丢失,血清钠浓度在130～150mmol/L,血浆渗透压在280～310mmol/L。

1. 原因与机制

（1）大量消化液丢失,严重的呕吐、腹泻、留置各种引流管等。

（2）大面积烧伤时,大量血浆从烧伤部位渗出,导致水、钠丢失。

（3）反复大量抽放腹腔积液或胸腔积液,细胞外液向腹腔或胸腔转移,因其钠浓度近似血浆,易引起等渗性脱水。

2. 对机体的影响　细胞外液量减少,循环血量减低,出现低渗性脱水的表现,血压降低,外周循环衰竭,失水外貌;如果患者未及时补液,经皮肤的不感蒸发和肺呼吸使水分丢失,导致细胞外液的渗透压升高,细胞内液向细胞外转移,产生口渴、尿少等类似于高渗性脱水的症状。

3. 防治原则

（1）防治原发病。

（2）补液:宜输入渗透压偏低的溶液,防止患者转化为高渗性脱水。

三种类型的脱水如果处理不当,是可以相互转化的。低渗性脱水和等渗性脱水如果治疗不及时,水分通过皮肤的不感性蒸发和呼吸道丢失体,可转变为高渗性脱水。等渗性脱水时,只补充水分而未补充钠盐,可转变为低渗性脱水(表7-1)。

表 7-1　三种类型脱水的比较

类型	高渗性脱水	低渗性脱水	等渗性脱水
发病原因	水摄入不足或丢失过多	体液丢失而单纯补水	水和钠等比例丢失
发病机制	细胞外液高渗,细胞内液丧失为主	细胞外液低渗,细胞外液丧失为主	细胞内外液均有丧失
对机体的影响	口渴、尿少、细胞脱水	循环衰竭,脱水体征,细胞水肿	口渴、尿少、脱水体征、休克
血清钠浓度	150mmol/L 以上	130mmol/L 以下	130~150mmol/L
治疗原则	补充水分为主	轻症补充生理盐水,重症先输高渗盐水,再补葡萄糖	先补氯化钠,再补葡萄糖溶液

二、水　中　毒

水中毒(water intoxication)是指肾排水功能降低,摄入水分过多引起的低渗性体液过多。血清 Na^+<130mmol/L,血浆渗透压<280mmol/L,体内钠总量正常或增多。

1. 原因与机制

(1) ADH 分泌过多:有些疾病包括恶性肿瘤,中枢神经系统疾病,应激反应,药物等引起体内 ADH 分泌增多,远端小管和集合管重吸收水分增加,多数情况下出现低钠血症,若给予大量水分,可引起水中毒。

(2) 肾排水功能不足:见于急慢性肾功能不全少尿期、严重心力衰竭等患者,肾脏排水明显减少,导致水潴留。

(3) 晚期重症低渗性脱水:细胞外液向细胞内转移,引起细胞内水肿。此时若输入大量水分,则引起水中毒。

2. 对机体的影响

(1) 稀释性低钠血症:临床上出现恶性,呕吐,畏食,肌无力等症状。

(2) 细胞内水肿:细胞外液低渗,水向细胞内转移,造成细胞内水肿。特别是急性水中毒,脑细胞水肿,颅内压、脑脊液压力增高,引起中枢神经系统受压症状,如头痛、恶心、呕吐,严重时导致脑疝死亡。

3. 防治原则

(1) 防治原发病。

(2) 轻症患者停止或限制水分摄入。

(3) 重症或急症患者,静脉滴注甘露醇或强利尿剂,减轻脑水肿。

第二节　水　　肿

过多的液体积聚在组织间隙中,称为水肿(edema)。水肿不是一个疾病,而是一个重要的病理过程。体腔内液体过多,称为积液或积水(hydrops),如胸腔积水、腹腔积水,脑室积水等。组织间隙中液体积聚称为组织水肿,如皮下水肿。

一、水肿的分类

水肿按波及范围分为全身性和局部性水肿;按部位分为肺水肿、脑水肿、皮下水肿;水肿也可按发病原因分类,如心性水肿、肝性水肿、肾性水肿、营养不良性水肿、炎性水肿等。

二、水肿的发生机制

正常人体的血管内液(血浆)和血管外液(组织间液)通过微血管壁不断进行交换,体内和体外的液体也进行交换,维持动态平衡。一旦平衡打乱,使组织间液的生成大于回流,或机体摄水钠增多,即可导致水肿。

(一) 血管内外液体交换失衡致组织液生成增多

正常情况下,血浆与组织液之间不断进行液体交换,使组织液生成和回流保持动态平衡。由于血管内外液体交换失衡致组织液生成大于回流的常见原因有:

1. 毛细血管流体静压的增高 毛细血管流体静压是驱使血管内液向外滤出的力量。增高可导致有效流体静压增高,组织液生成增多,当超过淋巴回流的代偿能力时,液体积聚在组织间隙引起水肿。毛细血管流体静压增高的常见原因是静脉压增高,如充血性心衰、动脉充血、肿瘤压迫、血栓等都可引起静脉压增高。

2. 血浆胶体渗透压的降低 有效胶体渗透压是使液体回流到毛细血管内的力量。血浆胶体渗透压降低,液体回流减少,组织液生成增加超过淋巴流代偿能力,则发生水肿。血浆胶体渗透压的高低主要取决于血浆蛋白的含量。引起血浆蛋白含量降低的原因:①蛋白质合成障碍,如肝功能障碍,血浆白蛋白合成不足;②蛋白质分解代谢增强,常见于恶性肿瘤、慢性感染等慢性消耗性疾病;③蛋白质丢失过多,见于肾病综合征时大量蛋白质从尿中丢失。

3. 微血管通透性增加 各种炎症疾病,包括感染、烧伤、过敏等,可引起微血管通透性增加,血浆蛋白滤出使血浆胶体渗透压下降,导致组织间液胶体渗透压增加,引起水肿。

4. 淋巴回流受阻 正常情况下,淋巴回流不仅起到把组织液回收到血液循环中去的作用,而且在组织液生成过多时还能代偿回流,具有重要的抗水肿作用。造成淋巴回流受阻的常见原因有:乳腺癌根治术淋巴结清扫、恶性肿瘤淋巴转移、丝虫病时成虫阻塞淋巴管等。

(二) 体内外液体交换失衡致钠、水潴留

正常机体钠水的摄入量和排出量处于动态平衡。这种平衡在神经内分泌系统调节下,通过肾脏排泄功能实现。肾小球滤过的钠水总量,99%被肾小管重新吸收,其中60%～70%被近曲小管重吸收。肾小球滤过率增加,近曲小管的主动重吸收也增加,反之,滤过减少,重吸收也减少,保证了球-管平衡。失衡则导致Na^+、H_2O潴留,引起球-管失衡的主要原因有:

1. 肾小球滤过率下降 ①广泛的肾小球病变,如急慢性肾小球肾炎滤过率下降,钠水潴留;②有效循环血量减少,如充血性心力衰竭,肝硬化腹腔积液、肾病综合征。

2. 近曲小管重吸收钠水增多 如充血性心力衰竭或肾病综合征时,有效循环血量减少,肾血流量减少,但肾出球小动脉收缩比入球小动脉收缩明显,导致肾小球滤过率相对增高,促使近曲小管重吸收钠水增加,导致钠水潴留。

3. 远曲小管和集合管重吸收钠水增加 ①醛固酮增加:醛固酮的作用是促进远曲小管重吸收钠,进而引起钠水潴留。充血性心力衰竭、肾病综合征及肝硬化腹腔积液等疾病可引起醛固酮分泌增多。②抗利尿激素(ADH)分泌增加:充血性心力衰竭时,引起有效循环血量减少,使左心房和胸腔大血管的容量感受器所受刺激减少,ADH分泌增加,促进远曲小管和集合管对水的重吸收,这是引起钠水潴留导致全身水肿的重要原因之一。

三、水肿的特点及对机体的影响

(一) 水肿的特点

1. 水肿的皮肤特点 皮下水肿是全身和局部水肿的重要体征。当皮下组织有过多的液体积聚时,水肿液首先与胶体网状物结合,呈胶冻状,此时肉眼不可见,即隐性水肿。但体重明显增加,可达原体重的10%。如果水肿液继续增多,超过胶体网状物的吸附能力,就会出现皮肤肿

胀,弹性差,苍白发亮,用手指按压出现凹陷,称凹陷性水肿,又称显性水肿。

2. 全身性水肿的分布特点　最常见的全身性水肿是肾性水肿、心性水肿、肝性水肿。但水肿首先出现的部位各不相同,肾性水肿首先出现在组织疏松的眼睑部,心性水肿首先出现在低垂部位,肝性水肿则主要表现为腹腔积液。过多的体液积聚在肺组织内,称为肺水肿。

（二）水肿对机体的影响

水肿对机体的影响取决于水肿的类型、部位、程度和持续时间。

1. 有利方面　炎性水肿时,渗出的液体具有稀释毒素,运送抗体,阻止病菌扩散等抗损伤作用。

2. 不利方面　①细胞营养障碍:过多的液体在组织间隙中积聚,加大了细胞和毛细血管间的距离,影响了细胞和血液间的物质交换;②器官功能障碍:水肿可导致相应部位组织器官的功能障碍,重要器官的水肿可造成更为严重的后果,如肺水肿可引起呼吸困难,喉头水肿能引起气道阻塞,脑水肿引起颅内高压,甚至脑疝导致心跳、呼吸停止。

第三节　钾代谢障碍

钾是体内最重要的无机离子之一,其主要作用是维持细胞的新陈代谢过程,保持细胞静息膜电位,维持神经肌肉和心肌细胞的兴奋性,调节细胞内外的渗透压和酸碱平衡。

正常人体钾含量约为 $50 \sim 55$ mmol/kg,血清钾含量为 $3.5 \sim 5.5$ mmol/L。其中 98% 存在于细胞内,2% 存在于细胞外。人体钾的来源主要从食物中获得,大部分在小肠吸收。约 90% 的钾经肾脏排泄,肾脏排钾的特点是:多吃多排,少吃少排,不吃也排。

一、低 钾 血 症

当血清钾浓度低于 3.5mmol/L 时称低钾血症(hypokalemia)。

（一）原因与机制

1. 摄入不足　一般情况下,食物所含的钾足够满足人体需要,正常饮食不会发生低钾血症。只有在不能正常进食的情况下,才可能发生。如胃肠道梗阻、胃肠术后、禁食等。单纯由于摄取不足所致的低钾血症比较少见。

2. 钾丢失过多

（1）经肾失钾过多:这是成人失钾的最重要原因,多见于:①利尿剂的使用不当:呋塞米、依他尼酸等利尿剂抑制髓袢升支粗段和远端小管起始部对钠和氯的重吸收,使远端小管钠量增多,导致了 K^+-Na^+ 交换增多而排 K^+ 增多;②渗透性利尿:临床上应用大量的甘露醇利尿、急性肾衰竭多尿期等均可引起渗透性利尿。此时,尿液增多,流速增快,排钾增多;③肾小管性酸中毒:钾离子与氢离子在肾脏远曲小管和钠离子竞争性交换,当远端肾小管酸中毒时,集合小管泌氢障碍,导致 H^+-Na^+ 交换减少,K^+-Na^+ 交换增多,排钾增多;近端肾小管酸中毒时,近曲小管重吸收 HCO_3^- 和 K^+ 减少,到达远曲小管的 HCO_3^- 和 K^+ 增多,促使远曲小管排钾增多。

（2）醛固酮增多:见于原发性和继发性醛固酮增多症,肾远曲小管和集合管 K^+-Na^+ 交换增多,保钠排钾。

（3）经消化道失钾:见于严重腹泻、频繁呕吐、肠瘘等患者。

3. 钾向细胞内转移　指大量钾离子转移到细胞内,此时,体内含钾总量并不减少。

（1）碱中毒:①急性碱中毒时,细胞内 H^+ 与细胞外 K^+ 交换,钾离子进入细胞,使细胞外血钾降低;②碱中毒时,肾脏远曲小管泌氢减少,而排钾增多,导致低钾血症。

（2）胰岛素过量:大量使用胰岛素,促进糖原的合成,血钾随葡萄糖进入细胞内合成糖原,致血钾减低。

（3）某些毒物作用：粗制棉籽油、钡缺乏等阻滞钾离子通道，导致钾离子外流受阻。

（4）家族性周期性麻痹：是一种少见的常染色体显性遗传病，发作时细胞外液的钾离子流入细胞内，发生低钾血症，出现骨骼肌瘫痪和低钾血症。

（二）对机体的影响

低钾血症对机体的影响取决于血钾降低的程度、速度快慢和持续时间。对机体的影响主要对神经肌肉、心肌和酸碱平衡的影响。

1. 对神经肌肉兴奋性的影响

（1）急性低钾血症：细胞外的钾浓度降低，细胞内的钾外流，使静息电位与阈电位差距变大，兴奋性降低，当血清钾低于 3mmol/L 时，骨骼肌出现明显的肌肉松弛无力，低于 2.5mmol/L 时，可出现肌麻痹，甚至发生呼吸肌麻痹而致死。同理，低钾导致胃肠道平滑肌兴奋性降低，出现肌无力甚至麻痹，表现为胃肠道功能减退，甚至出现麻痹性肠梗阻。

（2）慢性低钾血症：肌细胞的兴奋性变化不明显，症状也不明显。

2. 对神经系统的影响 轻度低钾血症患者出现精神萎靡、表情淡漠、倦怠。重症患者反应迟钝、嗜睡甚至昏迷。

3. 对心肌的影响 低钾可引起各种心律失常，严重时发生心室纤维颤动。对心肌电生理特性的影响：①低钾血症时，心肌细胞膜对钾离子的通透性降低，膜电位减小，与阈电位的距离变小，心肌兴奋性升高；②膜电位减小，心肌兴奋扩布减慢，传导性下降；③心肌细胞膜对钾离子的通透性降低，钾离子外流减慢，钠离子内流相对加快，心肌自律性升高；④低钾时，对钙离子的内流抑制作用减弱，钙离子内流加速，心肌收缩性升高，严重缺钾时，心肌细胞变性坏死，收缩性降低；⑤心电图表现为 T 波低平，U 波增高，ST 段下降，心率增快和异位心律，QRS 波增宽。

4. 对酸碱平衡的影响 低钾血症可诱发代谢性碱中毒和反常性酸性尿。

（三）低血钾防治原则

1. 治疗原发病，给予富含钾的食物，如谷类、鱼、肉、蔬菜、水果等。

2. 补钾，尽量口服补钾，见尿补钾，每日尿量少于 500ml 时，不宜补钾；控制补钾的剂量和速度，避免血钾突然升高，引起室性纤颤和心搏骤停。

二、高 钾 血 症

当血清钾浓度大于 5.5mmol/L 时，称高钾血症（hyperkalemia）。

（一）原因与机制

1. 肾排钾减少，是引起高钾血症的主要原因。

（1）肾小球滤过率的显著下降：主要见于急性肾衰竭少尿期、慢性肾功能衰竭的晚期、失血性休克等引起血压显著下降情况，钾滤出受阻，血钾升高。

（2）远曲小管集合管泌钾功能受阻：间质性肾炎、全身性红斑狼疮可损伤肾小管，排钾障碍。

（3）醛固酮分泌不足引起该段小管对醛固酮反应不足，导致钾排出减少，见于肾上腺皮质功能不全、合成障碍或某些药物疾病引起的继发性醛固酮不足等情况。

（4）长期使用保钾性利尿药。

2. 细胞内的钾释放到细胞外。

（1）酸中毒：细胞外的氢离子进入细胞内，为维持电中性，钾离子出胞，肾小管上皮细胞排 H^+ 增多，H^+-Na^+ 交换增多，K^+-Na^+ 交换减少，排钾减少。

（2）溶血和组织坏死：见于严重创伤、血型不符的输血等，有钾离子从破裂的细胞释放出来，导致高钾血症。

（3）糖尿病、胰岛素缺乏、高血糖、酮体增高性酸中毒等均可促使细胞内钾外移，血钾升高。

（4）缺氧、饥饿：体内 ATP 生成不足，细胞膜上的 K^+-Na^+ 泵功能障碍，K^+ 不易进入细胞，导致血钾升高。

3. 钾摄入过多 在肾功能正常的情况下，胃肠道一般不会发生摄钾过多导致的高钾血症，因为肾脏多吃多排，少吃少排，不吃也排。但在静脉输钾过快、浓度过高情况下，可引起高钾血症。

（二）对机体的影响

高钾血症的症状，同样取决于急性重症高钾血钾浓度升高的速度和程度，急性重症时引起的症状明显。

1. 对神经和骨骼肌的影响 当血钾浓度轻度增高时，细胞内外钾离子浓度差变小，钾外流减少，静息点位与阈电位的距离减小，肌肉兴奋性升高，表现为四肢感觉异常，刺痛，轻度震颤等；严重高钾血症时，静息电位过小，钠通道失活，神经肌肉的兴奋性反而降低，表现为肌肉柔弱无力，严重者发生迟缓性麻痹。

慢性高钾血症时，细胞内外的钾比值变化不大，机体无明显变化，很少出现神经肌肉的症状。

2. 对心脏的影响 对心肌电生理的影响：①急性高钾血症时，心肌兴奋性出现先升高后降低的双向变化。原因是高钾血症时，细胞外 K^+ 浓度升高，细胞内外 K^+ 浓度梯度减小，致使细胞内的 K^+ 外流减少，静息电位减少，与阈电位的距离变小，心肌兴奋性升高；但是当血钾浓度过高，K^+ 外流显著减少，静息电位过小，细胞膜上的快钠通道失活，心肌的兴奋性降低，甚至消失。②高钾血症时，静息电位减小，心肌兴奋的扩布减慢，传导性下降。③高钾血症时，细胞膜对钾的通透性增加，钠离子内流相对缓慢，心肌自律性降低。④由于细胞外液钾离子浓度升高，K^+ 与 Ca^{2+} 在心肌细胞膜上发生竞争，Ca^{2+} 进入细胞减少，心肌收缩性减弱。⑤心电图表现为 T 波高尖、P-R 间期延长，P 波和 QRST 波增宽。

高钾血症的最大危害就是对心肌的毒性作用，严重时引起心肌兴奋性消失，发生心室纤颤，心搏骤停。

3. 对酸碱平衡影响 高钾血症多伴有代谢性酸中毒，其机制是高钾血症时，钾离子向细胞内转移，K^+-Na^+ 交换增多，H^+-Na^+ 交换减少，肾脏排钾增多，排 H^+ 减少。

（三）高钾血症防治原则

1. 防治原发病，消除和控制引起高钾血症的原因。

2. 降低血钾。

（1）促使钾移入细胞内：静脉注射葡萄糖和胰岛素，可使细胞外 K^+ 移入细胞内（不可与钙剂一起注射）。

（2）静脉注射 10% 葡萄糖酸钙或钠盐：拮抗高钾对心肌的毒性作用。

（3）促进钾离子向体外排出：口服阳离子交换树脂或灌肠，经胃肠道排钾；对于严重高钾血症患者，可用腹膜透析或血液透析。

 知识链接

妊 娠 剧 吐

妊娠剧吐常并发水电解质紊乱，多数患者会出现低钾血症。其原因与以下几点有关：①食欲严重减退，导致钾离子摄入不足；②频繁呕吐致使大量钾离子随消化液丢失；③胃酸丢失，造成代谢性碱中毒，致使氢离子游出细胞，钾离子进入细胞内增多，引起转移性低钾。因此，妊娠剧吐的患者多伴有低钾血症，在治疗过程中要及时监控和纠正血钾浓度。

学习小结

　　根据水、钠丢失的比例不同,脱水分为高渗性脱水、低渗性脱水和等渗性脱水。高渗性脱水的特点是失水多于失钠,引起机体口渴,需补充足够的水分和适量的钠盐;低渗性脱水的特点是失钠多于失水,可发生低血容量性休克,防治关键是恢复细胞外液容量和血容量,纠正低血钠;等渗性脱水的特点是钠与水成等比例地丢失,要防止患者转变为高渗性脱水。

　　水肿是指过多的体液聚集在组织间隙或体腔,发生的机制为组织液生成大于回流及钠水潴留。常见的类型为心性水肿、肝性水肿和肾性水肿。

　　钾代谢紊乱,包括低血钾症和高血钾症。其原因主要是与钾摄入、钾丢失及钾体内分布异常有关。低血钾症对机体主要的影响是四肢肌肉的软弱松弛,麻痹,引起心律失常,严重时导致心室纤颤等;高血钾对机体的影响主要是心脏的毒性作用,表现为各种心律失常,最为严重的是导致心室纤颤甚至心搏骤停。

(金月玲)

复 习 题

一、名词解释

　　高渗性脱水;低渗性脱水;等渗性脱水;水中毒;低钾血症;高钾血症

二、选择题

A 型题

1. 体液是指
   A. 体内的水与溶解在其中的无机盐　　　　　B. 细胞内液和细胞外液
   C. 细胞外液及溶解在其中的物质　　　　　　D. 体内的水与溶解在其中的蛋白质
   E. 细胞内液及溶解在其中的物质

2. 正常成年人体液含量约占体重的
   A. 40%　　　　B. 50%　　　　C. 40% ~ 50%　　　　D. 60%　　　　E. 70%

3. 高钾血症和低钾血症均可引起
   A. 肾小管排钾增加　　　　B. 代谢性碱中毒　　　　　C. 肾小管排钾减少
   D. 各种心律失常　　　　　E. 代谢性酸中毒

4. 细胞外含量最多的阳离子是
   A. Na^+　　　　B. K^+　　　　C. Mg^{2+}　　　　D. Ca^{2+}　　　　E. H^+

5. 细胞内含量最多的阳离子是
   A. Na^+　　　　B. K^+　　　　C. Mg^{2+}　　　　D. Ca^{2+}　　　　E. H^+

6. 决定细胞外液渗透压的主要因素是
   A. 蛋白质　　　　B. 球蛋白　　　　C. K^+　　　　D. Na^+　　　　E. Ca^{2+}

7. 正常人体血清钾的浓度是
   A. 3 ~ 5mmol/L　　　　B. 3.5 ~ 5.5mmol/L　　　　C. 5 ~ 7mmol/L
   D. 7 ~ 9mmol/L　　　　E. 小于 3.5mmol/L

8. 某消化道手术的患者,术后禁食一周,此期间只输入葡萄糖和盐水,此患者最容易发生的电解质紊乱是
   A. 低血钠　　　　B. 低血钙　　　　C. 低血镁　　　　D. 低血磷　　　　E. 低血钾

9. 脱水热产生的主要原因是

A. 散热障碍 　　　　　　　　　　　B. 产热增加

C. 体温调节中枢功能障碍 　　　　　D. 体温调节中枢调定点上移

E. 产热增加,散热减少

10. 患者口渴,尿少,尿中钠高,血清钠>150mml/L,属于哪种水和电解质紊乱的类型

A. 等渗性脱水 　　　　B. 水中毒 　　　　C. 高渗性脱水

D. 水肿 　　　　　　　E. 低渗性脱水

11. 高热的患者大量出汗,呼吸加快,如不及时治疗易出现

A. 高渗性脱水 　　　　B. 低渗性脱水 　　　　C. 等渗性脱水

D. 水中毒 　　　　　　E. 低钠血症

12. 急性重症水中毒,对机体危害最大的是

A. 低钾血症 　　　　　B. 血容量增多 　　　　C. 脑水肿

D. 组织间液增加 　　　E. 肺水肿

13. 大面积肌肉挤压伤患者易出现

A. 低钾血症 　　　　　B. 低镁血症 　　　　C. 低钠血症

D. 高钠血症 　　　　　E. 高钾血症

14. 下列哪一种类型的水和电解质代谢紊乱早期易发生休克

A. 低渗性脱水 　　　　B. 高渗性脱水 　　　　C. 水中毒

D. 低钾血症 　　　　　E. 高钾血症

15. 给严重低渗性脱水患者输入大量水分而未补充钠盐可引起

A. 高渗性脱水 　　　　B. 等渗性脱水 　　　　C. 水中毒

D. 低钾血症 　　　　　E. 水肿

三、问答题

1. 试述高渗性脱水的原因、机制及对机体的影响和治疗原则。

2. 高钾血症对心脏有哪些影响?

第八章

酸碱平衡紊乱

第一节　酸碱的概念及调节

一、酸碱的概念

在化学反应中,凡能释放出 H^+ 的化学物质是酸,如 HCl、H_2SO_4、NH_4^+、H_2CO_3、CH_3COOH 等;凡能接受 H^+ 的化学物质是碱,如 OH^-、HCO_3^-、NH_3、SO_4^{2-}、$CHCOO^-$ 等。

一个化学物质作为酸而释放出 H^+ 时,同时必然有一个碱性物质形成;同样,一个化学物质作为碱接受 H^+ 时,同时必然有一个酸性物质形成。因此,一个酸总是与相应的碱形成一个共轭体系。例如:

$$H_2CO_3 \rightleftharpoons H^+ + HCO_3^-$$
$$NH_4^+ \rightleftharpoons H^+ + NH_3$$
$$HPr \rightleftharpoons H^+ + Pr^-$$
$$\text{酸} \qquad \text{碱}$$

蛋白质(Pr^-)在体液中与 H^+ 结合成蛋白酸(HPr),而且结合较为牢固,所以 Pr^- 也是一种碱。

二、体液中酸碱物质的来源

体液中的酸性或碱性物质主要来源于细胞内物质的分解代谢过程。在普通膳食条件下,酸性物质产生的量远远多于碱性物质。

(一)酸的来源

体内的酸主要有两类,即挥发酸和固定酸。

1. **挥发酸**　糖、脂肪和蛋白质在分解代谢中,氧化的最终产物是 CO_2,CO_2 与 H_2O 结合形成 H_2CO_3,H_2CO_3 是机体在代谢过程中产生最多的酸。H_2CO_3 不稳定,可释放出 H^+,也可以转变成气体 CO_2 从肺排出体外,所以称之为挥发酸。

$$H^+ + HCO_3^- \rightleftharpoons H_2CO_3 \rightleftharpoons CO_2 + H_2O$$

通常我们将肺对 H_2CO_3 即 CO_2 的排出量的调节称作酸碱平衡的呼吸性调节。

2. 固定酸　固定酸是指不能变成气体由肺呼出,而必须通过肾随尿排出,又称为非挥发酸。固定酸主要包括:蛋白质分解产生的硫酸、磷酸和尿酸;糖酵解产生的甘油酸、丙酮酸和乳酸,糖有氧氧化过程产生的三羧酸;脂肪代谢产生的 β-羟基丁酸和乙酰乙酸等。另外,固定酸还可来源于食物或酸性药物。一般来说,固定酸主要来源于蛋白质的分解代谢,所以,体内固定酸的生成量与蛋白质的摄入量成正比。固定酸主要通过肾进行调节,称为酸碱平衡的肾性调节。

（二）碱的来源

体内碱性物质主要来自食物,特别是蔬菜和瓜果中所含的有机酸盐,如柠檬酸盐、苹果酸盐和草酸盐,都可与 H^+ 起反应而转化为柠檬酸、苹果酸和草酸,然后经三羧酸循环最终产生 CO_2 和 H_2O, K^+ 或 Na^+ 与 HCO_3^- 结合形成碱性盐。另外,体内代谢过程中也能产生少量碱性物质,如氨基酸脱氨基产生的氨(这种氨经肝脏代谢后生成尿素,对体液酸碱度影响不大)和肾小管上皮细胞分泌氨。

三、机体对酸碱平衡的调节

尽管正常人体在不断地摄取和生成酸性及碱性物质,但血液的 pH 始终相对恒定,这是由于机体对酸碱具有强大的缓冲能力和有效的调节功能,主要包括以下 4 个方面。

（一）血液的缓冲作用

缓冲系统由弱酸(缓冲酸)及其相对应的缓冲碱组成。血液主要有五种缓冲系统(表8-1)。当血液中 H^+ 过多时,反应向左移动,则 H^+ 的浓度不会大幅度增高,同时缓冲碱的浓度降低;当血液中 H^+ 减少时,反应向右移动,则 H^+ 的浓度得到部分恢复,同时缓冲碱的浓度增加。

表8-1　全血的五种缓冲系统

缓冲酸		缓冲碱
H_2CO_3	$\rightleftharpoons$	$HCO_3^- + H^+$
$H_2PO_4^-$	$\rightleftharpoons$	$HPO_4^{2-} + H^+$
HPr	$\rightleftharpoons$	$Pr^- + H^+$
HHb	$\rightleftharpoons$	$Hb^- + H^+$
$HHbO_2$	$\rightleftharpoons$	$HbO_2^- + H^+$

碳酸氢盐缓冲系统的特点是:①可以缓冲所有固定酸,但不能缓冲挥发酸;②缓冲能力强,含量占全血缓冲系统总量的53%;③为开放性缓冲系统,缓冲潜力大,并能通过肺和肾对 CO_2 和 HCO_3^- 的调节使缓冲物质易于补充和排出。

挥发酸的缓冲主要靠体内非碳酸氢盐缓冲系统,特别是 Hb^- 和 HbO_2^- 缓冲系统。

（二）组织细胞在酸碱平衡中的调节作用

机体细胞内液含量很大,它是酸碱平衡的缓冲池。细胞的缓冲作用主要是通过细胞内外的离子交换来进行,红细胞、肌细胞和骨组织都能发挥这种作用。例如 H^+-K^+、H^+-Na^+、Na^+-K^+ 交换以维持电中性,当细胞外液 H^+ 增多时,H^+ 弥散入细胞,而 K^+ 移出细胞,所以酸中毒时常伴有高血钾。Cl^--HCO_3^- 交换也很重要,因为 Cl^- 是可以自由穿过细胞膜的阴离子,当 HCO_3^- 升高时,只能通过 Cl^--HCO_3^- 交换来排出 HCO_3^-。

（三）肺在酸碱平衡中的调节作用

肺在酸碱平衡中的作用是通过改变 CO_2 的排出量来调节血浆 H_2CO_3 浓度,以保持血液中 HCO_3^- 和 H_2CO_3 的正常比值,使 pH 保持相对恒定。呼吸运动的调节,是通过中枢及外周两方面来进行的。①呼吸运动的中枢调节:肺泡通气量受延髓呼吸中枢控制,呼吸中枢接受来自中枢化学感受器和外周化学感受器的刺激。呼吸中枢化学感受器对 $PaCO_2$ 的变化非常敏感,所以呼吸能调节 $PaCO_2$。$PaCO_2$ 增高可以使脑脊液和脑间质液 pH 降低,H^+ 浓度增高,刺激位于延髓腹外侧浅表部位的对 H^+ 敏感的中枢化学感受器而兴奋呼吸中枢,CO_2 排出增多,$PaCO_2$ 和血浆中 H_2CO_3 浓度降低,实现反馈调节。②呼吸运动的外周调节:外周化学感受器主要有主动脉体和颈动脉体感受器,主动脉体尤其是颈动脉体感受器,对缺氧、pH 及 $PaCO_2$ 的改变比较敏感。当 PaO_2 降低、pH 降低或 $PaCO_2$ 增高时通过刺激外周化学感受器引起呼吸中枢兴奋,使呼吸加深、加快,CO_2 排出增加。外周化学感受器对 PaO_2 的变化较为敏感,但 PaO_2 过低对呼吸中枢的直接作用是抑制效应。

（四）肾在酸碱平衡中的调节作用

肾主要调节固定酸,通过排酸或保碱作用来维持 HCO_3^- 的浓度,调节血浆 pH 使之相对稳定。这种调节作用主要通过肾小管上皮细胞的活动来实现。肾小管细胞不断地分泌 H^+,同时将肾小球滤过的 $NaHCO_3$ 重吸收入血液,以防细胞外液 $NaHCO_3$ 的丢失。如仍不能维持细胞外液 $NaHCO_3$ 的浓度,就通过磷酸盐酸化和泌 H^+ 生成新的 $NaHCO_3$ 来补充,从而维持血浆 HCO_3^- 浓度。如 HCO_3^- 过多,肾脏减少 $NaHCO_3$ 的生成和重吸收,使血浆 $NaHCO_3$ 浓度降低。

上述 4 种调节因素共同维持体内的酸碱平衡,但在作用时间及强度上有差别。血液缓冲系统反应最迅速,可立即发生反应;肺的调节效能大且快,几分钟内开始,30 分钟可达高峰;细胞内液的缓冲强于细胞外液,约 3~4 小时后发挥调节作用;肾脏的调节作用发挥较慢,常在酸碱紊乱后 12~24 小时出现,但效率高,作用时间持久。

第二节　反映酸碱平衡变化的指标及其含义

一、血液 pH

pH 是溶液中酸碱度的指标,间接反映溶液 H^+ 的浓度,是 $[H^+]$ 的负对数。由于溶液的 $[H^+]$ 取决于提供 H^+ 的酸的量和缓冲 H^+ 的碱的量,故 pH 取决于缓冲对中碱和酸的比值。血浆中占主导地位的缓冲系统是碳酸氢盐缓冲对,因此动脉血 pH 主要取决于 $[HCO_3^-]$ 与 $[H_2CO_3]$ 的比值。正常动脉血 pH 为 7.35~7.45,平均值为 7.40。pH 低于 7.35 为失代偿性酸中毒;pH 高于 7.45 为失代偿性碱中毒,但动脉血 pH 本身无法区分酸碱平衡紊乱的性质,即无法判定呼吸性或代谢性因素。而且,pH 反映的是 $[HCO_3^-]$ 与 $[H_2CO_3]$ 的比值,并不是绝对值,所以即使 pH 在正常范围内,也可能处于代偿性酸、碱中毒阶段,或是同时存在程度接近的混合型酸、碱中毒。

二、动脉血二氧化碳分压

动脉血 CO_2 分压（$PaCO_2$）是血浆中以物理溶解状态的 CO_2 分子所产生的张力。CO_2 通过呼吸膜弥散速度极快,所以 $PaCO_2$ 相当于肺泡气 CO_2 分压,故可通过测定 $PaCO_2$ 了解肺泡通气情况,即通气不足时 $PaCO_2$ 升高,通气过度则 $PaCO_2$ 降低。所以 $PaCO_2$ 是反映呼吸性酸碱平衡紊乱的重要指标。$PaCO_2$的正常值为 33~46mmHg，平均为 40mmHg。

$PaCO_2>46mmHg$，表示肺通气不足，CO_2潴留，见于呼吸性酸中毒或代偿后的代谢性碱中毒。$PaCO_2<33mmHg$，表示肺通气过度，CO_2呼出过多，见于呼吸性碱中毒或代偿后的代谢性酸中毒。

三、标准碳酸氢盐和实际碳酸氢盐

标准碳酸氢盐（standard bicarbonate，SB）是指全血在标准条件下（温度 38℃，血红蛋白氧饱和度 100%，$PaCO_2$ 40mmHg）测得的血浆 HCO_3^- 含量。其正常范围是 22~27mmol/L，平均 24mmol/L。由于标准化后排除了呼吸性因素的影响，所以 SB 是反映代谢性因素的指标。代谢性酸中毒时 SB 降低，代谢性碱中毒时 SB 升高。

实际碳酸氢盐（actual bicarbonate，AB）是指隔绝空气的血液标本，在实际 $PaCO_2$、体温和血氧饱和度的条件下测得的血浆 HCO_3^-含量。AB 受呼吸和代谢两方面的影响，故 AB 与 SB 的差值反映了呼吸因素对酸碱平衡的影响。

正常人 AB=SB；两者数值均低表明有代谢性酸中毒，反之则是代谢性碱中毒。若 SB 正常，AB>SB 时，表明 CO_2潴留，见于呼吸性酸中毒；AB<SB，表明 CO_2 排出过多，见于呼吸性碱中毒。

四、缓　冲　碱

缓冲碱（buffer base，BB）是指血液中一切具有缓冲作用的负离子的总和。包括血浆和红细胞中的 HCO_3^-、Hb^-、HbO_2^-、Pr^- 和 HPO_4^{2-}等负离子，通常以氧饱和的全血在标准条件下测定，正常值为 45~52mmol/L，平均 48mmol/L。BB 较少受呼吸因素影响，所以是反映代谢因素的指标。代谢性酸中毒时 BB 值减少，而代谢性碱中毒时 BB 升高。

五、碱　剩　余

碱剩余（base excess，BE）是指在标准条件下，用酸或碱滴定全血标本至 pH 7.40 时所需的酸或碱的量。正常值为 0±3mmol/L。如需用酸滴定，则表示被测血液碱过剩，BE 用正值表示，见于代谢性碱中毒；如用碱滴定，表示被测血液碱缺失，BE 用负值表示，见于代谢性酸中毒。

六、阴离子间隙

正常机体血浆中阳离子和阴离子总量相等，均为 151mmol/L，以维持电荷平衡。Na^+占全部阳离子的 90%，称为可测定阳离子。HCO_3^-和 Cl^-占全部阴离子的 85%，称为可测定阴离子。血浆中还有未测定阳离子（UC，包括 K^+、Ca^{2+} 和 Mg^{2+}）及未测定阴离子（UA，包括 Pr^-、HPO_4^{2-}、SO_4^{2-}和有机酸）。阴离子间隙（anion gap，AG）是指血浆中 UA 与 UC 的差值，即 AG=UA-UC。由于细胞外液阴阳离子总当量数相等，AG 可用血浆中常规可测定的阳离子（Na^+）与可测定的阴离子（HCO_3^- 和 Cl^-）的差来计算，$AG=Na^+-(HCO_3^-+Cl^-)=140-(24+104)=12mmol/L$，波动范围是 12±2mmol/L。

AG 可增高也可降低，增高意义较大，可以帮助区分代谢性酸中毒的类型和诊断混合性酸碱平衡紊乱。

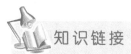

知识链接

血气分析

血气分析是指采集动脉血,应用微量血气分析仪,检测动脉血中的氧分压、二氧化碳分压、血氧饱和度、酸碱度、实际碳酸氢盐、标准碳酸氢盐、缓冲碱、剩余碱及血浆二氧化碳含量等。

血气分析不但对判断机体的酸碱平衡有重要价值,而且能用来对重症呼吸系统疾病患者进行监护、判定预后、指导氧疗和机械通气等。

第三节　单纯型酸碱平衡紊乱

一、代谢性酸中毒

代谢性酸中毒(metabolic acidosis)的特征是血浆 HCO_3^- 原发性减少。

（一）原因和机制

1. HCO_3^- 丢失过多

（1）消化道肠液、胰液和胆汁中 HCO_3^- 浓度均高于血浆,因此严重腹泻、肠道瘘管或肠吸引术等均可引起 HCO_3^- 大量丢失。

（2）Ⅱ型肾小管性酸中毒,H^+-Na^+ 转运体功能障碍,碳酸酐酶活性下降,使近曲小管对 HCO_3^- 重吸收减少,引起 HCO_3^- 从尿液中过多排出。

（3）大面积烧伤时,大量血浆渗出的同时也伴有 HCO_3^- 丢失。

2. 肾泌氢功能障碍　严重肾功能衰竭患者,体内的固定酸无法随尿排出,特别是硫酸和磷酸在体内蓄积;Ⅰ型肾小管性酸中毒患者,远曲小管泌氢功能障碍,造成 H^+ 在体内积蓄,引起血浆 HCO_3^- 浓度进行性降低。大量使用碳酸酐酶抑制剂,如乙酰唑胺,可以抑制肾小管上皮细胞内碳酸酐酶活性,导致 $CO_2+H_2O\rightarrow H_2CO_3$ 的反应受阻,H_2CO_3 生成减少,泌 H^+ 和重吸收 HCO_3^- 减少。

3. 固定酸产生过多,HCO_3^- 被缓冲消耗

（1）乳酸酸中毒:任何原因引起缺氧或组织低灌流时,都可使细胞内糖酵解增强而引起乳酸增加,发生乳酸酸中毒。见于休克、心跳呼吸骤停、严重贫血、低氧血症、肺部疾患、心力衰竭和一氧化碳中毒等。另外,严重的肝疾患使乳酸利用障碍也能引起血浆乳酸过高。

（2）酮症酸中毒:见于糖尿病、严重饥饿和酒精中毒等。糖尿病时,由于胰岛素缺乏,使葡萄糖的利用减少,大量脂肪被迅速分解,导致酮体形成增加(其中乙酰乙酸和 β-羟丁酸是酸性物质),超过外周组织的氧化降解和肾排出能力,就会发生酮症酸中毒。长期饥饿或禁食时,当体内糖原消耗后,脂肪大量分解以供能,也可使酮体产生增多。

4. 外源性固定酸摄入过多,HCO_3^- 被缓冲消耗

（1）水杨酸中毒:摄入大量的阿司匹林(乙酰水杨酸)可引起酸中毒,经过缓冲,HCO_3^- 减少,水杨酸根潴留。

（2）含氯的成酸性药物摄入过多:长期或大量使用含氯盐类药物,如氯化铵、盐酸精氨酸或盐酸赖氨酸等,在体内易解离出 HCl。血浆 HCO_3^- 在被 H^+ 消耗的同时,血 Cl^- 含量增加。如氯化铵,经肝脏合成尿素,并释放出 HCl。

$$2NH_4Cl + CO_2 \xrightarrow{\text{肝}} (NH_2)_2CO + 2HCl + H_2O$$

5. 其他原因

（1）血液稀释,使 HCO_3^- 浓度下降:见于快速大量输入无 HCO_3^- 的液体,如葡萄糖液或生理盐水,使血液中 HCO_3^- 稀释,造成 HCO_3^- 相对减少。

（2）高钾血症:各种原因引起细胞外液 K^+ 增加时,通过 H^+-K^+ 交换,使细胞内 H^+ 外逸,导致代谢性酸中毒。

（二）分类

根据 AG 值的变化,可将代谢性酸中毒分为 AG 增高型代谢性酸中毒和 AG 正常型代谢性酸中毒两类。

1. AG 增高型代谢性酸中毒　这类酸中毒是指除了含氯以外的任何固定酸在血浆中浓度增大时的代谢性酸中毒,其特点是 AG 增高,血氯正常。如乳酸酸中毒、酮症酸中毒、水杨酸中毒和肾泌氢功能障碍等,血浆 HCO_3^- 因缓冲 H^+ 而减少,固定酸的酸根（乳酸根、β-羟丁酸根、水杨酸根、乙酰乙酸根、SO_4^{2-}、$H_2PO_4^-$ 等）增多。这部分酸根均属于未测定的阴离子,所以 AG 值增大,而 Cl^- 浓度正常,故又称为正常血氯代谢性酸中毒（图 8-1）。

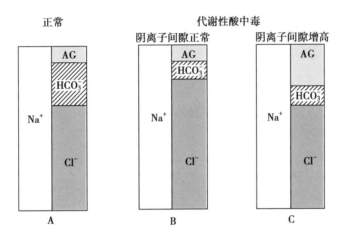

图 8-1　正常和代谢性酸中毒时阴离子间隙的变化

2. AG 正常型的代谢性酸中毒　这类酸中毒是指 HCO_3^- 浓度降低同时伴有 Cl^- 浓度代偿性升高的一类代谢性酸中毒,其特点是 AG 正常,血氯增高。如消化道丢失大量的 HCO_3^-、肾小管性酸中毒、大量使用碳酸酐酶抑制剂、含氯的成酸性药物摄入过多等。

（三）机体的代偿调节

1. 血液的缓冲　代谢性酸中毒时,血液中过多的 H^+ 可立即被血浆缓冲系统缓冲,HCO_3^- 及其他缓冲碱不断消耗减少。

2. 细胞内外离子交换和细胞内液缓冲　在酸中毒 2~4 小时后,大约 1/2 的 H^+ 通过离子交换进入细胞内。H^+ 主要与细胞内 K^+ 进行离子交换,使 K^+ 从细胞内逸出,常导致高钾血症。

3. 肺的代偿调节作用　通常在酸中毒发生数分钟后即可出现充分的呼吸代偿。血液中 H^+ 浓度增加,刺激外周化学感受器（颈动脉体和主动脉体）,反射性引起呼吸中枢兴奋,呼吸加深加快,CO_2 排出增多,$PaCO_2$ 降低,使 HCO_3^-/H_2CO_3 的比值接近正常。

4. 肾的代偿调节作用　代谢性酸中毒（除肾脏排酸减少引起的酸中毒）时,肾脏排酸保碱功能加强是一种重要的代偿方式。在代谢性酸中毒时,肾小管上皮细胞中的碳酸酐酶和谷氨酰胺酶活性增强,肾脏通过增强泌 H^+、泌 NH_4^+ 及回收 HCO_3^- 使细胞外液 HCO_3^- 浓度有所恢复。但肾的代偿作用较慢,一般在酸中毒持续数小时后开始,3 ~ 5 天发挥最大效能。

通过以上代偿调节,如 $[HCO_3^-]/[H_2CO_3]$ 的比值维持 20∶1,血浆 pH 仍在正常范围,称为代偿性代谢性酸中毒。如代偿后 $[HCO_3^-]/[H_2CO_3]$ 的比值低于 20∶1,血浆 pH 下降,称为失代偿性代谢性酸中毒。代谢性酸中毒时,由于 HCO_3^- 原发性下降,SB、AB、BB 值都降低,BE 负值加大;由于呼吸代偿,$PaCO_2$ 继发性下降,AB<SB。

(四) 对机体的影响

代谢性酸中毒时,除了呼吸功能变化,主要引起心血管和中枢神经系统的功能障碍。

1. 心血管系统改变 主要表现在 3 个方面:①室性心律失常:代谢性酸中毒时可出现心脏传导阻滞、心室颤动及心脏停搏等严重心律失常。其机制与酸中毒导致血钾升高密切相关。②心肌收缩力减弱:轻度酸中毒时,交感-肾上腺髓质系统兴奋,对心脏有正性肌力作用。但严重酸中毒时,可阻断这一作用,使心肌收缩力减弱。酸中毒引起心肌收缩力减弱的机制可能是:H^+ 竞争性地抑制 Ca^{2+} 与肌钙蛋白结合、影响 Ca^{2+} 内流及影响心肌细胞肌质网释放 Ca^{2+}。③血管系统对儿茶酚胺的反应性降低:H^+ 可以使血管,尤其是毛细血管前括约肌对儿茶酚胺的反应性降低,则血管扩张,回心血量减少,血压下降,严重者发生休克。

2. 中枢神经系统改变 代谢性酸中毒引起中枢神经系统功能障碍主要表现为抑制,可出现知觉迟钝、乏力、倦怠等,严重者可出现嗜睡、昏迷。其发生机制有:①能量供应不足:酸中毒时生物氧化酶类活性受抑制导致 ATP 生成减少,脑组织供能不足;②γ-氨基丁酸生成增多:酸中毒时脑组织谷氨酸脱羧酶活性增强,使抑制性神经递质 γ-氨基丁酸生成增多,加重抑制中枢神经系统功能。

(五) 防治的病理生理基础

1. 防治原发病 去除引起代谢性酸中毒的发病原因,同时纠正水、电解质紊乱,恢复有效循环血量,改善微循环灌流及肾功能。

2. 碱性药物的应用 轻度代谢性酸中毒患者可口服碳酸氢钠片。代谢性酸中毒严重时,可根据情况选用碳酸氢钠、乳酸钠和三羟甲基氨基甲烷等。补碱量宜小不宜大,一般主张在血气监护下分次补碱。在补碱过程中要注意酸中毒纠正的程度和速度,防止碱中毒、手足搐搦、低钾血症等的发生。

二、呼吸性酸中毒

呼吸性酸中毒(respiratory acidosis)的特征是血浆 H_2CO_3 原发性增高。

(一) 原因和机制

引起呼吸性酸中毒的原因是 CO_2 排出障碍或吸入过多。

1. CO_2 排出障碍 各种原因引起的呼吸中枢抑制、胸廓病变、呼吸肌麻痹、肺部疾患或呼吸机使用不当,导致通气功能障碍,使 CO_2 排出受阻。慢性阻塞性肺部疾病(COPD)、支气管哮喘等是慢性呼吸性酸中毒的常见原因。

2. CO_2 吸入过多 比较少见,主要见于空气中 CO_2 浓度过高,使吸入 CO_2 过多。

(二) 分类

呼吸性酸中毒按病程分为两类:

1. 急性呼吸性酸中毒 常见于急性气道阻塞、急性心源性肺水肿、中枢或呼吸肌麻痹等引起的呼吸骤停。

2. 慢性呼吸性酸中毒 一般指 $PaCO_2$ 高浓度潴留持续 24 小时以上者,见于气道与肺部慢性炎症引起的 COPD 及肺广泛纤维化或肺不张。

（三）机体的代偿调节

呼吸性酸中毒主要是由于 CO_2 排出障碍或吸入过多引起的,因此,肺往往不能发挥代偿调节作用。血浆中增高的是 H_2CO_3,而 HCO_3^- 不能缓冲挥发酸,血浆其他缓冲碱含量较低。所以呼吸性酸中毒主要靠细胞内外离子交换、细胞内缓冲及肾脏来代偿调节。

1. **细胞内外离子交换和细胞内缓冲**　这是急性呼吸性酸中毒的主要代偿方式。血浆 $[H_2CO_3]$ 升高,H_2CO_3 解离为 H^+ 和 HCO_3^-,H^+ 进入细胞内可被蛋白质等缓冲,K^+ 出细胞以维持电中性,HCO_3^- 则留在细胞外液中。另外,血浆中蓄积的 CO_2 通过弥散进入红细胞,在碳酸酐酶催化下生成 H_2CO_3,H_2CO_3 解离为 H^+ 和 HCO_3^-,H^+ 被血红蛋白缓冲,HCO_3^- 与血浆中的 Cl^- 交换,结果血浆 HCO_3^- 增加,Cl^- 降低。但这种代偿作用十分有限,因为 $PaCO_2$ 每升高 1.3kPa(10mmHg),血浆 $[H_2CO_3]$ 仅增高 1.0mmol/L,难以维持 $[HCO_3^-]/[H_2CO_3]$ 的正常比值,因此急性呼吸性酸中毒往往呈失代偿。

2. **肾脏代偿**　这是慢性呼吸性酸中毒的主要代偿方式。$PaCO_2$ 和 H^+ 浓度增高可增强肾小管上皮细胞内碳酸酐酶和谷氨酰胺酶的活性,肾小管上皮细胞排 H^+、泌 NH_4^+ 和重吸收 HCO_3^- 增加。这种代偿作用在呼吸性酸中毒发生 3～5 天后逐渐达到最大。$PaCO_2$ 每升高 1.3kPa(10mmHg),血浆 $[H_2CO_3]$ 增高约 3.5mmol/L,$[HCO_3^-]/[H_2CO_3]$ 的比值可恢复正常,因此慢性呼吸性酸中毒常为代偿性。

如肾脏充分发挥代偿作用后,$[HCO_3^-]/[H_2CO_3]$ 的比值和血浆 pH 仍在正常范围,称为代偿性呼吸性酸中毒。若肾脏尚未充分发挥代偿作用或代偿不足时,$[HCO_3^-]/[H_2CO_3]$ 的比值低于 20:1,血浆 pH 下降,称为失代偿性呼吸性酸中毒。呼吸性酸中毒时,由于 $[H_2CO_3]$ 原发性增高,$PaCO_2$、SB、AB、BB 值都增高,AB>SB,BE 正值加大。

（四）对机体的影响

1. **中枢神经系统功能障碍**　严重急性呼吸性酸中毒,典型的中枢神经系统功能障碍是肺性脑病,常见于 $PaCO_2$ 超过 10.7kPa(80mmHg)时。患者早期表现为持续头痛、烦躁不安等,进一步发展可出现震颤、精神错乱、嗜睡、抽搐、昏迷等,即 CO_2 麻醉。其机制详见呼吸衰竭。

2. **心血管功能改变**　呼吸性酸中毒对心血管的影响与代谢性酸中毒相似,同时因伴有缺氧,可使肺小动脉收缩,引起肺动脉高压。$PaCO_2$ 升高和 pH 降低可增强肺小动脉对缺氧的敏感性。

（五）防治的病理生理基础

积极治疗原发病,改善肺泡通气功能,使潴留的 CO_2 尽快排出,慎用碱性药物。因为呼吸性酸中毒时,由于肾脏的排酸保碱代偿作用,HCO_3^- 已经很高。尤其是通气尚未改善前,错误地使用碱性药物,可伴发代谢性碱中毒,并使呼吸性酸中毒病情进一步加重。

三、代谢性碱中毒

代谢性碱中毒(metabolic alkalosis)的特征是血浆 HCO_3^- 原发性增多。

（一）原因和机制

1. **H^+ 丢失过多**

（1）经胃丢失:见于剧烈呕吐或胃液引流引起的富含 HCl 的胃液大量丢失。正常情况下,胃黏膜壁细胞中的碳酸酐酶能将 CO_2 和 H_2O 催化生成 H_2CO_3,H_2CO_3 解离为 H^+ 和 HCO_3^-。H^+ 与来自血浆的 Cl^- 形成 HCl,进食时分泌至胃腔,而 HCO_3^- 返回血液。酸性胃液进入十二指肠后,刺激十二指肠上皮细胞与胰腺向肠腔分泌大量的 HCO_3^- 与 H^+ 中和。酸性胃液大量丢失时,血液中来自胃黏膜壁细胞的 HCO_3^- 得不到与来自十二指肠上皮细胞与胰腺的 H^+ 中和,导致血浆

169

［HCO₃⁻］升高,引起代谢性碱中毒。

（2）经肾丢失:①应用利尿药:常见于大量使用噻嗪类或髓袢利尿药(如呋塞米)时,通过抑制髓袢升支对 Cl⁻和 Na⁺的重吸收,使小管远端尿流速加快、尿液量增多而刺激致密斑,另外利尿使有效循环血量减少而激活肾素-血管紧张素系统,醛固酮分泌增加,所以长期大量使用这类利尿药使肾小管排 H⁺、K⁺、Cl⁻及重吸收 HCO₃⁻增多,促进代谢性碱中毒的发生;②盐皮质激素过多:见于过多使用盐皮质激素、原发性或继发性醛固酮增多症患者,过多的盐皮质激素增加肾远曲小管排出 K⁺和 H⁺及加强 Na⁺和 HCO₃⁻的重吸收。

2. HCO₃⁻过量负荷　许多有机酸(如乳酸盐、酮体、柠檬酸盐等)在体内易于被代谢产生 HCO₃⁻。因此,临床因纠正代谢性酸中毒而输入过多乳酸盐或大量输入含柠檬酸盐抗凝的库血时,如再给以持续静脉输入 HCO₃⁻,就会引起严重的代谢性碱中毒。

3. H⁺向细胞内移动　低钾血症时,细胞内的 K⁺向细胞外转移,而 H⁺向细胞内移动;肾小管上皮细胞内缺 K⁺导致 Na⁺-K⁺交换减弱、H⁺-Na⁺交换增强、排 H⁺增多及重吸收 HCO₃⁻增加,发生代谢性碱中毒。

（二）分类

通常按给予生理盐水治疗后代谢性碱中毒是否得到纠正而分为盐水反应性碱中毒和盐水抵抗性碱中毒。

1. 盐水反应性碱中毒　常见于呕吐、胃液吸引、使用利尿药等情况。由于细胞外液减少、有效循环血量降低及低钾和低氯的存在,影响肾排出 HCO₃⁻的能力而出现碱中毒。给予等张或半张的生理盐水来扩充细胞外液及补充 Cl⁻,能促进 HCO₃⁻经肾排出而纠正碱中毒。

2. 盐水抵抗性碱中毒　主要见于全身性水肿、原发性醛固酮增多症、严重低血钾等,由于盐皮质激素的直接作用和低 K⁺导致碱中毒,给予盐水治疗没有效果。

（三）机体的代偿调节

1. 血液的缓冲　代谢性碱中毒时,细胞外液 H⁺浓度降低,OH⁻浓度升高,OH⁻可被缓冲系统中的弱酸(H_2CO_3、$HHbO_2$、$H_2PO_4^-$、HHb 等)所缓冲,但大多数缓冲系统中碱性成分远多于酸性成分,故缓冲作用有限。

2. 肺的代偿调节　呼吸代偿可在 24 小时达最大效应。由于细胞外液 H⁺浓度降低,呼吸中枢受抑制,呼吸变浅变慢,肺通气量减少,血浆 $PaCO_2$ 升高,以维持［HCO₃⁻］/［H_2CO_3］的比值接近正常,使 pH 有所降低。但是这种代偿是有限的,很少能达到完全的代偿。因为随着肺通气量减少,PaO_2 降低,可反射性地兴奋呼吸中枢,限制 $PaCO_2$ 过度升高。

3. 肾的代偿调节　肾的代偿作用发挥较晚,血浆 H⁺减少和 pH 增高使肾小管上皮细胞的碳酸酐酶和谷氨酰胺酶活性受抑制,肾排 H⁺、泌 NH₄⁺和重吸收 HCO₃⁻均减少,血液［HCO₃⁻］降低,尿液呈碱性。但是由缺钾、缺氯或醛固酮分泌增多引起的代谢性碱中毒因肾排 H⁺增多,尿液呈酸性。

4. 细胞内外离子交换　代谢性碱中毒时,细胞外液 H⁺浓度降低,细胞内 H⁺外移补充,细胞外 K⁺内移入细胞,使细胞外液低钾,发生低钾血症。

通过以上代偿调节,如［HCO₃⁻］/［H_2CO_3］的比值维持 20:1,血浆 pH 仍在正常范围,称为代偿性代谢性碱中毒。如代偿后［HCO₃⁻］/［H_2CO_3］的比值高于 20:1,血浆 pH 升高,称为失代偿性代谢性碱中毒。其他血气指标变化为:SB、AB、BB 值都升高,AB>SB,BE 正值增加。由于呼吸抑制,$PaCO_2$ 继发性升高。

（四）对机体的影响

轻度代谢性碱中毒患者通常无明显症状。严重代谢性碱中毒可出现许多功能代谢变化。

1. **中枢神经系统功能变化**　碱中毒时,pH 升高,谷氨酸脱羧酶活性降低,而 γ-氨基丁酸转氨酶活性增高,故 γ-氨基丁酸分解加强而生成减少,对中枢神经系统的抑制作用减弱,出现烦躁不安、精神错乱、谵妄甚至昏迷等中枢神经系统功能紊乱的症状。

2. **血红蛋白氧离曲线左移**　血液 pH 升高使血红蛋白氧离曲线左移,氧合血红蛋白向组织释放氧减少,导致组织供氧不足,尤其是对缺氧最为敏感的脑组织影响更大。

3. **对神经肌肉的影响**　碱中毒时,pH 升高,血浆游离钙减少,神经肌肉的应激性增高,可出现腱反射亢进、面部和肢体肌肉的抽动、手足搐搦和惊厥等症状。

4. **低钾血症**　碱中毒时,细胞外液 H^+ 浓度降低,细胞内 H^+ 与细胞外 K^+ 交换,同时,肾小管上皮细胞排 H^+ 减少,H^+-Na^+ 交换减少而 K^+-Na^+ 交换增加,K^+ 从尿中大量丢失,促使低钾血症的发生。低钾血症可引起神经肌肉症状和心律失常。

（五）防治的病理生理基础

治疗代谢性碱中毒的根本办法是促使血浆中过多的 HCO_3^- 从尿中排出。但即使是肾功能正常的患者也不易完全代偿。所以,治疗代谢性碱中毒应该在进行基础疾病治疗的同时去除代谢性碱中毒的维持因素。

1. **盐水反应性碱中毒**　以补充 Cl^- 为主,并根据患者的具体情况适当选用 NaCl、KCl、稀盐酸(HCl)或盐酸精氨酸等。

2. **盐水抵抗性碱中毒**　一般以补充钾盐(最好口服)和治疗原发病为主。对伴有全身性水肿或高血压的患者,宜用碳酸酐酶抑制药(乙酰唑胺)利尿;对伴有严重低血钾患者,宜用保钾利尿药(螺内酯或氨苯蝶啶)。

四、呼吸性碱中毒

呼吸性碱中毒(respiratory alkalosis)的特征是血浆 H_2CO_3 原发性减少。

（一）原因和机制

各种使肺通气过度的因素都能引起呼吸性碱中毒。

1. **低氧血症**　PaO_2 降低可刺激外周化学感受器而反射性引起通气过度,CO_2 排出过多。

2. **肺疾患**　肺炎、肺水肿、肺梗死等,在缺氧引起反射性通气过度的同时,还刺激牵张感受器和肺毛细血管旁感受器,反射性引起呼吸增强。

3. **呼吸中枢受刺激**　中枢神经系统疾病(如脑血管意外、脑炎、脑肿瘤、脑外伤等)、水杨酸中毒、氨中毒、癔病发作、革兰阴性杆菌败血症等,都可直接刺激呼吸中枢引起过度通气。

4. **人工呼吸机使用不当**　因通气量过大而引起呼吸性碱中毒。

（二）分类

呼吸性碱中毒也可按病程分为两类。

1. **急性呼吸性碱中毒**　常见于人工呼吸机使用不当或低氧血症时,$PaCO_2$ 在 24 小时内急剧下降而导致 pH 增大。

2. **慢性呼吸性碱中毒**　常见于慢性颅脑疾病、肺部疾患、氨中毒等兴奋呼吸中枢引起的 $PaCO_2$ 持续下降而导致 pH 增大。

（三）机体的代偿调节

1. **细胞内外离子的交换和细胞内缓冲**　急性呼吸性碱中毒时,血浆 H_2CO_3 浓度迅速降低,则 HCO_3^- 浓度相对增高。H^+ 从细胞内移出与细胞外 HCO_3^- 结合生成 H_2CO_3,使血浆 HCO_3^- 浓度下降,H_2CO_3 浓度有所回升。此外,部分血浆 HCO_3^- 进入红细胞,Cl^- 和 CO_2 逸出红细胞,促使血浆 H_2CO_3 回升,HCO_3^- 降低。但这种缓冲作用是有限的,所以急性呼吸性碱中毒往往失代偿。

2. 肾脏代偿 这是慢性呼吸性碱中毒的主要代偿方式。慢性呼吸性碱中毒时,$PaCO_2$下降使肾小管上皮细胞代偿性排H^+、排NH_4^+减少,重吸收HCO_3^-减少,血浆HCO_3^-代偿性减少。

通过以上代偿调节,如$[HCO_3^-]/[H_2CO_3]$的比值维持20:1,血浆pH仍在正常范围,称为代偿性呼吸性碱中毒。若肾脏尚未充分发挥代偿作用或代偿不足时,$[HCO_3^-]/[H_2CO_3]$的比值高于20:1,血浆pH升高,称为失代偿性呼吸性碱中毒,常见于急性呼吸性碱中毒。其他血气指标变化为:$PaCO_2$、SB、AB、BB值都下降,AB<SB,BE负值加大。

（四）对机体的影响

呼吸性碱中毒比代谢性碱中毒更易出现气促、眩晕、四肢及口周感觉异常、意识障碍、抽搐等症状。抽搐与低血Ca^{2+}有关。神经系统功能障碍除与碱中毒对脑功能的损伤外,还与严重的低碳酸血症引起脑血管收缩使脑血流量减少有关。

（五）防治的病理生理基础

积极防治原发病并去除引起过度通气的原因。急性呼吸性碱中毒患者可吸入含5% CO_2的混合气体,或嘱咐患者反复屏气,或用塑料袋罩于患者的口鼻使其再吸入呼出的CO_2以维持血浆H_2CO_3浓度。对癔病患者的精神性通气过度可用镇静剂。

第四节 混合型酸碱平衡紊乱

混合型酸碱平衡紊乱是指同一患者同时发生两种或两种以上的单纯型酸碱平衡紊乱。二重性混合型酸碱平衡紊乱可以分为下述两种情况。

一、血 pH 相互加强的酸碱一致型

1. 呼吸性酸中毒合并代谢性酸中毒 常见于严重通气障碍引起呼吸性酸中毒,又因持续缺氧而发生代谢性酸中毒。如慢性阻塞性肺疾患合并心力衰竭或休克;糖尿病酮症酸中毒合并肺部感染等。该类型特点是:血 pH 明显降低,$PaCO_2$明显升高,血浆$[HCO_3^-]$下降。

2. 呼吸性碱中毒合并代谢性碱中毒 如高热伴呕吐患者,高热导致通气过度引起呼吸性碱中毒,又因呕吐而发生代谢性碱中毒。如肝功能衰竭患者因高血氨通气过度,同时有出现呕吐现象等。该类型特点是:血 pH 明显升高,$PaCO_2$明显降低,血浆$[HCO_3^-]$升高。

二、血 pH 相互抵消的酸碱混合型

1. 呼吸性酸中毒合并代谢性碱中毒 常见于有慢性阻塞性肺疾患并使用利尿药患者。由于CO_2排出受阻发生呼吸性酸中毒,又因并发心力衰竭应用利尿药导致代谢性碱中毒。该类型特点是:血 pH 正常、下降或升高,$PaCO_2$和血浆$[HCO_3^-]$显著升高。

2. 代谢性酸中毒合并呼吸性碱中毒 常见于严重肝脏疾病、水杨酸中毒患者。前者因血氨增高刺激呼吸中枢引起呼吸性碱中毒,又因肝脏利用乳酸障碍和(或)并发肾功能衰竭而导致代谢性酸中毒;后者因本身是酸性代谢产物以及对呼吸中枢刺激两个因素混合所致。该类型特点是:血 pH 正常、下降或升高,$PaCO_2$和血浆$[HCO_3^-]$显著下降。

3. 代谢性酸中毒合并代谢性碱中毒 常见于糖尿病患者频繁呕吐及腹泻并发呕吐患者,由于碱性肠液和酸性胃液同时丢失所致。该类型特点是:血 pH、$PaCO_2$和血浆$[HCO_3^-]$可正常、下降或升高。

三重性混合型酸碱平衡紊乱,仅见于代谢性酸中毒和代谢性碱中毒并存时,再同时伴有呼吸性酸中毒或呼吸性碱中毒。

混合型酸碱平衡紊乱比较复杂,必须充分了解原发病情并结合实验室检查进行综合分析,才能得出正确结论。

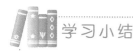 学习小结

　　人体的体液环境必须具有适宜的酸碱度(pH 7. 35 ~ 7. 45)才能维持正常的代谢和生理功能。机体主要通过血液和组织细胞的缓冲系统、肺和肾的调节作用来维持体内酸碱平衡。临床上常用的判断酸碱的指标有 pH、二氧化碳分压($PaCO_2$)、标准碳酸氢盐(SB)、实际碳酸氢盐(AB)、缓冲碱(BB)、碱剩余(BE)和阴离子间隙(AG)等。

　　单纯型酸碱平衡紊乱包括代谢性酸、碱中毒及呼吸性酸、碱中毒。代谢性酸中毒是指原发性 HCO_3^- 浓度的下降,而 H_2CO_3 浓度升高则可引起 pH 下降出现呼吸性酸中毒;几种不同类型的酸碱失衡同时存在表现为混合型酸碱平衡紊乱。酸中毒和碱中毒分别可引起中枢神经系统和心血管系统等的功能障碍,给机体带来很大危害。酸碱失衡的防治包括积极治疗原发病和合理选用药物纠正 pH,恢复正常酸碱代谢。

(仇　容)

复　习　题

一、名词解释

　　代谢性酸中毒;阴离子间隙;标准碳酸氢盐;呼吸性碱中毒

二、选择题

A 型题

1. 血浆中最重要的缓冲系统是

　　A. $NaHCO_3/H_2CO_3$　　　　　B. NaPr/HPr　　　　　　　C. $KHbO_2/HbO_2$

　　D. KHb/HHb　　　　　　　E. $HbO_2/HHbO_2$

2. 下列指标中哪项是反映酸碱平衡呼吸因素的最佳指标

　　A. pH　　　　B. $PaCO_2$　　　　C. BE　　　　D. SB　　　　E. BB

3. 治疗代谢性酸中毒的首选药物是

　　A. 碳酸氢钠　　　　　　　B. 乳酸钠　　　　　　　C. 三羟甲基甲烷(THAM)

　　D. 柠檬酸钠　　　　　　　E. 葡萄糖酸钠

4. 纠正呼吸性酸中毒的关键是

　　A. 吸氧　　　　　　　　　B. 改善通气　　　　　　　C. 输入碳酸氢钠

　　D. 输入生理盐水　　　　　E. 抗感染

5. 呼吸性碱中毒的原因不包括

　　A. 人工呼吸机使用不当　　B. 慢性阻塞性肺气肿　　　C. 甲亢

　　D. 癔病发作　　　　　　　E. 乏氧性缺氧

6. 代谢性酸中毒对机体的影响表现为

　　A. 室性心律失常　　　　　　　　　　　B. 心肌收缩力降低

　　C. 血管对儿茶酚胺的反应性下降　　　　D. 意识障碍

　　E. 以上都是

7. 直接反映血浆[HCO_3^-]的指标

　　A. pH　　　　B. $PaCO_2$　　　　C. BE　　　　D. AB　　　　E. BB

8. 所谓阴离子间隙是指

　　A. 细胞内阴离子与阳离子之差

　　B. 细胞外阴离子与阳离子之差

　　C. 细胞内外的阴离子与阳离子之差

　　D. 血浆中未测定的阴离子与未测定的阳离子之差

　　E. 细胞内未测定的阴离子与未测定的阳离子之差

9. 下列哪项**不是**代谢性酸中毒的病因

　　A. 休克　　　　　　　　B. 幽门梗阻　　　　　　　C. 肾功能衰竭

　　D. 心力衰竭　　　　　　E. 糖尿病

10. 碱中毒时出现神经肌肉应激性亢进,手足抽搐的主要原因是

　　A. 血清 K^+ 减少　　　　B. 血清 Cl^- 减少　　　　C. 血清 Ca^{2+} 减少

　　D. 血清 Na^+ 减少　　　　E. 血清 Mg^{2+} 减少

三、问答题

1. 动脉血 pH 在正常范围内是否能排除酸碱平衡紊乱? 为什么?

2. 简述代谢性酸中毒对机体的影响。

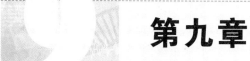

第九章

休　克

学习目标

1. 掌握　休克的概念;休克的分期及发病机制。
2. 熟悉　休克的病因及分类。
3. 了解　休克时机体代谢与各器官系统功能的变化。

第一节　概　　述

　　休克是英语 shock 的译音,它是指机体在受到各种有害因子作用后发生的,以组织有效循环血液流量急剧降低为特征,并导致细胞功能、结构损伤和各重要器官功能代谢紊乱的复杂的全身性病理过程。其典型的临床表现是面色苍白、四肢厥冷、血压下降、脉压减小、脉搏细速、呼吸加速和尿量减少等。

第二节　休克的病因和分类

一、休克的病因

　　1. **失血与失液**　大量失血又不能得到及时补充,可引起失血性休克。常见于外伤大出血、消化道大出血、肝或脾破裂、妇科疾病等引起的出血等。休克的发生取决于血量丢失的速度和丢失的量,若快速失血量超过总血量20% 左右,即可发生休克;超过总血量的50% 则导致迅速死亡。剧烈呕吐、腹泻、肠梗阻、大汗淋漓导致失液,也可引起有效循环血量的锐减,而发生失液性休克。

　　2. **烧伤**　大面积烧伤体液大量外渗,伴有血浆大量丢失,可引起烧伤性休克(burn shock),烧伤性休克早期与疼痛及低血容量有关,晚期可继发感染,发展为败血症性休克。

　　3. **创伤**　常见于严重的外伤。如骨折、挤压伤、战伤、外科手术创伤等,创伤较重或面积较大往往伴发休克,尤其是在战争时期多见,在合并一定量失血、疼痛或伤及重要生命器官时更易发生休克。

　　以上三种休克共同环节都有血容量降低,属于低血容量性休克。

　　4. **感染**　细菌、病毒、立克次体等感染均可引起感染性休克(infectious shock)。严重感染特别是革兰阴性细菌感染常可引起感染性休克。常见于细菌性痢疾、流行性脑脊髓膜炎、泌尿道和胆道感染引起的败血症,故又称败血症性休克(septic shock)。在革兰阴性细菌引起的休克中,细菌内毒素起着重要作用,故又叫内毒素性休克。

5. 过敏 给过敏体质的人注射某些药物(如青霉素)、血清制剂或疫苗可引起过敏性休克,这类休克属Ⅰ型变态反应,肥大细胞释放大量的组胺和缓激肽引起小血管扩张和毛细血管通透性增高,从而使有效循环血量相对不足,导致组织灌流及回心血量减少。

6. 急性心力衰竭 大面积急性心肌梗死、急性心肌炎、心包压塞及严重的心律失常(房颤与室颤),引起心输出量明显减少,可使有效循环血量和灌流量下降,导致心源性休克。

7. 强烈的神经刺激 剧烈疼痛,高位脊髓麻醉或损伤,抑制了交感神经缩血管功能,不能维持动、静脉血管张力,引起一过性的血管扩张,静脉血管容量增加和血压下降,即神经源性休克。

二、休克的分类

1. 按病因分类 有失血性休克、烧伤性休克、创伤性休克、感染性休克、过敏性休克、心源性休克、神经源性休克等。

2. 按发生休克的起始环节分类 尽管休克的原始病因不同,但休克的始动环节不外乎血容量减少,血管床容积增大和心泵血功能严重障碍。这三个因素最终都使有效循环血量下降,组织灌流量减少,从而导致休克。按发生休克的起始环节不同可将休克分为以下3类:

(1) 低血容量性休克:见于快速大量失血、大面积烧伤所致的大量血浆丧失及大量出汗、严重腹泻或呕吐等所引起的大量体液丧失而使血容量急剧减少导致静脉回流不足,心输出量下降,血压下降;由于减压反射受到抑制,交感神经兴奋,外周血管收缩,组织灌流量进一步减少,引起休克。

(2) 血管源性休克:指由于血管活性物质的作用使外周血管扩张、血管容量扩大带来血液分布的异常,大量血液淤滞在扩张的小血管内,使有效循环血量减少从而引起的休克称为血管源性休克,也称为分布异常性休克。如过敏性休克和神经源性休克。

(3) 心源性休克:心源性休克是由于急性心泵功能衰竭或严重的心律失常(心室纤维震颤等),心排出量急剧减少,使有效循环血量和微循环灌流量下降所导致的休克,称心源性休克。

3. 按休克时血流动力学的特点分类

(1) 低排高阻型休克:又称低动力型休克,其血流动力学特点是心排血量低,而总外周血管阻力高。由于皮肤血管收缩,血流量减少,皮肤温度降低,所以又称为"冷性休克"(cold shock)。大多数休克属于此型。

(2) 高排低阻型休克:又称高动力型休克,其血流动力学特点是总外周阻力低,心排血量高。由于皮肤血管扩张,血流量增多,脉充实有力,皮肤温度升高,所以又称"温性休克",部分感染性休克属于此类型。

第三节 休克的分期及微循环的变化

以典型的失血性休克为例,根据血流动力学和微循环变化的规律可将休克的发生发展过程分为以下三个时期(图9-1):

一、微循环缺血期

1. 微循环灌流变化特点 ①微循环小血管持续收缩;②毛细血管前阻力的增加明显大于后

阻力;③关闭的真毛细血管网增多;④血液经动-静脉短路和直捷通路迅速流入微静脉;⑤灌流特点:少灌少流、灌少于流。

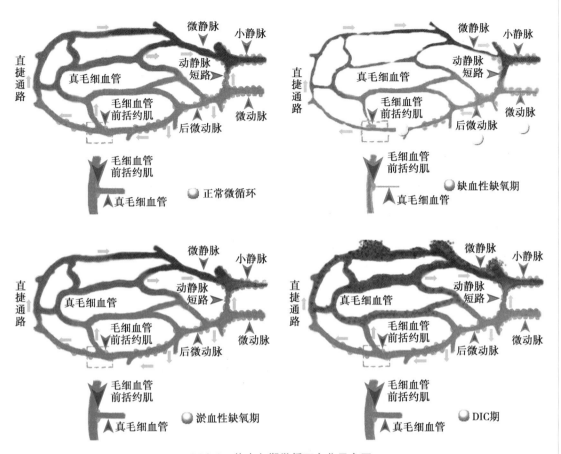

图 9-1　休克各期微循环变化示意图

2. 微循环障碍的机制

（1）交感-肾上腺素髓质系统强烈兴奋:这是引起微循环缺血的关键性变化。低血容量、疼痛等休克的原始病因引起交感-肾上腺素髓质系统强烈兴奋,这是休克早期微循环变化的始动因素。交感-肾上腺髓质系统强烈兴奋,使儿茶酚胺大量释放入血。皮肤、腹腔内脏、骨骼肌和肾的血管,由于具有丰富的交感缩血管纤维支配而 α-受体又占优势,因而在交感神经兴奋、儿茶酚胺增多时,这些部位的小动脉、小静脉、微动脉、微静脉和毛细血管前括约肌都发生收缩,其中以微动脉和毛细血管前括约肌的收缩最为强烈,结果是毛细血管的前阻力明显升高大于后阻力。脑血管的交感神经缩血管纤维的分布最少,α-受体密度也低,故交感神经兴奋、儿茶酚胺增多时,脑血管的口径并无明显的改变。心冠状动脉虽然也有交感神经支配,也有 α-受体和 β-受体,但交感神经兴奋和儿茶酚胺增多却可通过心活动增强,代谢水平提高以致血管代谢产物特别是腺苷的增多而使冠状动脉扩张。

（2）体液因子的作用:休克时体内产生其他体液因子,如交感神经兴奋和血容量的减少还可激活肾素-血管紧张素-醛固酮系统,而血管紧张素 Ⅱ 有较强的缩血管作用,血管加压素具有缩血管和抗利尿的作用;增多的儿茶酚胺还能刺激血小板产生更多血栓素 A_2（TXA_2）,它也有强烈的缩血管作用。

3. 微循环变化的意义
休克早期各方面的变化具有重要的代偿意义,所以该期为代偿期,其代偿意义表现在以下几个方面:

（1）动脉血压的维持:①回心血量增加:儿茶酚胺等缩血管物质的大量释放也可使肌性微

静脉和小静脉收缩,可以迅速而短暂地增加回心血量,减少血管床容量,以利于动脉血压的维持。因为静脉系统属于容量血管,可容纳总血量60% ~ 70%,这种代偿起到"自身输血"的作用,是休克时增加回心血量的"第一道防线"。②组织液回流入血:由于毛细血管前阻力增加比后阻力增加更大,毛细血管中流体静压下降,使组织液进入血管,起到"自身输液"的作用,是休克时增加回心血量的"第二道防线",具有重要的代偿意义。③肾素-血管紧张素-醛固酮系统的激活:血容量减少所引起的醛固酮分泌的增多,又可使肾重吸收钠水增多,这也是循环血量增多的原因。④心输出量增多:交感神经兴奋和儿茶酚胺增多,可使心率加快,心收缩力加强而使心输出量增加。⑤外周阻力增高:多个部位器官组织的微、小动脉收缩可增加外周阻力,有助于动脉血压的维持。

(2) 微循环血液重新分布:休克早期,皮肤、内脏、骨骼肌、肾的血管 α-受体密度高,对儿茶酚胺的敏感性较高,收缩更甚,血供减少;而脑动脉和冠状动脉血管则无明显改变,灌流量基本正常。这种微循环反应的不均一性,保证了心、脑重要生命器官的血液供应。

4. 临床表现 本期患者的临床表现为脸色苍白、四肢冰凉、出冷汗、脉搏细速、脉压减少、尿量减少、神志清楚、烦躁不安。该期血压可骤降(如大失血),也可略降,甚至正常(代偿)或升高,但是脉压可有明显减少,因此血压下降并不是判断早期休克的指标。由于血液的重新分布,心、脑灌流可以正常,所以早期休克的患者,神志一般是清楚的。

如果休克早期的患者得不到及时的救治,病情进一步发展,微循环血管持续缺血缺氧则会进入休克中期。

二、微循环淤血期

1. 微循环及组织灌流改变的特点 ①前阻力血管痉挛减轻相对扩张;②微静脉端血液淤滞;③前阻力小于后阻力;④真毛细血管开放数目增多;⑤灌流特点:灌而少流,灌大于流。

2. 微循环淤血的机制

(1) 酸中毒:休克早期微循环的持续性缺血和缺氧引起组织氧分压下降、CO_2 和乳酸堆积,发生酸中毒。酸性物质的积聚使血管壁平滑肌对儿茶酚胺的反应性降低。

(2) 局部扩血管产物增多:严重的缺血、缺氧及酸中毒刺激肥大细胞脱颗粒释放组胺增多;ATP 分解的产物腺苷增多;细胞分解时释出的 K^+ 增多,组织间液渗透压增高;激肽类物质生成增多,这些都可以造成血管扩张。

(3) 内毒素作用:内毒素除了存在于革兰阴性菌所致内毒素性休克患者的血液中以外,其他类型休克晚期的血液中也可出现。因为失血、创伤等引起的非感染性休克时患者肠源性细菌(大肠杆菌)和脂多糖(LPS)入血。LPS 和其他毒素通过激活巨噬细胞来促进一氧化氮的生成引起血管平滑肌舒张,导致持续性的低血压。

(4) 血液流变学的改变:近年来血液流变学的研究表明,血液流变学的改变,在休克中期微循环淤血的发生发展中起着非常重要的作用。由于血流速度缓慢,大量血浆外渗,血液黏滞性增高,导致白细胞贴壁,嵌塞毛细血管,造成血流受阻,毛细血管后阻力增加。黏附并激活的白细胞可以释放氧自由基和溶酶体酶导致血管内皮细胞和其他组织细胞损伤,进一步加重微循环障碍和组织损伤。

3. 失代偿改变

(1) "自身输液"、"自身输血"作用停止:静脉系统容量血管扩张→血管床容积增大,回心血量减少→"自身输血"作用停止;毛细血管血流淤滞,流体静压升高→毛细血管通透性增高,血浆外渗,血液浓缩→"自身输液"作用停止。

(2) 恶性循环的形成:回心血量减少和血压进行性下降使得交感-肾上腺髓质系统更加兴

奋,血液灌流量进一步下降,组织缺氧更加严重,形成恶性循环。由于血液浓缩,促使红细胞聚集,可导致有效循环血量进一步减少。

4. 临床表现 血压进行性下降,可低于7kPa,心搏无力,心音低钝,因脑血流量不足患者神志由淡漠转入昏迷,肾血流量严重不足,而出现少尿甚至无尿,脉搏细弱频速,静脉塌陷,皮肤发绀,可出现花斑。

若休克中期的患者得不到及时的救治,休克中期持续较长时间后患者进入休克晚期。休克中期出现的某些脏器的微循环淤滞更加严重,并且出现细胞、组织和器官的功能障碍。

三、微循环衰竭期

1. 微循环变化的特点 ①微血管反应性显著下降,微血管平滑肌麻痹,对血管活性药物反应性消失,微循环血管麻痹扩张;②血细胞黏附聚集加重,微血栓形成,易发生DIC;③灌流特点:不灌不流,灌流停止。

2. 临床表现

(1) 血压进行性下降,且给升压药难以恢复。脉搏细速,中心静脉压降低,循环衰竭。

(2) 由于白细胞嵌塞、血管内皮肿胀以及微血栓堵塞,即使大量输血补液,血压回升后,有时仍不能恢复毛细血管血流,称为毛细血管无复流现象,这也是休克难治的重要原因之一。

(3) 由于微循环严重淤血和并发DIC,导致细胞受损甚至死亡,使心、脑、肾、肺、肠等重要器官发生功能障碍甚至衰竭。

3. 休克难治的机制

(1) DIC:休克一旦并发DIC,对微循环和各器官的功能产生严重影响,使病情恶化。①由于DIC形成大量的微血栓机械性阻塞微循环通道,回心血量进一步减少;②如果冠状动脉发生DIC,冠脉充盈受限,心肌缺血缺氧,心肌收缩力降低,心输出量减少;③同时由于大量凝血因子的消耗及继发性纤溶亢进,患者易发生出血而使循环血量进一步减少,加重循环障碍;④器官发生栓塞梗死,导致器官的功能障碍,增加了治疗的困难。

(2) 并非所有的休克患者都一定并发DIC,休克的难治可能还与肠道严重缺血、缺氧,屏障和免疫功能降低,导致内毒素和肠道细菌入血有关。其机制可能为促炎介质与抗炎介质失衡以及氧自由基和溶酶体酶对内皮细胞和脏器细胞损伤,导致多器官功能障碍。

休克的分期只概括了休克发展过程的一般规律,不同类型休克患者由于病因不同也不是都依次经历上述三期的变化。如过敏性休克多数始于休克进展期;一些重症感染性休克和严重烧伤性休克的患者,可能很快就进入休克难治期。

第四节 休克时机体的代谢和器官功能变化

一、机体代谢变化及细胞损伤

休克的原始动因可以直接损伤细胞,引起细胞的代谢、功能障碍和结构破坏。细胞损伤是器官功能障碍的基础,由此提出了休克的细胞机制和休克细胞(shock cell)的概念。把休克的研究深入到了细胞水平。

1. 细胞代谢障碍

(1) 物质代谢变化:休克时细胞内最早发生的代谢变化是从优先利用脂肪酸供能转向利用葡萄糖供能,代谢变化总的趋势为耗氧减少,糖酵解加强,脂肪和蛋白分解增加,合成减少。表现为一过性的高血糖和尿糖,血中游离脂肪酸和酮体增多;蛋白质分解增加,出现负氮平衡。

(2)能量不足:休克时,由于ATP含量的减少使细胞膜上Na^+-K^+泵转运失灵,钠进入细胞内,钾则外逸,导致细胞水肿,血钾增高。

(3)代谢性酸中毒:由于组织的严重缺氧,无氧酵解增强,乳酸生成增多,超过了肝代谢能力,造成代谢性酸中毒。再加上微循环障碍和肾功能损伤,酸性代谢产物不能被及时清除,也促进了酸中毒的发生。

2.细胞损伤

(1)细胞膜的变化:细胞膜是休克时最早发生损伤的部位。缺氧、ATP减少、高钾血症、酸中毒及溶酶体释放、自由基引起膜的脂质过氧化、炎症介质和细胞因子都会导致细胞膜的损伤,出现离子泵功能障碍,水、Na^+和Ca^{2+}内流,细胞内水肿和跨膜电位明显下降。

(2)线粒体的变化:休克初期线粒体ATP合成减少,细胞能量生成不足以至功能障碍。休克后期线粒体发生肿胀、致密结构和嵴消失等形态改变,钙盐沉积,最后崩解破坏。线粒体损伤后,能量物质进一步减少,致使细胞死亡。

(3)溶酶体的变化:休克时缺血、缺氧和酸中毒引起溶酶体酶释放。溶酶体酶能引起细胞自溶,消化基膜,激活激肽系统,形成心肌抑制因子(myocardial depressant factor,MDF)等毒性多肽。除酶性成分外,溶酶体的非酶性成分可引起肥大细胞脱颗粒、释放组胺,增加毛细血管通透性和吸引白细胞。

休克时细胞损伤最终可导致细胞死亡,细胞死亡有坏死与凋亡两种形式,休克时细胞死亡的主要形式是坏死。

二、机体器官功能变化

在休克过程中,最易受累的器官是肾、肺、心、脑等,且常因某个或数个重要器官相继或同时发生功能障碍甚至衰竭而导致死亡。

1.急性肾功能衰竭 休克时,最易受损伤的器官是肾脏。休克患者往往发生急性肾功能衰竭,临床表现为少尿或无尿、同时伴有氮质血症、高钾血症及代谢性酸中毒。

休克时的肾功能障碍可分为两个阶段,即功能性肾功能衰竭和器质性肾功能衰竭。休克早期,由于肾缺血不久,肾小管上皮细胞尚未发生器质性损伤,而且此时醛固酮和抗利尿激素分泌增多,所以肾小管对钠、水的重吸收作用加强,导致少尿或无尿。此时没有发生肾小管坏死,恢复肾灌流后,肾功能立刻恢复,称为功能性肾功能衰竭或肾前性功能衰竭;休克持续时间较长,严重的肾缺血或肾毒素可发生急性肾小管坏死,即使恢复肾灌流后,肾功能不可能立刻逆转,只有在肾小管上皮修复再生后,肾功能才能恢复,称为器质性肾功能衰竭。

2.肺功能的变化 休克早期,休克动因兴奋呼吸中枢,使呼吸增强,甚至通气过度,可引起低碳酸血症和呼吸性碱中毒。如果休克持续较久,肺功能可出现障碍,轻者称为急性肺损伤。重者可导致呼吸膜损伤,肺组织出现淤血、水肿、出血、局限性肺不张、血栓形成以及肺泡内透明膜形成等病理变化,称为急性呼吸窘迫综合征(acute respiratory distress syndrome,ARDS)。上述病理改变可致严重的肺泡通气与血流比例失调和弥散障碍,临床上出现进行性低氧血症和呼吸困难,从而导致急性呼吸衰竭甚至死亡。

3.心功能障碍 除了急性心肌梗死等原因引起的心源性休克伴有原发性心功能障碍外,其他类型休克持续到一定阶段以后,也可以伴有心功能障碍,甚至可出现心力衰竭。其主要机制如下:①动脉血压和心率加快使心室舒张期缩短,致使冠状动脉血流量减少,导致心肌发生缺血缺氧;②休克时的酸中毒和高钾血症均可抑制心肌收缩功能;③心肌微循环中形成的微血栓,引起心肌局灶性坏死;④心肌抑制因子(MDF)等内源性介质,引起心功能抑制;⑤细菌毒素(特别是革兰阴性菌的内毒素)对心肌的直接抑制作用。

4. 脑功能障碍 休克早期,由于血液的重分布和脑循环的自身调节,保证了脑的血液供应。因而除了因应激引起的烦躁不安外,没有明显的脑功能障碍表现。但是,随着休克的发展,脑的血液供应因全身动脉血压降低而显著减少,当血压降低到7kPa以下或脑循环出现DIC时,脑的血液循环障碍加重,脑组织缺血缺氧,患者神志淡漠,甚至昏迷。脑组织缺血、缺氧及合并酸中毒,使脑血管通透性增高,可以引起脑水肿和颅内压升高,严重时形成脑疝。脑疝压迫生命中枢,可很快使患者死亡。

5. 消化道和肝功能障碍 休克早期胃肠道及肝就有缺血缺氧,继之发生淤血、微血栓形成和出血,使肠黏膜水肿,消化腺分泌减少,胃肠运动减弱,甚至黏膜糜烂形成应激性溃疡。肠黏膜屏障功能减弱,肠道内细菌毒素经肠黏膜大量吸收入血,发生肠源性内毒素血症。肝缺血、淤血及肝内微血栓的形成造成肝功能障碍,血中大量的乳酸不能被转化为葡萄糖或糖原,加重了酸中毒。同时肝吞噬功能降低,不能清除体内毒素,也成为休克时肠源性内毒素血症的另一重要原因。因凝血因子合成减少可出现凝血功能障碍。

6. 多器官功能障碍综合征 多器官功能障碍综合征(multiple organ dysfunction syndrome,MODS)是指在严重创伤、感染和休克时,原无器官功能障碍的患者同时或在短时间内相继出现两个以上系统的功能障碍以致机体内环境的稳定必须靠临床干预才能维持的综合征。MODS 是休克难治和致死的重要原因。各种类型休克中,感染性休克时多器官功能衰竭发生率最高。MODS 的发病机制比较复杂,至今尚未阐明,可能与多种病理因素有关,如全身炎症反应失控、促炎-抗炎介质平衡紊乱、器官微循环灌注障碍、高代谢状态和缺血-再灌注损伤等有关。

第五节 休克防治的病理生理基础

休克的防治应在去除病因的前提下采取综合措施,以支持生命器官的血液灌流、防治细胞损害和最大限度地保护各器官系统功能。

一、病因学防治

积极防治引起休克的原发病,去除休克的原始动因,如止血,镇痛,输血、输液,控制感染,正确、及时使用抗生素,防止和治疗败血症等。

二、发病学防治

(一) 补充血容量

各种原因引起的休克均不同程度地存在着血容量绝对或相对不足。除心源性休克外,补充血容量是提高心排出量和改善组织灌流的根本措施,临床上输液原则是"需多少,补多少"。特别在低血容量性休克进展期,血浆外渗,补液量应大于失液量。补液要及时和尽早,充分扩容。扩容时必须正确计算补液的总量,量需而入。如果输液过多、过快可能导致肺水肿。动态观察静脉充盈度、尿量、血压和脉搏等指标,有条件的可监测肺动脉楔压和中心静脉压,以指导输液。

(二) 纠正酸中毒

休克过程中缺血、缺氧可导致代谢性酸中毒,酸中毒能抑制心肌收缩性,破坏生物膜,引起高钾血症,促进 DIC 形成,而且直接影响血管活性药物的疗效,故必须及时纠正。

(三) 合理应用血管活性药物

选用血管活性药物的目的是提高微循环血液灌流量,应在纠正酸中毒的基础上使用。一般情况下,休克早期宜选择性地舒张微血管,以缓解微血管因过度代偿而出现的强烈收缩。由于扩血管药可使血压一过性降低,故必须在充分扩容的基础上使用。休克后期可选用缩血管药,特别对肌性小静脉或微静脉起轻度选择性收缩作用,以防止容量血管过度扩张。对于特殊类型的休克,如过敏性休克和神经源性休克,使用缩血管药是最佳选择。

(四) 防治细胞损伤

对细胞功能的保护应予足够重视。休克时细胞损伤有的是原发的,有的是继发于微循环障碍。改善微循环是防止细胞损伤的措施之一。临床应用皮质激素治疗败血症及败血症休克有一定疗效,可能与糖皮质激素抑制细胞因子的合成和表达有关。此外,还可用细胞膜稳定剂、能量合剂、自由基清除剂等保护细胞功能,防治细胞损伤。

(五) 拮抗体液因子调控炎症反应

多种体液因子参与休克的发病,理论上可以通过抑制体液因子的合成、阻断体液因子的受体、拮抗体液因子的效应等方式来减弱某种体液因子的作用。但由于临床上体液因子的变化难以监控,这类药物未能在临床推广。

(六) 防止多器官功能障碍和衰竭

应积极预防 DIC 及缺血-再灌注损伤,必要时可使用细胞保护剂、小分子抗氧化剂和自由基清除剂。如一旦发生 MODS,除采取一般的治疗措施外,应针对不同器官功能障碍采取不同的治疗措施。如出现急性心力衰竭,除减少和停止补液外,还应及时强心、利尿,并适当降低心脏的前、后负荷;如出现 ARDS,则进行人工辅助呼吸,正压给氧,改善呼吸功能;如发生急性肾衰竭,可以及早利尿、透析,以防出现多系统器官功能衰竭。

知识链接

休克的疗效观察与纠正指征

休克的疗效观察与纠正指征是:①神志完全清楚、清醒;②四肢温暖,口唇、甲床转红;按压甲床或口唇,放松后毛细血管充盈迅速;③尿量:成人>30ml/h,儿童>20ml/h,婴儿>10ml/h;④血压、脉搏正常,脉压>30mmHg,休克指数<1(休克指数=脉率/收缩压);⑤中心静脉压 6~12cmH$_2$O,颈外静脉充盈良好。上述指征持续 12 小时,可认为休克完全纠正。

学习小结

休克是临床上常见的危重病症。失血失液、创伤、感染、心力衰竭、神经刺激等病因,都可从血容量减少,血管床容量增加或心泵功能障碍这三个不同的始动环节来影响休克的发生发展。尽管休克有多种不同类型,但大多数休克的发生都有一个共同的发病基础,这就是有效循环血量急剧减少,组织血液灌流量严重不足,进而导致全身组织细胞的功能代谢障碍及结构损伤。根据微循环的变化,可将休克分为代偿期、失代偿期和难治期。代偿期表现为微循环缺血缺氧,全身血流重新分布,以保证心脑血液供应;失代偿期表现为微循环淤血性缺氧,组织血液灌流量进一步减少;难治期表现为微血管麻痹、DIC 形成或多器官功能衰竭。休克的发病机制十分复杂,除交感兴奋及体液因子大量产生所致的微循环障碍外,还与休克动因直接作用或微循环障碍发生后所引起的细胞损伤、微血管通透性增加及细胞因子级联反应等细胞分子机制有关。在休克的防治上,应尽早消除休克动因,注重改善微循环,努力保护或恢复细胞与器官功能。

(吴义春)

复 习 题

一、名词解释

休克;低血容量性休克;高动力型休克;低动力型休克

二、选择题

A 型题

1. 下列哪一类**不是**低血容量性休克的原因

   A. 失血　　　B. 脱水　　　C. 感染　　　D. 烧伤　　　E. 挤压伤

2. 休克时交感-肾上腺髓质系统处于

   A. 强烈兴奋　　　　　　B. 强烈抑制　　　　　　C. 先兴奋后抑制

   D. 先抑制后兴奋　　　　E. 改变不明显

3. 休克早期微循环灌流的特点是

   A. 多灌少流,灌多于流　　　　　B. 少灌少流,灌少于流

   C. 少灌多流　　　　　　　　　　D. 多灌多流,灌少于流

   E. 不灌不流,血流停滞

4. 休克的下列临床表现,哪一项**错误**

   A. 烦躁不安或表情淡漠,甚至昏迷　　　B. 呼吸急促,脉搏细速

   C. 血压均下降　　　　　　　　　　　　D. 尿少或无

   E. 面色苍白或潮红、发绀

5. 休克进展期微循环灌流的特点是

   A. 少灌少流,灌少于流　　　　　B. 少灌多流,灌少于流

   C. 多灌少流,灌多于流　　　　　D. 多灌多流,灌多于流

   E. 多灌多流,灌少于流

6. 选择扩血管药治疗休克应首选

   A. 充分补足血容量　　　　　　　B. 纠正酸中毒

   C. 改善心功能　　　　　　　　　D. 去除原发病因

   E. 给予缩血管药

7. 对休克晚期的描述哪一项**不正确**?

   A. 血管低反应性,血压降低或测不到　　B. 均发生 DIC,故又称 DIC 期

   C. 肢体厥冷,严重发绀　　　　　　　　D. 常出现肠源性内毒素血症

   E. 多种炎症介质促进病情恶化

8. 下列哪项**不是**休克时细胞损害出现的变化

   A. 有氧氧化障碍,ATP 生成少　　　B. 线粒体呼吸酶活性增加,无氧酵解加强

   C. 高乳酸血症　　　　　　　　　　D. 细胞内钠、钙增加

   E. 溶酶体酶释放

9. 休克早期发生的急性肾功能衰竭属于

   A. 功能性肾功能衰竭　　　　　　B. 器质性肾功能衰竭

   C. 肝性肾功能衰竭　　　　　　　D. 肾性肾功能衰竭

   E. 肾后性肾功能衰竭

三、问答题

    1. 休克早期微循环改变有何代偿意义？

    2. 休克中期微循环改变会产生什么后果？

    3. 休克晚期为何容易发生 DIC？

    4. 休克与 DIC 有什么关系？为什么？

第十章

缺　氧

学习目标

> 1. 掌握　缺氧、发绀的概念;低张性缺氧、血液性缺氧、循环性缺氧、组织性缺氧的原因和血氧变化特点。
> 2. 熟悉　常用血氧指标及其意义;缺氧时机体呼吸系统、循环系统、血液系统和中枢神经系统的变化。
> 3. 了解　缺氧时组织、细胞的变化;影响机体对缺氧耐受性的因素。

第一节　概　　述

一、缺氧的概念

氧是维持生命活动的必需物质。细胞获得、利用氧是一个复杂的过程,包括外呼吸、血液的气体运输和内呼吸。机体通过肺通气不断把大气中的氧吸入肺泡,在肺泡内氧弥散入血并与血红蛋白结合,再经血液循环被运送到全身,被组织细胞摄取、利用。

因氧供应减少或利用障碍使组织细胞的代谢、功能甚至形态结构发生异常改变的病理生理过程,称为缺氧(hypoxia)。缺氧是引起细胞损伤的最常见原因,也是多种疾病过程中存在的基本病理生理过程之一。正常成人静息状态下的需氧量约为每分钟250ml,剧烈运动时可增加8~10倍,而机体内储存的氧量仅约1500ml。一旦呼吸与心搏骤停,机体在数分钟内就可能死于缺氧。临床上常用血氧指标反映组织供氧和耗氧的变化。

二、常用的血氧指标及其意义

1. **血氧分压**(partial pressure of oxygen in blood,PO_2)　以物理状态溶解于血液中的氧所产生的张力,称为血氧分压。正常人动脉血氧分压(arterial partial pressure of oxygen,PaO_2)约为100mmHg(13.33kPa),主要取决于吸入气体中的氧分压和外呼吸功能;静脉血氧分压(venous partial pressure of oxygen,PvO_2)约为40mmHg(5.33 kPa),主要取决于组织摄取、利用氧的能力。

2. **血氧容量**(oxygen binding capacity in blood,CO_2max)　血氧容量是指100ml血液中的血红蛋白被氧充分饱和时的最大携带氧量。取决于血液中血红蛋白的性质和数量。在氧充分饱和时,1g血红蛋白可结合1.34ml的氧气,按血红蛋白的正常值为15g/dl计算,血氧容量的正常值约为20ml/dl。

3. **血氧含量**(oxygen content in blood,CO_2)　血氧含量是指100ml血液实际携带氧气的数量。包括血红蛋白实际结合的氧量和极少量以物理状态溶解于血液中的氧量。血氧含量主要取决于血氧分压和血氧容量。动脉血氧含量约为 19ml/dl;静脉血氧含量约为 14ml/dl。动-静脉血氧含量差反映组织摄取与消耗的氧量,约为 5ml/dl。

4. 血氧饱和度(oxygen saturation,SO_2) 血氧饱和度是指血红蛋白被氧饱和的程度,即血红蛋白与氧结合的百分数。主要取决于血氧分压,二者的关系可用氧合血红蛋白解离曲线表示。正常动脉血氧饱和度为 95% ~97%;静脉血氧饱和度为 75%。

$$SO_2 = (血氧含量-溶解的氧量)/血氧容量×100\%$$

P_{50} 是血氧饱和度为 50% 时的血氧分压,是反映血红蛋白与氧亲和力的指标,正常值为 26 ~27mmHg。当红细胞内 2,3-二磷酸甘油酸(2,3-diphosphoglyceric acid,2,3-DPG)增多、酸中毒、CO_2 增多及血液温度升高时,血红蛋白与氧的亲和力降低,P_{50} 值增大,氧解离曲线右移;反之,P_{50} 值降低,氧解离曲线左移(图 10-1)。氧解离曲线右移时,与血红蛋白结合的氧容易解离,有利于组织细胞摄取;氧解离曲线左移时,血红蛋白与氧的亲和力增强,不利于组织细胞对氧的摄取。

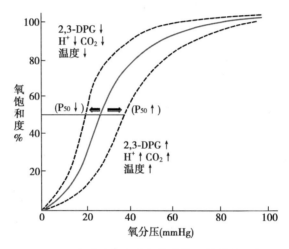

图 10-1 氧合血红蛋白解离曲线及其影响因素

血氧指标是反映组织的供氧量与耗氧量的重要指标。下面把常用血氧指标的含义、正常值及相关因素列表,如表 10-1 所示。

表 10-1 常用血氧指标的含义、正常值及相关因素表

血氧指标	含义	正常值	影响因素
血氧分压(PO_2)	溶解于血液中的氧所产生的张力	PaO_2 约 13.3kPa PvO_2 约 5.33kPa	吸入气氧分压和肺呼吸功能
血氧容量(CO_2max)	每 100ml 血液中的 Hb 所结合氧的最大量	200ml/L	血红蛋白的质和量
血氧含量(CO_2)	每 100ml 血液中的 Hb 实际结合氧量	C_aO_2 约 190ml/L C_vO_2 约 140ml/L	PO_2、CO_2max、SO_2
动静脉血氧含量差	动脉血氧含量(CaO_2)与静脉血氧含量(CvO_2)的差值	50ml	组织耗氧量
血氧饱和度(SO_2)	Hb 被氧饱和的程度 $SO_2 = CO_2/CO_2max$	S_aO_2 约 95% S_vO_2 约 70%	血氧分压

第二节　缺氧的类型、原因、机制及血氧变化特点

一、低张性缺氧

低张性缺氧(hypotonic hypoxia)是以动脉血氧分压降低为主要特征的缺氧,又称为乏氧性缺氧(hypoxic hypoxia)或低张性低氧血症(hypotonic hypoxemia)。

（一）原因与发生机制

1. 吸入气体氧分压过低　多见于海拔3000～4000m的高原与高空,也可见于通风不良的矿井、坑道等。由于吸入肺泡的气体中氧分压过低,经气体交换后,使动脉血氧分压和动脉血氧含量均降低,又称为大气性缺氧(atmospheric hypoxia)。

2. 外呼吸功能障碍　由肺的通气和(或)换气功能障碍,导致动脉血氧分压和动脉血氧含量均降低,称为呼吸性缺氧(respiratory hypoxia)。多见于肺部疾病、胸部疾病、呼吸肌病变和各种原因引起的呼吸中枢抑制等。

3. 静脉血分流入动脉　静脉血分流入动脉主要见于一些先天性心脏病,当右心的压力高于左心时,未经氧合的静脉血可直接掺入左心的动脉血中,导致动脉血氧分压和动脉血氧含量降低。

（二）血氧变化特点

低张性缺氧时,由于动脉血氧分压降低,导致动脉血氧含量和动脉血氧饱和度均降低。若血红蛋白无异常,血氧容量正常;在慢性低张性缺氧时,因红细胞和血红蛋白可代偿性增多,血氧容量可增大。低张性缺氧时,动脉血氧含量减少,与正常相比同量血液弥散并供应组织利用的氧减少,故动-静脉血氧含量差一般减少;动脉血和静脉血中氧合血红蛋白减少,而脱氧血红蛋白增加。当末梢血液中的脱氧血红蛋超过5g/dl时,皮肤、黏膜呈青紫色,称为发绀(cyanosis)。发绀是缺氧的临床表现之一,一般发绀越重意味着缺氧就越重。但严重缺氧患者不一定都有发绀,如严重贫血患者往往有严重的缺氧,而不出现发绀;有发绀的人也不一定就有明显缺氧,如久住高原地区的居民和真性红细胞增多症患者等。

二、血液性缺氧

由于血红蛋白的数量减少或性质改变,使血液携带氧的能力降低或血红蛋白结合的氧不易释出所引起的缺氧,称为血液性缺氧(hemic hypoxia)。在血液性缺氧时,外呼吸功能正常,动脉血氧分压与血氧饱和度正常,又称之为等张性缺氧(isotonic hypoxia)或等张性低氧血症(isotonic hypoxemia)。

（一）原因与发生机制

1. 贫血　严重贫血时,血红蛋白的数量减少,血液携带的氧量减少,供给组织、细胞的氧不足,称为贫血性缺氧(anemic hypoxia)。

2. 一氧化碳中毒　血红蛋白与一氧化碳(carbon monoxide,CO)结合形成碳氧血红蛋白(carboxyhemoglobin,HbCO),从而失去携带氧的能力。CO与血红蛋白的亲和力是氧的210倍,当吸入气体中CO的浓度达到0.1%时,约50%的血红蛋白与CO结合形成HbCO而失去携带氧的能力。一氧化碳中毒还使氧解离曲线左移,氧合血红蛋白中的氧不易释出,使组织缺氧进一步加重。

3. 高铁血红蛋白血症　在氧化剂的作用下,血红蛋白中的Fe^{2+}被氧化为Fe^{3+},形成高铁血红蛋白。高铁血红蛋白无携带氧的能力并使氧解离曲线左移,加重组织缺氧。正常情况下,血液中的高铁血红蛋白含量仅占血红蛋白总量的1%～2%。当食用大量含硝酸盐的腌菜或变质

的剩菜后,肠道内的细菌把硝酸盐还原为亚硝酸盐,后者可把大量血红蛋白氧化为高铁血红蛋白,患者的皮肤与口唇呈类似发绀的咖啡色,称之为肠源性发绀(enterogenous cyanosis)。

（二）血氧变化特点

因血红蛋白的质与量发生改变,使血氧容量和动脉血氧含量降低;由于外呼吸功能正常,动脉血氧分压与血氧饱和度正常。血液性缺氧时,患者皮肤、黏膜的颜色根据原因不同而异。严重贫血患者,血液中的红细胞数和血红蛋白量减少,皮肤、黏膜可呈苍白色;CO 中毒患者的皮肤、黏膜呈樱桃红色与碳氧血红蛋白呈鲜红色有关;高铁血红蛋白血症患者的皮肤、黏膜的颜色常呈咖啡色。

三、循环性缺氧

循环性缺氧(circulatory hypoxia)是指组织动脉血供应量减少使组织供氧不足而引起的缺氧,又称为低动力性缺氧(hypokinetic hypoxia)。

（一）原因与发生机制

1. 全身性血液循环障碍　全身性血液循环障碍主要见于心力衰竭、休克、DIC 等引起的有效循环血量减少时。由于心输出量减少,导致全身组织和器官缺血、缺氧。严重者可因心、脑、肾等生命重要脏器的衰竭而死亡。

2. 局部血液循环障碍　局部血液循环障碍主要见于血管内栓塞、动脉炎、动脉粥样硬化、血栓形成等造成的动脉管腔狭窄或阻塞。静脉炎和静脉血栓形成或栓塞时,可引起静脉血液回流受阻,导致相应的局部组织发生淤血性缺氧。

（二）血氧变化特点

单纯性循环性缺氧时,吸入气体中的氧分压、外呼吸功能状态和血红蛋白的质与量均正常,故该型缺氧的血氧变化特点为动脉血氧分压、血氧容量、动脉血氧含量和动脉血氧饱和度均正常。全身或局部血液循环障碍时,血液流经毛细血管的时间延长,细胞从单位体积的血液中摄取的氧量增多,导致静脉血氧含量降低,动-静脉血氧含量差增大。临床上患者末梢血管中的脱氧血红蛋白明显增加,严重者常出现发绀。失血性休克时,因丢失大量的血液,使组织的血液供应严重不足,皮肤可呈苍白色。

全身性血液循环障碍累及肺(如左心衰竭肺水肿、休克肺)时,可因肺通气与换气功能障碍引起呼吸性缺氧。此时,患者的动脉血氧分压、动脉血氧含量和动脉血氧饱和度均降低。

四、组织性缺氧

在组织供氧正常的情况下,因组织、细胞不能有效地利用氧而导致的缺氧,称为组织性缺氧(histogenous hypoxia)。

（一）原因与发生机制

1. 组织中毒　细胞内 ATP 的生成主要是线粒体内能量物质氧化-磷酸化的结果,而后者有赖于呼吸链的电子传递。细胞色素分子中的铁离子进行可逆性的氧化-还原反应是呼吸链进行电子传递的关键所在。如各种氰化物可经消化道、呼吸道或皮肤进入机体,迅速与氧化型细胞色素氧化酶的 Fe^{3+} 结合,形成氰化高铁细胞色素氧化酶,使呼吸链的电子传递过程受阻,导致细胞的氧化-磷酸化过程被阻断。此外,砷化物、硫化物和甲醇等也能抑制细胞色素氧化酶,使氧化-磷酸化过程出现障碍。

2. 线粒体损伤　细菌毒素、严重缺氧、钙超载、大剂量放射线照射和高压氧等均可抑制线粒体呼吸链的电子传递或使线粒体的结构受损,导致氧化-磷酸化出现障碍。

3. 维生素缺乏　维生素 B_1 是丙酮酸脱氢酶的辅酶成分;维生素 B_2 是黄素酶的辅酶成分;维生素 PP 是辅酶Ⅰ和辅酶Ⅱ的组成成分。这些维生素缺乏,使三羧酸循环和呼吸链的电子传递过程受阻,导致氧化-磷酸化障碍。

（二）血氧变化特点

组织性缺氧时,动脉血氧分压、血氧容量、动脉血氧含量和动脉血氧饱和度均正常。由于细胞内生氧化出现障碍,氧不能被充分利用,使静脉血氧分压和静脉血氧含量均高于正常,故动-静脉血氧含量差明显变小。因毛细血管中的氧合血红蛋白增加,患者的皮肤与黏膜呈鲜红色或玫瑰红色。

下面将各型缺氧的原因、血氧变化特点及皮肤黏膜颜色变化总结如表 10-2 所示。

表 10-2　各型缺氧的原因、血氧变化特点及皮肤黏膜颜色比较

类型	原因	特点	皮肤、黏膜颜色
低张性缺氧	1. 吸入气中氧分压过低	$PaO_2 \downarrow CO_2 max$ N	发绀
	2. 外呼吸功能障碍	$CaO_2 \downarrow SaO_2 \downarrow$	
	3. 静脉血分流入动脉	$CaO_2 - CvO_2 \downarrow$ 、N	
血液性缺氧	1. 各种严重贫血	PaO_2 N $CO_2 max \downarrow$	樱桃红色、咖啡色
	2. CO 中毒	$CaO_2 \downarrow SaO_2$ N	
	3. 高铁血红蛋白血症	$CaO_2 - CvO_2 \downarrow$	
	4. 血红蛋白与氧的亲和力异常增强		
循环性缺氧	1. 全身性血液循环障碍	PaO_2 N　$CO_2 max$ N	发绀
	2. 局部性血液循环障碍	CaO_2 N　SaO_2 N $CaO_2 - CvO_2 \uparrow$	
组织性缺氧	1. 组织中毒	PaO_2 N　$CO_2 max$ N	鲜红色、玫瑰红色
	2. 细胞损伤	CaO_2 N　SaO_2 N	
	3. 维生素缺乏	$CaO_2 - CvO_2 \downarrow$	

注:↓降低　↑升高　N正常

临床上有些患者会出现混合性缺氧。如前述的心力衰竭患者主要表现为循环性缺氧,若伴有肺水肿,则又可出现低张性缺氧;感染性休克主要为循环性缺氧,细菌毒素又可造成线粒体损伤,导致组织性缺氧,若伴有急性呼吸窘迫综合征,患者又可出现低张性缺氧。

第三节　缺氧时机体的变化

缺氧对机体的影响取决于缺氧的原因、程度、速度、持续时间和机体的状态等。轻度缺氧主要激发机体的代偿反应;重度缺氧时,机体代偿不全,出现代谢与功能障碍,可引起不可逆的损伤,甚至死亡。急性缺氧时,机体常不能充分发挥其代偿作用,往往以损伤为主;而慢性缺氧时,机体的代偿反应和损伤作用常并存。以下主要以低张性缺氧为例,介绍缺氧时机体的功能与代谢变化。

一、呼吸系统的变化

（一）代偿性反应

PaO_2 维持在 $60 \sim 100mmHg$ 时,肺通气量无明显变化。当 PaO_2 低于 $60mmHg$ 时,主动脉体和颈动脉体的化学感受器受刺激,反射性引起呼吸加深、加快,肺泡通气量增加,肺泡气中的氧分压升高,PaO_2 和动脉血氧含量得以回升。同时,胸廓的呼吸运动增强使胸腔内的负压增大,促使

静脉血回流增加,增加心输出量和肺血流量,有利于血液摄取并向组织供应更多的氧。肺通气量增加是急性低张性缺氧的最重要代偿方式。血液性缺氧、循环性缺氧和组织性缺氧如不伴有PaO_2降低,则呼吸系统的变化不明显。

(二) 损伤性变化

1. 高原性肺水肿　高原性肺水肿是指进入海拔4000m以上的高原后1~4天,部分人可出现头痛、胸闷、咳嗽、发绀、呼吸困难、血性泡沫样痰,甚至出现神志不清以及肺部听诊可闻及湿性啰音等的临床综合征。高原性肺水肿的发生机制不清,有人认为其发生与肺动脉高压有关。①急性缺氧引起的呼吸运动增强使胸腔内负压增大和急性缺氧使体循环小静脉收缩均使回心血量增加,心输出量和肺血流量增多、肺动脉压和肺毛细血管内压显著增加,引起肺水肿;②缺氧时,儿茶酚胺释放增多使心率加快、心肌收缩力增强,心输出量和肺血流量进一步增加,加重肺水肿;③急性缺氧使肺小动脉收缩,肺循环阻力增加,导致肺动脉高压,但肺小动脉收缩的强度不一,局部肺小动脉严重痉挛的区域,血流量减少,而轻度痉挛的区域血流量则明显增多,出现肺水肿。高原性肺水肿一旦发生,进一步加重机体的缺氧,若不及时抢救,常导致死亡。

2. 中枢性呼吸衰竭　当$PaO_2<30mmHg$时,呼吸中枢被抑制,肺泡通气量减少,呼吸的节律与频率异常,称为中枢性呼吸衰竭。

二、循环系统的变化

(一) 心脏的变化

急性轻、中度缺氧时,PaO_2降低可反射性引起交感-肾上腺髓质系统兴奋,儿茶酚胺释放增多,加之缺氧引起的回心血量增加使心率加快、心肌收缩力增强、心输出量增加。此变化对缺氧有一定的代偿意义。

严重缺氧时,心血管活动中枢被抑制、心肌能量代谢障碍、酸中毒、高钾血症和心肌损伤等,使心肌出现舒缩功能障碍并出现心律失常,患者出现以右心衰竭为主的心力衰竭。

(二) 血流重新分布

急性缺氧时,交感-肾上腺髓质系统兴奋,儿茶酚胺释放增多,使皮肤和腹腔内脏血管收缩,血流量减少;冠状动脉、脑动脉和骨骼肌间小动脉舒张,血流量增加。这种血液的重新分布保障了重要生命器官的血液供应,具有积极的代偿意义。若伴有$PaCO_2$降低,则可出现脑动脉收缩,脑血流减少。

严重缺氧时,乳酸、腺苷等代谢产物在组织中蓄积,舒张外周的微小动脉和毛细血管前括约肌,使外周阻力降低,再加上心血管活动中枢被抑制和心力衰竭使血压下降,甚至出现外周循环衰竭。

(三) 肺血管变化

PaO_2降低可引起肺小动脉收缩,使肺血流量减少。肺小动脉收缩的发生机制尚不明确,可能与下列因素有关:①缺氧可直接使肺小动脉平滑肌的收缩性增强;②缺氧使交感-肾上腺髓质系统兴奋,儿茶酚胺释放增多,作用于肺小动脉的α-受体而引起血管收缩;③缺氧时,肺组织细胞产生的白三烯、血栓素A_2、内皮素等体液因子具有使肺小动脉收缩的作用。

慢性缺氧时,可出现肺小动脉平滑肌细胞和成纤维细胞肥大、增生,胶原纤维和弹性纤维增多,血管壁增厚、变硬,再加上缺氧引起的肺小动脉持续收缩,使患者出现肺动脉高压。后者使肺循环阻力增大,右心室的后负荷增加,导致右心室肥大与扩张,甚至右心衰竭,形成慢性肺源性心脏病。

(四) 毛细血管增生

长期缺氧时,缺氧组织内的毛细血管增生,毛细血管的密度增加,氧从毛细血管内向组织细胞的弥散距离缩短,使组织的供氧量增加。

三、血液系统的变化

（一）红细胞和血红蛋白增多

急性缺氧时,由于交感-肾上腺髓质系统兴奋,儿茶酚胺释放,心、脑以外的微血管收缩,使平时不参与有效循环的血液进入体循环,循环血液中的红细胞和血红蛋白增多。慢性缺氧时,肾脏生成、释放促红细胞生成素(erythropoietin,EPO)增加,刺激骨髓造血增强。红细胞数增加可提高血氧容量和动脉血氧含量,提高血液携带氧的能力,增加组织的供氧,从而缓解组织缺氧。但如果血液中的红细胞数目过度增加,可使血液的粘滞性增加和循环阻力增大,导致心脏的后负荷增大,加重心功能障碍。

（二）氧解离曲线右移

缺氧使红细胞内的糖酵解增强,糖酵解过程的中间产物 2,3-DPG 生成增多,血红蛋白与氧的亲和力降低,氧解离曲线右移,有利于细胞从毛细血管中摄取氧。若吸入气体中 PO_2 明显降低,红细胞内过多的 2,3-DPG 妨碍血红蛋白与氧结合,使动脉血氧分压和动脉血氧含量过低,导致组织的氧供应严重不足。

四、中枢神经系统的变化

脑重仅为体重的 2% 左右,但脑血流量约占心输出量的 15%,脑的耗氧量约占机体总耗氧量的 23%,脑对缺氧十分敏感。脑所需要的能量主要来自葡萄糖的有氧氧化,而脑内葡萄糖和氧的储备量极少,脑血流一旦被完全阻断,数分钟内脑神经细胞就会发生不可逆性损伤。缺氧可直接损害中枢神经系统,使其功能发生障碍。急性缺氧时,患者可出现头晕、头痛、情绪激动、运动不协调、判断力、思维力和记忆力降低甚至丧失,严重者出现惊厥甚至昏迷。慢性缺氧时,患者的神经精神症状比较缓和,主要表现为注意力不集中、易疲劳、嗜睡及抑郁等。

缺氧时,患者出现的中枢神经系统功能障碍与脑水肿和脑神经细胞受损有关。脑水肿的发生机制主要为:①缺氧直接扩张脑血管,脑血流量增加,脑毛细血管内压升高,组织液生成增多;②缺氧、酸中毒和血管活性物质等使脑内微血管壁的通透性增大,引起血管源性脑水肿;③缺氧使脑细胞 ATP 缺乏,导致细胞毒性脑水肿;④脑血流增加和脑水肿使颅内压增高,脑血管受压,加重脑缺血和脑缺氧,形成恶性循环。

五、组织细胞的变化

（一）代偿性反应

1. 组织细胞利用氧的能力增强 在慢性缺氧时,细胞内线粒体的数目和线粒体膜的表面积均增大,呼吸链中酶的含量增加,酶的活性升高,使细胞利用氧的能力增强。

2. 糖酵解增强 缺氧时,ATP 生成减少,ATP/ADP 的比值降低,糖酵解过程的限速酶磷酸果糖激酶被激活,糖酵解过程加速,使能量不足得到一定程度的补偿。

3. 肌红蛋白增加 氧与肌红蛋白的亲和力明显高于氧与血红蛋白的亲和力。慢性缺氧时,骨骼肌内的肌红蛋白含量增加,肌红蛋白从血液中摄取并贮存更多的氧。当 PaO_2 进一步降低时,肌红蛋白可释放一定的氧以供细胞利用。

4. 低代谢状态 缺氧可使糖和蛋白的合成减少、离子泵的功能被抑制,使细胞处于低代谢状态,能量消耗减少,有利于缺氧机体的生存。

肺泡通气量和心输出量的增加是急性缺氧的主要代偿方式,但这些代偿活动本身也增加了能量和氧的消耗。红细胞增加和组织细胞利用氧的能力增强为慢性缺氧的主要代偿方式,通过提高血液携带氧的能力和细胞利用氧的能力,增加机体对缺氧的耐受性。

(二) 损伤性变化

缺氧较严重时,机体的细胞常出现损伤性变化。主要包括细胞膜、线粒体和溶酶体损伤3个方面。

1. 细胞膜损伤　一般情况下,细胞膜是细胞缺氧时最早发生损伤的部位。在细胞缺氧时,细胞内ATP含量降低前,细胞的膜电位已经开始下降,其主要原因为细胞膜的离子泵功能障碍、膜通透性增加、膜流动性下降和膜受体的功能障碍。

2. 线粒体损伤　在轻度缺氧或缺氧早期,线粒体的内呼吸代偿性增强。严重缺氧时,线粒体可出现肿胀、嵴崩解、外膜破裂、基质外溢等,线粒体的氧化磷酸化过程严重受阻,ATP生成更加减少。

3. 溶酶体损伤　缺氧时机体出现酸中毒和钙超载,使磷脂酶被激活,导致溶酶体膜的稳定性下降,通透性增加,甚至溶酶体膜破裂,溶酶体酶溢出到细胞质,造成细胞自溶;若溶酶体酶进入血液循环可造成多种组织的广泛损伤。

现将缺氧时机体功能代谢的变化归纳如表10-3所示。

表10-3　缺氧时机体的功能和代谢变化

系统及组织	变化特点
呼吸系统	加深加快,严重时可出现周期性呼吸甚至呼吸停止
循环系统	轻度:心输出量↑重度:心收缩力减弱、心律失常、心衰,血液重新分配,保证心、脑供血、供氧
血液系统	RBC↑脱氧Hb↑氧离曲线右移
中枢神经系统	急性:兴奋、头痛、判断力↓慢性:易疲劳、嗜睡严重:惊厥、昏迷、死亡
组织变化	组织、细胞对氧的利用能力增强
代谢变化	有氧氧化↑、ATP生成↓、糖酵解↑、乳酸↓

(注:↓降低　↑升高)

第四节　影响机体对缺氧耐受性的因素

机体对缺氧的耐受性因个体差异(如年龄、功能状态、营养、气候、体质等)而异。影响机体对缺氧耐受性的因素主要是机体的代谢耗氧率和代偿能力。

一、机体的代谢耗氧率

机体的基础代谢率高则耗氧量大,对缺氧的耐受性就低。如过度精神紧张、情绪激动、甲状腺功能亢进、高热、体力活动以及寒冷刺激等,均可增加机体的耗氧量,使机体对缺氧的耐受性降低。反之,机体的基础代谢率降低,耗氧量减少,可提高机体对缺氧的耐受性,如体温降低、低温麻醉等。

二、机体的代偿能力

缺氧时,机体通过呼吸、循环和血液系统的代偿反应来增加组织的供氧量;通过组织细胞的代偿反应,增强其利用氧的能力。这些代偿反应存在着显著的个体差异,个体之间对缺氧的耐受性也大不相同。心、肺疾病和血液病患者对缺氧的耐受性较差;由于老年人心脏和肺的储备功能较低、骨髓的造血能力减退和细胞内呼吸链的一些酶活性较低等,所以老人对缺氧的适应能力较低。通过体育锻炼可以提高个体对缺氧的代偿能力。轻度缺氧可激发机体的代偿能力。拟进入高原地区的健康人,若逐渐增加运动量并逐步增加海拔高度,比快速进入高原者更能适

应高原地区的环境。慢性贫血患者,机体已经充分发挥了其代偿适应能力,尽管 Hb 很低机体仍能维持较正常的生命活动;而急性大失血患者,若使 Hb 减少到与慢性贫血患者相同的程度,常出现严重的代谢与功能障碍。

第五节　缺氧防治的病理生理基础

一、病因学防治

首先应消除引起缺氧的病因。如积极治疗呼吸系统疾病,改善肺的通气与换气功能;应用亚甲蓝和 Vc 等还原剂促进高铁血红蛋白还原;对组织中毒引起缺氧的患者,积极解毒等。

二、氧　疗

氧疗是通过提高吸入气中氧分压来增高血氧饱和度、缓解或纠正缺氧的治疗手段。因缺氧的类型不同,氧疗的效果差异很大。低张性缺氧患者氧疗效果最好;组织性缺氧患者氧疗效果最差。吸氧是治疗缺氧的最基本方法,对各种类型的缺氧均有一定疗效。吸氧时应注意氧气浓度不宜过高,一般为 30% ~40%,注意流量,切记过度吸氧会导致氧气中毒。

 知识链接

高 压 氧 疗

高压氧疗,是指人在高压氧舱内吸氧。这种高压氧舱内的气压可比通常情况高 3 倍,从而增加肺所吸入的氧气量,致使人体血液中溶解的氧量增多,最终帮助人体组织提高抗感染与伤害的能力。但高压氧疗并非包治百病,目前已被批准的高压氧疗医学用途包括治疗潜水员挤压伤、一氧化碳中毒、烧烫伤以及空气栓塞等。

 学习小结

缺氧是由于组织细胞的氧供应减少或利用障碍,使组织细胞的代谢、功能甚至形态结构发生异常变化的病理生理过程。反映组织供氧和耗氧变化的常用血氧指标有血氧分压、血氧容量、血氧含量和血氧饱和度等。根据缺氧的原因和血氧变化特点不同,缺氧可分为低张性缺氧、血液性缺氧、循环性缺氧和组织性缺氧四种类型。缺氧时,机体先通过代偿调节缓解组织缺氧;严重缺氧可引起损伤甚至死亡。

（王见遐）

复 习 题

一、名词解释

缺氧;低张性缺氧;血液性缺氧;循环性缺氧;组织性缺氧;血氧分压;血氧含量;血氧饱和度
二、选择题

A 型题

1. 外呼吸功能障碍导致

A. 低张性缺氧　　　　　　B. 血液性缺氧　　　　　C. 循环性缺氧

D. 组织性缺氧　　　　　　E. 中毒性缺氧

2. 循环性缺氧血氧变化的特点是

A. 血氧容量增大　　　　　B. 血氧容量减小　　　　C. 动-静脉氧差增大

D. 动脉血氧分压降低　　　E. 动-静脉氧差减小

3. 对缺氧最敏感的器官是

A. 肺脏　　　B. 心脏　　　C. 肝脏　　　D. 脑　　　E. 肾脏

4. 组织中毒性缺氧早期呼吸的变化是

A. 无明显变化　　　　　　B. 增强　　　　　　　　C. 减弱

D. 先减弱后增强　　　　　E. 先增强后减弱

5. 支气管阻塞所致缺氧属于

A. 血液性缺氧　　　　　　B. 低张性缺氧　　　　　C. 组织性缺氧

D. 循环性缺氧　　　　　　E. 等张性缺氧

6. 发绀提示血液中

A. 脱氧 Hb 增多　　　　　B. 氧合 Hb 增多　　　　C. 碳氧 Hb 增多

D. Hb 数量减少　　　　　　E. 碳氧 Hb 减少

7. 休克所引起的缺氧一般属于

A. 低张性缺氧　　　　　　B. 等张性缺氧　　　　　C. 循环性缺氧

D. 组织性缺氧　　　　　　E. 血液性缺氧

8. 心肌梗死患者出现的缺氧一般属于

A. 低张性缺氧　　　　　　B. 等张性缺氧　　　　　C. 循环性缺氧

D. 组织性缺氧　　　　　　E. 中毒性缺氧

9. 各种类型缺氧的共同特点是

A. 供给组织的氧不足　　　B. 血氧含量下降　　　　C. 发绀

D. 能量生成不足　　　　　E. 血红蛋白减少

10. 动脉血氧分压降低的缺氧是

A. 组织性缺氧　　　　　　B. 血液性缺氧　　　　　C. 循环性缺氧

D. 低张性缺氧　　　　　　E. 等张性缺氧

三、问答题

1. 比较低张性缺氧、血液性缺氧、循环性缺氧和组织性缺氧的原因和血氧变化特点。

2. 思考缺氧与发绀的关系。

3. 用你所学知识告诉患者,如何提高机体对缺氧的耐受性?

第十一章

重要器官功能衰竭

学习目标

1. **掌握** 呼吸衰竭、心力衰竭、肝性脑病、肾功能衰竭、尿毒症的概念;心力衰竭的原因、诱因;心力衰竭时机体的代偿调节。

2. **熟悉** 呼吸衰竭的原因、发生机制及分类;肝性脑病的原因、诱因与发生机制;急性与慢性肾功能衰竭的原因;呼吸衰竭、心力衰竭、急性与慢性肾功能衰竭时机体功能代谢的变化。

3. **了解** 心力衰竭的分类;肝性脑病的分类与分期;急性与慢性肾功能衰竭的发生机制;尿毒症时机体功能代谢的变化。

第一节 心力衰竭

一、心力衰竭的概念

心力衰竭(heart failure)又称泵衰竭,是指在各种病因作用下心脏的收缩和(或)舒张功能障碍,使心输出量绝对或相对减少,不能满足机体代谢需要的病理过程。心力衰竭发生的基本机制是心肌的舒张和(或)收缩功能障碍,核心问题是心输出量减少,判定标准是心输出量减少到不能满足机体的代谢需要。

二、心力衰竭的原因和诱因

(一) 原因

引起心力衰竭的主要原因包括心肌损伤和心脏负荷过重两个方面。

1. 心肌损伤

(1) 心肌结构损伤:见于心肌炎、心肌病、克山病、心肌纤维化、心肌梗死等疾病。由于原发性心肌纤维受到损伤,使心肌收缩性减弱,可发生心力衰竭。

(2) 心肌代谢障碍:心肌代谢障碍引起的心力衰竭有以下两种情况:

1) 缺血、缺氧:由于心肌对氧的需求量很大,必须有充足的血液和氧的供给才能保证其正常功能。因此,各种导致心肌缺血、缺氧的疾病,如冠状动脉粥样硬化、重症贫血、休克等,均可引起心肌能量代谢障碍。

2) 维生素 B_1 缺乏:可引起丙酮酸脱羧酶的辅酶不足,也可发生代谢障碍。心肌的能量代谢障碍,所需的能量供应不足,从而导致心肌舒缩功能降低,出现心力衰竭。

2. 心脏负荷过重

(1) 容量负荷过重:又称前负荷过重。引起前负荷过重的主要原因为:高动力循环性疾病,如甲状腺功能亢进、严重贫血、脚气病等,使血液循环加快,单位时间内回心血量增加;瓣膜关闭不全,如主动脉瓣、二尖瓣关闭不全,可使部分血液反流;心内血液分流,如房间隔、室间隔缺损等。

（2）压力负荷过重:又称后负荷过重。引起后负荷过重的主要原因是:大动脉的血压升高,如高血压、肺动脉高压;瓣膜狭窄,如主动脉瓣狭窄、肺动脉瓣狭窄等。

（二）诱因

大多数心力衰竭的发生都有明显的诱发因素。常见诱因如下:

1. 感染　感染时的发热通过交感神经兴奋和代谢率的提高而增加心脏负荷;感染产生的毒素直接抑制心肌的舒缩功能;肺部感染使肺循环阻力增高,加重右心室负荷,同时还可引起呼吸功能障碍而诱发心力衰竭。在各种感染中肺炎是导致心力衰竭的最常见诱因。

2. 心律失常　心律失常特别是心动过速,也是心力衰竭的常见诱因。过快的心率使心脏舒张期缩短,冠脉血供减少,心肌缺血、缺氧;心率加快使心肌耗氧量增加,二者综合作用可使心功能降低。心律失常还会导致心室充盈不足使心输出量下降。

3. 酸碱失衡及电解质代谢紊乱　对心功能影响较严重的是酸中毒和高钾血症,其不但可直接或间接地抑制心肌的舒缩功能,而且可导致心律失常,从而诱发心力衰竭的发生。

4. 妊娠与分娩　妊娠、分娩诱发心力衰竭的原因是:妊娠期血容量增多,使心脏负荷加重;分娩时,子宫收缩、精神紧张、腹内压增高等因素可使静脉血回流增加、外周血管阻力增高,从而增加了心脏前、后负荷和心肌耗氧量。

此外,劳累、紧张、情绪激动、输液过多过快、洋地黄中毒等也可诱发心力衰竭。因此,治疗心力衰竭时,不仅要积极治疗原因,还要注意防治诱因。

三、心力衰竭的分类

心力衰竭的分类方法较多,分类标准不一。常用的分类方法包括:

1. **根据心力衰竭发生的部位分类**　分为左心衰竭、右心衰竭和全心衰竭。

2. **根据心力衰竭发生的速度分类**　分为急性心力衰竭和慢性心力衰竭。

3. **根据心力衰竭病情严重程度分类**　分为轻度心力衰竭、中度心力衰竭和重度心力衰竭。

4. **根据发生机制不同分类**　分为收缩性心力衰竭和舒张性心力衰竭。

四、心力衰竭时机体的代偿反应

（一）心脏的代偿反应

1. 心率加快　心率加快在一定范围内可增加心输出量,有代偿作用。但心率加快增加了心肌耗氧量,可加重病情;同时,心率过快时(成人>180次/分),不但影响冠脉灌流使心肌缺血、缺氧加重,而且由于舒张期充盈不足,心输出量反而降低。

2. 心脏扩张　心力衰竭时心脏的扩张有两种类型:一种是有代偿作用的扩张,称为紧张源性扩张;另一种为失代偿后出现的扩张,即肌源性扩张。伴有心肌收缩力增强的心腔扩张,称为紧张源性扩张,是心脏对容量负荷增加所采取的重要代偿方式。不伴有心肌收缩力增强的心脏扩张称为肌源性扩张。肌源性扩张已失去代偿意义。

3. 心肌肥大　心肌肥大是指心肌细胞体积增大,重量增加,是心脏在长期负荷过重的情况下逐渐发生的一种慢性代偿方式。当心肌肥大达到一定程度(成人心脏重量超过500g)时,心肌细胞还有数量上的增多。心肌肥大有两种方式,即向心性肥大和离心性肥大。心脏在长期过度的压力负荷作用下,收缩期室壁张力持续增加,导致心肌肌节并联性增生,心肌纤维增粗,心室壁增厚,而心腔无明显扩大称为向心性肥大(concentric hypertrophy);心脏在长期过度的容量负荷作用下,舒张期室壁张力持续增加,导致心肌肌节串联性增生,心肌纤维长度增加,心腔明显扩大,心室壁增厚不明显称为离心性肥大(eccentric hypertrophy)。心肌肥大可在两方面发挥代偿作用:一是可以长期的增强心肌收缩力,维持心输出量;二是通过降低心室壁张力而减少心肌耗氧量,有助于减轻心脏负担。但过度肥大的心肌存在不同程度的缺血、缺氧,引起能量代谢障碍,反而使心肌收缩性减弱。

（二）心外的代偿反应

1. 血容量增加　心力衰竭时,机体通过神经、体液的调节,降低肾小球滤过率并增加肾小管对钠、水的重吸收来减少钠、水的排泄,从而使血容量扩大,进而增加回心血量和心输出量。

2. 血流的重新分布　心力衰竭时,由于交感-肾上腺髓质系统兴奋性增强,使全身血液出现重新分布,以保证心、脑等重要器官的血液供应。但周围器官长期缺血可导致脏器的功能紊乱;外周血管长期收缩,阻力升高可引起心脏后负荷增加。

3. 红细胞增多　心力衰竭时,由于血流缓慢,循环时间延长,可引起循环性缺氧,刺激肾脏合成促红细胞生成素增多,使骨髓的造血功能增强,红细胞增多,血液的携氧能力增强,有助于改善周围组织的供氧。但红细胞过多,血液黏稠度增大,也可使心脏负荷加重。

4. 组织细胞利用氧的能力增强　心力衰竭时,组织细胞利用氧的能力增强,表现为细胞内线粒体数目增多,线粒体中呼吸链酶的活性增强。

五、心力衰竭的发生机制

心力衰竭的发病机制复杂,尚未完全阐明。其基本机制为心肌收缩力减弱和舒张功能障碍。

（一）心肌收缩性降低

心肌收缩性降低是心力衰竭的主要机制,多由于心肌结构破坏、心肌能量代谢障碍及心肌兴奋-收缩耦联障碍所引发。

1. 心肌结构破坏　严重的心肌缺血、缺氧、感染、中毒等可导致大量心肌细胞变性、坏死,细胞内的收缩蛋白被溶解破坏,引起心肌收缩性降低而发生心力衰竭。引起心肌细胞坏死的最常见原因是心肌严重而持续的缺血。近年来,研究发现凋亡引起心肌细胞死亡,使心肌细胞数量减少,同样在心力衰竭发病中起着重要作用。

2. 心肌能量代谢障碍　心肌收缩需要消耗大量的能量,如果没有充足的能量供应,即使收缩蛋白正常,也会出现心肌收缩性的降低。因此,凡是干扰心肌能量生成、储存和利用的因素,都可影响心肌的收缩能力。

（1）能量生成障碍:引起心肌能量生成障碍的最常见原因是心肌的缺血、缺氧,如缺血性心脏病、严重贫血、休克等;其次,维生素 B_1 缺乏时,导致丙酮酸氧化脱羧障碍,也可使 ATP 生成不足。

（2）能量利用障碍:由于心力衰竭患者长期心脏负荷过重而导致心肌过度肥大,过度肥大的心肌肌球蛋白头部 ATP 酶的活性下降,即使心肌 ATP 含量正常,也无法正常利用,不能将化学能转变为机械能。

3. 心肌兴奋-收缩耦联障碍　心肌的兴奋是电活动,收缩是机械活动,将二者耦联在一起的是 Ca^{2+},Ca^{2+} 起到了重要的中介作用。因此,任何影响 Ca^{2+} 转运、分布的因素都会影响心肌的兴奋-收缩耦联。

（1）肌质网对 Ca^{2+} 的摄取、储存、释放障碍:心肌收缩的 Ca^{2+} 主要来自肌质网。心力衰竭时肌质网的 Ca^{2+}-ATP 酶活性降低,肌质网对 Ca^{2+} 的摄取、储存、释放发生障碍。在心肌兴奋时,胞质中 Ca^{2+} 浓度不能达到激发心肌收缩的阈值,导致心肌收缩性降低。

（2）Ca^{2+} 内流障碍:心肌收缩的 Ca^{2+} 另一来源是细胞外。细胞外的 Ca^{2+} 主要通过细胞膜上的钙通道流入细胞内。肥大的心肌细胞上 β-受体密度和去甲肾上腺素含量减少,使钙通道开放减少,Ca^{2+}内流受阻;酸中毒时,可降低β-受体对去甲肾上腺素的敏感性,影响Ca^{2+}内流。

（二）心室舒张功能障碍

心室舒张功能障碍的原因有以下几个方面：

1. 钙离子复位延缓　常见于心肌缺血、缺氧引起的心力衰竭。由于 ATP 供应不足或肌质网 Ca^{2+}-ATP 酶活性降低,使 Ca^{2+} 复位延缓,Ca^{2+} 在胞质中的浓度不能迅速降到使 Ca^{2+} 脱离肌钙蛋白的水平,导致心肌舒张延缓或舒张不全,从而严重影响心室的充盈。

2. 肌球-肌动蛋白复合体解离障碍　心肌舒张要求肌球蛋白的头部与肌动蛋白解离,这需要 Ca^{2+} 从肌钙蛋白上及时脱离以及 ATP 的参与。心力衰竭时,由于肌钙蛋白与 Ca^{2+} 的亲和力增强而使 Ca^{2+} 难以脱离,或因 ATP 不足,肌球-肌动蛋白复合体解离障碍,致使心肌处于不同程度的收缩状态而发生舒张功能障碍。

3. 心室顺应性降低　心室顺应性降低使心室的扩张充盈受限,导致心输出量减少。心室顺应性下降主要见于心肌肥大引起的室壁增厚、心肌炎、水肿、心肌间质纤维增生等。

（三）心室各部分舒缩活动不协调

某些心脏疾患如心肌梗死、心肌炎和心内传导阻滞等,可使心脏各部分的收缩或舒张活动在时间上和空间上产生不协调。心室收缩不协调,不但使心室射血量减少还可影响心脏的充盈,导致心输出量减少。

心力衰竭的发生机制较为复杂,常是以上因素共同作用的结果。由于心力衰竭的原因不同,上述机制在各种心力衰竭的发生、发展中所起的作用也不尽相同。多数心力衰竭的发生是心肌收缩性降低造成的。

六、心力衰竭时机体的变化

心力衰竭时,由于心脏的泵功能减弱,导致心输出量减少;同时,由于静脉血回心受阻,引起肺循环淤血和体循环淤血,这是心力衰竭时机体产生各种功能、代谢变化和临床表现的基础。

（一）肺循环淤血

左心衰竭时,左心室舒张末期压力上升,使左心房内压力升高,肺静脉回流受阻,肺毛细血管内压增高,从而造成肺淤血、水肿。临床上主要表现为进行性加重的呼吸困难。

1. 劳力性呼吸困难　见于轻度心力衰竭的患者。患者在体力劳动时出现呼吸困难,休息后即可减轻或消失。原因是：①体力活动时回心血量增多,使左心房内压升高,加重肺淤血、水肿,而出现呼吸困难;②体力活动时心率加快,舒张期缩短,冠脉灌注相对不足,加重心肌缺氧,同时左室充盈减少肺淤血加重;③体力活动时机体耗氧量增加,机体缺氧加剧,CO_2 潴留,刺激呼吸中枢兴奋。随着病情加重呼吸困难可出现在轻体力劳动,甚至休息时。

2. 夜间阵发性呼吸困难　患者常于夜间入睡后因突感胸闷、气急而惊醒,被迫坐起,在咳喘后缓解,称为夜间阵发性呼吸困难(paroxysmal nocturnal dyspnea)。其发生机制为：①平卧时下半身的静脉血回流增多,加重肺淤血;②入睡后迷走神经兴奋性升高,支气管易痉挛,使气道阻力增大;③熟睡时神经反射的敏感性降低,只有肺淤血较为严重时,PaO_2 降低到一定程度,才能刺激呼吸中枢,使呼吸增强,患者也随之被憋醒,并感到气促。

3. 端坐呼吸　严重的左心衰竭患者,即使平卧休息时依然呼吸困难而被迫采取端坐或半卧体位,称为端坐呼吸(orthopnea)。端坐呼吸可减轻肺淤血,从而使患者呼吸困难减轻。其原因是：平卧时从下肢和腹腔静脉回心的血量增多,使肺淤血加重;同时,卧位时膈肌上移,妨碍肺的扩张。相反,坐位时部分血液转移至身体下垂部位,可减少肺淤血;端坐体位可使膈肌下降,肺活量增加,从而缓解呼吸困难。

（二）体循环淤血

体循环淤血是全心衰竭或右心衰竭的结果,表现为体循环静脉系统过度充盈,压力升高,导致心性水肿、多器官淤血及功能障碍。

1. **颈静脉怒张**　由于上腔静脉压升高,使颈静脉回流受阻极度扩张,并常有搏动。这是右心衰竭的早期表现。

2. **肝肿大和肝功能异常**　这是右心衰竭时较早出现的重要体征。由于右心房压力升高,可使肝静脉压上升,肝脏淤血,导致肝肿大。长时间的淤血、缺氧可使肝细胞变性坏死,导致肝功能异常。严重时发展为淤血性肝硬化。

3. **心性水肿**　是全心衰竭、特别是右心衰竭的主要表现之一。引起心性水肿的主要原因是钠、水潴留和毛细血管内压升高。水肿首先出现于躯体的下垂部位,随着病情加重,可出现全身性水肿。

(三) 心输出量不足

心力衰竭时最根本的变化是心输出量的绝对或相对减少。在心力衰竭的早期,由于机体的代偿反应,心输出量尚能维持机体代谢的需要,但随着心肌损害或心脏负荷的进一步加重,心脏的功能储备将消耗殆尽,心输出量开始明显下降,出现外周组织血液灌流不足的症状与体征。

1. **皮肤苍白或发绀**　由于心输出量不足,加上交感神经兴奋,皮肤血管收缩,血液灌流量显著减少,患者皮肤苍白、出冷汗等。严重时,肢端皮肤出现发绀。

2. **尿量减少**　心力衰竭时肾脏的血液供应减少最为严重,由于肾小球缺血,滤过率下降,肾小管重吸收功能增强,尿量减少。尿量在一定程度上可反映心功能状况,心功能改善时,尿量可增加。

3. **心源性休克**　慢性或轻度心力衰竭时,由于机体的代偿作用,如心率加快、回心血量增加、外周血管收缩等,动脉血压仍可维持正常。急性或严重的心力衰竭,心输出量急剧减少,机体无法或来不及代偿,使微循环灌流障碍,动脉血压下降,可导致心源性休克。

4. **其他**　大脑血液供应减少,可出现头痛、头晕、失眠等症状,严重者发生嗜睡,甚至昏迷。四肢肌肉供血不足则表现为乏力、体力下降等。

 知识链接

心力衰竭的防治原则

要积极防治引起心力衰竭的各种原因(如风湿病、高血压病、冠心病等),努力消除心力衰竭的诱因(如发热、感染等);对于因心肌收缩性减弱所致的心力衰竭,可采用各类强心药物以增强心肌的收缩性,对于因心肌舒张功能障碍引起的心力衰竭,选用钙拮抗剂、β受体阻断剂和硝酸酯类药物;保证患者充分休息,从而减轻心脏负担,合理使用血管扩张剂,可降低外周阻力,减轻心脏后负荷。使用扩张静脉的药物,可减少回心血量,减轻心脏前负荷;适当限制钠盐的摄入,并用利尿剂以排出过多的钠、水;预防呼吸道感染;长期卧床患者,注意防止压疮的发生。

第二节　呼吸衰竭

一、呼吸衰竭的概念

呼吸衰竭(respiratory failure)是指各种原因所致的外呼吸功能严重障碍,使动脉血氧分压(PaO_2)低于 60mmHg(8kPa),伴有或不伴有动脉血二氧化碳分压($PaCO_2$)高于 50mmHg(6.67kPa)的病理过程。

根据血气变化特点,通常把呼吸衰竭分为Ⅰ型和Ⅱ型。Ⅰ型即低氧血症型呼吸衰竭,表现为 PaO_2 下降;Ⅱ型即低氧血症伴高碳酸血症型呼吸衰竭,表现为 PaO_2 下降,同时伴有 $PaCO_2$ 升高。此外,呼吸衰竭依据病程进展的快慢不同可分为急性呼吸衰竭和慢性呼吸衰竭;根据原发病变的部位不同可分为中枢性呼吸衰竭和外周性呼吸衰竭。

二、呼吸衰竭的原因及发生机制

外呼吸包括肺通气和肺换气两个过程。因此,任何引起肺通气功能障碍或肺换气功能障碍的因素,均可导致呼吸衰竭。

（一）肺通气功能障碍

由于肺通气动力减弱或弹性阻力增加使肺泡扩张受限而引起的通气不足称为限制性通气不足。由于呼吸道阻塞使肺通气阻力增大引起的通气不足称为阻塞性通气不足。

1. **限制性通气不足**　原因如下:

（1）呼吸中枢损伤或抑制:中枢神经器质性病变,麻醉镇静剂用量过大等,可导致呼吸活动明显减弱,肺泡不能正常扩张而发生通气不足。

（2）呼吸肌活动障碍:脊髓高位损伤、重症肌无力、多发性神经炎,严重低血钾、缺氧、酸中毒等,可使肺通气动力减弱,造成肺泡通气量不足。

（3）胸壁和肺的顺应性降低:胸廓畸形、胸膜增厚或胸腔积液等,可使胸廓的顺应性降低。肺叶切除、肺不张和肺实变所致肺总容量减少及肺淤血、肺水肿、肺纤维化或肺泡表面活性物质减少,可降低肺的顺应性,使肺泡扩张的弹性阻力增大而导致限制性通气不足。

2. **阻塞性通气不足**　根据呼吸道狭窄或阻塞的部位分为:

（1）中央气道阻塞:指声门到气管分叉处以上气道阻塞。若阻塞位于胸外,吸气时气道内压力明显小于大气压,使气道狭窄加重,呼气时气道内压力大于大气压,则气道阻塞减轻,患者出现吸气性呼吸困难。若阻塞位于中央气道的胸内段,由于吸气时气道内压大于胸内压,故气道扩张,阻塞减轻,呼气时因胸内压大于气道内压而使气道狭窄,阻塞加重,故发生呼气性呼吸困难。

（2）外周气道阻塞:常见原因有慢性支气管炎、支气管哮喘、慢性阻塞性肺气肿等。引起气道阻力增加的主要机制是由于小气道炎性充血、水肿、分泌物增加以及支气管平滑肌痉挛使管壁增厚、管腔狭窄所致。吸气时由于胸内压降低,小气道扩张,阻塞减轻;呼气时胸内压升高,小气道受压阻塞加重,故患者主要表现为呼气性呼吸困难。

通气障碍使肺泡通气量减少,氧吸入和二氧化碳排出均发生障碍,导致 PaO_2 下降并伴有 $PaCO_2$ 升高,属Ⅱ型呼吸衰竭。

（二）肺换气功能障碍

1. **气体弥散障碍**　气体弥散障碍主要是由于肺泡膜弥散面积减少或肺泡膜厚度增加而引起气体交换障碍。

（1）肺泡膜面积减少:常见于肺实变、肺不张、肺叶切除、肺气肿等。

（2）肺泡膜厚度增加:常见于肺水肿、肺炎、肺泡透明膜形成等。

（3）弥散时间过短:在肺循环血流速度加快时,血液和肺泡接触时间过短,导致气体交换不充分而发生低氧血症。见于体力活动、甲亢、重症贫血等。

因为二氧化碳的弥散速度比氧大20倍,所以单纯弥散障碍引起的血气变化只有 PaO_2 降低,常不伴有 $PaCO_2$ 升高,属Ⅰ型呼吸衰竭。

2. **肺泡通气与血流比例失调**　肺泡通气与血流比例失调,使气体交换不能有效进行,是肺部疾病引起呼吸衰竭最常见、最重要的机制。肺泡通气与血流比例失调的类型和原因包括以下三种情况。

（1）部分肺泡血流不足：肺动脉栓塞、弥散性血管内凝血、肺血管收缩、肺泡壁毛细血管减少等，使相应部分肺泡血流减少，而肺泡通气仍然正常，使 V/Q 显著升高，肺泡气不能充分利用，犹如气道死腔，故称死腔样通气（dead space like ventilation）。

（2）部分肺泡通气不足：气道阻塞、肺实变、肺水肿、肺纤维化等，使部分肺泡通气减少甚至失去通气功能，而血流未相应减少，甚至还可因炎性充血使血流量增加（如大叶性肺炎早期），使 V/Q 明显降低。流经这部分肺泡的静脉血未经充分气体交换即掺入动脉血，称为功能性分流（functional shunt），也称静脉血掺杂。

（3）解剖分流增加：严重创伤、休克等，可因肺微循环栓塞和肺小动脉收缩，肺循环阻力升高，引起肺内动-静脉短路开放，使解剖分流增加，静脉血掺杂异常增多，导致 PaO_2 显著下降。

肺泡通气与血流比例失调时，血气变化特点为 PaO_2 降低，$PaCO_2$ 可以正常、降低或升高。$PaCO_2$ 的变化主要取决于正常肺泡的代偿通气程度，如代偿性通气很强，$PaCO_2$ 可低于正常；如肺广泛受损，正常部分不足以代偿，就会引起 $PaCO_2$ 升高。因此，由肺泡通气与血流比例失调所致的呼吸衰竭，可为 I 型或 II 型呼吸衰竭。

三、呼吸衰竭时机体的变化

呼吸衰竭时发生的低氧血症和高碳酸血症可影响全身各系统的代谢和功能，首先引起一系列的代偿反应，以适应新的内环境。严重时机体代偿失调，则可出现一系列的代谢、功能紊乱。

（一）酸碱失衡及电解质代谢紊乱

1. 呼吸性酸中毒　II 型呼吸衰竭时，大量 CO_2 潴留可引起呼吸性酸中毒。由于酸中毒可使细胞内 K^+ 外移及肾小管排 K^+ 减少，可导致血清钾增高。

2. 代谢性酸中毒　呼吸衰竭引起的缺氧，使酸性代谢产物增多，引起代谢性酸中毒。此外，若患者合并肾功能衰竭或感染、休克等均可导致或加重代谢性酸中毒。代谢性酸中毒时血钾也升高。

3. 呼吸性碱中毒　部分 I 型呼吸衰竭患者的缺氧导致肺过度通气，二氧化碳呼出过多，使 $PaCO_2$ 原发性降低而导致呼吸性碱中毒。此时可出现低钾血症。

4. 代谢性碱中毒　人工呼吸机使用不当，使 CO_2 排出过多、过快，而 HCO_3^- 来不及排出，导致 HCO_3^- 浓度增高而发生代谢性碱中毒。纠正酸中毒的碱性药物使用过量、长时间使用排钾利尿剂和肾上腺皮质激素引起低钾血症，均可引起代谢性碱中毒。

（二）各系统功能变化

1. 中枢神经系统变化　中枢神经系统对缺氧最敏感，当 PaO_2 低于 8kPa 时，可出现智力下降和视力减退。进而引起一系列神经精神症状，如头疼、烦躁、定向力与记忆力障碍、精神错乱、嗜睡以及惊厥甚至昏迷。当 PaO_2 低于 2.67kPa 时，几分钟就可造成脑神经细胞死亡。CO_2 潴留对中枢神经系统也有明显影响，当 $PaCO_2 > 80mmHg（10.7kPa）$ 时，可引起头痛、头昏、烦躁不安、言语不清、精神错乱、扑翼样震颤、嗜睡、昏迷等，临床上称为"二氧化碳麻醉"。通常把呼吸衰竭引起的脑功能障碍称为肺性脑病（pulmonary encephalopathy）。

2. 循环系统变化　低氧血症与高碳酸血症对心血管的影响相似，两者具有协同作用。一定程度的缺氧和二氧化碳潴留，可反射性兴奋心血管中枢，使心率加快，心收缩力加强，心输出量增加，血压升高。严重缺氧与二氧化碳潴留可直接抑制心血管中枢，导致心收缩力减弱，血压下降。在慢性阻塞性肺疾病导致的慢性呼吸衰竭时，可引起以右心衰竭为主要表现的心脏病，即肺源性心脏病。

3. 呼吸系统变化　引起呼吸衰竭的原发病本身会导致呼吸运动的变化。中枢性呼吸衰竭时呼吸浅而慢，可出现潮式呼吸、间歇呼吸、抽泣样呼吸、叹气样呼吸等，其中潮式呼吸最常见；

如发生阻塞性通气障碍,若阻塞在胸外段表现为吸气性呼吸困难,在胸内段则表现为呼气性呼吸困难;在引起肺顺应性降低的疾病导致限制性通气障碍时,呼吸可变得浅而快。

呼吸衰竭造成的低氧血症和高碳酸血症也会引起呼吸运动变化。PaO_2低于60mmHg(8kPa)时,可刺激颈动脉体和主动脉体化学感受器,反射性增强呼吸运动,使呼吸加深加快。当PaO_2低于30mmHg(4kPa)时,可抑制呼吸中枢使呼吸浅慢。$PaCO_2$升高作用于中枢化学感受器,可使呼吸中枢兴奋,引起呼吸加深加快。当$PaCO_2$高于80mmHg(10.7kPa)时,反而抑制呼吸中枢,使呼吸减弱。

4. 肾功能变化 呼吸衰竭时的缺氧和CO_2潴留可引起肾小动脉收缩,肾血流量减少,肾小球滤过率降低。轻者临床表现为尿中含有蛋白、红细胞、白细胞及管型。严重时可发生急性肾功能衰竭,出现少尿和氮质血症。此时,肾结构并无明显改变,只要外呼吸功能好转,肾功能就可较快恢复。

5. 胃肠变化 严重的缺氧、CO_2潴留,使胃黏膜的屏障功能降低,胃酸分泌增多,胃肠黏膜可出现糜烂、坏死、出血、溃疡形成等病变。

 知识链接

急性呼吸窘迫综合征

急性呼吸窘迫综合征(acute respiratory distress syndrome,ARDS)是指由于急性肺损伤(肺不张、肺水肿、肺泡透明膜形成、肺内DIC等)引起的外呼吸功能严重障碍而发生的以急性呼吸衰竭为主要特点的症候群。常见于休克、创伤等,又称休克肺。其主要表现为进行性呼吸困难和低氧血症。预后极差,死亡率高。

第三节 肾功能衰竭

肾功能衰竭(renal failure)是指各种原因引起的肾脏泌尿功能障碍,体内代谢产物、药物和毒物在体内蓄积,出现水、电解质和酸碱平衡紊乱以及肾内分泌功能障碍的病理过程。是肾功能不全的晚期阶段,其主要发病环节是肾小球滤过功能障碍和(或)肾小管重吸收功能及肾脏内分泌功能障碍。肾功能不全(renal insufficiency)是指上述病理过程由轻到重、由代偿到失代偿的全过程。在临床上两者多属同一概念,不加区别。

根据病因和发病的急缓,可把肾功能衰竭分为急性肾功能衰竭和慢性肾功能衰竭,二者最终均可出现尿毒症(uremia)。

一、急性肾功能衰竭

急性肾功能衰竭(acute renal failure,ARF)是指各种原因在短时间内引起双肾泌尿功能急剧障碍,肾小球滤过率急剧减少,肾小管上皮细胞变性、坏死,引起代谢产物在体内迅速积聚,内环境出现严重紊乱的病理过程。临床主要表现为水中毒、氮质血症、高钾血症和代谢性酸中毒等。根据患者尿量的变化可把急性肾功能衰竭分为少尿型和非少尿型,以少尿型多见。

(一) 急性肾功能衰竭的原因与分类

根据原因不同,可把急性肾功能衰竭分为肾前性、肾性和肾后性3类。

1. 肾前性急性肾功能衰竭 大失血、大手术、严重的创伤、烧伤、过敏、急性心功能衰竭等使有效循环血量减少以及肾血管收缩或阻塞,致使肾血液灌注量严重不足引起的急性肾功能衰竭,称为肾前性急性肾功能衰竭。肾前性急性肾功能衰竭最常见,约70%~80%的ARF属于此种类型。因肾前性急性肾功能衰竭无肾实质的损伤,是一种功能性衰竭,若能及时恢复肾血流量,肾脏功能可恢复正常;若缺血持续时间过长或缺血严重,则引起肾实质性损伤,发展为器质性急性肾功能衰竭。

2. 肾性急性肾功能衰竭　由于肾持续性缺血、肾毒物等因素引起的急性肾小管坏死及急性肾实质性病变导致的急性肾功能衰竭,称为肾性急性肾功能衰竭。肾性急性肾功能衰竭的原因主要为急性肾小管坏死和急性肾实质性病变。此外,异型输血、严重挤压伤等,红细胞和肌细胞释放出的血红蛋白和肌红蛋白经肾小球滤过后,于肾小管内形成色素管型从而阻塞并损害肾小管,也可引起肾性急性肾衰。

3. 肾后性急性肾功能衰竭　从肾盏到尿道口任何部位的急性尿路梗阻,引起少尿、无尿而导致的急性肾功能衰竭,称为肾后性急性肾功能衰竭。常见于双侧输尿管阻塞及尿道阻塞。因肾后性急性肾功能衰竭早期无肾实质性损伤,若能及时解除阻塞,肾脏泌尿功能可很快恢复;若梗阻时间过长,肾脏则出现器质性损伤。

（二）急性肾功能衰竭的发病机制

急性肾功能衰竭的原因较为复杂,目前尚未完全阐明。下面以急性肾小管坏死引起的少尿型急性肾功能衰竭为例进行介绍。

1. 肾血流量减少　大量动物实验证明,ARF初期存在肾血流量不足和肾血流重新分布的现象,表现为肾皮质缺血和肾髓质淤血,而且肾缺血的程度与形态学损害及功能障碍存在着平行关系。许多学者认为肾缺血是肾功能衰竭初期的主要发病机制。

2. 肾小管阻塞　肾缺血和肾毒物中毒引起肾小管坏死,肾小管上皮细胞脱落的碎片阻塞肾小管。在异型输血、严重挤压伤、磺胺结晶、多发性骨髓瘤患者的肾小管内形成各种管型也可造成肾小管的阻塞。肾小管阻塞后,近端小管管腔内压力和肾小囊腔的压力升高,导致肾小球有效滤过压降低,肾小球滤过率降低,出现少尿。与此同时,肾小管阻塞也妨碍了尿液的排出。

3. 肾小管损伤与原尿回漏　肾小管损伤表现为肾小管坏死和凋亡。肾小管坏死性损伤有破裂性损伤和肾毒性损伤两种形式。破裂性损伤表现为肾小管上皮细胞坏死、脱落,基底膜破裂尿液经裂口反流回肾间质,这也是ARF引起少尿的原因之一;肾毒性损伤主要发生在近曲小管,可累及所有肾单位,肾小管上皮细胞大片坏死,但基底膜完整。在肾中毒和肾缺血时,常有远端肾小管细胞凋亡增多。另外,尿液反流可致肾间质水肿,间质压力升高,肾小管及其周围小血管受压,肾小囊内压升高,使肾小球滤过率进一步降低,少尿现象加剧。

（三）急性肾功能衰竭时机体功能与代谢的变化

1. 少尿型急性肾功能衰竭　一般把少尿型急性肾功能衰竭分为少尿期、多尿期和恢复期三期。

（1）少尿期:此期为急性肾功能衰竭的最初表现,也是病程中最危险的阶段。患者表现为少尿甚至无尿,继而出现水中毒、高钾血症、代谢性酸中毒、氮质血症与尿毒症等。本期持续时间一般为7~14天,长者可达一个月。持续时间越长,预后越差。

（2）多尿期:24小时尿量增至400ml以上时即进入多尿期。此后尿量逐渐增多,每日可达3000ml以上,为肾小球滤过功能开始恢复的表现。随着尿量的逐渐增加,潴留的代谢产物逐渐被排出,患者的病情日渐好转。但此期应预防尿量过多导致的脱水、低钠血症和低钾血症等。此期持续时间一般为1~2周。

（3）恢复期:此期患者的尿量和尿液成分逐渐恢复正常,氮质血症减轻至消失,水、电解质和酸碱平衡紊乱得到纠正。但肾小管的浓缩和酸化功能须经数月至1年才能恢复,少数患者可因病变迁延而发展为慢性肾功能衰竭。

2. 非少尿型急性肾功能衰竭　非少尿型急性肾功能衰竭的特征是肾脏浓缩功能降低,而GFR降低不严重。患者的尿量无明显减少(400~1000ml/24h之间),但尿渗透压明显降低,尿比重低于1.020,血中NPN升高。非少尿型急性肾功能衰竭患者的临床表现比较轻,并发症少而轻,预后较好。但常因尿量减少不明显,容易掩盖病情,贻误治疗时机。恢复期从血尿素氮和肌酐降低开始,其病程长短与患者年龄、病因及治疗措施相关,肾功能完全恢复需数月。

非少尿型和少尿型急性肾功能衰竭之间可以相互转化,如少尿型急性肾功能衰竭用利尿药或甘露醇治疗后,可转化为非少尿型急性肾功能衰竭,而非少尿型急性肾功能衰竭转化为少尿型急性肾功能衰竭往往是病情恶化的征象,临床应引起注意。

二、慢性肾功能衰竭

慢性肾功能衰竭(chronic renal failure,CRF)是指各种慢性肾脏疾病引起肾单位进行性破坏,残存的肾单位不足以排出代谢废物和维持机体内环境稳定,使体内逐渐出现代谢产物的潴留和水、电解质与酸碱平衡紊乱以及肾内分泌功能障碍的病理过程。

（一）慢性肾功能衰竭的原因

凡是能够造成肾脏实质进行性破坏的疾病都能引起CRF。慢性肾功能衰竭最常见的原因为慢性肾小球肾炎,其次为慢性肾盂肾炎,也可见于肾动脉粥样硬化、肾结核、前列腺肥大、尿路结石、高血压肾病、糖尿病肾病、狼疮肾等。此外,高脂血症,吸烟、感染等均可促进CRF的发展。

（二）慢性肾功能衰竭的发生机制

CRF的发生机制目前尚不十分清楚,主要有以下几种比较成熟的假说。

1. 健存肾单位假说　在慢性肾脏疾病时,很多肾单位不断遭受破坏而丧失其功能,残存的部分肾单位轻度受损或仍正常,称为健存肾单位。这些肾单位因功能增强而呈代偿性肥大。随着病情的进展,健存肾单位日渐减少,肾功能障碍日趋加重,导致机体内环境发生紊乱而出现慢性肾功能衰竭的表现。

2. 矫枉失衡假说　在健存肾单位减少和肾小球滤过率降低时,体内出现某些溶质蓄积,机体通过适应性反应,使某种调节因子分泌增多,以促进这些溶质的排泄,这种矫枉过程又可造成新的失衡,这种矫枉失衡使肾功能不全进一步加重。

3. 肾小球过度滤过假说　肾脏疾病晚期,多数肾单位被破坏,健存肾单位出现过度滤过,致使长期负荷过重而引起肾小球硬化,加剧了肾功能衰竭。

（三）慢性肾功能衰竭时机体功能与代谢的变化

1. 尿的变化

（1）尿量的变化:①夜尿:为CRF的早期表现。即夜间排尿增多,夜间尿量和白天尿量相近甚至超过白天尿量;②多尿:即24小时尿量超过2000ml。慢性肾功能衰竭的早期和中期常出现多尿;③少尿:慢性肾功能衰竭晚期,由于肾单位被大量破坏,肾血流量极度减少,GFR显著降低,生成原尿明显减少,出现少尿。

（2）尿液成分的变化:肾小球滤过膜受损导致其通透性升高以及肾小管上皮受损,使患者出现轻、中度蛋白尿,在尿沉渣中可检出红细胞、白细胞以及各种细胞管型和颗粒管型。

（3）尿液渗透压的变化:CRF早期,肾脏的浓缩功能下降而稀释功能正常,故出现低比重尿、低渗尿。随着病情加重,肾脏浓缩和稀释功能均丧失,尿内溶质接近血浆,尿渗透压为260~300mmol/L,尿比重常固定在1.008~1.012之间,称为等比重尿、等渗尿。

2. 水、电解质代谢及酸碱平衡紊乱

（1）水代谢紊乱:由于肾脏对水的调节功能日渐减退,当饮水过多时可发生水潴留,患者出现水肿与水中毒;若严格限制水的摄入量或使用利尿剂又可出现脱水和血容量减少,加重肾缺血,使肾功能障碍进一步恶化。

（2）电解质代谢紊乱

1）钠代谢紊乱:由于肾功能障碍,多尿丢失钠、长期限制钠盐摄入、呕吐、腹泻等引起低钠血症。患者出现软弱无力、血压下降,严重时表现为肌肉痉挛、嗜睡,甚至昏迷。钠盐摄入过多又会导致高钠血症。

2）钾代谢紊乱:在慢性肾功能衰竭早期,患者出现多尿、呕吐、腹泻等,导致钾丢失过多,引起低钾血症。晚期由于少尿或无尿、酸中毒、感染、输入库存血或使用含钾的药物等可引起高钾血症。低钾血症和高钾血症均可影响神经和心脏活动,严重者可危及生命。

3）磷、钙的代谢紊乱:①高磷血症:慢性肾功能衰竭晚期,由于肾小球滤过率下降,磷排出减少使甲状旁腺素（PTH）分泌增加从而促进磷的排泄,可暂时维持血磷在正常水平。但CRF晚期,GFR极度降低,PTH增高也不能维持磷的充分排出而出现高磷血症;②低钙血症:其主要原因为血中钙、磷乘积相对恒定,血磷升高时血钙则降低;其次,血磷升高时,肠道分泌的磷酸与钙结合成不易溶解的磷酸钙从肠道排出,影响肠道对Ca^{2+}的吸收;再次,肾组织损后,$1,25\text{-}(OH)_2\text{-}VD_3$生成障碍,影响了肠道对钙的吸收而出现低钙血症;③肾性骨营养不良:钙、磷代谢紊乱,幼儿可引起肾性佝偻病,成人可出现骨质疏松,表现为骨痛、行动困难、易发生病理性骨折等。

（3）酸碱平衡紊乱:常出现代谢性酸中毒。其发生机制为:①由于GFR下降,使磷酸、硫酸等固定酸排出减少;②继发性PTH分泌增多,抑制近端小管上皮细胞碳酸酐酶的活性,使近端小管排H^+和重吸收HCO_3^-减少;③肾小管受损后,上皮细胞分泌H^+和NH_4^+的能力下降。

3. 氮质血症　由于肾小球滤过率降低导致血中NPN含量增高,出现氮质血症。若患者出现感染或高蛋白饮食,常加重氮质血症。因此,预防与控制感染以及适当限制蛋白质的摄入量,对控制氮质血症具有重要意义。

4. 肾性高血压　肾脏病变引起的血压升高,称为肾性高血压（renal hypertension）。肾性高血压的发生主要与肾素-血管紧张素系统活性增强、钠水潴留和肾脏生成的降血压物质减少等有关。

5. 肾性贫血　CRF患者常伴有中度以上贫血,其程度与肾功能受损程度一致。肾性贫血的主要发生机制为:①肾组织被破坏,肾脏产生促红细胞生成素不足,骨髓生成红细胞减少;②体内潴留的毒物抑制骨髓造血功能和血小板功能,并使红细胞破坏增多;③肾毒物抑制肠道对铁和蛋白等吸收和利用,使造血原料缺乏;④患者常有出血倾向,出血可加重贫血。

6. 出血倾向　约有20%的CRF患者出现皮下瘀斑、瘀点、黏膜出血等出血倾向。出血的主要机制为体内蓄积的毒性物质抑制了血小板的凝血功能。

三、尿　毒　症

尿毒症（uremia）是指急、慢性肾功能衰竭发展到最严重阶段,由于肾实质大量破坏使代谢终末产物和内源性毒物质在体内潴留,出现水、电解质和酸碱平衡紊乱以及内分泌功能失调,引起一系列自体中毒症状的临床综合征。

（一）机体的功能与代谢的变化

1. 神经系统　神经系统功能障碍最为突出,主要表现为尿毒症性脑病和周围神经病变。尿毒症性脑病早期,患者出现头痛、头昏、乏力、记忆力减退;晚期出现烦躁不安、谵妄、幻觉,最终出现嗜睡甚至昏迷。周围神经病变是由于血液中PTH和胍类物质增多,引起周围神经损伤。患者出现下肢疼痛、无力,甚至麻痹。

2. **消化系统**　消化道损伤与功能障碍出现得最早,表现为厌食、恶心、呕吐、腹泻、口腔黏膜溃疡及消化道出血等。尿毒症时大量尿素自血液向肠道弥散,尿素在肠道被细菌尿素酶分解使氨生成增多,氨刺激肠黏膜引起纤维蛋白性炎症及溃疡。

3. **心血管系统**　由于高血压、酸中毒、贫血、高钾血症、钠水潴留和毒性物质蓄积等因素,引起心力衰竭和心律失常。尿素、尿酸等毒性物质刺激心包膜,引起纤维蛋白性心包炎。患者出现心前区疼痛,听诊可闻及心包摩擦音。这是尿毒症患者最危险的表现之一。

4. **呼吸系统**　代谢性酸中毒使呼吸中枢兴奋,引起呼吸加深加快,严重时出现潮式呼吸,呼出的气体有氨臭味(是因为尿素经唾液酶分解成氨所致)。尿素等刺激胸膜可引起纤维蛋白性胸膜炎。严重时由于钠水潴留、左心力衰竭引起肺水肿。

5. **内分泌系统**　除肾脏的内分泌功能发生障碍外,常出现性功能障碍,如女性患者可出现月经功能紊乱或闭经,受孕后易出现自然流产。男性患者可出现阳痿、精子生成减少或活力下降等。

6. **免疫系统**　约60%以上的尿毒症患者易出现严重感染,成为患者的主要死亡原因之一。

7. **皮肤变化**　由于贫血而出现面色苍白;因甲状旁腺分泌亢进而致皮肤瘙痒;因尿素随汗液排出,在皮肤汗腺开口处有细小的白色结晶沉着,称尿素霜。

（二）防治原则

1. 积极治疗原发病。控制感染与高血压,避免使用血管收缩药物及肾毒性药物。

2. 使用透析疗法或肾移植。

知识链接

尿毒症的预防

1. *少喝碳酸饮料*　国外研究表明,过量饮用碳酸饮料会增加患肾结石、肾衰竭及其他肾病的风险,不管是加糖或不含糖的碳酸饮料,一天饮用碳酸饮料两瓶或两瓶以上者,患慢性肾病的风险会增大两倍。

2. *要积极防治肾病*　尿毒症多由肾病发展而来,积极防治肾病会减少尿毒症的发生。

3. *积极治疗泌尿系统感染*　泌尿系感染如治疗不当,能引起病菌逆行感染而损伤肾单位,引起肾功能的进行性下降,导致尿毒症。

第四节　肝性脑病

一、肝性脑病的概念

肝性脑病(hepatic encephalopathy)是各种严重肝脏疾病使中枢神经系统功能障碍,表现为以意识障碍为主的神经精神综合征。

二、肝性脑病的原因和分类

（一）肝性脑病的原因

肝性脑病多继发于各种严重肝脏疾病,以晚期肝硬化最常见,其次为急性重型病毒性肝炎,也可见于晚期肝癌、严重急性肝中毒及门-体静脉分流术后。

（二）肝性脑病的分类

1. **根据发生速度分类**　可分为急性肝性脑病和慢性肝性脑病。急性肝性脑病起病急骤,病情凶险,常于数日内死亡,多见于重型病毒性肝炎和严重急性肝中毒。慢性肝性脑病病情进展缓慢,病程较长,患者往往先有较长时间的神经精神障碍,在诱因作用下病情急剧加重,最后出现昏迷,多见于肝硬化晚期。

2. 根据发生原因分类 可为内源性肝性脑病和外源性肝性脑病。内源性肝性脑病常由急性严重肝细胞坏死发展而来,毒性物质不能被肝脏解毒即进入体循环。此型肝性脑病临床上常呈急性经过,可无明显诱因,血氨可不增高,多见于重型病毒性肝炎和严重急性肝中毒。外源性肝性脑病多由慢性肝脏疾病(如门脉性肝硬化)所致的门脉高压症发展而来。因门脉高压导致侧支循环建立,由肠道吸收的毒性物质经侧支循环绕过肝脏进入体循环,引起肝性脑病。

三、肝性脑病的发生机制

肝性脑病的发病机制目前还不完全清楚,常用下列几种学说来解释:氨中毒学说、假性神经递质学说、血浆氨基酸失衡学说、γ-氨基丁酸学说等。

(一) 氨中毒学说

氨中毒学说是最早被提出的学说,也是最重要的学说之一。肝性脑病发作时,多数患者血液及脑脊液中氨水平升高 2~3 倍,提示肝性脑病的发生与血氨升高有明显关系。

1. 血氨升高的机制

(1) 氨清除不足:一般情况下,从肠道吸收的氨经门静脉进入肝脏,在肝脏内经鸟氨酸循环合成尿素,经肾脏排出体外。肝功能严重障碍时,肝细胞内出现代谢障碍,供给鸟氨酸循环的 ATP 严重不足,同时肝内酶系统遭到破坏,导致鸟氨酸循环难以正常进行,使氨清除不足。此外,在肝硬化晚期,患者出现门脉高压症,形成侧支循环,或门-体静脉吻合术后,使从肠道吸收的氨绕过肝脏,直接进入体循环,导致血氨升高。

(2) 氨生成过多:常见于,①肝硬化等严重肝病时,门静脉血液回流受阻,肠黏膜淤血、水肿,肠蠕动减弱,患者出现消化和吸收功能障碍,未被消化、吸收的蛋白质成分在肠道潴留增多,经细菌分解,产氨增多;②肝硬化晚期常合并肾功能障碍,出现氮质血症,弥散入肠道的尿素增加,后者被细菌分解,产氨增加;③肝硬化患者合并上消化道出血时,血液中的蛋白质在肠道内被细菌分解产氨增加;④肝性脑病患者昏迷前期,出现躁动不安,肌肉收缩增加,肌肉中氨基酸分解增多,产氨增多。

2. 氨对中枢神经系统的毒性作用 NH_3 对脑组织的毒性作用主要表现在以下几方面。

(1) 干扰脑细胞的能量代谢:NH_3 主要是通过干扰葡萄糖有氧氧化过程的多个环节,来干扰脑神经细胞的能量代谢。进入脑内的氨通过干扰脑细胞的能量代谢,使 ATP 的产生减少而消耗过多,导致脑神经细胞完成各种功能所需的 ATP 严重不足,从而使中枢神经系统出现功能障碍,严重者可出现昏迷。

(2) 干扰脑内神经递质间的平衡:脑内氨增多可使脑内兴奋性递质减少而抑制性递质增多,干扰了递质间的平衡,因而造成中枢神经系统功能紊乱。

(3) 干扰神经细胞膜的离子转运:氨在细胞膜的钠泵中可与钾竞争进入细胞内,造成细胞内缺钾;氨可以干扰神经细胞膜上的 Na^+-K^+-ATP 酶的活性,影响复极后细胞膜的离子转运,静息时的膜电位降低,干扰动作电位的产生,进而影响神经的兴奋和传导过程。

虽然大量临床和实验证据支持氨中毒学说,但还有一些患者不能由此学说解释。①临床上有约 20% 的肝性脑病患者的血氨在正常范围内;②部分血氨已经明显升高的肝硬化患者并没有出现肝性脑病;③部分血氨升高的昏迷期肝性脑病患者经降血氨治疗后,昏迷程度和脑电图变化不明显。

(二) 假性神经递质学说

食物中的蛋白质在消化道中经水解产生氨基酸,其中芳香族氨基酸如苯丙氨酸和酪氨酸在肠道细菌脱羧酶的作用下,生成苯乙胺和酪胺。正常时,苯乙胺和酪胺被肠道吸收后经门静脉进入肝脏,经肝脏单胺氧化酶(MAO)的作用被氧化清除。各种严重肝病导致肝功能严重障碍时,这些毒物不能被及时清除,血中苯乙胺和酪胺浓度增高。门脉高压症时,由于肠道淤血,消化功能降低,使肠内蛋白质分解增强,产生大量苯乙胺和酪胺,再加上门-体分流形成,导致二者在体循环血液中的浓度升高。血中的苯乙胺和酪胺进入脑组织后,在脑神经细胞的 β-羟化酶作用下,生成苯乙醇胺和羟-苯乙醇胺,这两种物质的化学结构与正常神经递质去甲肾上腺素和多巴胺相似,可被脑干网状结构中的肾上腺素能神经元所摄取,但其生理效应远较去甲肾上腺素和多巴胺弱,不能完成真神经递质的作用,故称其为假性神经递质(false neurotransmitter)。假性神经递质不能维持脑干网状结构上行激动系统的唤醒功能,患者出现意识障碍甚至昏迷。

(三) 血浆氨基酸失衡学说

严重肝病时,出现血浆氨基酸失衡,血液中芳香族氨基酸增多而支链氨基酸减少,进入脑组织的芳香族氨基酸显著增多,其中主要是苯丙氨酸和酪氨酸。当进入脑组织内的苯丙氨酸、酪氨酸增多时,高浓度的苯丙氨酸可抑制酪氨酸羟化酶的活性,使正常的神经递质多巴胺和去甲肾上腺素生成减少。而增多的苯丙氨酸在芳香族氨基酸脱羧酶的作用下,生成苯乙胺,后者在 β-羟化酶作用下生成苯乙醇胺。增多的酪氨酸也可在芳香族氨基酸脱羧酶作用下,生成酪胺,进一步在 β-羟化酶作用下生成羟苯乙醇胺。

由此可见,血浆中氨基酸的失平衡使脑组织内产生大量假性神经递质,并使正常的神经递质的产生受到抑制,最终导致患者出现意识障碍甚至昏迷。血浆氨基酸失衡学说是对假性神经递质学说的补充与发展。

四、肝性脑病的诱因

凡能增加体内毒性物质的生成和(或)加重脑组织代谢和功能障碍的因素,均可成为肝性脑病的诱发因素。这些诱发因素促进了神经毒素之间的相互协同作用,使血-脑屏障的通透性增高,脑细胞对毒物的敏感性增加。

1. **消化道出血** 消化道出血是肝性脑病最常见的诱发因素。肝硬化患者常因食管下端静脉丛曲张破裂而导致上消化道出血,血液中的蛋白质在肠道细菌释放的酶催化下,产生大量氨等毒性物质。大出血还可造成有效循环血量减少,导致脑和肝脏缺血、缺氧,从而促使肝性脑病的发生。

2. **感染** 严重感染可使全身组织分解代谢增强,使体内氨的生成增多和血浆氨基酸失衡。病原微生物及其毒素还可直接对肝脏造成损伤,加重肝功能障碍。严重感染时,生物病原体及其毒素还可使血脑屏障的通透性增加、使脑组织对氨的敏感性增高,从而诱发肝性脑病。

3. **电解质和酸碱平衡紊乱** 大量应用排钾利尿剂、频繁呕吐、进食过少、大量放腹腔积液等均可导致低钾性碱中毒;血氨升高、感染发热等可引起肺通气过度,导致急性呼吸性碱中毒。碱中毒时,肾小管上皮泌 NH_3 减少,NH_3 向血液中弥散增加,使血氨升高。碱中毒时,以 NH_3 形式存在的血氨增加,NH_3 易进入脑组织,从而促进或加重肝性脑病。

4. **氮质血症** 严重肝病患者常伴有肾功能障碍,患者出现氮质血症,大量尿素从血液弥散到肠腔。在细菌尿素酶作用下,尿素被分解产生大量 NH_3,引起或加重氨中毒。

5. **其他** 过量摄入蛋白质饮食,麻醉、镇静剂使用不当等,能够促进或加重肝性脑病的发生。此外,便秘、腹泻、低血糖、酒精中毒等也可诱发肝性脑病。

学习小结

　　心力衰竭是在各种致病因素的作用下,心肌收缩和(或)舒张功能障碍使心输出量减少,以致不能满足机体代谢需要的病理过程。其主要原因是心肌损害和心脏负荷过重。其诱因有感染、酸碱平衡及电解质紊乱、心律失常、妊娠、分娩等。心力衰竭时心脏的代偿反应包括心率加快、心脏扩张和心肌肥大。心力衰竭的基本机制为心肌收缩性减弱和舒张功能障碍。心力衰竭时机体的主要改变为心输出量减少和静脉淤血。

　　呼吸衰竭是由于外呼吸功能严重障碍使 PaO_2 压低于 60mmHg,伴有或不伴有 $PaCO_2$ 高于 50mmHg 的病理过程。据血气分析结果把呼吸衰竭分为Ⅰ型和Ⅱ型。呼吸衰竭的病因包括肺通气功能障碍和肺换气功能障碍。呼吸衰竭可导致酸碱失衡、电解质紊乱及中枢神经系统、循环系统、呼吸系统、肾功能的变化等。

　　肾功能衰竭是指各种原因引起的肾脏泌尿功能障碍,使体内代谢产物、药物和毒物在体内蓄积,出现水、电解质、酸碱平衡紊乱以及肾内分泌功能障碍的病理过程。根据发病的急缓和病程长短可将肾功能衰竭分成急性和慢性两类,急、慢性肾功能衰竭发展到晚期均可出现尿毒症。急性肾功能衰竭分为少尿型和非少尿型,少尿型者多见。慢性肾功能衰竭患者常出现多尿、夜尿、低比重尿、水与电解质代谢紊乱、酸碱平衡紊乱、氮质血症、高血压、贫血、出血倾向等。

　　肝性脑病是由各种严重肝病引起的以意识障碍为主的神经精神综合征。其发生机制目前常用下列几个学说来解释:氨中毒学说、假性神经递质学说、血浆氨基酸失衡学说和γ-氨基丁酸学说等。肝性脑病的发生常存在诱因,常见的诱因有消化道出血、外源性氮负荷增加、感染、电解质和酸碱平衡紊乱、氮质血症等。麻醉镇静剂使用不当及便秘、腹泻、低血糖、酒精中毒等也可诱发肝性脑病。

(王见遐)

复　习　题

一、名词解释

呼吸衰竭;心力衰竭;肝性脑病;肾功能衰竭;尿毒症

二、选择题

A 型题

1. 海平面条件下,诊断呼吸衰竭的根据是 PaO_2

　　A. <40mmHg(5.3KPa)　　　　B. <50mmHg(6.7KPa)　　　　C. <60mmHg(8.0KPa)

　　D. <70mmHg(9.3KPa)　　　　E. <80mmHg(10.6KPa)

2. 功能性分流是指

　　A. 肺泡通气不足血流也不足　　　　　　B. 部分肺泡血流不足

　　C. 肺泡通气不足而血流正常或增多　　　D. 肺泡血流不足而通气正常

　　E. A-V 吻合支开放

3. 呼吸衰竭时最常发生的酸碱平衡紊乱是

　　A. 呼吸性酸中毒　　　　　B. 呼吸性碱中毒　　　　　C. 代谢性酸中毒

D. 代谢性碱中毒　　　　　　　　E. 混合性酸碱平衡紊乱

4. 阻塞性通气不足可见于以下哪种情况
   A. 低钾血症　　　　　　　B. 多发性肋骨骨折　　　　　C. 大量胸腔积液
   D. 化脓性胸膜炎　　　　　E. 慢性支气管炎

5. 下列哪项反应已失去代偿意义
   A. 心率加快　　　　　　　B. 心肌肥大　　　　　　　　C. 肌源性扩张
   D. 红细胞增多　　　　　　E. 血流重分布

6. 左心衰竭最常见的表现是
   A. 颈静脉怒张　　　　　　B. 肝大　　　　　　　　　　C. 呼吸困难
   D. 腹腔积液　　　　　　　E. 下肢水肿

7. 右心衰竭**不**可能出现的表现是
   A. 下肢水肿　　　　　　　B. 肝大　　　　　　　　　　C. 少尿
   D. 心源性哮喘　　　　　　E. 颈静脉怒张

8. 心力衰竭最常见的诱因是
   A. 酸中毒　　　　　　　　B. 输液过多　　　　　　　　C. 妊娠
   D. 感染　　　　　　　　　E. 心情紧张

9. 下列因素**不易**诱发肝性脑病的是
   A. 感染　　　　　　　　　B. 便秘　　　　　　　　　　C. 应用利尿剂
   D. 酸中毒　　　　　　　　E. 碱中毒

10. 清除血氨的主要器官是
    A. 肾　　　　　B. 肝　　　　C. 肠　　　　D. 脾　　　　E. 肺

11. 肝性脑病时,血氨升高的最主要原因是
    A. 肠道产氨增多　　　　　　　　　　B. 肌肉产氨增多
    C. 脑产氨增多　　　　　　　　　　　D. 氨从肾重吸收增多
    E. 血中 HN_4^+ 向 NH_3 转化增多

12. 导致肝性脑病的假性神经递质是
    A. 苯乙胺和酪胺　　　　　B. 苯乙胺和苯醇乙胺　　　　C. 羟苯乙醇胺和酪胺
    D. 羟苯乙醇胺和苯乙胺　　E. 羟苯乙醇胺和苯乙醇胺

13. 引起急性肾功能不全的肾前性因素为
    A. 急性肾炎　　　　　　　B. 前列腺肥大　　　　　　　C. 休克
    D. 汞中毒　　　　　　　　E. 尿路堵塞

14. 少尿期常见的酸碱紊乱为
    A. 代谢性酸中毒　　　　　B. 代谢性碱中毒　　　　　　C. 呼吸性酸中毒
    D. 呼吸性碱中毒　　　　　E. 混合型酸碱紊乱

15. 各种慢性肾脏疾病产生慢性肾功能不全的共同发病环节是
    A. 肾缺血　　　　　　　　B. 肾血管栓塞　　　　　　　C. 肾单位广泛破坏
    D. 肾小管阻塞　　　　　　E. GFR 减少

16. 尿毒症时哪个系统功能受损最早
    A. 中枢神经系统　　　　　B. 心血管系统　　　　　　　C. 呼吸系统
    D. 消化系统　　　　　　　E. 泌尿系统

三、问答题

　　1. 心力衰竭的原因和诱因有哪些？

　　2. 慢性 CRF 时，为何常出现高血压？

　　3. 左心衰竭时出现夜间阵发性呼吸困难的机制是什么？

　　4. 简述肝性脑病的发生机制中氨中毒学说。

第二部分　病理检验常规技术

第十二章

病理检验技术概述

病理检验也称为病理学检查,是对送检的病理标本(包括活体组织、细胞和尸体等)进行检查,结合有关临床资料,通过分析、综合后,作出关于该标本病理变化性质的判断和具体疾病的诊断。病理学诊断为临床医师确定疾病诊断、制定治疗方案、评估疾病预后和总结诊治疾病经验等提供重要的、有时是决定性的依据,并在疾病预防,特别是传染病预防中发挥重要作用。

第一节　病理检验技术

病理学的发展取决于病理检验技术(pathology inspection technology)的进步。从病理学的发展历史来看,病理检验技术经历了漫长的发展历程。最早,人们应用解剖剪刀进行尸体解剖检查,创立了器官病理学;随后,由于光学显微镜的问世以及组织制片和染色技术的应用,创立了细胞病理学;20世纪电子显微镜的问世和超薄切片技术的应用,创立了超微病理学;近年来,随着分子生物学和免疫学技术的进步和创新,又相继出现了分子病理学、免疫病理学等。所以,病理检验技术的每一次进步和创新,都大大拓展了病理学研究的范围,促进了病理学的发展。

 知识链接

病理学经历了大体器官病理学、细胞和组织病理学、超微病理学、免疫病理学的发展阶段,现在正向分子病理学和信息病理学前进。回顾过去病理学的每一重大进步,无一不是与新技术的发明和应用有十分重要关系。国际著名病理学家 Karl Lennert 教授有句名言:"技术是病理学之母",程天民院士指出:"病理学的理论和技术被视为一辆车的两个车轮,缺一不可,互为依存,互相促进,两者的结合决定着病理学的发展"。

一、病理检验技术的概念和任务

病理检验技术是研究应用各种科学的方法、手段和工具,以探讨疾病的发生、发展及转归规律的一门方法学。是病理学的一个重要分支,也是临床病理诊断的基础。其任务就是应用各种方法和手段将不同来源的病理材料制作成可用于不同观察分析的样品,为病理医师进行临床病理诊断或科研人员进行观察、分析和研究,提供技术支持。实践证明,无论是在临床病理诊断还是科学研究中,病理检验技术的质量和水平都是至关重要的因素。在临床病理诊断中,许多难于诊断或误诊的病例,并非是因为病变不典型,往往是由于病理制片的质量所造成的困难。

二、病理检验技术的分类

病理检验技术包括传统病理学技术和现代新技术。其中传统病理学技术又包括常规病理检验技术和特殊技术。

(一)常规病理检验技术

传统的甲醛固定、石蜡切片、苏木素-伊红(H-E)染色技术,称为常规病理检验技术,是临床病理检验中最基础、使用最多的技术方法。

(二)特殊技术

在常规石蜡切片和 H-E 染色技术基础上,为了进一步明确病理诊断和鉴别诊断以及科学研究而应用的技术,如特殊染色、免疫组织化学、酶组织化学、细胞培养、电子显微镜等技术,称为特殊技术。

(三)现代新技术

是指随着科学技术的不断发展和进步,通过医学生物学与计算机技术、光电子技术等相互结合和渗透,而衍生出来的新的病理检验技术,如分子病理学技术、流式细胞术、图像分析技术、激光扫描共焦显微镜技术等。

第二节　病理检验技术的常规工作

一、收发工作

(一)病理标本的收验和编号

1. 收验　病理标本的收验是病理检验技术流程的第一步工作,也是临床科室与病理科交接的一个非常重要的环节,它为进行病理学检查、病理档案材料的建立和保存奠定了基础。因此,在收验到标本时,必须注意以下几点:

(1)首先应仔细审阅病理申请单上的项目是否填写清楚、完整。病理申请单是疾病诊治过程中的有效医学文书,各项目信息必须真实,应由主管患者的临床医师亲自(或指导有关医师)逐项认真填写并签名。内容包括:基本情况(如患者姓名、性别、年龄、住院号/门诊号、送检单位、送检医师、送检日期、取材部位、标本数目等);临床情况(患者病史、实验检查和影像学检查结果、手术所见、既往病理检查情况及临床诊断等);患者或患者家属的联系方式(家庭住址、工作单位、电话号码或其他确切联系方式等)。

(2)认真核查病理申请单上写明的送检标本数目及标记与实际送检标本是否一致。尤其是对微小的送检标本,应仔细核对送检标本的数目、观察送检容器内或滤纸上是否有组织,若发现问题,应及时与送检人或送检医师联系并在送检单上注明情况。

(3)观察送检标本固定是否适宜。穿刺活检标本或纤支镜所取的小标本,用4%中性甲醛液固定时,固定液的量应是组织量的6~10倍。对于较大的手术切除标本,必须及时切开固定。

214

（4）病理标本验收人员不得对病理申请单中由临床医师填写的各项内容进行更改。

（5）有下列情况的申请单和标本应不予接收

1）申请单与相关标本未同时送达病理科。

2）申请单中填写的内容与送检标本不符合。

3）标本上无有关患者姓名、科室等标志。

4）申请单内填写的字迹潦草不清。

5）申请单中漏填重要项目。

6）标本严重自溶、腐败、干涸等。

7）标本过小，不能或难以制作切片。

8）其他可能影响病理检查可行性和诊断准确性的情况。

9）对于不合格的病理申请单和标本，一律当即退回，不予存放。并向送检者说明拒收原因，必要时可直接与临床主管医师联系。

2. **编号**　病理技术人员在仔细核对完病理申请单和标本后，应在已验收的病理申请单上注明验收日期并签名，及时进行病理标本的编号、登记。编号应根据标本的性质不同，进行分类编号。常用的分类编号方法一般如下：

（1）活体组织检查标本：以"外"或"S"为字首编号。

（2）体液检查标本：以"液"或"F"为字首编号。

（3）实验动物标本：以"动"或"E"为字首编号。

（4）尸体剖检标本：以"尸"或"A"为字首编号。

在各类送检标本的编号过程中，可根据年度分类进行逐例编号，也可以统一连续编号。比如 S20140016，表示活体组织检查标本，2014 年第 16 例。如果标本数量较少，种类单一，也可不进行分类编号。总之，进行病理标本的分类编号，应以方便查找为原则。

进行分类编号完成后，应将患者姓名、性别、年龄、科别、病历号、临床诊断、取材部位、标本来源、标本例数等项目逐一录入电脑存储。作为病理资料，一方面要做好计算机录入工作，另一方面还须进行文字登记，以便作为病理档案长期保存。

（二）病理标本的预处理和固定

病理标本验收和编号完毕后，必须对标本进行及时固定。固定前为了保证组织固定充分，应根据标本的不同，进行固定前的预处理。如送检标本为有腔器官，常规应予剖开，黏膜面朝上平铺于木板上，并用大头针固定后，将标本黏膜面朝下浸入固定液中，一般固定 12～24 小时。

1. **食管标本**　首先应确定切除的范围，分辨食管的上下切缘（可参考送检单，一般下切端较长，并有线结扎），沿病变的对侧缘纵向剖开，黏膜面朝上钉于木板后浸入固定液固定。

2. **胃标本**　确定送检的胃标本类型（分为胃部分切除、胃大部切除及全胃切除标本），一般沿胃大湾或病变的对侧剖开胃壁，取下各组淋巴结及大网膜，或与大网膜一起平铺于木板上，浸于固定液中固定。

3. **肠管标本**　首先确定送检标本属小肠、结肠或直肠标本后，用剪刀沿肠系膜对侧剪开肠壁，或沿病变对侧缘剪开肠壁，使黏膜面朝上平铺于木板后，浸于固定液中固定。

4. **胆囊标本**　应沿胆囊的纵轴从胆囊底至胆囊颈部剖开，及时固定，以防止胆囊黏膜发生自溶。同时观察并记录胆囊内胆汁的量、颜色、性状，有无结石肿块等。

5. **喉标本**　首先确定喉标本的类型（可分为部分喉切除、次全喉切除及全喉切除标本），分辨其标本的上下端和前后方位，一般沿喉的背侧中线纵向剖开喉腔，黏膜面朝上钉于木板后，浸于固定液中固定。

6. **肺标本**　确定肺标本的类型（可分为一侧肺切除、肺叶切除及肺段切除标本），根据标本的病变情况，可用剪刀沿全部主支气管及其分支纵向剪开，然后用解剖刀自肺门向外，沿肺的长轴切成 2～3cm 厚的肺片,放置于固定液中固定,并在表面覆盖浸泡固定液的纱布。也可经主支气管注入甲醛固定液后,结扎或夹住支气管,进行灌注固定。

7. **肾标本** 首先测量肾脏的大小、称其重量,然后沿肾脏长轴的外侧缘中部向肾门剖开,充分暴露肾实质、肾盏、肾盂,找出输尿管,沿输尿管纵向剖开至肾盂,浸入固定液中固定。另外,也可用甲醛固定液经输尿管灌注入肾脏,然后结扎输尿管进行灌注固定。

8. **膀胱标本** 分为膀胱部分切除和全膀胱切除标本。膀胱部分切除标本可直接浸于固定液中固定。全膀胱切除标本,一般可选用以下两种方法之一处理:

(1) 沿尿道切缘经膀胱前壁作"Y"字形剖开,黏膜面朝上钉于木板后浸入固定液固定。

(2) 经尿道向膀胱内直接注入甲醛固定液,当膀胱充盈后结扎尿道端进行灌注固定。

9. **子宫标本** 子宫标本的类型可分为子宫次全切、全子宫切除及子宫根治术标本。首先应测量其大小、称其重量。然后辨别子宫的前后位置,其特点为:子宫前壁的腹膜反折较浅,而后壁反折较深;子宫前壁的两侧有子宫圆韧带断端;全子宫切除标本,子宫颈后唇较前唇稍大。一般可选用以下两种方法之一处理:

(1) 沿子宫颈口前壁正中向子宫体中心剖开,然后再分别向两侧子宫角剖开,形成一个"Y"字形切口,放入固定液中固定。

(2) 沿子宫颈至两侧子宫角作冠状切面剖开子宫,把子宫分成前后两个部分,分别放入固定液中固定。

10. **输卵管** 首先测量其长度和管腔的最大直径,然后可选择以下两种方法之一处理:

(1) 分别在输卵管峡部、壶腹部和近伞端作多个平行的横切面,但不要完全离断,然后放入固定液中固定。

(2) 若伴有输卵管妊娠或肿瘤,输卵管会明显增粗,这时可沿输卵管纵向剖开,然后放入固定液中固定。

对于体积较大的实体器官或肿块病理标本,应根据标本的不同特点,在不影响主要病灶定位的情况下,及时、规范的进行处理。可先测量标本大小和称重量,然后沿其最大直径作切面剖开,平放于固定容器内,并在容器底部垫以脱脂棉,以便固定液充分固定。也可沿标本的两侧,按每间隔 1～2cm 作多个平行切面,但需留有少许组织不要完全离断,以便检查时容易恢复原来的形状。对于单纯切除或根治切除的乳腺标本,应先测量乳腺皮肤及整个标本的大小,然后用剖刀经过乳头及肿块中央剖开,也不要完全离断,放入固定液中固定。

(三) 病理诊断登记和病理诊断书的发送

在病理医师完成病理学诊断并签发病理学诊断报告书后,病理检验技术人员应将病理诊断结果登记在登记簿上或录入计算机中存档备案。病理学诊断报告书应为一式两份,一份交给送检方,另一份与患者的病理学检查申请单和病理学检查记录单一并存档。住院患者的病理学诊断报告书,应由病理科发送至有关临床科室。医院病理科自接受送检标本至签发该患者病理学诊断报告书的时间,一般为 5 个工作日以内。由于某些特殊情况(如深切片、补取材制片、脱钙、特殊染色、免疫组织化学染色、疑难病例会诊以及传染性标本延长固定时间等)需要延迟取材、制片,或需进行其他相关技术检验,不能如期签发病理学诊断报告书时,应以口头或者书面形式告知相关临床医师或患者,说明延迟发送病理学诊断报告书的原因。对于病理科所在医院的门诊患者和外院患者,病理学诊断报告书的发送方法,由各医院病理科根据情况自行制订。在发送病理学诊断报告书时,经收人员(包括患方人员)必须严格履行签收手续。医院病理科已发出的病理学诊断报告书若被遗失时,原则上不予补发,确有必要时,可经病理科主任同意后以抄件形式补发。

二、协助病理取材及尸体剖检工作

取材是病理切片制作程序中的首要步骤,取材不当,将直接影响病理诊断和科研工作的效果。在病理取材及尸体剖检工作中,病理技术人员要积极配合病理医师做好所需要的器械、固定液及必需用品的准备工作。操作过程中,要协助病理医师取材和尸体剖检并做好记录、尸体料理、标本处置等工作。操作完毕,还要将所用物品进行整理、清洗、消毒,分类妥善保管,以备再用。

三、制作组织切片和细胞学涂片

病理组织切片和细胞学涂片的制作,是病理技术人员的主要常规工作,也是病理检验技术操作流程的关键环节。一张良好的组织切片或细胞涂片,可充分显示组织或细胞的形态结构,是病理诊断的客观依据,切片或涂片的质量直接影响着病理诊断的准确性。为了保证制片质量、减少差错,必须加强对病理技术进行科学规范管理和制片质量的控制。组织切片的制作包括组织的固定、取材、脱水、透明、浸蜡、包埋、切片、贴片、烤片、脱蜡、染色、封片等一系列工序。每一工序都有各自的操作规范和注意事项,需多加留意。需做快速冰冻切片的标本,应提前做好充分准备,及时完成制片。细胞学检查的标本,应及时按照常规进行固定、涂片、染色等。

四、病理资料档案管理

病理学检查资料具有重要的诊疗、科研和教学价值,必须妥善管理。病理诊断报告正副本应当使用中文或者国际通用的规范术语,其保存期限按照病历管理有关规定执行。病理科应当加强对病理档案的保存和管理,其中病理切片、蜡块和阳性涂片保存期限为15年,阴性涂片保存期限为1年,组织标本保存期限为报告发出后2周。医疗机构应当按照病历管理和会诊管理的相关规定,建立完善的病理切片、涂片等资料的借阅和会诊制度。

五、药品及物品管理与仪器维护

病理科所使用的仪器、试剂和耗材等应登记造册,账目清楚。药品和器材应妥善保管,易吸潮的化学药品,用过后应密封保存。金属器械用过后应清洗、擦干,并涂凡士林作防锈处理。怕光的药品应进行避光保存,新配制的试剂应贴上标签,注明试剂名称和配制日期等。仪器设备的使用应严格按照操作说明书的要求进行,贵重设备用过后应填写使用登记卡,以保证设备的正常运转。对需要校准的仪器设备和对病理诊断结果有影响的辅助设备应当进行定期校准。

六、大体标本收集与制作

病理大体标本是教学、医疗、科研工作中的重要档案材料之一。它可以显示病变器官组织的肉眼形态特点,增强教学的直观性,加深对病理变化的理解与记忆,便于病理与临床的联系,对临床医师的科研、业务学习和诊断技术的提高有重要意义。另外,还可记录医学病案,保留那些过去常见、但现在已经少见的病例资料。所以,病理大体标本制作是病理科的一项重要的基本建设工作。

第三节　病理检验技术人员素质要求

病理检验技术人员是完成病理学研究和临床病理学诊断的得力助手,是医疗、科研、教学中不可缺少的技术力量。医院病理科的工作质量是医院综合评级重要的内容,也是医院为临床患者服务的重要窗口。病理技术人员在病理科的收发工作中,经常接触患者或患者家属,因此,必须树立全心全意为人民服务的思想和良好的医德医风。此外,在实际工作中,病理技术人员还应具备以下业务素质。

一、要有精益求精的工作作风

病理制片过程是一个连续不断的操作流程,一环套一环。任何一个环节都必须严格按规范去操作,否则会影响病理制片的质量,同时就影响着病理诊断的准确性和及时性。作为一名病理检验技术员,不仅要熟练掌握病理检验技术,还必须养成一个良好的工作习惯,必须严格地按照操作规范去做,以达到制片全过程的优质标准。要以精益求精的工作作风做好每一项技术流程,同时也是做好临床病理工作的前提和基础。

二、要有一丝不苟的工作态度

病理技术人员要以认真、严谨和一丝不苟的工作态度为前提,克服缺点,严格操作规范。虚心向前辈学习,互相交流,结合自己的工作环境和实际工作条件,还要善于总结、摸索,形成一套属于自己的好经验好方法。要有信心,摆正自己的位置,多向同行学习,理论与实际相结合,只要按规范操作,我们的工作一定能做到让自己满意,让病理医生满意。

三、要有勇于探索的创新精神

现代病理学日新月异,分子病理学、免疫病理学、遗传病理学、基因诊断等技术不断发展,单纯原始的知识和设备已完全不能满足临床的需要。因此,要引进一些必要的先进设备,改善工作条件,加强科技支持力度,促进临床病理诊断水平的提高。病理技术人员应具有高度的责任感和勇于探索的创新精神,狠抓业务学习,刻苦钻研,掌握过硬的基本功,引进和学习新技术。积极创造条件,提供一切可能的机会,提高自己专业素质和技术水平,以适应突飞猛进的病理及临床科技发展需要。

 学习小结

1. 病理检验是病理学在临床中的应用,而病理检验技术,则是病理检验过程中如何科学地运用工具的方法和措施。病理检验为临床医师确定疾病诊断、制定治疗方案、评估疾病预后和总结诊治疾病经验等提供重要的、有时是决定性的依据,并在疾病预防,特别是传染病预防中发挥重要作用。

2. 病理组织切片和细胞学涂片的制作,是病理技术人员的主要常规工作,也是病理检验技术操作流程的关键环节。尤其是病理组织切片,需要经过一系列比较繁杂的过程,每一步都要求病理技术工作者要认真、耐心、细致地使整个过程一环扣住一环,才能获得优良结果。

(徐云生)

复 习 题

一、名词解释

病理检验技术

二、选择题

A 型题

1. 下列哪项属于常规病理检验技术

   A. 免疫组织化学技术   B. 酶组织化学技术

C. 苏木素-伊红染色技术　　　　　D. 细胞培养技术

E. 电子显微镜技术

2. 在标本收发工作中,下列哪项是**错误**的

A. 仔细审阅病理申请单上的项目是否填写清楚、完整

B. 认真核查病理申请单上写明的送检标本数目及标记与实际送检标本是否一致

C. 观察送检标本固定是否适宜

D. 不得对病理申请单中由临床医师填写的各项内容进行更改

E. 凡是送到病理科的标本,都要必须接收

3. 下列哪项**不**属于病理检验技术员的工作

A. 病理组织切片制作　　　　　B. 病理学涂片制作

C. 大体标本制作　　　　　　　D. 病理诊断

E. 病理资料的管理

三、问答题

1. 病理检验技术员的常规工作有哪些?

2. 在接收送检标本时,出现哪些情况可不予接收?

第十三章

病理组织制片技术

 学习目标

1. 掌握 取材、固定、脱水、透明、浸蜡、包埋、脱水剂等概念;脱水、透明、浸蜡、包埋、切片等技术操作。
2. 熟悉 组织切片制作的基本程序。
3. 了解 常用固定液的配制和应用。

第一节 组织块的处理

一、取 材

取材是根据病理检查的目的和要求,切取适当大小和数目的组织块,用于制作组织切片的过程。取材是病理组织制片技术的第一步,病理医生通过对病变组织进行肉眼检查,确定切取组织块的大小和数量,取材准确与否直接关系到制片的质量和病理诊断的正确与否。

(一)取材的配合

病理检验技术人员取材时的职责是:配合病理医师对病变组织进行肉眼检查,准确记录病理医生检查时描述的病理改变,按照病理检验的需要,选择和确定取材的部位和块数。病理检验技术人员要及时对切取的组织进行编号,并在病理送检单上做好记录,以便病理医生镜检时查对。取材后的标本应加足固定液,按编号存放,以备复查之用。

(二)注意事项

1. **避免组织结构变形** 取材刀要锋利,在切割组织时要避免来回拖拉及用力压刀,用镊子夹取标本时必须轻柔,一般不要用有齿镊,避免人为挤压组织。

2. **组织块大小适当** 组织块大小,长×宽×高通常为(1~1.5)cm×(1~1.5)cm×(0.2~0.3)cm;厚薄要均匀,一般不能超过0.3cm。标本过厚会影响固定、脱水、透明及切片质量,太薄则会使组织变形、切片数太少。

3. **标明包埋方向** 对包埋面有特殊要求时,需做记号标明。如包埋皮肤、囊壁等组织时,包埋面必须与表面垂直,以保证皮肤、囊壁等各层组织结构都能被观察。

4. 纤维支气管镜、胃镜等内镜钳取的小标本取材时,可用伊红点染并用软薄纸妥善包裹。要仔细检查送检瓶内壁、瓶盖等处有无标本残留,注意小检材不要被流水冲失。

5. 甲状腺、肝、淋巴结、大块癌组织等质地较脆的组织可适当取厚一点,而脂肪组织、肺组织、纤维性肿瘤、平滑肌瘤等致密或试剂不易渗入的组织应略薄。

6. 取材时,应清除组织块周围多余的脂肪组织,否则会对以后的切片和观察造成一定的影响。

7. 应尽量除去或避开缝线等异物或钙化骨化组织,如必须取骨或钙化组织,取前应进行脱钙处理。

8. 切取纤维、肌肉组织时，应注意它们的走向，尽可能以其走向平行为长轴切取。

9. 每例取材的前后都应用流水彻底清洗取材台面和刀具等相关器物，以防污染所取标本及后续标本。

（三）传染性标本取材

一般送检时标本已经适当固定。对已知结核病、病毒性肝炎等有传染性的标本，应在保证不感染自己、不污染环境的原则下，在必需的初步巨检或切开后，立即置于盛有足量固定剂的专用容器充分固定，然后再行常规的巨检、取材。

（四）取材后核对

在每批标本巨检、取材后，病理医师应与记录人员核对取材内容和组织块数，并在病理送检申请单上签名，取材日期；制片室人员必须对取材室送来的标本逐一核对。

（五）剩余组织处理

巨检和取材后剩余的组织、器官应放回送检袋或容器，添加适量10%中性福尔马林溶液，按取材日期有序地妥善保存。取材剩余标本通常至少要保存到病理学诊断报告书发出后2周。因其属于污染源，处理应遵照有关规定。

（六）重复取材（补取）

第一次取材制片后，不能做出确诊时，应重复取材，并在病理送检单上详细记录补取组织的部位、数量、形状等。

二、固定及固定液选择

（一）标本固定

在组织制片过程中，必须先将组织充分固定后才能制片，尤其对石蜡切片，这是不可缺少的重要步骤。所谓"固定"，就是将组织浸入某些化学试剂或用其他方法，使细胞内的物质（包括抗原）尽可能保持在其原来生活时形态和位置的过程。所用化学试剂称为固定液。良好的固定是制成优质组织切片的基础，也是特殊染色、组织化学、免疫组织化学和组织原位分子杂交等技术方法赖以成功的基础。如组织固定不及时，细胞内的酶类（溶酶体酶）释放，会引起组织细胞自溶破坏，正常结构难以维持，从而影响形态学观察，如有细菌繁殖则易引起组织腐败。固定不良造成的损失，在制片后续的任何阶段皆无法弥补。

1. **固定的目的**

（1）阻止离体细胞、组织自溶。迅速阻止离体细胞、组织自溶与腐败，使组织和细胞尽可能保持生活状态时的形态结构。

（2）凝固蛋白质等物质。凝固或沉淀细胞、组织的蛋白质、脂肪、糖类、酶、色素、微生物等成分，使它们不会溶解或消失，保持原有形态和位置，有利于镜检定位。

（3）增加组织硬度，便于制片。固定剂能使细胞、组织中的半液体状态的物质变为半固体状态，增加组织硬度，有利于切片。

（4）增加组织的折光率。固定能使组织中的各种物质对染料产生不同的亲和力，并产生不同的折光率，便于染色、观察。

2. **固定的方法**

（1）浸泡固定法：指将标本直接浸入固定液固定的方法，是临床病理最常用的固定方法。用于浸泡固定液的体积不得少于标本体积的5倍。有特殊要求者应事先选定相应固定液，如检查糖原，固定液应选无水乙醇。

（2）注射或灌注法：指将固定液注射或灌注到血管、腔道内，使整个器官或机体充分固定的方法。多用于整个器官（如经支气管灌注固定肺）或尸体（如经颈总动脉注射固定整个尸体）的固定。

（3）微波固定法：20世纪70年代，应用微波技术固定组织获得成功。此后被日益广泛地应用到临床病理的快速诊断。指用微波使浸入生理盐水或固定液中组织内的极性分子发生快速运动，产生热量，致使蛋白凝固、组织固定的方法。该方法固定组织具有核膜清晰、染色质均匀、收缩小、无污染等优点，但微波辐射穿透力较弱，大块组织固定时，其中心部位常达不到固定要求。目前主要用于少量或小块组织快速制片时的固定。

（4）蒸汽固定法：指利用固定剂加热产生的蒸汽对组织进行固定的方法，主要用于可溶性物质、血液或细胞涂片及某些薄膜组织等小而薄标本的固定。常用固定剂有甲醛、三聚甲醛等。

3. 固定的注意事项

（1）固定组织要及时、新鲜：手术切除标本应及时切开取材，所取组织块应立即放入固定液（越快越好），以便尽可能地保存组织细胞的形态结构和抗原性。组织固定过晚（如夏天超过4小时，冬天超过24小时），组织就会收缩变形或发生自溶现象。

（2）固定液量要充分：固定液的量一般应为被固定组织体积的4～10倍。装标本的容器宜大些。容器底部应垫以棉花，使固定剂能均匀渗入组织。如果标本因过大或含气体（如肺）而露出液面，组织表面要用固定液浸湿纱布或脱脂棉覆盖，以免组织被风干。

（3）固定时间要适度：应根据组织器官不同性质、大小，固定剂种类、性质、渗透力强弱而定，温度也有影响。多数组织固定需24小时，大标本时间更长。固定时间太短，组织固定不充分，达不到固定要求；固定时间过长，如用福尔马林固定，甲醛会变为甲酸，影响核着色；固定时间过长还会使抗原活性降低。

（4）固定液浓度要适宜：固定液浓度过低起不到固定效果，过高则穿透性降低，导致组织周边部固定好，而中央固定不良。

（5）防止固定组织变形：对某些柔软或薄的组织，如神经、肌腱、肠系膜等应先平摊于吸水纸上，再放入固定剂中，以防止其固定后变形。对脾、淋巴结等包膜较厚的脏器，应切取小的薄片单独固定，对于宫颈锥切及胃肠等空腔器官标本应及时钉板展开固定，以保持组织原有形态。

（二）组织固定液

固定液的种类很多，每种有各自的用途和特点，由单一化学物质组成的固定液称为单纯固定液，如甲醛、乙醇、丙酮、冰醋酸、苦味酸、重铬酸钾、锇酸、氯化汞等。由多种化学物质混合配成的固定液称为混合固定液或复合固定液。除甲醛、乙醇及丙酮常用作单纯固定液外，其他多是混合固定液中的一种成分。根据各种固定液的使用情况，还可将固定液分为以下两大类。

1. 常用固定液

（1）浓度10%福尔马林（浓度4%甲醛）：甲醛（formaldehyde）是一种无色，有强烈刺激性气味的气体，易溶于水，极易挥发。一般市售的是含甲醛40%的水溶液，又称福尔马林（formalin）。作为固定剂常用的是溶度为10%福尔马林，实际只含有4%的甲醛。其配制方法是，取40%的甲醛1份加水9份混合即成。该液体久存（特别在寒冷气候下）会形成白色三聚甲醛（又名副醛，加热可重新分解成甲醛）沉淀，过滤后仍可使用。甲醛不能沉淀白蛋白及核蛋白，但能与蛋白质结合，是应用最广，且使用方便的固定液，尤其对脂肪、神经组织固定效果更好。甲醛是一种还原剂，易被氧化产生甲酸，故不能与锇酸、重铬酸钾、铬酸等氧化剂混合。甲酸使溶液呈酸性，影响细胞核着色，可在甲醛溶液中加入少量碳酸镁或碳酸钠中和。

优点：甲醛溶液渗透力强，组织收缩小，固定均匀；固定后组织硬度适当，能保存脂肪和类脂体（故可用于冷冻切片）；对染色体、线粒体、高尔基体具有良好的固定作用，又是糖的保护剂，还可增加组织韧性；成本较低，可用于固定和保存大标本。

缺点：甲醛可溶解尿酸盐，故不能保存组织内的尿酸盐类结晶；甲醛固定时间较长的组织，尤以多血的肝、脾组织，甲醛产生的蚁酸在组织中与血红蛋白结合形成棕黑色的福尔马林色素，这种色素不溶于水、乙醇、丙酮等。

用中性或微碱性福尔马林固定能避免福尔马林色素形成,也可用以下方法去除福尔马林色素。①用浓度75%的乙醇200ml,加入浓氨水1ml,将石蜡切片脱蜡后放入该液体中浸泡30分钟,再用流水冲洗后染色。若色素未被洗去,可延长浸泡时间,此法不损害组织。②用浓度80%乙醇100ml,加入1%氢氧化钾1ml。切片脱蜡后,放入上述液体中浸泡10分钟,然后流水冲洗2次,每次5分钟,再入80%乙醇,然后水洗、染色。

必须指出,目前一般不单独用10%福尔马林固定标本,因为它对抗原的破坏程度强于10%中性缓冲福尔马林,会影响组织中某些抗原的表达,使免疫组织化学检测阳性率明显下降。

(2)浓度10%中性缓冲福尔马林(4%中性甲醛、pH 7.0):此固定液与10%福尔马林固定液相比,除具有上述优点外,对抗原保存作用更好。能满足常规HE、免疫组织化学及原位杂交等分子生物检测的固定要求,可较长时间保存组织(半年至1年),且不影响制片和染色,无特殊要求标本均可使用,是目前临床病理工作中病理标本首选的固定液。

配制:浓度40%甲醛100ml,磷酸氢二钠13g,磷酸二氢钠4g,加蒸馏水900ml混合而成。

(3)乙醇(酒精 alcohol):为无色透明液体,可与水以任何比例相溶,用于固定时以80%~95%的溶度较好。因乙醇的渗透力弱,固定速度慢,细胞核着色不太理想,所以用其固定的标本取材要薄。乙醇对糖原、纤维蛋白和弹性蛋白有良好的固定效果。被乙醇沉淀的核蛋白仍能溶于水,使核着色不良,故乙醇不宜用于染色体的固定。乙醇可溶解脂肪、类脂体,故它们不能用乙醇固定。除固定作用外,乙醇还具有硬化和脱水作用,因此在制片过程中有很多用途。无水乙醇容易挥发,也容易吸收空气中水分,存放时瓶盖必须塞紧;为了吸去其中水分,常在无水乙醇瓶内放入少量无水硫酸铜粉末。乙醇还是一种还原剂,易被氧化为乙醛,再变为醋酸,所以不能与重铬酸钾、锇酸等氧化剂混合使用。

(4)乙醇-甲醛固定液(A-F固定液):此液同时兼有固定与脱水作用,尤其适用于皮下组织中肥大细胞的固定。固定后可直接移入95%乙醇继续脱水,不必经低浓度乙醇脱水,也不必水洗,因此能缩短脱水时间。

配制:95%乙醇或无水乙醇9份,加40%甲醛1份混合而成。

(5)乙醇-醋酸-甲醛混合固定液(AAF固定液):此液兼有固定和脱水作用。其特点是固定快速,对脂类、糖类、蛋白质等物质有很好的固定作用,醋酸能防止乙醇引起的组织收缩,福尔马林固定染色效果较好,可避免分别使用三种固定液造成的组织收缩或膨胀。常温下,5mm厚组织固定4小时;加温(60℃)时,固定30分钟。固定后组织直接放入95%乙醇脱水。该液同时也是保存剂,组织可较长时间存放其中保存备用。

缺点:对细胞膜蛋白质和细胞内某些结构有一定破坏作用,可能影响免疫组织化学染色效果。固定后不经水洗,组织中会有福尔马林残留。

配制:浓度40%甲醛10ml,冰醋酸5ml加入95%乙醇85ml混合而成。

(6)Zenker固定液:先将重铬酸钾和氯化汞溶于蒸馏水,加温至40~50℃,使其彻底溶解,冷却后过滤,贮存于带盖的棕色玻璃瓶。贮存液若暴露于空气中,该溶液将会被氧化使颜色加深、失效。临用时,取贮存液95ml,加入5ml的冰醋酸,即可使用。

此固定液不能用金属器皿盛放,也不要用金属镊夹取固定后组织,固定12~36h后取出组织,流水冲洗12小时以上。切片染色前必须用0.5%碘酒脱汞。该液为组织学及病理学常用的固定液,固定组织的细胞核、细胞质染色清晰(如骨骼肌的横纹清晰),对免疫球蛋白固定效果尤好,对病毒包涵体的固定效果也较好,但此液含有醋酸,不能用于保存含血多的标本,如淤血的肝、脾、肺等。

配制:重铬酸钾2.5g、氯化汞5g、蒸馏水100ml与冰醋酸5ml。

(7)Helly固定液:又称Zenker福尔马林液(Z-F液),此固定液对细胞质固定较好,特别适用于显示细胞质内某些特殊颗粒,对胰岛和腺垂体各种细胞有良好显示效果。对骨髓、肝、脾等造血组织固定效果较好,还可使红细胞保存完好。此液中的甲醛以中性或略偏碱性为宜。

配制:按 Zenker 贮备液配方,临用前取贮备液 95ml 加入甲醛液 5ml 代替冰醋酸即可。

(8) Bouin 固定液:此液是一种良好的外科活检标本常规固定液,适用于大多数组织的固定,尤其适用于结缔组织染色。其特点是渗透迅速,固定均匀,组织收缩少;也可作媒染剂使用。该液对结缔组织、脂肪的固定作用较好,是骨髓、结缔组织的优良固定液;用于结缔组织染色,尤其是三色染色较为理想;对骨组织还有一定的脱钙作用,可用于少量骨组织脱钙(如骨髓);对脂肪组织固定效果也较好,适用于含脂肪较多的淋巴结、脂肪瘤、乳腺等组织标本的固定。固定时间以 12~24 小时为宜。该液固定后的组织被染成黄色,必须用流水冲洗 4 小时以上,或者经70%~80%乙醇洗涤,然后脱水。此固定液偏酸,而且有一定的毒性,应避免与皮肤接触或吸入,对于需要长期保存的标本不适宜。

配制:苦味酸饱和水溶液 75ml、40% 甲醛 20ml 加冰醋酸 5ml。

(9) Carnoy 固定液:该固定液穿透力强,可很好地固定细胞质和细胞核,特别适合于固定外膜致密组织,亦适用于糖原及尼氏小体固定,但不能保存脂类,不适合脂肪固定。固定后组织无需水洗即可入 95% 或无水乙醇脱水。每次用前临时配制,长时间放置会影响固定效果。

配制:无水乙醇 60ml、氯仿 30ml 与冰醋酸 10ml。

(10) 甲醛-生理盐水固定液:此固定液可保护脂质和细胞核,是常用固定液之一。在进行酸性染色如 V-G 染色或三重染色之前,可作二次固定。

配制:40% 甲醛 10ml,生理盐水 90ml。

(11) 中性甲醛固定液:此液是染脂肪常用的固定液,组织块固定一般需 6~24 小时。

配制:40% 甲醛 100ml,蒸馏水 900ml,碳酸钙加至过饱和。

2. 选择性固定液

(1) 醋酸(乙酸、冰醋酸 acetic acid):醋酸为有刺激性气味的无色气体,低于 15℃ 时结成冰状结晶,故又名冰醋酸。冬天使用前可用微波炉解冻。醋酸穿透力很强,不能保存糖,不能固定脂肪及类脂,不能沉淀白蛋白、球蛋白,但能很好地沉淀核蛋白,对染色质的固定很快,细胞核显示清晰。一般不单独使用,因它可使组织膨胀,常与乙醇配制成混合固定液,以抵消乙醇所致的组织收缩和硬化。醋酸还可抑制细菌和酶的活性,防止自溶。醋酸固定的组织可不必水洗,直接移入 50% 或 70% 的乙醇中。

配制:醋酸能以各种比例与水及乙醇混合,固定液浓度为 0.3%~5%。

(2) 重铬酸钾(potassium dichromate):重铬酸钾为橘红色结晶,有毒性,水溶液略呈酸性。它本身不能沉淀蛋白质,但可使蛋白质变为不溶性,对细胞质的固定较好,且能固定类脂质,使其不溶于脂溶剂,所以对线粒体、高尔基体的固定效果很好。若在溶液中加入醋酸后会形成铬酸,也能沉淀蛋白质,使染色质得以保存,但线粒体遭到破坏。固定后的组织必须流水冲洗 12 小时以上,否则标本会变硬脆化,不易制成切片。如不能当即制作切片,可将标本保存于福尔马林内。重铬酸钾为强氧化剂,不能与酒精等还原剂混合,与甲醛混合时,需要用前配制,不能久存。

配制:备用液为 5% 水溶液,固定液为 1%~3% 水溶液。

(3) 苦味酸(picric acid):苦味酸是一种强酸,为黄色晶体,易燃易爆,制成饱和溶液贮藏较安全,能沉淀蛋白,对脂肪和类脂质无固定作用,其酒精溶液可固定糖类。固定后组织收缩明显,但无明显硬化,对皮肤组织有软化作用,因此皮肤组织一般用苦味酸或其混合固定液固定较好,易于制作出完整的切片。固定后的组织必须流水冲洗 4 小时以上才能脱水。

(4) 氯化汞(升汞,corrosive mercuric chloride):为白色针状结晶,剧毒,易升华,需严格保管使用。能溶于水和乙醇。氯化汞能沉淀蛋白,用其固定的组织染色时胞质着色较鲜丽,对细胞核结构保存效果也较好,但对脂类、糖固定作用差。但单独使用时,组织收缩明显,故常与拮抗此缺点的醋酸、福尔马林、重铬酸钾等试剂配成混合固定液使用。因其穿透速度慢,只适宜固定薄片组织。用含氯化汞固定剂固定组织超过规定时间会使组织过度硬化,难切成薄片。组织内存有汞盐,切片时会损伤切片刀,所以脱水前应予以洗去。常用方法是切片脱蜡后用 70% 乙醇加入少量碘配成 0.5% 碘酒浸洗脱汞,再以 5% 硫代硫酸钠漂洗脱碘,流水彻底冲洗后再进行染色。用升汞饱和液固定组织时,需临时加 5% 冰醋酸,2~3mm 厚的组织块固定 6~18 小时,然后用水洗 24 小时,再入 80% 乙醇保存。

配制:常备溶液为 7% 饱和水溶液,固定用浓度常为 5% 水溶液。

(5) 铬酸(chromic acid):铬酸是三氧化铬的水溶液,具有强酸性及腐蚀性,剧毒,易潮解,为强氧化剂,不能与乙醇、甲醛等还原剂混合使用,否则还原为氧化铬失去固定作用。铬酸可沉淀所有的蛋白质,对核蛋白固定效果良好,并可保存糖类,可固定线粒体和高尔基复合体,但对脂肪无固定作用。铬酸渗透力较低,一般组织需固定 12~24 小时。固定后容易使组织收缩,铬酸固定剂固定的组织与用重铬酸钾固定一样也需彻底水洗(≥24 小时),洗去组织中全部铬酸,否则脱水时铬酸与乙醇反应生成氧化铬沉淀,使组织脆化,且不易着色。铬酸需避光保存。

配制:固定液浓度为 0.5%~1.0%。

(6) 锇酸(osmic acid):锇酸即四氧化锇,为白色或淡黄色结晶,剧毒。因为是强氧化剂,故不可与乙醇、甲醛等混合使用,主要用于电镜制片的组织固定。能使蛋白质固定均匀,不产生沉淀,能很好地保存细胞细微结构,对细胞核、细胞质、尤其是线粒体、高尔基复合体固定良好,也是脂肪及类脂质的良好固定剂,其固定的脂肪及类脂质呈黑色。锇酸穿透力弱,只适合固定小块组织,且易使组织变硬。锇酸常温下有挥发性,会损伤眼、黏膜、皮肤等,用时要注意防护。由于易还原为黑色沉淀,配制好的储备液需置于暗处冷藏保存。

配制:固定液浓度为 1%~2%。

(7) 丙酮(acetone):丙酮为无色易燃液体,有芳香气味,极易挥发,能沉淀蛋白质,穿透速度快,适用于磷酸酶、脂酶及氧化酶的固定。缺点是引起组织收缩及硬化作用明显,使细胞核染色不佳。但对糖原无固定作用。

(8) B-5 固定液(醋酸钠-升汞-甲醛固定液):此固定液多用于淋巴组织的固定。因含有汞沉淀,染色前要行脱汞处理。

配制:无水醋酸钠 1.25g、升汞 6g 加入蒸馏水 90ml,用前加入 40% 甲醛 10ml。

(9) Orth 固定液:此液用于胚胎组织、神经组织和脂肪组织的固定,渗透力强,组织收缩较少。固定 24 小时左右,固定后流水冲洗 12~24 小时,可贮放于 70% 乙醇中。

配制:重铬酸钾 2.5g、硫酸钠 1g 加入蒸馏水 100ml,用前加入 40% 甲醛 10ml。

三、洗涤、脱水、透明

(一) 洗涤

组织经过固定处理后,将未与组织结合的固定液及沉淀物清洗掉的过程,称为洗涤。

1. 洗涤目的 目的是为了去掉未与组织结合的固定液及沉淀物。组织脱水前需用流水冲洗固定后的组织块,避免组织内残留的固定液妨碍脱水,甚至在组织中生成沉淀物或结晶而影响染色和观察。对一些陈旧性标本更应注意流水彻底冲洗,尽可能减少组织中的酸性程度和甲醛色素,有利于制片、染色。

2. 洗涤方法及注意事项 冲洗剂的选择应依固定液种类和性质来定。

(1) 水溶性固定剂:常用的含水固定液是甲醛溶液,用自来水冲洗即可。冲洗时将组织放入广口瓶,瓶口用纱布罩好并用线扎紧,防止组织块漏出。用一根粗细适当的橡皮管,一端接自来水,一端插入瓶底,使水从容器上面缓慢流出。对穿刺组织、脑等细小易碎的组织,为不损坏组织,以浸泡方式洗涤即可。冲洗时间与标本种类、组织块大小及固定时间有关。新鲜标本固定时间短,冲洗时间也相应缩短;固定时间长,冲洗时间也需延长。小块组织一般冲洗 2 ~ 4 小时,大块组织和尸检组织一般冲洗 24 小时。

(2) 乙醇溶剂固定剂:一般无需洗涤,如果需要,可用与固定液浓度相同或略低的乙醇浸洗。不能用浓度相差大的乙醇,更不能用水直接冲洗。

(3) 特殊固定剂:①苦味酸固定的组织(苦味酸与甲醛混合液除外),应用 70% 乙醇浸洗,脱去苦味酸的黄色。洗涤时,乙醇中可加入少量饱和碳酸锂饱和水溶液,直至乙醇不变色为止。②含有升汞的固定剂,流水冲洗后,放入 70% 乙醇中洗涤,然后滴加 0.5% 碘酒乙醇溶液(70%乙醇配制),以洗去组织内沉淀的汞,直到脱汞乙醇无色,即组织内汞完全洗去,最后用 5% 硫代硫酸钠或 70% 乙醇脱碘。③铬酸、重铬酸钾、锇酸固定的组织:流水冲洗 12 ~ 24 小时,应注意洗涤干净,否则会影响染色。

(二) 脱水

脱水就是将组织内的水分用某些化学试剂置换出来的过程。所用的化学试剂称为脱水剂。

1. 脱水的目的及原则 组织经固定和水洗后含有大量水分,而显微和超微标本制作用的包埋剂多为疏水性的物质,故包埋前必须置换出标本中的水分,才能使透明剂和包埋剂(如石蜡)渗入。因此,脱水剂必须具备既能与水,也能与透明剂以任何比例混合溶解的特性。

2. 常用的脱水剂及脱水方法 脱水剂必须具备两种特性:一是能与水以任何比例混合;二是能与透明剂以任何比例混合。脱水剂根据其特性一般分为两类:一类是单纯脱水剂,如乙醇、丙酮等,组织经脱水后必须通过二甲苯透明才可浸蜡。另一类是脱水兼透明剂,如丁醇、异丁醇等,组织脱水后直接浸蜡,不必经过如二甲苯中间溶剂的透明剂。一些常用的脱水剂如下:

(1) 乙醇:是最常用的脱水剂,脱水能力强,能硬化组织,又能很好地与透明剂二甲苯相溶。但乙醇易使组织收缩、变脆,脱水时,应该先从低浓度开始,逐步递增浓度,以避免组织过度收缩。一般的脱水顺序是:70% 乙醇、80% 乙醇、90% 乙醇、95% 乙醇Ⅰ、95% 乙醇Ⅱ、无水乙醇Ⅰ、无水乙醇Ⅱ。脱水时间应根据组织块的大小、性质和类型分别掌握,一般每缸 2 ~ 4 小时,脱水缸必须加盖,尤其是高溶度乙醇很容易吸收空气中的水分,而导致溶度下降,影响脱水效果。组织在低浓度乙醇(80%)中的脱水时间可以长些,在高浓度中要短。因低浓度乙醇穿透力很强,比高浓度更易渗透到组织内部。组织在低浓度乙醇中如脱水已充分,在高浓度中只需脱去从低浓度到高浓度之间的水分。高浓度乙醇渗透力不强,脱水时间延长无用,相反高浓度乙醇易使组织收缩、变脆,使后续切片和观察困难。脱水时乙醇量要充足,应该是组织块的 20 ~ 50 倍。大、小标本脱水最好分开。无水乙醇经应用后,可在无水乙醇容器内加入硫酸铜吸收水分,硫酸铜遇水后变蓝,出现此现象,即应及时更换。

(2) 丙酮:沸点 56℃,脱水速度快、脱水能力比乙醇强,兼有固定作用,脱水用可配成不同浓度;但组织收缩作用也比乙醇强,且价格高。很少单独使用,一般在快速脱水或固定兼脱水时用。丙酮还可作为染色后的脱水剂,因脱水速度快,不易退去切片的颜色,可用于甲基绿-派洛宁染色,能较好地显示 DNA 及 RNA。

(3) 异丙醇:是乙醇的良好代用品,不含水,可替代无水乙醇。对组织的收缩、硬化作用都小。但由于价格较贵,在常规切片中很少使用。

(4) 正丁醇:脱水能力较弱,但能与水、乙醇及石蜡混合,因此,不仅可以替代乙醇用于脱水,还能代替二甲苯起透明剂作用。经脱水后的组织,可直接浸蜡包埋。这种脱水剂兼透明剂的最大优点是很少引起组织的收缩与变脆。一般用法是将组织脱水至 90% 乙醇后移入正丁醇脱水12~24小时后浸蜡。正丁醇易挥发,吸入后可引起头痛,使用时应注意安全。

（5）叔丁醇:属异丁醇的一种,是一种使用较广的脱水剂,常温下为无色透明液体或固体(25℃以下),有樟脑香味,易溶于水、乙醇、乙醚和二甲苯,也是石蜡溶剂,有脱水兼透明作用,可单独或与乙醇混合使用。与正丁醇比,它不易使组织收缩、变硬,脱水后可直接浸蜡而不必透明,电镜标本制作时常用作中间脱水剂。

（6）环己酮:沸点140℃,冰点-40℃,无毒,能与苯、二甲苯及氯仿等有机溶剂混合,也能溶解石蜡。组织块不会变硬,不必经二甲苯透明就可以直接浸蜡。

3. 自动脱水机　当需要处理的组织块较多时,可用自动脱水机来完成。自动脱水机不仅能完全代替人工组织块脱水、透明、浸蜡等过程,还极大地提高了工作效率。自动脱水机产品有多种,其结构和性能各异,使用前应熟悉机器的使用说明及注意事项,按程序操作。使用时,首先要在各试剂缸内按顺序放入相应试剂,依据组织块处理的具体要求,编好程序,即设定各步骤运行程序、所需时间、温度等,然后将组织块放入升降主轴提篮,确定无误后启动程序。机器调好后,不要随意变动,使用过程中要注意运行情况、温度、时间控制等是否准确,经常检查缸内的各种试剂,应根据工作量的大小、试剂消耗等情况,及时补充和更换。

（三）透明

组织脱水后,用某些化学试剂如二甲苯将组织中的脱水剂置换出来,以利于浸蜡和包埋,这一过程称为透明。所使用的化学试剂叫透明剂。

1. 透明的目的　透明是制片过程中很重要的环节。脱水后的组织必须通过透明剂置换出脱水剂后才能使石蜡浸入组织块,达到包埋组织的目的。大多数脱水剂不能和包埋剂(如石蜡)混溶,而透明剂既可与脱水剂混溶,又能和包埋剂混溶,能起到桥梁作用。当组织被透明剂充分浸渍时,光线可透过,组织呈现不同程度的透明状态。常用的透明剂有二甲苯、苯、氯仿等,均为石蜡的溶剂。

2. 常用的透明剂

（1）二甲苯:是最常用的一种透明剂。为无色、透明、易挥发、不溶于水的液体,但有毒。透明时间应注意:过短,透明不彻底,石蜡难于完全浸入组织;过长,组织会硬化变脆,不易切出完整切片。小块组织以30分钟为宜,较大组织块可适当延长,最好不要超过2小时。如组织不透明,呈白色浑浊状态,表明脱水不彻底,此时需再放入脱水剂中,待彻底脱水后才能透明。二甲苯透明方法为:两道二甲苯液,每道透明时间20~30分钟,标本小时间可相应缩短。

（2）苯与甲苯:与二甲苯相似,易挥发,吸入苯易引起中毒。透明较慢,但组织收缩小,不易使组织变脆。苯适用于致密结缔组织、肌肉及腺体等组织的透明,甲苯多用于切片染色后的透明。

（3）氯仿:即三氯甲烷。易挥发,透明能力比二甲苯和苯差,透明时间有时长达24小时,对组织的收缩小,不易使组织变脆。多用于大块组织的透明,而且应在容器内放置无水硫酸铜。

四、浸蜡、包埋

（一）浸蜡

经过透明的组织块在熔化的石蜡中浸渍,使组织中的透明剂被完全置换出来的过程,称为浸蜡。用于浸蜡的石蜡称为浸透剂,临床病理检验中最常用的浸透剂为石蜡,故有"浸蜡"之称。用其他浸透剂(如火棉胶、明胶等)渗入组织内部的过程称浸透或透入。

1. 浸蜡的目的　浸蜡的目的是除去组织中的透明剂而代之以石蜡,并渗入组织内部,把软组织变为适当硬度的蜡块,以便切片。

2. 浸蜡的方法 采用不同的浸透剂,其操作方法有所不同,石蜡是最常使用的浸蜡剂。

石蜡有高熔点和低熔点之分,一般使用的是熔点为56℃以上的石蜡。要显示酶和保存抗原活性时,则需要使用熔点为54℃以下的石蜡。常规制片一般用熔点为56~58℃的石蜡。

浸蜡的方法是将组织块经二甲苯透明后,投入到石蜡中。为使石蜡充分渗入到组织块中,常需经过2~3次石蜡浸渍才能完成。在第一次石蜡中加入少量的二甲苯或用低熔点的软蜡,然后再浸入高熔点的硬蜡,这样效果会更好。浸蜡组织从第一道石蜡换到下一道的过程中要有一定时间间隔,以免将第一道中的二甲苯带入下一道影响浸蜡效果。石蜡更换一般采取倒去第一道石蜡,将后一道前移的方法。更换时间与脱水试剂更换相同。浸蜡时间依据组织大小、厚薄而定,一般每道为1~2小时。浸蜡时间过短,蜡没有完全渗入组织,组织会过软,切片困难;时间过长,温度过高,会使组织收缩,变硬变脆,也难以切出理想切片。

最好每天打开第一道石蜡容器盖子,让透明时带入的二甲苯挥发。浸蜡所用的石蜡中有杂质应过滤,以防其附着在组织上,造成切片刀刀刃损坏,切片破碎或划痕增多。

组织块的厚度不同,脱水、透明、浸蜡时间也不尽相同(表13-1)。

表 13-1 不同厚度组织块的脱水、透明、浸蜡时间

处理步骤	操作步骤	处理时间/h		
		<2mm	2~4mm	4~6mm
脱水	70%乙醇	1	3	3
	80%乙醇	1	3	3
	90%乙醇	1	3	3
	95%乙醇 I	1	1.5	2
	95%乙醇 II	1	2	3
	无水乙醇 I	1	1.5	2
	无水乙醇 II	1	2	3
透明	二甲苯 I	0.5	1	2
	二甲苯 II	0.5	1.5	2
浸蜡	蜡 I	0.5	1.5	2
	蜡 II	1	2	3

(二) 包埋

浸蜡后的组织埋入石蜡或其他包埋剂制成组织内、外韧度和硬度相同、便于在切片机上夹持及切片的方块状蜡块的过程称为包埋。石蜡包埋法是最常用的包埋方法。

1. 包埋的目的 用包埋剂将经过浸透剂浸透的组织块包起,可使组织具有一定的硬度和韧性,有利于切成薄片,也有利于组织块的妥善保存。

2. 包埋方法 主要有以下几种相应的方法。

(1) 常规石蜡包埋法:包埋过程:①将熔石蜡倒入包埋框中;②用加热的镊子,夹持浸好蜡的组织块,选择好包埋面,将其包埋面向下埋入熔蜡中;③用镊子轻轻按压组织,使其紧贴包埋框底部;④把组织号标签放到熔蜡一侧;⑤待包埋盒表面石蜡凝固后放入冷水或冰箱中加速凝固;⑥蜡块完全凝固后,取出蜡块进行修整。

包埋面选择:①通常将组织最大面或病灶切面作为包埋面;②囊壁及胃、肠、血管等囊管状结构组织应以横断面作为包埋面;③皮肤组织或有被覆上皮的组织,包埋面应垂直于上皮面;④小块多个组织,应尽量聚拢包埋,并保证都在同一平面;⑤特殊标记的组织应按预先标记包埋面包埋。

注意事项:①包埋用石蜡有杂质应过滤后再使用;②包埋时,可用镊子轻压组织块拱起部,

使之平贴于底部;③夹持组织块的镊子温度不能过高,以免损伤组织;④包埋盒(框)要比组织块大,以保证包入蜡块组织的四周都有蜡边;⑤包埋石蜡的温度要比组织的温度高3~5℃,以免倒入包埋盒后很快冷凝与包埋组织分离(尤其是在气温较低时);⑥组织包埋后要与取材时的记录核对组织数量、形状,发现问题应及时解决。

(2) 液体标本的石蜡包埋:痰液、胃液、尿液、胸腔积液、腹腔积液等体液标本一般不用石蜡包埋和切片,如做病理切片检查时,也可用石蜡包埋。①痰液标本,可选有血或较为实性的可疑部分用擦镜纸包好,经 AAF 液或 10% 中性福尔马林固定,然后脱水、透明、浸蜡,最后包埋;②新鲜胃液、尿液、胸腔积液、腹腔积液等液体标本,先倒去上面液体,取底部浑浊部分放入试管,以每分钟 2000~3000r 离心 15 分钟,取沉淀物用擦镜纸包好,经 AAF 液或 10% 中性福尔马林固定,然后脱水、透明、浸蜡和包埋。

(3) 胃镜标本的包埋:胃镜标本常较小,如同时将多块组织包在一起,不易包在同一平面,包埋方向有时也难以掌握。因此,应将已固定的组织放在滤纸上,使黏膜面与滤纸垂直,用擦镜纸包好,按常规石蜡切片进行脱水、透明、浸蜡;然后用加热后的无齿镊子,在预先制好的蜡块表面熔出许多小洞,取出擦镜纸中已浸蜡的组织块,按黏膜面(事先已标记或根据组织的形状判断,如带有黏膜肌,因其收缩,组织常呈马蹄形,凸面即为黏膜面)与蜡块垂直方向放入洞中,将蜡面烫平即可。

(4) 快速石蜡切片法:快速切片诊断是在 0.5 小时左右制成切片并作出诊断的方法,适用于不具备冷冻切片条件的单位,或因组织块太小太碎,不适合用冷冻切片机制片时。制作快速石蜡切片时,切取的组织应薄而小,固定、脱水、浸蜡的全过程都要加温,此过程使用的丙酮、乙醇等试剂均易燃烧,有一定危险性。该方法目前已经很少使用。

3. 包埋常见问题及对策 在组织包埋过程中常会遇到一些问题,影响切片的质量,应仔细查找原因,及时加以解决(表 13-2)。

表 13-2 包埋常见问题及对策

问题	原因	对策
包埋后组织不在同一平面上	组织块太薄,脱水、透明过程中组织收缩、扭曲	重新取材
	浸蜡和包埋时石蜡温度过高,致组织收缩、扭曲	降低石蜡温度
	组织块漂浮	包埋时用镊子压平组织块,使其紧贴包埋框底部
组织块与石蜡间有裂隙	包埋时组织块在空气中停留时间过长	加快包埋速度
	组织块脱水、透明不彻底	延长脱水、透明时间或更换脱水剂和透明剂
	浸蜡的温度低	提高浸蜡的温度
蜡块松软或有异物、杂质	石蜡质量不佳	购买专门的生物制片石蜡
	用过的石蜡未熔化过滤	将用过的石蜡熔化过滤,定期清洁熔蜡容器
	新购石蜡未做处理	使用前反复熔化几次,充分沉淀后再用

第二节 组 织 切 片

一、切片机原理

（一）切片机

切片机是制作组织切片的专用仪器,能将各种组织块切成数微米厚的薄片,用于显微镜观察。

1. 切片机的类型

（1）石蜡切片机:按其结构可分为旋转式、摇动式、滑动式与推动式(雪橇式)等类型。最常用的是旋转式切片机,它借转动手摇轮使夹有包埋组织的蜡块上下移动,同时向切片刀方向推进,进行切片。推进的距离根据要求用刻度调节器调节,切片刀的切制角度也可调整。切片时,可先用手动前进或先将厚度调节器调到切片较厚的读数(如 20μm),待组织块切到较完整的平面时,再调整至所需的厚度(如 3 ~ 5μm)。此种切片机机体较重,稳定性好,非常适用于切制石蜡切片,可以理想地连续切片。

（2）火棉胶切片机:多为滑动式切片机,是靠切片刀的滑动进行切片,而固定组织块的固定装置不动。多用于脑、眼球、脊髓、内耳等特殊组织的切片,切片较厚,可达 20 ~ 50μm,很少用于连续切片。

（3）冷冻切片机:在切片机上装有冷冻附件装置的任何切片机都可以成为冷冻切片机,依据是否恒温分为开敞式和恒冷箱式两类。前者将组织块承托台改换成急速冷冻装置(液体 CO_2 制冷装置或半导体制冷装置),由于温度不易控制,切片技术难度大,切片厚 8 ~ 15μm,不易连续切片,目前已很少使用;后者将轮转式切片机置于−30℃低温密闭冷冻箱内,利用压缩机通过制冷剂循环制冷,切片时不受外界温度和环境影响,可连续切 4 ~ 8μm 的薄片,是目前主流类型,主要用于手术中快速病理诊断及组织化学、免疫组织化学。

2. 切片机的维护　切片机是精密仪器,必须严格遵守操作规程。每次使用后,都应充分擦拭,确保清洁,并涂以优质机油加以保护,防止生锈。不应随意拆卸零部件以免影响精度,不用时套上机罩,避免切片机各部件受灰尘和有机溶剂污染。不经常使用的切片机也应注意随时保养,防止生锈、发霉。

（二）切片刀

切片刀是切片机的重要部件,是切制良好切片的重要设施。如切片刀不锋利、刀刃有缺口或弯曲,以及保养不良等常造成切片困难,切出的切片质量难以保证。根据切片刀的形态,可分为平凹型、平楔型、双凹型、一次性刀片四种。目前广泛使用的是一次性刀片,有国产和进口的,需配置专用刀架。

二、切片技术

（一）石蜡切片

1. 切片前准备

（1）切片用品准备:①切片刀,事先更换好一次性切片刀;②载玻片,准备足够的载玻片,载玻片经清洁液、95% 乙醇处理后备用,将载玻片放入清洁液时,要一片一片地投入,使其不重叠;③调试好摊片、烤片仪,接通电源,调试摊片、烤片的温度,摊片水温一般为 42 ~ 45℃,烤片温度一般在 55℃左右,如无此设备可自制展片用温水浴,用小功率(300 ~ 600W)电炉加热,用圆形有色搪瓷碗作盛水容器展片,用恒温箱烤片;④大、中号优质毛笔,记号笔、眼科弯镊子等;⑤配制蛋清甘油,将新鲜鸡蛋清 30ml、甘油 30ml 混合,玻璃棒搅匀,粗滤纸或数层纱布过滤,加入 1 ~ 2 粒麝香草酚结晶防腐,置 4℃冰箱保存备用。

（2）蜡块准备:切片前将蜡块组织面周围多余的石蜡用刀修去,此过程称修蜡或修块。组织块上下边缘及左右两侧的蜡边都要修齐修平;左右两侧的蜡边以2mm为宜,太窄不利连续切片,还易损坏组织;太宽又会影响后续的展片;组织块上下边缘的石蜡也要尽量少留,以减少连续切片蜡带的组织间距。修切蜡块时要仔细少量切掉蜡边,如果大片修切易使蜡块断裂,组织露出,遇此情况应重新包埋;修整好的蜡块用冷水或置入冰箱冷却,以增加硬度,便于切片。

2. 切片制作过程

(1) 切片刀安装:将切片刀安装到切片机刀座上,调整好刀的角度,一般为20°~30°左右。

(2) 蜡块安装:将修好、冷却的蜡块在切片机固定器上夹紧,调整相关旋钮使蜡块切面与操作台垂直。向前推动刀架使刀刃与蜡块接触。

(3) 切修组织块:用较大进刀量(约20μm)粗切蜡块,直到切出组织最大面,再将切片厚度调到需要刻度(4~6μm),准备正式切片。

(4) 切片:左手持毛笔,右手连续旋转切片机转轮,切出连成带状的蜡片带(即蜡带)。

(5) 展片:是指石蜡切片漂浮在温水中,受热后在表面张力的作用下自然平整地展开的过程。右手用眼科弯镊子轻轻夹住蜡带远端,左手用毛笔沿切片刀的刀刃轻轻托起蜡带,正面向上把蜡片放入温水中摊平(展片)。如展片困难,可先将蜡片放入30%乙醇中初展,再用载玻片捞起蜡片放入温水中。

(6) 捞片:是指将已经展平的蜡片从温水中捞起、贴附在载玻片上的过程。用镊子轻轻将连续的蜡片分开,选择完整无划痕、厚薄均匀的蜡片,用载玻片捞起。蜡片与玻片之间不能有气泡。一般载玻片右侧留着写编号,切片贴附于载玻片左侧1/3与2/3交界处。

(7) 烤片:粘好的切片室温下稍微干燥后,放到60℃烤片仪或恒温烤箱中烤干,备用。烤片时间一般为30分钟左右。

3. 注意事项

(1) 切片机应安放平稳,各个零件和螺丝都应旋紧,宜放置在距地面65~80cm高的操作台上,机器的四周要有足够空间给使用者操作。

(2) 切片前蜡块要冷冻,增加硬度以利于切片;但刚包埋好的热蜡块不能立即冷冻,否则会使蜡块出现裂痕,一夹就碎。

(3) 切片刀和蜡块固定要牢固。固定不牢会使切片厚薄不匀,切片上形成横向皱纹;甚至在切片过程中崩裂。

(4) 切片刀与蜡块切面的倾斜角以5°~10°为宜,过大则切片上卷,不易连成蜡片;过小切片则易皱起。

(5) 在向切片机上夹放蜡块时,组织中难切的部分(如皮肤的表皮、肿块的包膜、胃肠道浆膜等)应该朝上放,这样可以减少组织断裂发生。

(6) 对小标本的蜡块进行粗修时,设置的厚度不能过大,速度宜慢,不宜修切太多,以免将主要病变部位修切掉。

(7) 对脱钙组织、骨髓以及已知的钙化组织,应选用固定位置刀口切片,以减少其他位置出现缺口的可能。

(8) 展片温度一般为42~48℃,水温过高,会引起组织细胞散开;过低,切片皱褶无法摊平。粘片后水面漂浮的蜡片碎屑要及时清理,以免污染后续切片。

(9) 烤片温度一般为60~70℃,温度过高、时间过长会引起切片细胞收缩,组织抗原性丢失;相反(少于20分钟)容易脱片。

(10) 血凝块、血栓等易脱片的组织,应使用预先涂有蛋白甘油的载玻片捞片或在摊片仪水中加入适量的蛋白甘油,防止脱片。

4. 石蜡切片中常见问题及对策　石蜡切片中出现的问题,如果是标本前期处理不当造成的,要么重新取材,要么从头做起,否则很难从根本上解决问题;如果是由切片造成问题较易处理(表13-3)

表 13-3　石蜡切片中常见问题及对策

问　题	原　因	对　策
切片不连接成蜡带	蜡边过窄或不均	重新修整蜡块或重新包埋
	切片角度过大或刀锋变钝	调整切片角度;移动刀片至锋利处或更换刀片
	切片太厚	调整切片厚度
	室温过低,石蜡过硬	提高室温或用毛笔蘸温水湿润蜡块,必要时用低熔点石蜡重新包埋
蜡带弯曲	蜡块上下两边不平行	重新修整蜡块,使之宽窄平行
	刀口锐利度不一	移动刀片至刀口锋利处
	刀口与蜡块下边不平行	调整蜡块位置,使之与刀口平行
	组织本身硬度不一	修去组织较软侧的蜡边
切片时组织易碎	包埋蜡过硬,蜡块温度低,刀钝	根据环境温度调整石蜡熔点。不需冷冻蜡块,移动刀片至锋利处或更换刀片
	组织前期处理过度	用毛笔蘸温水湿润蜡块,必要时剪一片与蜡块大小的报纸,用温水浸湿后贴在蜡块表面,快速转动切片机切片后,连同报纸一同放入展片仪展片
切片厚薄不均或间隙出片	切片刀或蜡块未固定紧	调整各螺旋并拧紧
	组织块过大、组织过硬	用毛笔蘸温水湿润蜡块组织切面,使之软化,均匀慢切
	切片刀的倾角过大	调整切片刀的倾角
切片纵裂、纵断、抓痕及擦迹	刀刃损伤,有缺口	移动切片刀,避开缺口或更换刀片
	刀口不清洁	清除刀片上的碎片、蜡屑
	蜡块内有异物,组织内有固定剂结晶、钙化点或脱钙不彻底	严重影响切片时应剔除蜡块内异物,定期过滤石蜡;组织前期进行充分水洗、脱汞、脱碘处理
切片与切片刀黏附	切片刀不清洁	清除刀片上的碎片及蜡屑
	环境温度过高	降低环境温度
	石蜡熔点低	切片前将蜡块预冷或切片时用冰块接触蜡块及切片刀

 病例分析

　　李某,女性,32岁,近期在进食后出现腹胀、嗳气等腹部不适,有时心窝部隐隐作痛,该女性有胃炎病史,此次患者误以为是胃炎发作,自行到药店买药治疗,但无明显缓解。直到出现持续性疼痛及出现黑便后才到医院就诊,经胃镜检查,在病灶处钳取小块组织送病理检验,病理技术人员将其制成病理切片,经显微镜观察,最后诊断为低分化腺癌。由此可见病理检查在疾病诊断中的重要性。

　　请问:1. 为什么进行病理检查要将组织制作成切片?

　　　　　2. 病理技术人员是怎样将人体的各种组织制作成病理切片的呢?

（二）快速石蜡切片

在不具备制作冷冻切片或组织太小、太碎而不能制作冷冻切片的情况下,可采用快速石蜡切片法进行术中快速病理诊断,一般 10~15 分钟即可出片。

快速石蜡切片时,组织取材应薄,厚度一般不超过 2mm。组织块固定后还要进行修切,使其厚度为 1.5mm,以利脱水;一般采用固体蜡包埋法,即用加热的无齿镊在预制的蜡块上熔出相应的小孔,将组织块放入其内,烫平蜡块表面,冷却硬化后按常规石蜡切片的方法进行切片、捞片、摊片;切片捞至载玻片上,用酒精灯略加烘烤,使切片石蜡熔化,水分烘干,再入二甲苯脱蜡,经95% 乙醇后即可入水水化;染色时,应先在切片上滴加苏木素液将组织覆盖,然后用乙醇灯加热30 秒,水洗,之后按常规染色进行。

做快速石蜡切片后剩余的组织一定要留做普通石蜡切片,以便进一步确定诊断。对含有较多脂肪的组织,应经丙酮多次处理。固定和脱水时可用微波炉处理,二甲苯和石蜡不宜用微波炉处理,超声波处理仪可缩短固定、脱水和浸蜡的时间,提高处理效果。

（三）冷冻切片制作

冷冻切片是将组织冷冻后直接进行切片,不经过固定、脱水、透明、浸蜡、包埋等过程,极大地缩短了制片的时间,是一种简便快速的制片方法,对临床手术患者的术中快速病理诊断具有重要意义。由于冷冻切片制作时不用乙醇和二甲苯,对脂肪、类脂质和酶的保存较好,因此,冷冻切片也常用于脂肪染色、神经髓鞘的染色,以及组织化学和免疫组织化学的染色。

1. 制作过程 冷冻切片制作过程,一般经过取材-固定（或不固定）-组织速冻-冷冻切片-贴片-染色等过程。

（1）取材:送检的组织应尽可能新鲜,不应有过多的水分,以避免冰晶形成时造成组织变形,而且冷冻应该尽可能迅速。组织的快速冷冻依赖于组织的大小、制冷剂能力的强弱及组织散热的速度,因此组织块越薄,冰冻的速度越快。选取具有代表性的部位,如有必要可取多个组织块。组织块的厚度以 1~2mm 为宜,一般不超过 3mm。

（2）固定:采用二氧化碳冷冻设备制作冷冻切片,需对组织块固定后再行冷冻切片。若用恒冷箱切片机切片,组织可以固定也可以不固定。如无特殊要求,病理急诊、术中诊断、组织化学和免疫组织化学染色等,一般都用新鲜组织直接冷冻,切片后再进行固定、染色或直接染色或孵育。

（3）切片:不同的冷冻切片机,操作不同。

1）恒冷箱冷冻切片机切片:切片前 2~3 小时,将切片机控制器温度调整到所需温度,当然,组织不同,需要的温度也不完全相同,一般控制在 -25℃ 左右。待箱内温度降至所需温度后,将组织置于样本托上,周围加适量 OCT 包埋剂或冷水,再放置箱内速冻台上迅速冷冻(1~2 分钟)。后装于切片机样本夹上,用较大进刀力初修,修平组织切面,将厚度调节钮调至所需厚度(4~8μm),转动手轮,切出组织片后直接附贴于干净的载玻片上,进行晾干或吹干后染色。

2）半导体冷冻切片机切片:将制冷器与电源及冷却水管分别连接好,注意电源正负极连接正确。在切片刀与切片机刀夹之间隔以薄层隔热材料;开机时,先打开冷却水开关,后接制冷电源,关机时,则先断开电源,后关闭冷却水。水流量保持在每分钟 800~1000ml,而且在使用的全过程中流水不能中断;调节电流使制冷达到最佳切片温度,将组织块放置于冷冻台上,待组织完全冷冻后即进行切片,切片厚度为 5~10μm,切片用毛笔展平后,立即将其贴附在载玻片上,待切片刚要熔化时,移入固定液中固定 1 分钟,之后放置于清水中,染色前取出烘干。

3）二氧化碳冷冻切片机切片:组织取材大小一般以 1cm×1cm×0.3cm 左右为宜。组织块略加修整后用水充分冲洗,放置冷冻台上并滴加少量蒸馏水,一手用镊子轻压组织块,一手开启二氧化碳钢筒阀门,使其喷出二氧化碳气体,组织被迅速冷冻,当组织出现冷霜时,关闭阀门。先初修组织切面,待组织刚开始解冻时迅速切片,用毛笔将切片移入蒸馏水中,使其展开附贴于载玻片上进行染色。

2. 注意事项

（1）送检组织要新鲜,组织块大小要适当。

（2）准备做冷冻切片的组织,不能用酒精固定液固定,否则无法冷冻。

（3）组织冷却的速度要快,否则组织内水分可逐渐析出形成冰晶,造成组织结构破坏。

（4）冷冻包埋剂应适量,过少起不到包埋作用,过多影响冷冻效果。

（5）组织块复温时,应在37℃加温速融,避免自然复温对组织结构的破坏。

（6）冷冻时间太久的组织不能马上切片,以免损伤切片刀。

（7）组织太小、太碎,则不宜做冷冻切片。

（8）骨组织、钙化组织也不宜做冷冻切片。

学习小结

一、组织块的处理

1. 取材　取材大小适当,部位准确,小标本取材时,可用伊红点染并用软薄纸妥善包裹。取材后的标本加足固定液,按编号存放。

2. 固定　固定组织一般用4%甲醛液,固定液的量一般为被固定组织体积的4～10倍,多数组织固定需24小时,大标本时间更长。

3. 脱水　乙醇是最常用的脱水剂,脱水能力强,能硬化组织,又能很好地与透明剂二甲苯相溶。但乙醇易使组织收缩、变脆,脱水时,应该先从低浓度开始,逐步递增浓度,以避免组织过度收缩。

4. 透明　二甲苯是最常用的一种透明剂,透明方法为两道二甲苯液,每道透明时间20～30分钟,标本小时间可相应缩短。

5. 浸蜡　石蜡是最常使用的浸蜡剂,常规制片一般用熔点为56～58℃的石蜡。浸蜡的方法是将组织块经二甲苯透明后,投入到石蜡中。为使石蜡充分渗入到组织块中,常需经过2～3次石蜡浸渍才能完成。浸蜡时间依据组织大小、厚薄而定,一般每道为1～2小时。

6. 包埋　石蜡包埋法是最常用的包埋方法,包埋面选择要正确,夹持组织块的镊子温度不能过高,包埋盒要比组织块大,包埋石蜡的温度要比组织的温度高3～5℃。

二、石蜡切片

1. 做好切片前准备(包括切片刀、载玻片等切片用品及蜡块的准备)。

2. 安装切片刀,调整好刀的角度,一般为20°～30°左右;用较大进刀量(约20μm)粗切蜡块,直到切出组织最大面,再将切片厚度调到需要刻度(4～6μm),进行切片;切出连成带状的蜡带后,正面向上把蜡片放入温水中摊平;用镊子轻轻将连续的蜡片分开,选择完整无划痕、厚薄均匀的蜡片,用载玻片捞起;粘好的切片室温下稍微干燥后,放到60℃烤片仪或恒温烤箱中烤干,备用,烤片时间一般为30分钟左右。

（马桂芳）

复　习　题

一、选择题

A 型题

1. 标本取材的下列注意事项中,**错误**的是

　　A. 在时间上原则是尽快取材　　　　　　B. 皮肤组织包埋面必须与表面平行

C. 过多的血凝块应该清除　　　　　　D. 组织周围的多余脂肪组织应清除

E. 有钙化时应先脱钙

2. 固定液的量一般应该为

A. 组织块总体积的 4~5 倍,也可以达 15~20 倍

B. 组织块总体积的 1 倍

C. 组织块总体积的 2 倍

D. 组织块总体积的 3 倍

E. 至少组织块总体积的 30 倍

3. 为了对组织充分固定,切取组织块的厚度原则上应为

A. 不超过 4mm,3mm 更为合适　　　　B. 10mm 更为合适

C. 不超过 10mm,6mm 更为合适　　　　D. 15mm 更为合适

E. 6~9mm 最为合适

4. 配制中性福尔马林溶液最好用

A. 自来水　　　　　　　　　　　　　B. 蒸馏水

C. 磷酸缓冲液 pH 7.2　　　　　　　　D. 醋酸缓冲液

E. 柠檬酸缓冲液

5. 最常用的脱水剂是

A. 丙酮　　　　　B. 酒精　　　　　C. 异丙醇

D. 正丁醇　　　　E. 松脂醇

6. 常用的组织石蜡切片的透明剂是

A. 乙醇　　　　　B. 丙酮　　　　　C. 二甲苯

D. 乙酸　　　　　E. 甘油

7. 单纯固定液有固定兼脱水作用的是

A. 甲醛　　　　　B. 三氯醋酸　　　C. 苦味酸

D. 醋酸　　　　　E. 乙醇

8. 下面哪种固定剂渗透力强,固定均匀,对组织收缩较小

A. 乙醇　　　　　B. 丙酮　　　　　C. 苦味酸

D. 10% 甲醛　　　E. 多聚甲醛

9. 对于组织固定后的脱水,下面描述**错误**的是

A. 脱水是借某些溶媒置换组织内水分的过程

B. 脱水剂必须能与水以任意比例混合

C. 根据固定剂的要求选择脱水剂

D. 根据被固定组织的要求选择脱水剂

E. 乙醇是最常用的脱水剂

10. 组织脱水时乙醇的正确浓度顺序是

A. 70%—75%—80%—90%—100%　　　B. 70%—75%—85%—90%—100%

C. 70%—80%—85%—90%—100%　　　D. 70%—80%—85%—95%—100%

E. 70%—80%—90%—95%—100%

11. 石蜡包埋时应注意

A. 有无特殊包埋面　　　　　　　　　B. 石蜡中有杂物应过滤后使用

C. 包埋温度不宜过高　　　　　　　　D. 石蜡包埋后不宜冷凝过慢

E. 以上都对

12. 组织固定后用乙醇脱水,下面描述**错误**的是

A. 脱水能力强,并且可硬化组织

B. 穿透速度快,对组织有较明显的收缩作用

C. 组织块在纯乙醇中放置时间越长脱水效果好,尽量在纯乙醇中长时间放置

D. 用乙醇脱水应从低浓度开始

E. 在温箱加热可缩短脱水时间

13. 下列**不**属于常规石蜡切片和 HE 染色的质量标准规定的是

    A. 形状规则,切片完整   B. 厚薄均匀,厚度 4～6μm

    C. 无皱褶无刀痕   D. 染色核质分明,红蓝适度

    E. 透明洁净,封裱美观

14. 石蜡组织切片裱片水温是

    A. 30～35℃   B. 40～50℃

    C. 60～70℃   D. 55～60℃

    E. 20～30℃

15. 切片时组织过硬,变脆的原因是

    A. 组织脱水,透明和浸蜡过度   B. 固定失时或固定不当

    C. 陈旧、腐败或干枯的组织   D. 组织脱水,透明和浸蜡不足

    E. 切片刀不锋利,固定不牢

二、问答题

1. 组织固定的目的和方法有哪些? 有哪些注意事项?

2. 常用的病理组织制片方法有哪些?

3. 病理组织切片的基本程序有哪些? 如何进行石蜡切片? 应注意哪些事项?

第十四章

组织切片染色技术

学习目标

1. 掌握 染色、常规染色的概念；HE 染色的基本步骤。
2. 熟悉 染色的目的、原理；常用染色术语；染色前后的处理；苏木素-伊红染色液的配制。
3. 了解 染色的注意事项。

第一节 染 色 概 述

未加染色的切片在显微镜下除了能够辨认细胞和胞核的轮廓以外，看不清楚其他任何结构。即使由于组织内部各种物质的折射指数不同，从光线的明暗上能使我们看到一些组织结构，但也是极其简单而有限的。远远不能满足观察和诊断的要求。我们不仅要通过显微镜视野来看到组织和细胞的形态结构，而且还要通过组织和细胞的形态变化来研究它的发生和发展。因此染色的技术才逐渐发展成为制片过程中的一个重要环节。它较固定、脱水、包埋、切片等步骤远为复杂，理论性强，技术要求严格，已经成为一门独立的科学，它在组织学，病理学等学科中已占有相当的地位。

一、染色的概念

染色就是利用染料在组织切片上给予颜色，使其与组织或细胞内的某种成分发生作用，经过透明后通过光谱吸收和折射，使其各种微细结构能显现不同颜色，这样在显微镜下就可显示出组织细胞的各种成分。

二、染色的目的

任何冰冻切片、石蜡切片等如果不经过染色，在显微镜下只能看到细胞及其他组织成分的轮廓，即使由于组织内部各种物质的折射指数不同，从光线的明暗上能观察到一些组织结构，但也是极其简单有限的，远不能满足观察和借以诊断的目的。染色的目的，是将染料配制成溶液，将组织切片浸入染色剂内，经过一定的时间，使组织或细胞及其他异常的成分被染上不同深浅的颜色，产生不同的折射率，便于在光学显微镜下进行观察。因此，染色在组织形态学，特别是病理形态诊断、科研和教学工作中，都具有非常重要的意义和实用价值。

三、染 色 原 理

染色就是染色剂和组织细胞相结合的过程。有关两者结合的原理，尚未完全清楚，而一般认为是物理现象和化学反应。

（一）染色的物理作用

1. 溶解作用 这种染色最典型的例子就是脂肪染色，苏丹类染色剂为脂溶性染料，它可以被脂质溶解,使脂质着色,就是利用染色剂在脂质中的溶解度大于在乙醇等溶剂中的溶解度这一特性。因此,当苏丹类的乙醇溶液与组织细胞中的脂质接触时,染色剂就从溶液中"转移"到脂质中去,而使脂质着色。

2. 吸附作用 较大物体有从周围介质吸附小颗粒到自身的特性。有些染色则是染色剂分子通过渗透和毛吸管作用而被吸收或沉淀到组织、细胞的小孔中去而着色的。例如活性炭吸附各种分子,甚至胶质和微生物等较大的颗粒。

(二)染色的化学反应

酸性染料和碱性染料的染色作用常是对立的,而不是一致的。任何染料均可电离,离解出阳离子或阴离子。酸性染料中的酸性部分有染色作用的是阴离子;碱性染料中的碱性部分有染色作用的是阳离子,细胞内同时含有酸性和碱性物质,酸性物质与碱性染料中的阳离子相结合,如细胞核(含有核酸)、黏液和软骨基质呈酸性部分被盐基性染料苏木素所染、反之碱性物质与酸性染料的阴离子相结合,如细胞质及其内部的某些颗粒物质被酸性染料伊红所染。染料的颜色基不是在阳离子,就是在阴离子上,这些离子将因组织反应不同而发生化学结合,如显示含铁血黄素的普鲁士蓝反应是最典型的例子。但是,大量染色的化学反应并不像铁反应那样明确,实际情况远为复杂。这是因为蛋白质分子是个分子量自几万至几百万的大分子,每个分子中含有很多阳离子和阴离子基因,在等电点时能形成游离的两性离子,如:

$$P\diagdown^{COOH}_{NH_2} \rightleftharpoons P\diagdown^{COO^-}_{NH_3^+}$$

P为蛋白质,是具有两性的胶体物质。它呈酸性或碱性与环境的 pH 有关,如溶液的 pH 小于该蛋白质的等电点则此溶液对该种蛋白质即为酸性,蛋白质就带正电,将被酸性染色剂所着色。反之,溶液的 pH 大于蛋白质的等电点,则此溶液对该蛋白质来说即为碱性,蛋白质带负电,将被带有阳离子的染色剂所浸染。

在日常工作中,长久固定于甲醛的组织切片,往往染色不良,尤其是核的着色欠佳。这是因为固定液甲醛氧化生成甲酸,组织亦随之变为酸性,所以不易被苏木素所着色,补救的办法是,先用流水冲洗组织块,然后用碱性溶液如稀氨酒精等处理使之中和,恢复正常 pH 后再进行染色。

大多数染色的原理至今仍未搞清楚。有些可能是物理的,有些可能是化学的,有些则可能两种机制都起作用,正因为人们对染色的原理还没有完全掌握,所以目前还不能很好地运用原理来控制它。在相当程度上要凭借工作经验。因此"染色"成为技术性很强的一项工作。在进行每一种染色方法时,必须注意不断地有意识地去积累经验,从成功与失败中去真正掌握该染色技术。

(三)进行性染色和退行性染色

组织成分着色由浅至深,当达到所需要的强度时,终止染色。这种方法称为进行性染色。一般所采用的染液浓度较低,染色过程中应该不时在镜下观察以进行控制,这样才能得到染色强度适中的效果。此种方法无需"分化",例如,卡红染色。退行性染色,则是先把组织浓染过度,超过所需的程度,然后再用某些溶液脱去多余的染色剂,以达到适当的深度,并使不应着色的组织细胞脱色,这个步骤称为"分化"。在分化中进行镜下观察,当然也是必不可少的。HE 染色中用苏木素染核就是退行性染色。

(四)直接染色,间接染色和媒染剂

有些染色无需第三种物质参加,染色剂和组织即可直接结合着色,为直接染色。直接染色最后达到的深度与染液的浓度和组织细胞对染色剂的亲和力相关。还有一些染色,单独染料本身的水溶液或酒精溶液,几乎不能与组织细胞结合或结合的能力很弱,必须有第三种成分——媒染剂参与,才能使染色剂与组织细胞有效地结合起来,这种染色方法称为间接染色。

媒染剂通常是双价或三价金属如铝、铁的硫酸盐或氧化物。媒染剂有的加在染液中,媒染

作用在染色的同时进行(如 Ehrlich 苏木素染色);有的则用于染色前,媒染剂单独配成溶液,固定液本身就起着媒染的作用(如 Mallory 磷钨酸苏木素染色用 Zenker 或 Helly 固定);有时则用于染色后。媒染剂在染色中起着架桥作用,既能与染料结合又能与组织相结合,达到了促进染色的效果。例如苏木素就需要明矾作媒染剂,才能使组织着色。媒染剂往往在一些间接染色反应中几乎是必不可少的。

（五）促染剂

用以加强染料和组织细胞结合能力的物质称为促染剂。如染胞质时伊红液中滴加的冰醋酸,有加强其染色作用,增加了有色酸对蛋白质碱基的结合力。促染剂与媒染剂不同,有时为了加快染色过程,可在染液中加入接触剂促进染料与组织细胞着色,但其本身并不参与染色反应。

促染剂如化学反应中的催化剂,少量存在就有明显的促染作用。它们的作用机制也许是降低表面张力或是改变了染液的 pH。

（六）分化剂

在退行性染色中,附在组织细胞上多余的染色剂需用某些特定的溶液把目的物以外的部分脱去,从而使目的物与周围组织形成鲜明的对比,同时使目的物本身的色泽也深浅适当。这种选择性地除去多余染色剂的过程称为"分化",所使用的溶液即"分化剂"。

分化剂大致可归纳为三大类:

1. **酸性分化剂**　如冰醋酸和盐酸。它们能与媒染剂(金属)相结合形成可溶性盐类,从而打开了媒染剂和组织细胞的结合,使组织细胞脱色,另外,它能分解和防止形成染料的沉淀色素。如 Ehrlich 苏木素液当酸性时,溶液为褐红色,正是由于色素根与铝化合成蓝色的"沉淀色素",之故,一旦将切片投入碱性溶液,则组织立刻呈现蓝色,说明沉淀色素已经形成,但若以1%盐酸酒精分化,则又恢复了红色,此即表示沉淀色素又被溶解。

2. **氧化分化剂**　其作用实际上是种简单的漂白,如苦味酸,铬酸,重铬酸钾,高铁氰化钾和过锰酸钾等,这些都是一些氧化剂,可将组织上所有的染色剂无选择地氧化而呈无色,犹如漂白作用。但由于这种氧化作用的速度较慢,首先脱去的必是染色较浅的,染色较深的组织细胞还可保留部分染色剂,这样就达到了分化的效果。

3. **媒染分化剂**　媒染剂能促使组织细胞和染色剂相结合。如果将已染色的切片再放到媒染剂的溶液中,则可使已经和组织相结合的染色剂脱去,这是媒染剂的另一种功能。从这个角度看,又可称之为"媒染分化剂"。它对组织既能使染料附着,又能脱去染料,二者初看似乎矛盾,其实不然,这是因为染色剂和媒染剂的比例关系不同,当溶液中媒染剂的量超过了染色剂的量时,占有压倒优势的媒染剂就把已经和组织细胞相结合的染色剂夺取过来,使组织细胞脱色,即为分化现象。当然,含染料较少的组织必然先被脱色,而着色较浓的组织随着分化时间的控制,即可保留必要的颜色,从而达到分化的目的。

既然分化剂有脱色的作用,因此分化剂本身也是脱色剂。一张退色的切片,需要再染时,第一步就是用脱色剂加以处理。在常规染色中,分化剂必须严格掌握,再根据经验进行镜下观察,控制染色效果。

（七）变色反应和正色反应

大多数染料可将组织染成同一颜色的不同深度;例如:酸性品红总是将组织染成不同色调的红色。淡绿染成不同色调的绿色。这些染色反应最后目的物所呈现的颜色和染色剂的颜色相同,称为正色反应。然而有些组织成分可被煤焦类,某些碱性染料染成与染料不同的另一种颜色;如黏液用甲苯胺蓝可染成红色,而其余组织则染成不同色调的蓝色。此种染色反应最后目的物所呈现的颜色和染色剂当初的颜色不同,则称为变色反应。也叫做异染现象。这种组织称为显示异染性,这种染料叫做异染染料。显示异染现象的主要组织成分有黏液,软骨和肥大细胞颗粒。

四、染色剂

（一）染色剂染色的化学基础

作为一种生物染色剂，必须同时满足两个要求：具有鲜艳透明的颜色，而且能与组织细胞相结合。染色剂分子能够显示颜色的基因，称为发色团。主要的发色团有：

$$—N{=}N, \qquad —N{=}O, \qquad \diagup\!\!\!\!\diagdown C{=}O, \qquad \diagup\!\!\!\!\diagdown C{=}C\diagup\!\!\!\!\diagdown$$

偶氮基　　　　亚硝基　　　　羰基　　　　烯基

亚硝基和偶氮基显示的颜色较强，在染色剂中有一个这样的发色团，就可染出颜色。其他的发色团则不是这样，必须有几个发色团，有醌的分子中就有四个发色团（2个羰基2个烯基）。

大量的合成染料都是由煤焦油蒸馏得到的，它们都是苯的衍生物，所以苯环是合成染料的基础。苯本身是无色的，但其氢原子为某发色团取代后就带有了颜色。含有发色团的苯环化合物，称为色原。

苯+发色团=色原

色原还不能很好地与组织细胞相结合，即使着了色也很容易脱去。因此仅仅具有色原还不能成为染色剂，染色剂分子中还需具备促使染色剂与组织细胞相结合的基团，这样的基团又称为助色团。如

$$—NH_2 \qquad —COOH \qquad —OH \qquad —SO_3H$$

氨基　　　　羧基　　　　羟基　　　　磺酸基

氨基在溶液中形成阳离子（+），为碱性；其他羟基、羧基和磺酸基皆带阴离子（−），故为酸性。如三硝基甲苯是个色原，它虽有发色团—硝基，但因缺乏助色团，所以没有染色作用，不能称为染料。假如三硝基苯分子中的一个氢原子被羟基置换，则所生成的化合物既具有发色团而又得到了助色团—羟基，这就成了常用的酸性染料苦味酸。

这就可以看出，助色团的作用在于使色原形成盐类，可以在溶液中电离成为带电的离子，这样才能与相应的组织细胞的成分相结合。

（二）染色剂的分类

1. 按来源可以分为

（1）天然染色剂：主要是苏木素、胭脂红、地衣红和番红花。

（2）合成染色剂：是从煤焦油中提取的苯衍生物。在生物染色中还使用一些无机化合物，如硝酸银、氯化金、磺、锇酸和高锰酸钾等。

2. 按主要用途分为

（1）胞核染色剂：苏木素、胭脂红、甲苯胺蓝、亚甲蓝和孔雀绿等。

（2）胞质染色剂：伊红、淡绿、橘黄G、酸性品红和苦味酸等。

（3）脂质染色剂：苏丹Ⅲ、苏丹Ⅳ、苏丹黑、硫酸尼罗蓝和油红等。

3. 按染色剂分子中的发色团可分为9类

（1）亚硝基类：发色团为亚硝基（—NO），如萘酚绿-B。

（2）硝基染料：发色团是硝基（—NO₂），如苦味酸。

（3）偶氮类：发色团为偶氮基（—N═N—），属于这一类的染色剂有橘黄G、刚果红、俾士麦棕和许多苏丹类的脂质染色剂。

（4）醌亚胺类：这类染料含有两个发色团，一个是印胺基（—N═），一个是醌型苯环，如硫堇、亚甲蓝、甲苯胺蓝O、硫酸尼罗蓝、中性红和碱性藏红花O、焦油紫等。

（5）苯甲烷染料：发色团是醌型苯环，如孔雀绿、浅绿、碱性品红、酸性品红、结晶紫和甲基绿等。

（6）虫咛染料:发色团是醌型苯环,如派罗宁和伊红 Y 等。

（7）蒽醌染料:此类染色剂含有色原蒽醌,如茜素和胭脂虫酸。

（8）噻唑类。

（9）喹啉类。

（8）、（9）类染色剂使用极少。

4. 按染色剂的化学性质分类　染色剂的干粉是稳定的盐类,它们在溶液中则电离成酸性或碱性染色剂。如酸性染色剂,能够产生氢离子（H^+）或其他阳离子（Na^+）,而其本身成为带负电荷的阴离子者。这类染色剂一般用于染细胞质,如伊红 Y、苦味酸和橘黄 G 等。碱性染色剂,能产生氢氧根离子（OH^-）或其他负离子（如 Cl^-）,而本身成为带正电荷的阳离子者。这类染色剂常用于染细胞核,如碱性品红等。

（1）酸性染色剂:色原-助色团-Na→[色原-助色团]$^+$Na$^+$。常用的如伊红、酸性品红、苦味酸、橘黄 G、刚果红、水溶性苯胺蓝和淡绿等酸性染料常用以染细胞质等碱性成分。

（2）碱性染色剂:色原-助色团-Cl→[色原-助色团]$^+$+Cl$^-$。常用的如苏木素、卡红、次甲基蓝、甲苯胺蓝、硫堇和亚甲蓝等碱性染料常用以染细胞核等酸性成分。

严格地说,酸性染色剂的溶液并不一定呈酸性。同样,碱性染色剂的溶液也未必呈碱性。所谓酸性和碱性染色剂仅指它们电离后其分子的主要染色部分是阳离子还是阴离子。因此称为阳离子型染色剂或阴离子型染色剂更为适当。

常规 HE 染色中苏木素染液的 pH 约为 7,此时胞核的化学成分电离产生 H^+,而其本身成为带电荷的阴离子,所以被阳离子型的碱性染料剂所着色。伊红染液为弱酸性。细胞的化学成分从溶液中获取 H^+ 而成为带正电荷的阳离子,因此与阴离子型的酸性染色剂（伊红）相结合,染做红色,这就是 HE 染色分别显示核和胞质的机制。

（3）中性染色剂:这是酸性染色剂和碱性染色剂的复合物,又可称为复合染料。它是由碱性染料（色碱的盐）和酸性染料（色酸的盐）配制而成。其染色剂的分子很大,所以往往水中溶解度较低,需用酒精做溶剂。血液学中的血液涂片经常使用的瑞氏染色剂及吉姆萨染色剂就是这种混合染色剂。其中的各种不同成分可分别使核、胞质和颗粒着色。

五、常用染色术语

1. 普通染色　在组织制片技术中,常规制片最广泛应用的是苏木素和伊红染色,又称为常规染色（HE 染色）。

2. 特殊染色　特殊染色就是为了显示特定的组织结构或其他的特殊成分,是常规染色的必要补充,也是染色技术中不可缺少的部分。它在病理诊断中起到辅助作用。

3. 单一染色　选用一种染料进行的染色,如用铁苏木素染睾丸生精细胞等。

4. 复染色　用两种不同性质的染料进行染色的方法,如用苏木素和伊红分别使细胞核及胞质染成两种颜色。

5. 多种染色　选用两种以上的染料的染色,如 Masson 三色染色法。

 知识链接

特殊染色的意义

①可以显示在常规 HE 染色切片中不明显的目的物,例如当病变中真菌数量较少时,应用 Gridley 染色就容易发现;②可以区别胶原纤维和平滑肌,苏丹染色可区别脑组织的脂肪变和水样变;③可以显示某些 HE 染色中不能看到的目的物。如网织纤维、星形细胞的突起、结核杆菌、螺旋菌等,都可用相应的特殊染色法显示。

六、染色前后处理

（一）染色前的处理

1. 脱蜡至水　凡是石蜡切片必须经过二甲苯脱蜡,各级乙醇至水洗的过程(切片脱蜡、二甲苯Ⅰ、Ⅱ各 5~10 分钟→95% 乙醇Ⅰ、Ⅱ各 5 分钟→75% 乙醇 5 分钟→自来水洗冲)。二甲苯和各级乙醇必须保持一定纯度,不能混入其他杂质成分,而使染色受到影响。

2. 除去汞盐沉淀物　对于用升汞固定或含有升汞混合固定液的切片,切片脱腊后需脱汞(浸入 5% 碘酒精 10 分钟),脱碘(5% 硫代硫酸钠)→流水洗→染色。

3. 脱甲醛色素　甲醛固定组织时间较长及温度较高情况下,甲醛易氧化自行分解产生甲酸,导致组织成酸性,此时可能有甲醛色素产生。此种色素无光泽,不溶于水、乙醇和二甲苯等。对于这种色素可用下列方法除去。

（1）浓氨水 1ml,75% 乙醇 200ml。切片脱蜡后置溶液中 30 分钟或较久→流水洗→染色。

（2）1% 氢氧化钾 1ml,80% 乙醇 100ml。切片脱蜡后置溶液中 10 分钟→流水洗 5 分钟→80% 乙醇 5 分钟→蒸馏水洗→染色。

4. 除铬沉着物　有些组织用含铬的 Zenker 氏液等固定,有铬沉淀物。可应用盐酸乙醇溶液,或用 5% 碘酒和 5% 硫代硫酸钠水溶液处理。

（二）染色后的处理

1. 脱水　对于大多数的切片,染色后必须要经过脱水。95% 乙醇Ⅰ、Ⅱ各 5 分钟→100% 乙醇Ⅰ、Ⅱ各 5 分钟。

2. 透明　组织经过脱水和透明后会产生一定的折射率,为防止空气中的有色素的细小颗粒沉淀在组织中的不良影响,需加透明处理以使组织切片清晰。二甲苯Ⅰ、Ⅱ各 5 分钟透明。

3. 封固　组织制片需随时检查和保存,故要用盖玻片封固,通常用中性树胶或加拿大树胶加盖玻片封固。

七、染色的注意事项

1. 切片脱蜡应彻底,室温较低时更应注意,以切片在二甲苯中呈透明状,或移入乙醇后,片上无白色斑点为佳。

2. 特殊染色、组织化学反应、免疫组化染色,按各方法的要求进行组织固定处理,以保证效果。做酶反应的组织固定更应严格要求。凡用含升汞固定液固定的组织,于切片脱蜡后,应经脱汞处理,方可染色。其方法为:切片经水洗 2 分钟,浸于 0.5% 碘酊溶液中 10 分钟,水洗,0.5% 硫代硫酸钠水溶液 5 分钟,用水彻底冲洗,经蒸馏水洗后染色。在脱汞过程中,慎防切片脱落。

3. 各种染料试剂一般选用化学纯。各种染料着色效果常因生产厂和批号不同而异,启用任何新品,均应先试染。配成的染液、试液应盛于有色试剂瓶内,瓶签应写明名称、含量、配制年月日,顺序保存于避光橱中,必要者放冰箱内。凡需临用时配制者,配量应适当。

4. 染色各步骤所需的时间,常受温度、切片厚度等影响,可根据镜下观察所见酌情予以调整。但对组织化学反应(尤其是酶),其时间、温度等因素务必恒定,且应做对照片。染液着色力显著减退时应更新,染色反应不正常,应检查染液及试剂是否失效或误用。

5. 染色过程中,勿使切片干燥,以免影响细胞形态。染色完毕后用显微镜检查染色结果是否符合要求,并核对标本种类、号码、数量是否无误。

第二节　常　规　染　色

一、常规染色的概念

供组织学诊断用的优秀常规染色剂,不仅须使细胞核和细胞质有选择性着染,也要使结缔组织着色。苏木素-伊红染色的切片适当分色,可使这些结构得以区分,胞核表现为蓝色,胞质和结缔组织纤维呈各种色调的粉红,因此这是一种最常用的常规染色剂。在组织制片技术中,常规制片最广泛应用的是苏木精和伊红染色,称为常规染色(HE 染色),又称普通染色。

二、苏木素-伊红染色液的配制

在实验室内常用的苏木素染液有以下几种,不同的仅是染色时间以及比较每种染色方法彼此的优缺点,不过各有优劣。

(一) 苏木素染液的配制方法如下:

1. Harris 氏苏木素液

甲液:苏木素	1g
无水乙醇	10ml
乙液:硫酸铝钾	20g
蒸馏水	200ml
丙液:一氧化汞	0.5g

经典的配制方法是,先将甲液加热溶解后,密封待用,再将乙液加热溶解至沸,去火,待溶液仍处于小沸腾状态时再将甲液徐徐倾入其中,全部混合后,再使溶液在短时间内加热至沸腾,去火,最后,将氧化汞缓慢倾入溶液中(氧化汞一定要慢慢少量分次加入,切忌急躁。因氧化汞倒入后,溶液会迅速膨胀易沸出容器外而发生危险。)此时液体变为深紫色,待氧化汞全部放入后,再将溶液加温至沸腾片刻,立即将溶液放入流动的冷水中,并缓缓地连续摇晃至溶液完全冷却为止。隔夜后过滤,加入冰醋酸(按5%比例)混匀,再过滤后保存于冰箱内备用。

我们在实验工作中摸索了一种 Harris 氏苏木素的配制方法,染色效果很好,特介绍如下。

配方:(配制 2000ml)

苏木素	9g
硫酸铝胺(铵明矾)	200g
氧化汞	7g(5～10g)
冰醋酸	100ml
蒸馏水	2000ml
器具:3000ml 三角烧瓶	1 个
200ml 量筒	1 个
1000ml 量筒	1 个
漏斗	1 个(大)
滤纸	1 大张

另备脱脂棉、电炉、湿抹布、大称量纸、流水槽等。器具要求达到化学洁净。

配法:

(1) 将苏木素溶于 100ml 无水乙醇中,密封备用。

(2) 将 200g 铵明矾溶于 2000ml 蒸馏水中,加热至沸。

(3) 去火。加入苏木素酒精搅拌,加热至沸。

（4）去火。缓缓加入氧化汞。

（5）微火煮至有金属膜产生。

（6）去火。以湿抹布包住三角烧瓶的颈部。迅速放置于冷水浴中冷却，缓缓摇动烧瓶至液体完全冷却为止。

（7）静置避光过夜。棉花过滤。滤液中加入冰醋酸（按5%的比例加入），混匀，滤纸过滤，备用。

注意事项：

（1）配制好的苏木素液，未经使用的可长期置冰箱（冷藏）内保存。

（2）盛液体的烧瓶要质优并且容积要大，防止忽速冷却对破裂和煮沸时液体溢出。

2. Hansen 氏苏木素液

甲液：苏木素	1g
无水乙醇	10ml
乙液：硫酸铝钾（钾明矾）	20g
蒸馏水	200ml
丙液：高锰酸钾	1g
蒸馏水	16ml

先将甲液加热溶解，然后将乙液加热溶解，将甲、乙两液混合。再将丙液溶解后缓缓滴入，待全部混合后，再次煮沸一分钟，冷却后过滤，即可使用。

3. Heidenhain 氏铁苏木素液

甲液：硫酸铁铵（紫色结晶）	5g
蒸馏水	100ml
乙液：苏木素	0.5g
无水乙醇	10ml
蒸馏水	90ml

此液要求硫酸铁铵只有紫色的透明结晶才能使用；苏木素是溶于乙醇中然后加水。苏木素液需放置4~5周才能成熟。临用时将甲、乙两液等量混合后使用。（也可先将苏木素用无水乙醇配成5%的贮备成熟，用时取10ml加蒸馏水至100ml使成乙液）。

此苏木素液能染许多结构，但只能用于退行性染色法，需要熟练的分化，初学者宜用减半浓度的铁明矾分色，熟悉后再用原浓度分色。

此液与其他的苏木素染色技术有两个不同：①媒染剂与苏木素分开使用；②所用的媒染剂亦用作为分色剂。

4. Ehrlich 氏酸性苏木素液　主要应用一般染色和黏液，骨组织的染色。

配方：苏木素	2g
纯乙醇	100ml
甘油	100ml
蒸馏水	100ml
冰醋酸	10ml
钾明矾	15g

将苏木素溶于纯乙醇，再将钾明矾溶于蒸馏水中，溶解后将甘油倾入混合，然后加入苏木素酒精混合，最后加入冰醋酸，溶液全部混合后，应暴露在日光下使其自然成熟，时间约要三个月。（若加入300mg碘酸钠，使苏木素迅速氧化则可立即使用）此液贮存愈久染色力愈强（可保持数年之久），染色时间5~20分钟，结果甚佳。

5. Delafreld 氏苏木素液　主要应用于一般染色，弹力纤维的染色。

甲液:苏木素	4g
纯乙醇	25ml
乙液:饱和铵明矾水溶液(约 10%)	40ml
丙液:甘油	100ml
甲醇	100ml

先将苏木素溶于乙醇,再将甲液混合在乙液中,置于白色瓶中并暴露在阳光下约一周,然后过滤,将丙液加入滤液中,待溶液呈暗灰色时再过滤,滤液密封保存。

6. Mayer 氏明矾苏木素液　主要应用于一般染色,骨组织染色,及免疫组化染色。

配方:苏木素	0.1g
钾明矾	5g
碘酸钠	0.02g
柠檬酸	0.1g
水合氯醛	5g
蒸馏水	100ml

先将苏木素及水煮沸溶解,加入钾明矾与碘酸钠,搅动直到全部溶解为止。再加入水合氯醛和柠檬酸,完全溶解后染液呈蓝紫色。加热煮沸 5 分钟,冷却后过滤即成。

此染液染切片 5～15 分钟,不需分化,充分水洗后,可使细胞核显蓝色并且非常细致清晰,通常用于对比染色。

7. Weigert 氏铁苏木素液

甲液:苏木素	1g
无水乙醇(或 95% 乙醇)	100ml
乙液:29% 三氯化铁水溶液	4ml
蒸馏水	95ml
盐酸	1ml

临用时,取甲、乙液等量混合即可应用。混合时应将乙液加入甲液内,染液呈紫黑色。铁苏木素不能像明矾苏木素一样配制后可放置贮存备用,因铁与染色剂的色素根会化合生成不溶性沉淀,所以铁作媒染液时,必须与染液分别配制和分别保存,染片时临时混合应用。

由于这是一种铁苏木素,它将胞核染成黑色。能抵抗在对比染色液中所含分色剂的脱色作用,且不会被光线退色,因此比钾矾苏木素染色较为持久。

8. Mallory 氏磷钨酸苏木素液(PTAH)

配方:苏木素	0.1g
磷钨酸	2.0g
蒸馏水	100ml

将苏木素于 20ml 蒸馏水中加热溶解,再将磷钨酸溶于 80ml 蒸馏水。苏木素液冷却后加入磷钨酸溶液中混合,置放入有阳光处数星期至数月才成熟。此液可久放,若急用时可加入0.177g 高锰酸钾促其成熟。

该染色剂对神经组织及纤维素是一种较为卓越的染色剂。

9. Mallory 氏磷钼酸苏木素液

配方:苏木素	1g
10% 磷钼酸水溶液	10ml
水合三氯乙醛	6～10g
蒸馏水	100ml

暴露于阳光下氧化 1 周,用时过滤。此染色剂主要用于中枢神经系统的染色。

10. Bohmer 氏苏木素液

配方：苏木素　　　　　　　　　　　　　　　　1g

　　　纯乙醇　　　　　　　　　　　　　　　　10ml

　　　钾明矾　　　　　　　　　　　　　　　　20g

　　　蒸馏水　　　　　　　　　　　　　　　　200ml

将苏木素溶于乙醇稍加温。钾明矾溶于蒸馏水,两液混合置烧杯或广口瓶中,以纱布或棉花封盖,在阳光下约 1~2 个月自然成熟的苏木素液面可见一层金属膜样物。组织切片染色用 5~10 分钟,以盐酸乙醇分化。

（二）分化液

1% 盐酸乙醇,是最常用的分化液。

配方：70% 乙醇　　　　　　　　　　　　　　99ml

　　　浓盐酸　　　　　　　　　　　　　　　　1ml

（三）还原液

1. 氢氧化氨液

配方：浓氨水　　　　　　　　　　　　　　　　1ml

　　　蒸馏水　　　　　　　　　　　　　　　　99ml

2. 饱和碳酸锂液

配制：碳酸锂　　　　　　　　　　　　　　　　1g

　　　蒸馏水（冷）　　　　　　　　　　　　　78ml

3. 流水冲洗还原。

（四）伊红染液

伊红为砖红色粉末状或酱红色结晶,是最常用的胞质染料。又名为曙红,它是荧光黄的四溴衍生物。伊红本身溶于醇而不溶于水,也称为醇溶性伊红,它的钠盐,钾盐或铵盐可溶于水,因此称为水溶性伊红。

配方：伊红 Y（水溶）　　　　　　　　　　　0.5~1.0g

　　　蒸馏水　　　　　　　　　　　　　　　99ml

若取用伊红 Y（醇溶性）应溶于99ml 75% 或95%的乙醇中。若在伊红液中加入 0.5ml 冰醋酸,可加速其染色过程,并使胞质的色泽更为艳丽。

三、染色方法

苏木素-伊红染色简称 HE 染色,是组织学技术的常规染色方法。恒定优质 HE 切片应该是红蓝相映,层次浓淡均为分明。

（一）石蜡切片人工操作苏木素-伊红染色法的基本步骤

1. 脱蜡

（1）二甲苯Ⅰ　　　　　　　　　　　　　　10 分钟

（2）二甲苯Ⅱ（应完全透明）　　　　　　　5 分钟

2. 逐级降浓度乙醇水化

（3）无水乙醇Ⅰ（变为不透明）　　　　　　1 分钟

（4）无水乙醇Ⅱ　　　　　　　　　　　　　1 分钟

（5）95% 乙醇　　　　　　　　　　　　　　1 分钟

（6）90% 乙醇　　　　　　　　　　　　　　1 分钟

（7）85% 乙醇　　　　　　　　　　　　　　1 分钟

（8）水洗　　　　　　　　　　　　　　　　2 分钟

3. 染色

（9）苏木精染色	1～5 分钟
（10）水洗	1～3 分钟
（11）1%盐酸乙醇分化	20 秒
（12）水洗	5 分钟,变蓝
（13）蒸馏水洗	1 分钟
（14）伊红染色	20 秒～5 分钟
（15）水洗	30 秒

4. 逐级升浓度乙醇脱水

（16）85%乙醇脱水	20 秒
（17）90%乙醇	30 秒
（18）95%乙醇Ⅰ	1 分钟
（19）95%乙醇Ⅱ	1 分钟
（20）无水酒精Ⅰ	2 分钟
（21）无水酒精Ⅱ	2 分钟

5. 透明

（22）二甲苯Ⅰ	2 分钟
（23）二甲苯Ⅱ	2 分钟
（24）二甲苯Ⅲ	2 分钟

可作透明度试验:在黑色背景下以光线照于切片如果见有乳白色斑片系脱水不足,需再行脱水。

6. 封固

（25）中性树胶或加拿大树胶加盖玻片封固。

结果:胞核呈蓝色,胞质、肌肉、结缔组织呈红色,红细胞呈橘红色,其他成分呈深浅不同红色。钙盐和各种微生物也可染成蓝色或紫蓝色。

（二）石蜡切片自动染色机苏木精-伊红染色程序

1. 二甲苯Ⅰ10 分钟

2. 二甲苯Ⅱ10 分钟

3. 无水乙醇Ⅰ1 分钟

4. 无水乙醇Ⅱ1 分钟

5. 95%乙醇Ⅰ1 分钟

6. 95%乙醇Ⅱ1 分钟

7. 90%乙醇Ⅰ1 分钟

8. 80%乙醇Ⅰ1 分钟

9. 水洗 1 分钟

10. 苏木精染色 1～5 分钟

11. 水洗 1 分钟

12. 1%盐酸乙醇分化 30 秒

13. 水洗 5 分钟变蓝

14. 伊红染色 30 秒～5 分钟

15. 水洗 30 秒

16. 85%乙醇 20 秒

17. 90%乙醇 30 秒

18. 95%乙醇Ⅰ1分钟

19. 95%乙醇Ⅱ1分钟

20. 无水乙醇Ⅰ2分钟

21. 无水乙醇Ⅱ2分钟

22. 二甲苯Ⅰ2分钟

23. 二甲苯Ⅱ2分钟

24. 二甲苯Ⅲ2分钟

25. 中性树胶或加拿大树胶封片

（三）冷冻切片苏木精-伊红染色方法

1. 恒冷箱冷冻切片,粘贴在载玻片上,用95%乙醇95ml和冰醋酸5ml的混合液固定1分钟,水洗。

2. 苏木精染色1~2分钟

3. 水洗20秒

4. 1%盐酸乙醇分化20秒

5. 水洗20秒

6. 稀氨溶液30秒

7. 水洗20秒

8. 伊红染色20秒~1分钟

9. 水洗10秒

10. 85%乙醇20秒

11. 90%乙醇1分钟

12. 95%乙醇1分钟

13. 无水乙醇Ⅰ1分钟

14. 无水乙醇Ⅱ2分钟

15. 二甲苯Ⅰ1分钟

16. 二甲苯Ⅱ2分钟

17. 二甲苯Ⅲ2分钟

18. 中性树胶或加拿大树胶封片

四、染色注意事项

一张优质的HE染色切片,绝非仅指染色而言,它包括很多方面,首先应重视"固定"环节,其次注意脱水、透明、浸蜡、包埋和切片等各个步骤。一张因固定、脱水等步骤有所缺陷的切片,染色是不可能鲜艳、透明、层次分明的。解决上述各细节问题的方法已在前面各章节中均提到过。但在进行HE染色时还应注意以下问题:

1. 组织切片的脱蜡步骤应彻底,否则无论进行哪种染色都会发生困难。脱蜡时间要充分,若溶蜡剂使用过久应及时更换以免效率降低,若室温过低,可将溶蜡剂置于温箱中进行脱蜡。

2. 苏木素染液使用一段时间后表面易出现亮晶状飘浮物,这可能是液体表面的过氧化物,必须过滤除去,以防沉渣污染组织切片。苏木素液一般染过三、四百张切片后,着色力会减弱,着色不鲜艳,呈灰蓝色时应及时更换新液。

3. 染色时间的长短需依据染色剂对组织的染色作用、室温条件、切片厚薄、固定液类别和染液的新旧而进行相应调节。所以在染色时必须使用显微镜观察染色程度以利掌握时间。

4. 分化十分重要。分化步骤的准确也是染色成败的关键,若分化失当则必然引起染色不匀、过淡或过深等现象,因此分化后一定要镜检,观察胞核是否清晰,胞质呈淡白色。否则需再次分化,不然一旦复染后,组织会呈紫蓝色即"蓝盖红"现象。

5. 还原液不宜过浓,若碱性太强易使组织脱落,故以淡为宜。

6. 伊红宜淡染,复染过深胞核会不清晰,影响镜检。

7. 若脱水,透明等步骤不够彻底,则组织表面会有一层雾状膜。若有这一现象,应立即更换纯乙醇脱水,再次透明。在潮湿的季节里应注意乙醇的浓度、若降低要及时更换。

8. 染色后的组织切片,要将组织四周的污染物痕迹擦掉,以免影响美观。

9. 封固剂要适量,滴加时应小心倾滴,盖玻片要轻轻放置,以免气泡产生影响镜检。盖玻片大小选择要合适,一般要大于组织块,以防封盖不全,盖玻片要放正,标签贴牢,编号清楚。从而保证切片的封藏和美观。

10. 染好的切片应妥为保存,更应避免日光照射,否则切片容易退色。

 学习小结

染色是将染料配制成溶液,将组织切片浸入染色剂内,经过一定时间,使组织和细胞的成分被染上不同的颜色,产生不同的折射率,便于在光学显微镜下进行观察。因此,染色技术在组织形态学、病理学诊断、科学研究等工作中,具有非常重要的实用价值。

(吴义春)

复　习　题

一、名词解释

　　染色;常规染色;特殊染色;单一染色;复染色;多种染色

二、选择题

A 型题

1. 染色过程中关于脱蜡的描述**错误**的是
    A. 石蜡切片必须经过脱蜡后才能染色　　　　B. 脱蜡前切片经过烘烤
    C. 二甲苯的新鲜与否不影响脱蜡的效果　　　D. 组织切片脱蜡要彻底
    E. 脱蜡主要取决于二甲苯的温度和时间

2. 细胞质的染色与 pH 的关系**错误**的是
    A. pH 调到蛋白质等电点 4.7～5.0 时,酸性染料不易着色
    B. pH 调到蛋白质等电点 4.7～5.0 时,碱性染料不易着色
    C. pH 调到蛋白质等电点 6.7～6.8 时,胞质易染色
    D. pH 调到蛋白质等电点 6.7～6.8 时,胞核易染色
    E. pH 调到蛋白质等电点 6.7～6.8 时,胞核不易染色

3. HE 染色中二甲苯和乙醇的作用**不**正确的是
    A. 二甲苯溶解切片中的石蜡,使染料易于进入细胞和组织
    B. 染色后二甲苯起透明切片的作用,利于光线的透过
    C. 乙醇用于苏木精染色前是为了洗脱用于脱蜡的二甲苯
    D. 伊红染色后乙醇是为了脱去组织中的水
    E. 组织切片透明度与脱水是否彻底无关系

4. 关于水洗的作用**错误**的是
    A. 脱蜡经乙醇处理后,水洗切片能使苏木精进入细胞核内

B. 脱蜡经乙醇处理后,水洗切片能使伊红进入细胞质内

C. 染色之后水洗作用是去除未结合的染液

D. 分化以后水洗是为了除去分化液和脱下染料

E. 伊红染色后水洗是防止未结合染液进入脱水的乙醇中

5. 下列物质不能在蓝化作用中使用的是

    A. 弱碱性水　　　　B. 弱酸性水　　　　C. 自来水

    D. 稀氨水　　　　　E. 温水

6. 染色过程中,**错误**的是

    A. 一般情况下在新配的苏木精液中只需染 1 分钟左右

    B. 根据染片的多少,逐步把时间缩短

    C. 苏木精染色后,不在水中和盐酸乙醇停留过长

    D. 切片分化程度应在镜下观察

    E. 分化过度,应水洗后重新染色,再水洗分化

7. 下列**不**属于常规石蜡切片和 HE 染色的质量标准规定的是

    A. 形状规则,切片完整　　　　　　B. 薄厚均匀,厚度 4~6μm

    C. 无褶无刀痕　　　　　　　　　　D. 染色核质分明,红蓝适度

    E. 透明洁净,封裱美观

三、问答题

1. 染色的目的是什么?

2. 常用染色剂有哪些?

3. 简述染色的原理。

4. 试述 HE 染色的方法及注意事项。

第十五章

细胞学检验技术

学习目标

1. 掌握　处理细胞学标本的一般步骤；标本采集、涂片、固定、染色。
2. 熟悉　常见类型癌细胞的涂片特点；细胞学检验的质量控制。
3. 了解　液基细胞学技术的发展与应用。

第一节　概　　述

细胞病理学,又称诊断细胞学或临床细胞学,是通过观察细胞的结构和形态来研究和诊断疾病的一门科学,是病理学的分支学科之一,与活体组织检验关系十分密切。临床上根据细胞标本来源不同,病理细胞学检验目前可分为脱落细胞学检验和细针穿刺吸取细胞学检验两类。前者以生理或病理情况下脱落的细胞作为研究的对象,如胸腔积液、胃液、尿液、痰液等;后者使用特制针具穿刺病变部位取得细胞作为研究对象,如从淋巴结、甲状腺、乳腺肿块等取得细胞成分。用各种方法采集的细胞标本,常规都要经过涂片、固定、染色,用光学显微镜观察细胞形态,然后做出诊断等技术流程。

细胞学的检查方法简便易掌握,结果又较为可靠。目前已成为临床恶性肿瘤早期诊断的重要方法之一,被广泛应用于临床检验和肿瘤普查。

一、应　用　范　围

1. 诊断某些良性病变　如宫颈涂片,诊断滴虫阴道炎;淋巴结穿刺,诊断慢性淋巴结炎等。

2. 适用于阴道脱落细胞学检查　可判断女性雌激素水平,了解卵巢功能状态和确定卵巢排卵时间。

3. 用于肿瘤治疗后的随诊观察　判断肿瘤切除或放疗后的疗效以及有无复发和转移等。

4. 发现癌前病变　及时治疗癌前病变,干预癌变过程。

5. 用于诊断癌瘤　适于防癌普查,便于早期发现、早期诊断、早期治疗恶性肿瘤。

二、细胞学检验的优点与不足

（一）优点

1. 方法简单易学,容易掌握。

2. 设备简单,容易推广,费用低。

3. 安全,患者痛苦少或无痛苦,可反复取材检验,无不良反应。

4. 制片技术简洁,报告快速,出报告时间短。

5. 癌细胞检出率较高,如技术条件好采集细胞方法正确,某些肿瘤阳性率可达80%～90%。

6. 对于难取得组织学诊断材料时,细胞学诊断可以弥补形态学诊断的空白,对于放疗化疗的选择有重要意义。

(二)不足

1. 有一定的误诊率,细针穿刺10%假阴性,痰涂片>20%假阴性。

2. 肿瘤大小、具体病变部位难确定。

3. 肿瘤分型困难。

4. 非肿瘤性疾病研究少。

三、注 意 事 项

1. **标本采集正确** 标本采集是细胞学诊断的先决条件。只有采集到合格的标本,才能做出可靠地诊断,如宫颈癌绝大多数起源于宫颈口柱状上皮和鳞状上皮交界处,因此宫颈刮片应该从宫颈口两种上皮的移行带处采集,在涂片中除鳞状上皮细胞外,还应见到柱状上皮或化生的鳞状上皮细胞等。

2. **保证制片各环节质量** 质量好的涂片是细胞学诊断的基础。质量好的涂片应具备:①涂片厚薄适当,分布均匀。涂片过厚细胞相互重叠,过薄的涂片细胞数量少,均难以做出准确的诊断。②固定及时,涂片染色后细胞结构清晰。胞核、胞质色泽分明。③涂片无人为的变化,即在制片过程中因处理不当而出现的一些不应有的变化。④涂片中红细胞过多,应设法溶解红细胞,以使其他细胞更为突出、清晰。

3. **阅片细致** 细致阅片是诊断的关键。由于细胞学,尤其是脱落细胞学是在大量正常细胞中寻找数量相对较少的异常细胞或癌细胞,有时癌细胞数量很少或只局限于涂片的某一区域,因此观察涂片必须全面细致、耐心,不漏掉一个视野,不放过一个可疑的细胞。

4. **加强学习** 不断总结经验,提高细胞学诊断的准确性。细胞学诊断只能根据对涂片进行全面、客观的观察,经过科学的思考、分析综合而得出正确的结论。由于细胞学本身的局限性,缺乏组织结构的改变,因此,细胞学工作者必须对各器官、各系统的各种正常细胞、良性病变细胞、放疗后细胞的形态变化有全面深刻的了解,才能做出准确的判断。有下列情况之一者应重复检查:①涂片中只有少数异常细胞,难以做出结论性诊断的病例。②细胞学诊断与临床诊断明显不符的病例。③标本中细胞坏死或变性严重,难以肯定诊断或分型的病例。④涂片取材不当或制片技术不佳等。

5. **加强与临床的联系** 细胞学与实验室检查不同,临床病史及有关影像学检查和化验结果,是病理诊断的重要参考依据,有时甚至必须自己亲自检查,综合判断才能做出正确诊断。

6. **重视新技术的应用** 常规涂片染色是细胞学工作者做出诊断的基础,但绝不可忽视其他手段,如特殊染色、免疫组化、电镜、原位杂交以及其他生物学技术。因为许多肿瘤细胞分化差,细胞的特征不明显,常规染色往往很难判断,尤其癌细胞的分型,常规染色较为困难。恶性淋巴瘤各种淋巴细胞的分型则需要借助免疫组化检查结果才能明确。胸膜间皮瘤和转移性腺癌鉴别,有时需要电镜观察才能肯定。因此,广泛应用各种分子生物学技术,才能使诊断细胞学水平不断提高。

第二节 标本的采集和制片

一、标 本 采 集

标本采集原则:①正确地选择采集部位是细胞学诊断的基础和关键。故要求准确地选择采集部位,应在病变区直接采集细胞。②标本须新鲜,尽快制片,防止细胞腐败或自溶。③避免干扰物混入,如黏液、血液等。④采集方法应简便易行,操作应轻柔,减轻患者痛苦,避免引起严重并发症和肿瘤扩散。

1. 直视采集法　是细胞病理学常用的采集方法,在肉眼观察下直接采集,如阴道、宫颈、口腔、鼻咽部等部位,采用刮取、吸取或刷取等方式采集标本,对食管、胃、肠道、气管、支气管可借助于内镜在病灶处直接刷取标本。

2. 自然分泌液采集法　标本脱落自上皮表面随液体排出,包括:①咳出,如痰液。②排泄或导尿,如尿液。③挤压,如乳头分泌物等。

3. 穿刺吸取法　通过穿刺吸取法从充满液体的器官或实体性器官中获得细胞标本。如肿瘤,心包积液、胸腔积液,腹腔积液、脑脊液和玻璃体液等。

4. 灌洗法　向空腔器官或腹腔、盆腔(剖腹探查时)灌注一定量生理盐水冲洗,使其细胞成分脱落于液体中,收集灌洗液离心制片,作细胞学检查。

5. 摩擦法　用摩擦工具在病变处摩擦,取擦取物直接涂片。常用的摩擦工具有线网套、气囊、海绵球摩擦器等。可对鼻咽部、食管和胃等处病灶取材涂片。

二、涂　片

原则:①标本要新鲜,取材后应尽快制片。②涂片要轻柔,避免挤压防止细胞的损伤。③玻片要清洁光滑无油渍,先用硫酸洗涤液浸泡冲洗,再用75%乙醇浸泡。④涂片须牢固防止脱落。含有蛋白质的标本可直接涂片;而缺乏蛋白质的标本,涂片前应先在玻片上涂一薄层黏附剂,这样可使涂片牢固。常用的黏附剂为蛋白甘油,由甘油和生鸡蛋蛋白等量混合而制成。⑤涂片数量每位患者的标本至少应涂3~5张玻片。涂片后在玻片的一端标上编号或姓名。

（一）传统制片方法

1. 推片法　通常把标本低速离心或自然沉淀后推片。方法是两手各持一张玻片,水平玻片前部涂有样品,然后将样品处与另一手上玻片接触,玻片与水平玻片成40°左右夹角,将载玻片上的细胞标本匀速推动,做成细胞涂片。注意:因癌细胞体积较大,常位于细胞涂膜的尾部,因此推片时不要将尾部推出玻片外。

2. 涂片法　为细胞学标本最常用的方法,常用棉签棒、针头或吸管将标本均匀涂抹于玻片上,应注意:涂片动作应轻柔利索,沿一个方向,一次涂抹而成。

3. 拉片法　常把小滴状标本,置于两张载玻片之间,稍加压力,反向拉开,即成两张厚薄均匀的涂片。选拉片法制片可适用于痰、胸腹腔积液和穿刺细胞标本。

4. 喷射法　适用于液体标本,方法是在距离玻片2~3cm的高度处,用配有细针的注射器将标本均匀、反复地喷射在玻片上。此法适用于各种吸取液标本的制作。

5. 印片法　此法是活体组织检查的辅助方法。将小块新鲜的病变组织在玻片的不同部位印按3~4次后拿开。

（二）液基薄层制片法

液基薄层制片法是将脱落细胞保存在液体中,并通过特殊设备将红细胞、白细胞、坏死组织及黏液等成分去除,并将需要检测的细胞均匀分散贴附在载玻片上制成涂片的技术。

1. 薄层细胞学检测系统(Thinprep cytologic test,TCT)　1996年获美国食品和药物管理局(Food and Drug Administration,FDA)批准用于临床。主要方法是将宫颈脱落细胞放入有细胞保存液的小瓶中,刮片毛刷在小瓶内搅拌数十秒钟,在通过高精密度过滤膜过滤后,将标本中的杂质分离,取滤后的上皮细胞制成直径20mm薄层细胞于载玻片上,95%乙醇固定,经巴氏染色、封片,由细胞学专家在显微镜下阅片按TBS法作出诊断报告。

2. 自动细胞学检测系统 自动细胞学检测系统又称液基细胞学检测系统(liquid-based cytologic test,LCT),1999年获美国FDA批准用于临床。基本方法是将收集的脱落细胞置于细胞保存液,通过比重液离心后,经自然沉淀法将标本中的黏液、血液和炎性细胞分离,收集余下的上皮细胞制成直径为13mm超薄层细胞于载玻片上。每次可同时处理48份标本,并在全自动制片过程中同时完成细胞染色,达到更高质量及更高效率。

 知识链接

TBS诊断

1988年由50位病理学家在美国华盛顿马里兰州Bethesda城开会讨论宫颈/阴道细胞学诊断报告方式,制定了阴道细胞命名系统TBS(The Bethesda System)。TBS报告中包括为临床医师提供有关标本(涂片)质量的信息、病变的描述、细胞病理学诊断及其处理的建议。现在不少国家采用描述性诊断,TBS诊断的主要内容包括感染(细菌、真菌、原虫、病毒等)、反应性和修复性改变、上皮细胞异常(鳞状上皮细胞异常、腺上皮细胞异常)和其他恶性肿瘤。

三、固 定

固定主要是为了保持细胞的自然形态,防止细胞自溶和细菌所致的腐败;固定能沉淀和凝固细胞内的蛋白质,并能破坏细胞内的溶酶体,从而细胞结构清晰并易于着色,所以固定愈及时,细胞愈新鲜,染色效果愈好。

(一) 常用固定液

1. 95%乙醇固定液 适用于大规模防癌普查,制备简单,但渗透能力较差。

2. 乙醚乙醇固定液 无水乙醚与95%乙醇各49.5ml,醋酸1ml配制。此液渗透性强,固定效果好。适用HE染色和巴氏染色。

(二) 固定方法

1. 带湿固定法 即涂片尚未干燥即行固定。适用于痰液、宫颈刮片及食管刷片等较黏稠的标本。

2. 干燥固定法 即涂片自然干燥后,再行固定。适用于较稀薄的标本,如尿液、浆膜腔积液等。

(三) 固定时间

一般为15~30分钟。含黏液较多的标本如痰液、宫颈刷片等,固定的时间要适当延长。不含黏液的标本,如尿液、胸腹腔积液等,固定时间可酌情缩短。

(四) 注意事项

1. 制作标本要新鲜 送检标本要新鲜制作,脑脊液更不能超过1小时。胸腹腔积液、心包积液、痰液可在冰箱内放置12~24小时。尿液在冰箱中停放不超过2小时。

2. 固定液的过滤 为了防止细胞污染凡是使用过的固定液必须过滤后才能再次使用。使用过长的固定液必须用乙醇相对密度计测定,乙醇浓度低于90%应及时更换新液。

3. 根据染色要求选择合适的固定液 如巴氏或H-E染色应选用95%乙醇固定,瑞-吉氏染色可选甲醇固定液,瑞氏染色以自然干燥固定为宜。

四、染　色

染色是利用一种或多种染料使细胞着色,显示不同颜色,以使细胞形态结构在显微镜下易于观察。

(一) H-E 染色

苏木素—伊红染色简称 H-E 染色。适用于各种细胞的染色,是组织学技术常规染色方法。将 H-E 染料制成溶液将涂片浸入染色剂中,经过一段时间使其与组织细胞内的某种成分发生作用,使细胞各种微细结构能显现不同颜色,便于在显微镜下观察。

1. 染色特点　苏木素经氧化成熟后,产生具有染色能力的苏木红。苏木红与含金属离子的钾明矾或铵明矾等媒染剂结合形成蓝紫色沉淀色素,达到染色的目的。用于铁苏木素的媒染剂是三价铁离子,苏木红的铁沉淀色素为黑蓝色,不溶于水。不能配制大量含媒染剂的混合液,一般用时现配。

2. 染色步骤

(1) 从固定液中取出涂片放入蒸馏水或自来水中浸泡 1 分钟。

(2) 放入 Harris 苏木素染液中 3 ~ 8 分钟。

(3) 自来水漂清。

(4) 放入 70% 乙醇中 2 分钟。

(5) 1% 盐酸乙醇分化,呈桃红色为宜。

(6) 自来水漂清。

(7) 3% 氨水返蓝,呈蓝色为宜。

(8) 自来水冲洗 5 ~ 15 分钟。

(9) 70%、90% 乙醇浸泡各 1 分钟。

(10) 伊红液染色 1 分钟。

(11) 依次放入 3 罐 95% 乙醇液内洗涤。

(12) 依次放入 3 罐无水乙醇内脱水,各 1 ~ 2 分钟。

(13) 依次放入 2 ~ 3 罐二甲苯中透明各 3 ~ 5 分钟。

(14) 用树脂胶封固涂片。

3. 染色结果　细胞核染鲜明的蓝色,细胞质染深浅不同的粉红色至桃红色,胞质内嗜酸性颗粒呈强反光的鲜红色。红细胞呈橘红色,蛋白性液体呈粉红色。

(二) 巴氏染色

巴氏染色主要有苏木素、橘黄 G、伊红、亮绿、俾士麦棕等染料。其中苏木素染胞核,其他染料与胞质中不同化学成分结合染胞质。

1. 染色特点　对细胞具有多种染色效果,色彩丰富而鲜艳,细胞和结构清晰,胞质透明性好,颗粒分明。由于染色效果好,是细胞病理学常用的染色方法。本法多用于女性雌激素对阴道上皮的影响,其不足是操作程序复杂。

2. 染色步骤

(1) 固定:95% 乙醇固定涂片 15 ~ 30 分钟。

(2) 渐进脱水:将以固定涂片依次浸入 80%、70%、50% 乙醇液各 1 分钟,水洗。

(3) 染细胞核:将涂片浸入 Harris 苏木素染液 5 分钟。

(4) 分色:浸入 0.5% 盐酸乙醇分化液数秒后流水冲洗。

(5) 渐进脱水:涂片依次经过 70%、80%、90% 乙醇液内各脱水 1 分钟。

(6) 染细胞质:浸入橘黄 G 染液 1 ~ 2 分钟。进 95% 乙醇液 Ⅰ、Ⅱ 各 1 分钟。然后用 EA-36

染色 5 分钟,进 95% 乙醇液Ⅰ、Ⅱ各 1 分钟。

(7) 脱水透明:涂片浸入无水乙醇Ⅰ、Ⅱ,二甲苯Ⅰ、Ⅱ各 1 分钟。

(8) 封片:中性树胶封固。

3. **染色结果** 上皮细胞核呈深蓝色,核仁红色,胞质颜色随细胞类型和分化程度不同而异,可呈橘黄、粉红或蓝绿色;红细胞鲜红色;白细胞胞质呈淡蓝色,核呈深蓝黑色;黏液淡蓝色。

(三) 瑞-吉染色

1. **染色特点** 染色方法简单,且兼有瑞氏、吉氏两种染色的优点,并且涂片可保存十多年而不退色。

2. **染色步骤**

(1) 将自然干燥的涂片固定后水平置于染色架上。

(2) 滴加瑞-吉染液于玻片上,以盖满涂膜为宜(保持湿润)。

(3) 30 秒~1 分钟滴加磷酸缓冲液(染液量的 1~3 倍)用气囊吹匀。

(4) 10~30 分钟后,流水冲去染液。

(5) 趁湿加上盖玻片或待干后镜检。

3. **染色结果** 细胞核染紫红色,细胞质蓝紫色。

第三节 常用细胞学检查方法

一、食管、胃脱落细胞学检查

(一) 食管脱落细胞学检查

1. **标本采集方法**

(1) 食管吞网细胞学检查:利用网囊采集从贲门到距前门齿 20cm 处食管中的柱状上皮细胞。取出网囊,直接涂片,立即固定。

(2) 纤维食管镜刷片:是在内镜直视下,采用洗涤、吸引、涂抹和摩擦取材法。

2. **制片** 采集标本后应该立即涂片 4~6 张,如有血丝或陈旧性血液,应重点涂片。

3. **固定** 用乙醇乙醚固定液带湿固定 15~30 分钟。

4. **染色** H-E 染色或巴氏染色。

5. **禁忌证** 食管静脉曲张、食管溃疡、胃及十二指肠溃疡伴出血、疾病晚期或长期不能进食而体质极度衰弱、急性咽喉炎、严重心脏病、高血压患者等以及临床医生认为不适宜该检查方法者。

6. **临床意义**

(1) 食管炎:涂片中均匀散布着炎症细胞,副基底上皮细胞往往增多。上皮细胞之间的间隙明显增宽,在炎症细胞广泛分布的同时,有组织和细胞的坏死物质、纤维素性渗出物、结缔组织纤维碎片或红细胞等。

(2) 食管鳞状细胞癌:核的结构异常是细胞学诊断癌的主要指标,癌细胞的形态及大小不一致。核的外形不规则或畸形,胞核比例增大,核质比例失常。核染色质增多,着色深,呈粗颗粒状,其颗粒大小不一,分布不均。核膜增厚或厚薄不一,核失极性。

(3) 食管腺癌:组织学形态与胃腺癌相同。

(二) 胃脱落细胞学检查

1. **标本采集方法**

(1) 人工加压冲洗法:先用含蛋白酶 10mg 的温白开水或生理盐水对患者胃部进行冲洗,随后用生理盐水或林格液 300～400ml,再次冲洗。最后将胃内冲洗液抽出,立即冷却,每分钟 3000r 离心 5 分钟,弃上清,取沉淀物涂片,稍干立即固定,常规 H-E 染色。

（2）摩擦法:用各种摩擦工具在病变区域进行摩擦擦拭,采集细胞标本直接涂片固定染色。常用的摩擦法有网套气囊法（胃球法）、海绵摩擦法、胃刷摩擦法。

（3）胃镜直视下细胞刷拭法:经胃镜活检孔,插入细胞刷,送到病灶处,直视下有选择地于准确病灶进行刷拭,取出刷头后及时涂片固定,或用缓冲液冲洗刷头的洗液,离心取沉淀物涂片固定。

（4）直视下冲洗法:操作方法基本同上,经器械管道,将塑料管送到病变处,注入冲洗液冲洗,通常用 pH 5.6 的醋酸缓冲液,一次注入 250ml 用力冲洗后通过塑料管抽出缓冲液,立即离心取沉淀物涂片固定。

（5）直视下吸引法:经器械管口道插入直径 2mm 的塑料管使管顶端接触病灶或疑似恶变的黏膜处,管外口连接一个 50～100ml 的注射器,用适当的负压抽吸（约 40ml）2～3 次后退出塑料管,用塑料管和管内吸出的内容物直接涂片固定,再用缓冲液清洗管头和管腔,此液离心取沉淀物涂片固定。

（6）活检组织印片法:胃镜活检组织钳取后,固定前用吸水纸吸出新鲜组织块中的水分,及时在玻片上轻轻按印或滚动制片,固定。印片细胞形态结构比较完整,保持组织结构样的细胞团,方法简便、快捷。活检黏液坏死组织切片中易漏掉癌细胞,印片可补充活检的不足,效果好,是一种常规的辅助活检检查手段。

2. 制片　直接涂片。

3. 固定　乙醚乙醇液带湿固定 15～30 分钟。

4. 染色　H-E 染色。

5. 注意事项　吞胃球过程中如患者吞气囊困难,恶心反应大,可用 2% 地卡因喷雾麻醉咽喉部,2～3 次后再吞咽,气囊取出前,口腔保证充分清洗净,在操作中不应吞咽唾液、鼻咽分泌物、痰等杂物。气囊吞入后,腹部按摩,特别是病变部位的按摩是重要的一个环节,关系到细胞学检查结果。

6. 临床意义

（1）慢性胃炎:又称浅表性胃炎,脱落的细胞多显示核肥大肿胀,染色质疏松浅染,裸核,胞质空泡变,胞膜境界不清,单个或成群的细胞分布在炎症细胞之间,有时可以找到轻度不典型细胞。

（2）慢性萎缩性胃炎:涂片中大量炎症细胞的背景上,许多脱落的胃上皮细胞呈低柱状圆形化,核小圆形浓染居细胞中心,可见核仁胞质不透明,细胞单个散在或成片,细胞境界清,排列整齐。变性上皮细胞核肿胀,胞质不清,或核固缩浓染。往往有肠上皮化生细胞。

（3）胃息肉:涂片中上皮细胞散在或集群成片,有的细胞核增大浓染,核仁清楚,胞质较多,核质比变化不明显,细胞形态大小较一致,有时出现不典型细胞。

（4）慢性胃溃疡:涂片背景中有大量的中性粒细胞,上皮细胞重度变性裸核多,散在和成片的碎屑物,核固缩浓染,往往同时有红细胞和陈旧性出血。此背景中有的可见肠上皮化生细胞,程度不同的不典型细胞。

（5）胃癌:核增大,中度到高度畸形以不规则圆形或卵圆形核质增多,颗粒分布不均,着色较深,核仁大,多核或巨核。核质比失常,集群细胞明显大小不等,形态多样,染色不一等。

二、支气管、肺脱落细胞学检查

1. 标本采集方法

（1）自然咳痰法：嘱患者清晨咳痰前漱口、刷牙，以避免食物残渣和细菌的污染，要指导患者用力咳出深部痰液，将痰液收集于标本盒内，立即制片，应连续送检3天，以提高痰检阳性率。

（2）Saccomanno：让患者把痰咳入预先放入50ml固定液（50%乙醇48ml，50%氯乙二醇1ml，利福平注射液1ml）的试管内，摇动试管使液体混合，然后将混合液倒入离心管内，用搅拌机高速搅拌3～4秒，如混合液仍是颗粒状在搅拌2～3秒，直至混合液达到浑浊均匀一致状态，在以每分钟1500r离心15分钟，取沉淀物涂片。

（3）超声波喷雾吸入引痰法：适用于不能咳痰的患者，超声雾化器产生的气溶胶可以达到细支气管和肺泡。要求患者晨起空腹排尽口腔、鼻腔、咽喉的分泌物。引痰时患者应张口深吸气，由鼻孔出气，吸入雾化剂10～15分钟随时将痰咳入器皿内。

2. 选材 痰液性状与痰检阳性率关系密切，首先将痰液平铺在玻璃皿中，用竹签或眼科镊子把痰液牵开，用放大镜在黑色背景下仔细观察，选取那些带血丝的痰液，鲜血旁的黏液，灰白色痰丝和那些粗如细丝、呈螺旋卷曲状、牵引时可伸长、放松又缩短的痰丝，这种类型的痰液往往含有癌细胞较多，蛋清状透明的黏液有时也可见大量透明的癌细胞，也可取这样的痰液图片检查。选材时还用注意有无小块脱落的组织细胞，可用于制作切片或印片。

3. 涂片 用牙签将有诊断价值的痰液约1ml置于玻片上，然后将无用多余痰液刮去，留黏稠液体约0.2ml，用竹签将痰液慢慢铺开，涂膜厚度约1～2mm，在整个玻片的2/3区域铺满薄厚均匀的黏液，一次3～4张涂片。如细胞量少可以将痰细胞浓集，去掉痰液中黏液，提取细胞成分，提高阳性检出率。可用电磁搅拌器搅拌打碎，也可用胰蛋白酶消化法，离心取沉淀物涂片做细胞学检查。

4. 固定 由于痰液标本黏稠，晃动玻片时痰液不移动即可带湿固定，固定宜采用渗透性强的乙醚乙醇固定液，固定20分钟，在放入水中1分钟，洗去固定液后略加温，使其干燥（固定前不能烘烤）。

5. 染色 H-E染色或瑞-吉氏染色。

6. 临床意义 肺癌，原发性肺癌大多起源于支气管，也称支气管肺癌。分为鳞状细胞癌，小细胞癌，腺癌，大细胞癌，腺鳞癌，类癌，支气管腺癌及其他。

三、泌尿道脱落细胞学检查

泌尿道脱落细胞主要为来自肾，输尿管，膀胱及尿道的脱落细胞，在男性还有前列腺及精囊腺等处的上皮细胞。

1. 标本采集条件 尿液标本要新鲜，尿道脱落上皮在尿液中容易发生变性和自溶，因此应于尿液排出后0.5～1小时内涂片，并立即固定。若不能及时制片，可在尿中加入等量95%乙醇，或尿量1/10的甲醛溶液。对不能到医院就诊的患者，可嘱其把尿排在装有聚乙二醇保存液50ml的标本瓶内（聚乙二醇保存液：500g/L聚乙二醇水溶液50ml乙醇20ml，95%乙醇430ml，）3天内送检，细胞不致退变。

2. 标本采集方法

（1）自然排尿法：一般取清晨中段清洁尿液，怀疑尿道肿瘤收集前段初始尿，怀疑膀胱肿瘤收集末段排空尿，膀胱按摩能增加尿液中脱落细胞成分。

（2）导尿管导尿：本法多用于怀疑患有肾盂或输尿管肿瘤的患者。

（3）膀胱冲洗：用冲洗液（糜蛋白酶10mg溶于200ml生理盐水中）冲洗膀胱5～6次，获得冲洗液制片。

（4）细胞刷片：在膀胱经直视下对可疑病灶刷取细胞成分,其准确率高。

3. **制片** 尿液标本每分钟 1500r 离心 5 ~ 10 分钟,取沉淀物直接涂片固定。当细胞较少时可用二次离心浓集法,步骤将尿液混匀倒入 4 ~ 6 支离心管中每分钟 1500r 离心 5 ~ 10 分钟,弃上清,取沉淀物于同一试管内按上步条件离心取沉淀物涂片固定。

4. **固定** 95% 乙醇带湿固定,15 ~ 30 分钟。

5. **染色** H-E 染色或巴氏染色。

6. **临床意义**

（1）膀胱移行上皮肿瘤：不典型增生的尿路移行细胞常见,这种细胞介于正常细胞与癌细胞之间,核质比轻度增大,核浓染。可见于炎症、结石等非肿瘤疾病,也可见于肿瘤疾病。

（2）鳞状细胞癌：鳞癌细胞在尿中所见与宫颈癌相似,癌细胞嗜酸性、角化胞质、核固缩。有时整个核被角化浸没,形成"怪影细胞"。

（3）腺癌：多数腺癌脱落细胞类似肠腺癌细胞。细胞粒状,胞质空泡,核大,染色质增多。偶尔可见小癌细胞类似印戒细胞型。亦可见透明细胞腺癌型。

四、女性生殖道脱落细胞学检查

女性生殖器官包括外阴、阴道、子宫、输卵管和卵巢,通过对女性生殖道脱落细胞学检查,对生殖道肿瘤早期防治有着重要意义。

1. **标本采集方法**

（1）子宫颈刮片法：在宫颈外口刮片采集宫颈黏膜脱落细胞是诊断宫颈癌的重要方法,首先用棉棒拭净宫颈口的分泌物,然后用木制小脚刮板在宫颈外口做 360° 旋转拭刮,将所得制成涂片、固定。亦可在糜烂等可疑病变部位直接涂片。

（2）阴道后穹隆吸取法：用带橡皮球的吸管在后穹隆吸取液体成分,将吸取物喷在玻璃片上,向同一个方向轻轻涂抹,及时固定。

（3）女性检测内分泌水平时,取材最佳部位在阴道侧壁上 1/3 处,其次是阴道后穹隆部位,未婚女性宜在小阴唇内侧壁取材。

2. **制片** 直接涂片 4 ~ 6 张。

3. **固定** 乙醚乙醇带湿固定 20 ~ 30 分钟。

4. **染色** 巴氏染色。

5. **注意事项**

（1）测内分泌水平取材部位避免接触宫颈,近期内无论是局部还是全身均不能应用对阴道上皮有影响的药物,如炎症明显,则不能用于评价激素水平。

（2）涂片薄厚要均匀,涂片上细胞不少于 300 个。

（3）一般多用巴氏染色,亦可用邵氏染色。

6. **临床意义**

（1）宫颈鳞状细胞癌涂片特点：癌细胞大小、形态显著不一致,可以有明显的核和质畸形。可以有明显的单个或多个核仁。涂片背景中常有癌细胞碎屑、坏死和出血。

（2）宫颈腺癌：①分化好的腺癌,肿瘤细胞具有明显腺上皮细胞分化特征,还表现为细胞和核异型不明显,细胞质丰富,常见质内空泡,核仁亦可不明显;②分化差的腺癌,肿瘤细胞无明显腺上皮细胞分化特征。细胞涂片常表现为单个散在多见,或松散排列,恶性裸核常见,细胞和核的异型性往往明显,核仁常大而突出。染色质增多,粗颗粒状,分布不均匀常形成染色质凝集点和核内透亮区,核膜增厚不光滑,细胞质稀少,细胞质内空泡少见。

（3）子宫内膜癌：子宫内膜癌细胞与一般腺癌细胞有相似的基本特征，即具有腺上皮细胞及恶性肿瘤细胞两方面的特点。根据腺癌细胞边界的有无又分为已分化的腺癌细胞和未分化的腺癌细胞。①已分化腺癌的细胞特征，细胞边界明显，虽不如鳞状细胞癌的边界清楚，仍可看出细胞的轮廓；②低分化或未分化腺癌细胞的特征，癌细胞较小，边界不清或失去细胞间的边界，排列成合胞体状或紧密成群、相互重叠成不规则片状排列，胞质内空泡不明显，胞核大小不一，核染色质呈明显粗颗粒，核膜明显不均，核仁大而多。

（4）卵巢肿瘤：以卵巢上皮性肿瘤最多见，细胞学涂片表现为单纯性增生、复合型增生、不典型增生或为腺癌涂片。连续宫腔镜细胞学涂片观察，可见有子宫内膜持续性增生过长，或不断进展的增生过长表现。

五、浆膜腔积液细胞学检查

浆膜腔积液是胸腔、腹腔及心室腔中存在过多的液体，其脱落细胞学检查主要用于寻找有无肿瘤细胞，浆膜腔积液脱落细胞学检查不但能鉴别积液中的良恶性细胞，而且还可根据脱落细胞的形态推测肿瘤的原发病灶，其临床诊断阳性率可达 70% ~90%，很少有假阳性，是一种很好的诊断方法。

1. **标本采集** 一般以 100 ~200ml 为宜，积液抽出后首先要观察颜色，性状并记载。

2. **标本保存** 因积液在离体后其中各种细胞会很快自溶破坏，严重影响诊断结果，故抽出的积液必须立即送检。一般不超过 0.5 ~1 小时。

如不能立即送检则需要加入标本总量 1/10 ~1/20 的 40% 甲醛溶液固定或加入与标本等体积的 50% 乙醇充分混合，置 4 ~6℃ 冰箱保存，时间不超过 4 小时。

3. **制片** 倒掉标本瓶上部液体取出 20 ~40ml 底部沉淀物，置 2 ~4 个离心管以每分钟 3000r 离心 10 ~15 分钟。取出离心管弃掉上清液，取沉淀物涂片 4 ~6 张。稍干固定。

4. **固定** 待标本尾部或边缘开始变干晃动玻片无液体流动时，浸入 95% 乙醇固定 10 ~15 分钟。

5. **染色** 巴氏染色或 H-E 染色。

6. **临床意义**

（1）结核性积液：涂片中见成片坏死物伴炎性细胞、淋巴细胞多量，上皮细胞和多核巨细胞或朗汉斯巨细胞，尤其伴纤维素成分，提示结核。

（2）肝硬化伴门脉高压循环障碍引起的腹腔积液：涂片中细胞成分没有决定诊断的特异成分，可见间皮细胞少见炎症细胞。

（3）间皮瘤：大量增生性间皮细胞，可见大片组织碎块，间皮细胞核恶性特征不明显，同一涂片中间皮细胞表现出从正常到异常的过渡形态。

（4）转移性肿瘤：常见于腺癌，鳞状细胞癌和小细胞未分化癌等。

第四节 涂片的识别

细胞涂片标本是在不同的疾病状态下获得的细胞涂片，制成后即可进行检验，在显微镜下观察细胞形态和结构的变化，识别涂片中各种细胞成分，根据典型细胞做出细胞学诊断，是病理细胞学检验的主要目的。

一、涂片中的背景成分

涂片中除脱落细胞以外的物质统称为背景成分，对细胞学诊断有一定的提示作用。常见的背景分为两大类：

（一）非上皮来源的细胞成分

在涂片内常可见红细胞、白细胞、浆细胞、组织细胞、巨噬细胞及多核巨噬细胞等，这些细胞均称为背景细胞。一般情况下，如在背景成分中出现较多的红染无结构的坏死组织碎片，首先应考虑恶性肿瘤，其次是结核性病变。如有大量中性粒细胞和坏死白细胞，则一般为炎性病变。

（二）其他物质

涂片中有时可以见到大小不等深蓝色颗粒或团块状的苏木素沉淀，浅紫红色条状、片状或云雾状的黏液以及棉花纤维等污染物质。

二、炎症时的脱落细胞

在脱落细胞学中可以将炎症分为急性、亚急性、慢性、肉芽肿性炎症4种类型。不同类型炎症具有不同的脱落细胞形态特点及背景成分。

1. **急性炎症**　脱落细胞以变性、坏死为主，上皮细胞明显肿胀退变，背景成分中有较多坏死组织碎片、纤维蛋白以及大量的中性粒细胞和巨噬细胞，且吞噬活跃。

2. **亚急性炎症**　在涂片中除有退变的上皮细胞和坏死组织碎屑还有增生的上皮细胞及中性粒细胞淋巴细胞。

3. **慢性炎症**　主要以细胞的增生、再生和化生为主，涂片中变性、坏死的细胞成分减少，可见较多成团的增生的上皮细胞，其核稍有增大，核仁明显，胞质呈嗜碱性。炎细胞以淋巴细胞、浆细胞为主，有时可见较多的巨噬细胞。

4. **肉芽肿性炎**　是一种特殊类型的慢性炎症，在脱落细胞学检验中最常见的肉芽肿性炎是结核病，其涂片中可见到构成结核结节的各种成分，如上皮细胞，朗格汉斯细胞、巨细胞、干酪样坏死物质及淋巴细胞等。但要明确诊断，还需检验病原体（抗酸染色）。

三、核 异 质

核异质是指脱落细胞的核发生异常改变，但胞质分化尚正常。和异质表现为核的大小、形态异常，核染色质增多，分布不匀，核膜增厚，核边界不整齐等，可出现双核与多核。核异质细胞形态上介于良性细胞和恶性细胞之间，所以又称间变细胞，相当于病理组织学上的不典型增生。核异质细胞常按细胞异型性的大小分为轻度中度和重度核异质细胞。

（一）轻度核异质细胞

细胞核轻度增大，是正常的1.5倍，轻度或中度畸形，可见双核或多核，核染色较深，但核染色质颗粒细致、均匀，偶见个别细胞呈粗颗粒状，一般多见于鳞状上皮的表层和中层细胞。由于常在慢性炎症时出现，又称炎症性核异质细胞。多数轻度核异质细胞在外因去除后可恢复正常。

（二）中度核异质细胞

形态特征介于轻度和重度之间。

（三）重度核异质

细胞核体积增大，是正常的2倍，有中度以上的畸形，染色质颗粒较粗，核染色更深，由于形态上很接近于癌细胞，而且也很可能发展为癌，所以又称癌前核异质。重度核异质细胞常见于底层细胞和部分中层细胞。

四、肿瘤细胞形态

病理细胞学检验主要是通过观察肿瘤细胞异型性大小而做出良恶性肿瘤的诊断。恶性肿瘤又根据分化程度分为高分化、低分化和未分化3种类型。由于细胞学检验往往是单个散在的细胞出现在涂片中,因此掌握良性与恶性肿瘤细胞的形态学特征,是提高细胞学检验质量的关键因素。

(一) 恶性肿瘤细胞的形态特征

1. 细胞核异型性 核的异型性是诊断恶性肿瘤的重要依据。

(1) 核体积增大:除未分化癌的小细胞类型外,恶性肿瘤核酸代谢旺盛,核多出现体积明显增大,一般为正常细胞的1~5倍,个别可达10倍之多。

(2) 核质比增大:核质比例增大是恶性肿瘤细胞最重要的形态特征,且分化越低,核质比增大越明显。

(3) 核大小不等:核大小不等,极性消失,癌细胞聚集成堆。

(4) 核畸形:恶性肿瘤细胞核可呈方形、长形、三角形、蝌蚪形、菱形,有时核膜凹陷呈分叶或折叠状。

(5) 核染色质加深:癌细胞核的染色质增多、粗糙,常聚集在核膜下,使核膜增厚,核染色加深。

(6) 核仁明显:癌细胞生长快故核仁明显增多,体积变大。

(7) 多核:恶性肿瘤生长迅速,核分裂旺盛易形成多核瘤巨细胞。

(8) 裸核:恶性肿瘤细胞生长快易发生退变,胞质溶解形成裸核。

(9) 异常核分裂:有时涂片内可见到异常核分裂象,如不对称分裂、三极分裂、多极分裂和不规则分裂等。

2. 细胞质的异型性 胞质可反映细胞的分化倾向,并决定细胞的大小和形态。恶性肿瘤细胞的胞质一般有以下特征。

(1) 细胞分化越差,胞质越少。

(2) 胞质多少不等,致使恶性肿瘤细胞形状不一,大小不等(即多形性),如鳞癌细胞可出现圆形,菱形,蝌蚪形等,腺癌细胞可出现大空泡状细胞或印戒细胞。

(3) 胞质嗜碱性增强:由于恶性肿瘤细胞胞质中核蛋白体增多,故细胞质嗜碱性增强,略呈蓝色即红中带蓝,深染。

(4) 胞质内有时可见吞噬的异物,如细胞碎片,红细胞等。偶尔可见一个肿瘤细胞膜含有另一个肿瘤细胞,称为"封入细胞"。

3. 癌细胞团 癌是上皮组织发生的恶性肿瘤。癌有成巢排列的形态特征。但是癌细胞的黏聚力明显低于正常细胞,故易成团脱落,成团脱落的癌细胞大小不等、形状各异、排列紊乱、极性消失。由于细胞核增大有时可见癌细胞的核相互挤压而形成镶嵌状结构,因此,癌细胞团较散在分布于涂片中的癌细胞更具有诊断价值。

(二) 常见类型癌细胞形态特征

1. 鳞状细胞癌 鳞癌起源于鳞状上皮亦可起源于发生鳞状化生的柱状上皮。鳞癌细胞具有核大小不一,核畸形明显,染色质增多、增粗核质比例失调等形态特征。鳞癌根据细胞分化程度不同,可分为高分化鳞癌和低分化鳞癌。

(1) 高分化鳞癌细胞在涂片中相当于表层的癌细胞,体积较大,胞质较丰富。常单个散在分布,数个成团时,细胞扁平、边界清楚。多数癌细胞质有角化。染色鲜红(巴氏染色为橘红色),无角化细胞质染暗红色或绿色。癌细胞染色质粗,深染如煤块状或墨水滴状。核仁多不明显。癌细胞形态多样,呈巨大的圆形、不规则纤维形、长菱形、蝌蚪形。癌细胞的多形性、角化和癌珠形成是高分化鳞癌的标志。

(2) 低分化鳞癌细胞在涂片中多见,相当于中层和底层的癌细胞,体积较高分化者小,无角化。细胞多以单个或成团出现,以小圆形细胞为主,亦可见呈多边形、星形,胞质少,嗜碱性。核大于正常基底细胞 1~2 倍,大小不一,偶有畸形,核膜增厚,核仁明显,有时见到巨大核仁。

2. 腺癌 起源于腺上皮和柱状上皮的恶性肿瘤。腺癌细胞有分化黏液的功能,根据腺癌细胞的大小,细胞内黏液的多少以及排列方式,又可分为高分化腺癌和低分化腺癌两种类型。

(1) 高分化腺癌:癌细胞体积较大,胞质丰富,有黏液空泡。核大,多呈圆形或卵圆形,核染色质颗粒粗,染色深,核仁巨大。癌细胞单个或成排脱落常形成不规则腺样结构。

(2) 低分化腺癌:癌细胞小,胞质少,嗜酸性,黏液空泡较少见。癌细胞多成团,互相重叠,胞质分界不清,融合呈桑葚样结构。核大小不一、形态不规则、染色质粗糙,核膜明显。

3. 未分化癌 较难确定癌细胞组织发生,是分化程度极差,恶性程度最高的癌。又分大细胞未分化癌,小细胞未分化癌两种。

(1) 大细胞未分化癌:癌细胞体积较大,呈不规则圆形、卵圆形或长形。胞质量中等,嗜碱性。在涂片中常聚集成团,也可散在分布。核大小不一,畸形明显。染色质增多、粗糙,染色很深,有时可见大核仁。

(2) 小细胞未分化癌:癌细胞很小,为不规则圆形或卵圆形,似裸核。核大小不一,呈圆形、梭形、瓜子仁形,染色质增粗,不均匀,有时深染似墨滴。核仁可有可无。小细胞未分化癌应与淋巴细胞相鉴别,因淋巴细胞退化时细胞亦可增大并有畸形。

第五节 细胞学检验的质量控制

临床细胞学检验工作者,要严格控制检验程序和涂片质量,以保证细胞学诊断的正确无误。杜绝由于错误和误诊等给患者造成痛苦的医疗事故的发生。

一、严格管理

病理细胞检验要建立完善系统的管理制度,严格管理,从标本接收、编号、记录、涂片、固定、染色、镜检、报告、归档等技术流程入手,建立和健全各种规章制度,严格遵守操作程序。

二、规范操作

细胞学检验必须严格执行技术操作规程。做到正确采集标本、涂片,防止涂片过厚或过薄。保证及时固定,染色透明清晰、层次分明,无染色过深或过浅现象,避免假阳性与假阴性的发生。在固定染色的过程中要防止细胞污染,定期过滤、更新固定液和染色液。减少人为因素的影响,减少技术差错。

三、坚持复查制度

阳性病例和可疑病例要多人会诊,反复观察,尽量减少误诊。如遇到以下问题必须复查。

1. 涂片中发现可疑细胞,难下诊断。

2. 涂片中坏死细胞过多或细胞成分太少。

3. 细胞学检查诊断与临床诊断明显不符。

4. 按细胞学诊断治疗,病情无明显好转或反而恶化。

5. 诊断明确,但病情突然明显恶化。

6. 怀疑技术工作中有差错时,如编号错误、涂片被污染、细胞自溶、染色过深或过浅等。

四、建立室内和室间质控联系

室内质控是细胞学检验质量保证的基础,而室间质控则是室内质控的继续和补充。为保证临床细胞学检验的准确无误,要建立病理细胞学检验的室内室间质量控制标准和管理制度。完善多个医疗机构的科室之间的质控网络体系,为临床病理细胞学检验的质量提供可靠保证。如建立实行双人复检、多人会诊制度;建立岗位责任,检验结果定期抽查、核对制度;规定具体的试剂配制及定期更换条例;制作详细的操作卡片;尽量从管理制度上杜绝质量事故的发生,使实验室工作中每个与质量有关的问题都查有记录,有专人管理,有章可循。

第六节 液基细胞学技术概述

一、简 介

传统宫颈刮片,就是医生用宫颈刮板采集宫颈细胞涂在载玻片上,通过染色镜检来检查宫颈病变的方法,它一直沿用多年,为妇科疾病的筛查,尤其是宫颈癌的早期发现和患病率的降低作出了不可磨灭的历史贡献。然而由于传统涂片阅片法会出现2%～5%的假阴性率,除去人眼工作疲劳和所涂细胞厚薄不匀影响诊断外,涂片上存在着大量的红细胞、白细胞、黏液及脱落坏死组织等而影响正确诊断。所以,细胞工程专家近年来又推出了一种新技术——液基薄层细胞学技术,这是制片技术的重大革新和突破,它是通过技术处理去掉涂片上的杂质,直接制成观察清晰的薄层涂片,使阅片者更容易观察,其诊断准确性比传统法高。

二、发 展 背 景

液基薄层细胞制片检查系统处理技术诞生于1991年,率先应用于妇科细胞学检查,国内从2001年开始做液基细胞学筛查宫颈癌的研究,使该技术得到迅速发展,被称之为一场细胞学制片技术的革命。但是该技术需要国外进口的制片机、细胞保存液等,它的价格昂贵,难以普及。后来国内研发了半自动的离心制片机,并自主研发了细胞保存液,大大降低了薄层液基细胞的制片成本,从而使该技术易于被广大基层医院接受并推广使用。目前已成为筛查宫颈癌最好的推荐方法之一,为宫颈癌的早期诊断和治疗提供了明确的诊断依据,是一项非常值得推广应用的临床检验技术。

三、工 作 原 理

将采集的标本浸入液基细胞处理试剂中进行处理,试剂能对标本中的红细胞进行裂解,去除红细胞对诊断结果的干扰;同时试剂能将有诊断价值的细胞保存固定,并使包裹在黏液中的有效细胞充分分离出来,防止有诊断价值的细胞丢失,然后将其制作成悬液,去掉黏液对制片的干扰,制成脱落细胞薄片。

四、检 查 项 目

目前主要是应用于妇科宫颈涂片,筛查癌和癌前病变。也可以应用于胸、腹腔积液涂片,痰液、尿液等检查。

五、临 床 意 义

常规巴氏涂片由于血液、黏液、炎症、细胞数量少等因素影响,常使涂片满意度下降,给细胞学诊断带来了干扰,如需重复检测也给患者带来心理压力。而液基细胞学技术明显提高了子宫颈细胞样本的检测质量弥补巴氏法的不足。液基细胞学可以明显提高癌变细胞的检出率,使那些早期癌变患者得到及早的有效的治疗。

六、优点与不足

(一) 优点

1. 保存液有裂解红细胞的功能,能快速裂解采集样本中的红细胞,去除血液对诊断结果的干扰。

2. 保存液含有细胞固定液成分能快速对样本中的细胞进行固定保存,有效防止细胞发生自溶。

3. 保存液对宫颈黏液有稀释作用,能分离出更多具有诊断价值的细胞,防止有诊断价值细胞的丢失,有效防止黏液对诊断结果的干扰。

4. 经处理过的样本制成均匀单层的细胞薄片,细胞清晰,而且对染色剂具有亲和性,利于染色,为诊断工作提供了方便。

5. 液基薄层细胞制片技术操作方便,大大提高了制片效率。

(二) 不足

1. 采样器上的标虽然已极大程度溶进细胞保存液中,但仍有一部分有诊断价值的细胞被丢弃。

2. 制片过程中的细胞采集方法如果不是密度梯度离心,则会使大多数有诊断价值细胞留在液体中,使涂片中有较多细胞体积较大的鳞状上皮,而体积较小的基底层细胞较少,不利于诊断。

 学习小结

> 细胞病理学是通过标本采集、涂片、固定和染色最后来观察细胞的结构和形态来研究和诊断疾病的科学,这其中有对制作合格的涂片的严格要求,也有对细胞的生理和病理形态的深刻的认识。

(姜世君)

复 习 题

一、选择题

A 型题

1. 最常用而又廉价的固定液是

    A. 乙醚乙醇固定液   B. 95% 乙醇   C. Camoy 液

    D. 丙酮   E. 10% 福尔马林

2. 最常用的染色方法是

    A. 巴氏染色法   B. H-E 染色法   C. 特殊染色法

    D. 瑞氏染色法   E. 吉姆萨染色法

3. 宫颈常规涂片染色后,部分细胞出现肿胀,细胞核云雾状,模糊不清,其原因是

    A. 细胞在采集时已退变   B. 细胞坏死   C. 染色问题

    D. 脱水不彻底   E. 涂片固定不及时

4. 宫颈上皮细胞巴氏染色特殊意义是

    A. 细胞透明度好   B. 细胞结构清晰   C. 颜色丰富而鲜艳

D. 用于雌激素水平测定　　　　E. 成本高染色效果不稳定

5. 宫颈涂片少见的恶性肿瘤细胞有

　　A. 鳞癌细胞　　　　　　　　B. 腺癌细胞　　　　　　　　C. 腺鳞癌细胞

　　D. 未分化癌细胞　　　　　　E. 霍奇金细胞

二、问答题

1. 细胞学检验的标本的采集原则是什么?

2. 细胞学检验涂片的制备要求是什么?

第十六章

免疫组织化学技术

学习目标

1. 掌握　免疫组化技术的概念及操作步骤。
2. 熟悉　免疫组化染色中的注意事项。
3. 了解　免疫组化在病理诊断中的作用。

第一节　免疫组织化学概论

免疫组织化学技术（immunohistochemistry technique）简称免疫组化，是把组织学、细胞学、生物化学和免疫学相结合起来的一门技术，利用免疫学反应和化学反应在组织切片或细胞涂片上原位显示组织细胞中的抗原以及抗原的分布和含量，以了解相关抗原在组织和细胞中的变化及其意义，即将形态和功能结合起来研究组织细胞的生理和病理改变及其机制。

一、抗　原

（一）抗原（antigen，Ag）

抗原是指一种引起免疫反应的物质，即能刺激人或动物机体产生特异性抗体或致敏淋巴细胞（具有抗原性），并且能够与由它刺激所产生的这些产物在体内或体外发生特异性反应的物质（具有反应原性）。

正常和病变的组织细胞中存在各种不同的抗原，在临床病理诊断中用特异性的抗体通过免疫组织化学技术检测这些相应的抗原是否表达来辅助病理诊断。

（二）抗原决定簇（antigenic determinant）

抗原决定簇是抗原表面特有的具有活性的分子结构，与相应抗体结合引起免疫反应，是抗原抗体特异性结合的基础。一种抗原可以有多个抗原决定簇，抗原决定簇多少，决定与抗体结合的多少。充分暴露组织细胞的抗原决定簇是提高抗原抗体结合敏感性的重要手段之一。

二、抗　体

（一）抗体（antibody）

抗体是指人或动物机体在抗原物质诱导下产生的，并能够与相应抗原特异性结合发生免疫反应的免疫球蛋白。所有抗体都是免疫球蛋白，但并非所有的免疫球蛋白都是抗体。每种抗体仅识别特定的目标抗原。

（二）抗体的种类

在临床病理诊断中，免疫组织化学技术主要是用特异性抗体在组织切片或细胞涂片中检测组织细胞内相应的抗原，这些特异性抗体直接与组织细胞中的抗原结合，称为第一抗体，都是人工制备和商品化的抗体。

克隆(clone)是指由一个细胞分裂增殖形成具有相同遗传特征的细胞群。常用的商品化抗体主要是单克隆抗体和多克隆抗体。

1. 单克隆抗体(monoclonal antibody,MAb)　是来源于一个B淋巴细胞克隆的抗体,是应用细胞融合杂交瘤技术,用抗原免疫动物(小鼠)通过体外培养制备出来的。单克隆抗体仅与抗原的其中一个决定簇结合,因此,其免疫反应更具特异性。过去由于制备单克隆抗体是免疫小鼠制备的,所以几乎所有的单克隆抗体是小鼠单克隆抗体(monoclonal mouse antibody)。每一种单克隆抗体都有克隆号,同种抗体也分不同的克隆号,所标记的细胞也有所不同。

2. 多克隆抗体(polyclonal antibody,PAb)　是用抗原直接免疫动物产生抗血清而成,是由多个B淋巴细胞克隆产生的抗体(多种单克隆抗体的混合)。多克隆抗体可与抗原中的多个不同决定簇结合,因此,其免疫反应比单克隆抗体更具敏感性而特异性差。多克隆抗体则没有克隆号。

近年来已经成功地通过在转基因兔中获得骨髓瘤样肿瘤并建立稳定的兔杂交瘤融合细胞系,生产出兔单克隆抗体(monoclonal rabbit antibody),应用更加广泛。

（三）免疫组化检测系统

为了提高检测抗原的敏感性,在特异性抗体与组织细胞中的抗原结合后,往往再加入另外一种抗体称为第二抗体(二抗),与抗原-抗体结合物中的第一抗体结合。接着也可以继续加入第三种抗体(三抗)与二抗结合,以进一步放大抗体与抗原结合物,达到提高检测抗原敏感性的目的。免疫组化检测系统(试剂盒)就是配有这些二抗、三抗试剂和其他一些辅助试剂的试剂组合。

三、免疫组织化学技术的基本概念

免疫组织化学技术是利用免疫学抗原抗体反应的原理,用标记的特异性抗体(或抗原)对组织细胞内相应的抗原(或抗体)进行检测的一种技术,借助光学显微镜(免疫酶组织化学技术)、荧光显微镜(免疫荧光组织化学技术)和电子显微镜(免疫电镜技术)可观察组织细胞内标记物显示出的特异性的抗原-抗体结合物即阳性反应。在临床病理诊断中应用的免疫组织化学技术主要是免疫酶组织化学技术和免疫荧光组织化学技术。

四、免疫组织化学技术的特点

（一）特异性强

因为抗原抗体反应是特异性最强的反应之一,商品化的单克隆和多克隆抗体特异性较强,具有较高识别抗原的能力。

（二）敏感性高

不同的免疫组织化学技术方法可以不同程度地把抗原-抗体结合物特异性地放大;或者采用各种增加敏感性的方法,可以检测出组织细胞中极少量的抗原。此外,不断研发出的检测试剂盒使得免疫组织化学技术更具敏感性。

（三）定性、定位、定量准确

通过观察染色结果阳性或阴性来定性抗原;通过观察染色结果呈色的强弱来定量抗原;通过观察阳性结果呈色的位置来确认抗原的定位是在细胞膜、细胞质、细胞核或在基质。应用细胞光度计和荧光显微光度计(对含荧光染料的染色)可以准确地测定抗原的含量,应用组织细胞图像分析仪更可以对组织细胞中的目的抗原进行阳性细胞数量、分布、含量等多项指标的统计分析。

（四）应用范围广

免疫组织化学技术,可以检测组织石蜡切片、组织冷冻切片、细胞涂片、细胞印片和培养细胞中的相应抗原。

五、免疫组织化学技术的局限性

作为临床病理诊断的辅助技术,免疫组织化学技术有利也有弊,高质量的免疫组化染色结果能辅助病理医师更准确地进行病理诊断,提高病理诊断水平;非特异性的免疫组化染色结果可能会引起漏诊和误诊甚至造成错误的病理诊断。因此,正确掌握免疫组织化学技术,严格按照规程操作,重视染色质控,使做出的每一张免疫组化染色切片都符合诊断要求尤为重要。

虽然随着免疫组化技术的发展和应用逐步代替了许多特殊染色和组织化学染色技术方法,但无法完全取代。如,在诊断神经纤维的脱髓鞘、淀粉样变、糖原的积聚以及卵巢的卵泡膜细胞瘤和纤维瘤的鉴别诊断时需要相应特殊染色,难以用免疫组化技术来解决。

病理诊断主要是依据常规 HE 染色切片,免疫组化技术只是一种辅助手段。是否需要加作免疫组化染色、选择哪种抗体和选择哪一个组织蜡块切片染色,由病理医师根据需要来决定。许多免疫组化染色结果有助于病理诊断,有些结果对临床治疗或预后有重要的指导意义。

目前还没有一种抗体能作为某一种肿瘤或某种疾病的特异性标记,也就是说抗体不具备绝对的特异性。随着免疫技术的不断发展,基因工程抗体将是解决抗体特异性不高的一种有效途径。

六、常用的免疫组织化学技术及其机制

在临床病理诊断中应用的免疫组织化学技术主要有以下 2 种。

（一）免疫酶组织化学技术

通过酶标记抗体或酶与抗体结合→与相应组织抗原结合→通过酶组织化学反应来显色定位→显微镜观察。

（二）免疫荧光技术

将抗体标记上荧光素→抗体与相应组织抗原结合→形成有荧光素的抗原-抗体结合物→激发光(荧光)照射荧光素发出可见荧光→荧光显微镜观察。

第二节　免疫酶组织化学技术

在临床病理诊断中应用的免疫组织化学技术主要是免疫酶组织化学技术,首先用酶或荧光素标记特异性第一抗体(一抗)或连接抗体(二抗或三抗),然后使这些抗体与组织细胞中相应的抗原或抗原-抗体结合物结合,再通过酶参与显色剂的化学反应或激发荧光素而使抗原-抗体结合物呈色,在显微镜下可观察到这些呈色,从而能在组织切片或细胞涂片中检测组织细胞内相应的抗原。

一、抗体标记酶及其性质

免疫酶组织化学技术中酶标抗体就是将特定的酶与抗体稳定的结合。酶标记的抗体有特异性第一抗体,更多的是标记第二抗体或第三抗体。理论上选择标记抗体的酶时应考虑组织细胞中最好不存在相同或同类型的内源性酶,但实际中并非如此,这需要在免疫组化染色中采取一些措施避免这些内源性酶的干扰。用于标记抗体的酶有很多,一般要符合以下要求:

1. 分子量不大,容易获得,是商品化的试剂。

2. 能够与抗体牢固结合,结合后不容易解离,而且与抗体结合后不会抑制抗体的活性。

3. 催化的底物是容易获得和保存的试剂。

4. 容易被观察到;反应物要稳定,不容易退色或被染色所显示出来的物质要具有稳定性,尽

可能不被制片过程中所用的化学试剂和封片剂等溶解,不会在反应部位向周围扩散。

二、常用的抗体标记酶

1. 辣根过氧化物酶(horseradish peroxidase,HRP) 属于过氧化物酶类的酶,来源于深根性植物辣根。由于辣根过氧化物酶存在于植物,具有活性高、分子量小、稳定和容易制备出高纯度酶的特点,所以在免疫组化技术中最常用于标记抗体。但是辣根过氧化物酶和存在于人体和动物的其他过氧化物酶一样具有相同催化某些化学反应的性质,而且这些过氧化物酶能耐受甲醛固定、乙醇和二甲苯以及石蜡的浸泡,在石蜡切片中酶的活性依然很高。因此,辣根过氧化物酶的催化反应会受到人体或动物中存在的内源性过氧化物酶的干扰。内源性过氧化物酶主要存在于血细胞、甲状腺、乳腺和唾液腺等。氰化物可抑制过氧化物酶的活性。利用过氧化物酶能催化 H_2O_2 把联苯胺氧化成蓝色或棕褐色产物。

2. 碱性磷酸酶(alkaline phosphatase,AKP,ALP,AP) 属于水解酶类的酶,容易分离纯化稳定。在免疫组化技术中常用于标记抗体。广泛存在于人体和动物的组织中,常见于具有活跃运转功能的细胞中,如毛细血管内皮、肝、骨骼、肾皮质和肾上腺等。因此,碱性磷酸酶的催化反应会受到人体或动物中存在的内源性碱性磷酸酶的干扰。在石蜡切片制片过程中,受各种因素影响,酶将部分或全部失去活性。氰化物、砷酸盐、左旋咪唑等可作为碱性磷酸酶抑制剂。

第三节 免疫组化技术染色操作准备

免疫组织化学技术操作与常规的制片技术有许多相同之处,但在操作上也有其特殊性。免疫组化染色操作包括组织切片制备的各个环节都会成为影响免疫组化染色结果的因素。这些环节不管哪一个出现失误都会影响染色结果的准确性,从而可能影响病理诊断的准确性。因此,在免疫组化技术中做好前期准备工作,并进行规范操作和质量控制极其重要。

一、检测标本选择

免疫组织化学技术适用于检测组织细胞的冷冻切片和石蜡切片以及细胞涂片;部分抗体只能用于冷冻切片和细胞涂片,大部分抗体可用于石蜡切片;而适用于石蜡切片的抗体也适用于冷冻切片和细胞涂片。冷冻切片能很好地保存组织抗原,抗原丢失少,但形态结构差,定位不很清晰;石蜡切片组织形态结构好,定位清晰,但在组织的固定、脱水、包埋等过程中容易破坏组织抗原,使抗原的免疫活性有所降低。因此,在检测石蜡切片组织抗原时,尽可能保存组织抗原的免疫活性十分重要。

二、组 织 固 定

(一)组织取材

无论用于冷冻切片还是石蜡切片的组织,取材越新鲜越好。组织离体以后应及时取材并立即进行冷冻切片,切片可于-20℃或-80℃保存,如行石蜡切片应立即进行固定,尽可能保存组织细胞内的抗原成分和原有的形态结构,防止组织抗原弥散。

(二)组织细胞固定

最常用的固定方法是用固定液浸泡组织。固定液有多种,不同的固定液具有不同的作用,至今还没有一种固定液能用于所有染色的组织固定。常用的固定液有:甲醛液:最常用、用途最广的甲醛(formaldehyde)液又称福尔马林(formalin)液,它是甲醛气溶于水的饱和液,最大饱和度为36% ~40%,但配制一定浓度的甲醛液时,以100%浓度计算,按甲醛和蒸馏水1:9的比例配成浓度为10%的甲醛固定液。甲醛液对组织的固定作用是它与蛋白质分子进行交联而成。甲醛作用于蛋白质,使蛋白质变性,破坏了蛋白质的立体结构,改变蛋白质的生物活性,从而达到固定的目的。因甲醛易氧化成甲酸,因此多会偏酸性,所以最好是配成中性甲醛液,这可用中性磷酸盐缓冲液代替蒸馏水来配制,也可在10%的甲醛液内加入碳酸钙至饱和。目前公认最适合用于免疫组化染色的组织固定液为10%的中性缓冲甲醛液(pH 7.2~7.4),固定时间为4~6小时,一般不超过24小时。固定时间不足,组织结构不佳,组织抗原弥散;固定时间过长,可封闭或破坏组织抗原。甲醛液适合于制作石蜡切片的制作固定。冷冻切片和细胞涂片常用的固定液为冷无水丙酮(4℃)、95%乙醇和纯甲醇,固定时间为10~20分钟。

三、组织石蜡切片制备

在临床病理诊断中,由病理诊断医生根据组织细胞的HE染色片的观察结果而决定是否需要进行免疫组化染色,免疫组化染色组织石蜡切片的制备就是常规HE组织石蜡切片的制备,但是组织固定是否采用10%的中性缓冲甲醛液,组织浸蜡温度是否过高等都会影响免疫组化染色结果。

四、载玻片处理

组织切片贴在载玻片上进行免疫组化染色,由于染色过程操作步骤及洗片次数较多,容易出现脱片现象,因此将载玻片硅化或涂胶是必要的。较常用效果较好操作简便的是进行玻片硅化。

（一）硅化玻片的制备

1. 材料准备　需要的材料包括载玻片、玻片架（染色抽）、试剂缸、氨丙基三乙氧基硅烷(3-aminopropyltriethoxy-silane,APES,SIGMA产品)、无水乙醇和蒸馏水。

2. 操作步骤

（1）载玻片经酸洗,冲洗干净后烤干,插在玻片架上。

（2）将载玻片浸泡在2%的APES无水乙醇溶液1~2分钟。

（3）分别在无水乙醇（Ⅰ）和（Ⅱ）浸洗1~2分钟。洗去未结合的APES。

（4）烤干备用。

配好后的APES液最好一次使用完,如有沉淀则不能再用。一般要浸泡而不能涂抹玻片。制备好的硅化玻片应看不到APES的痕迹,因此,可在玻片侧面用铅笔画线做记号,与普通载玻片区别。传统的硅化玻片制备方法是用丙酮配制APES液,第3步浸洗玻片也是用丙酮。用无水乙醇代替丙酮,硅化玻片的效果一样,可避免丙酮气味大和挥发性强的缺点。

（二）多聚赖氨酸玻片的制备

1. 材料准备　需要的材料包括载玻片、玻片架（染色缸）、试剂缸、多聚赖氨酸（poly-L-lysine,SIGMA产品)和蒸馏水。

2. 操作步骤

（1）载玻片经酸洗,冲洗干净后烤干,插在玻片架上。

（2）将载玻片浸泡在0.01%的多聚赖氨酸水溶液中30秒。

（3）取出烤干或室温晾干备用。

商品化的多聚赖氨酸有粉剂和水溶液两种,大多是购买0.1%的水溶液,临用前按1:9稀释成0.01%的水溶液使用,配好后最好一次使用完,如有沉淀则不能再用。多聚赖氨酸可以浸泡玻片,也可以涂抹玻片,但涂抹容易引起不均匀。制备好的多聚赖氨酸玻片应看不到多聚赖氨酸的痕迹,因此,可在玻片侧面用铅笔画线做记号,与普通载玻片区别。

五、组 织 切 片

免疫组化染色组织切片要求薄切,一般为3~4μm,如淋巴结等细胞密集的组织,要切3μm

厚。一个组织蜡块要做多种抗体染色,则应做连续切片,使每张切片的组织细胞成分尽可能相同,利于观察相同组织细胞结构不同抗原表达。切片贴在防脱片的硅化载玻片上62~65℃,烤片60~120分钟。

六、缓冲液的应用

在免疫组化染色过程中,用缓冲液浸洗切片是不可少的操作步骤,充分浸洗切片是增强特异性染色和减少非特异性染色的重要手段之一。

（一）缓冲液的作用

1. 使抗原抗体反应在合适的 pH 环境中进行　抗体的酶标记、抗体的稀释和抗原抗体的结合反应等过程都在一定的 pH 环境中进行,因此,在加入抗体前用合适 pH 的缓冲液浸洗组织切片,有助于组织细胞中抗原抗体或抗体之间牢固结合,从而提高抗原检测的敏感性。

2. 除去组织细胞中抗原抗体或抗体之间的非特异性结合　在免疫组化染色时,组织细胞中所含的蛋白质容易与抗体进行蛋白质相互间的连接,此外,抗体和组织中存在的电荷也容易引起相互间的吸附,这些都是非特异性的结合,是造成非特异性背景染色的原因之一,但这些非特异性结合并不牢固。在切片中加入抗体反应后通过用缓冲液反复多次浸洗切片,可以洗去这些非特异性结合,减少非特异性染色。但过度浸洗切片或缓冲液使用不当也会引起抗原抗体或抗体之间的非特异性结合,或造成抗体标记酶的解离。

（二）常用缓冲液的配制

在免疫组化染色中,最常用且配制简单的首选缓冲液是磷酸盐生理盐水缓冲液 PBS(phosphate buffer saline),用于稀释抗体和浸洗切片,配制:0.01mol/L PBS(pH 7.2~7.4);$Na_2HPO_4 \cdot 12H_2O(4.6g)$;$NaH_2PO_4 \cdot 2H_2O(0.26g)$;$NaCl(8.5g)$;蒸馏水加至1000ml。

配制时要注意磷酸盐试剂所含的结晶水,结晶水含量不同,所需重量就不同。各种试剂称量准确,充分溶解,必要时,可用1mol/L NaOH 水溶液或1mol/L HCl 水溶液调整 pH。

七、抗 原 修 复

抗原修复(antigen retrieval,AR)的目的是打开组织抗原蛋白与甲醛的交联和蛋白之间的相互连接,充分暴露出组织抗原,以提高组织抗原的检出率。但有时会出现假阳性。是否需要进行抗原修复,首先要参照第一抗体说明书的要求进行新抗体或新批次抗体的预实验对照,更重要的是在预实验和平时操作的基础上建立实验室的操作标准,严格执行。虽然抗原修复通常可以提高免疫组化染色的阳性率,但并非所有的抗体染色前都需要进行。不当的抗原修复会引起假阳性或假阴性的结果。

常用的抗原修复方法主要有以下几种。

（一）蛋白酶消化

用于蛋白酶消化的蛋白酶有多种,包括胰蛋白酶、胃蛋白酶、链霉蛋白酶和蛋白酶 K。抗原修复的效果与所用的蛋白酶、酶的浓度、消化的时间和温度密切相关。过度的消化会破坏组织结构,使阳性定位不明确,也达不到抗原修复的目的。应用蛋白酶消化的抗原种类较少,其抗原修复的作用可以被热修复代替而较少应用。常用的是胰蛋白酶消化。

（1）0.1%胰蛋白酶消化液(pH 7.8)的配制:胰蛋白酶(trypsin)0.1g;0.1%的氯化钙水溶液(pH 7.8)100ml,必要时可用0.1mol/L NaOH 水溶液调 pH 至7.8。

（2）胰蛋白酶消化操作:将切片置入预热37℃的胰蛋白酶消化液消化30分钟。胰蛋白酶消化液新鲜配制,当天可重复使用。

（二）热处理

用于抗原修复的热处理方法很多,包括电炉、电磁炉、微波炉和高压锅。用于热处理的液体有多种,包括蒸馏水、柠檬酸缓冲液、EDTA 液等。抗原修复的效果与所用的加热方式、缓冲液的种类、修复的时间和温度密切相关。

1. 常用的抗原修复液 0.01mol/L 柠檬酸缓冲液(pH 6.0)或 Tris-EDTA 液(pH 8.0)。

2. 常用的抗原修复法

(1)微波加热法:将切片浸泡在抗原修复液如 pH 6.0 的 0.01mol/L 柠檬酸缓冲液内,用微波炉最大功率(850~1000W)加热 10 分钟,停止加热后自然冷却。

(2)高压加热法:用高压锅加热抗原修复液如 pH 6.0 的 0.01mol/L 柠檬酸缓冲液至沸腾,放入切片,切片完全浸泡在修复液内,盖紧高压锅盖,继续加热至减压阀喷气,开始计时 90~120秒,停止加热后自然冷却。

八、内源性酶消除

在免疫组化技术中,选择标记抗体的酶时,很难找到一些完全符合要求的酶。辣根过氧化物酶和碱性磷酸酶最常用于标记抗体,这些酶容易标记抗体,与抗体结合牢固,一直广泛应用于免疫组化技术中,唯一的缺点是会受组织细胞中内源性过氧化物酶和碱性磷酸酶的干扰,但可以采取一些简单措施加以排除,保证免疫组化染色结果的可靠性。

组织中的粒细胞、单核细胞及红细胞等存在内源性过氧化物酶,这些酶和辣根过氧化物酶一样,可与显色剂 DAB、AEC 起反应而造成假阳性,因此,在显色前需除去这些内源性过氧化物酶(3% 的过氧化氢水溶液作用 15 分钟)。

九、实验对照设立

免疫组化染色结果受多种因素的影响,因此,在染色过程中,设立对照非常必要,以确保染色结果的可靠性。加入对照片染色是免疫组化实验室质量控制的重要手段。对照主要有阳性对照和阴性对照。

1. 阳性对照 阳性对照的意义主要是要证实第一抗体和检测试剂盒效价是否可靠,染色操作是否正确,抗体敏感性的高低,以避免试剂失效或操作失当而出现假阴性和假阳性,确保染色结果的可靠。可选用已知染色中度阳性以上的组织切片染色,阳性切片应呈阳性。每一种抗体染色都要用一张阳性片作为对照,最好是选择含多种肿瘤组织的组织芯片作为阳性对照,可观察到不同肿瘤组织的阳性表达,这样比每一种抗体用一种相应的阳性组织效果更好。同时组织中的内对照也是很好的阳性对照,可作为阳性对照的依据。

2. 阴性对照 阴性对照的意义主要是确保没有非特异性染色的假阳性结果。可选用已知染色阴性的组织切片染色,或采用空白对照实验即用 PBS 代替一抗,其结果应为阴性。一般来说,阴性对照和阳性对照应同时进行,其中阳性对照呈阳性时,阴性染色结果才有意义。在用同一种条件如同一种抗原修复方法、同一种检测试剂盒染色时,即使对不同的组织进行不同的抗原检测,一般都只需要用一张阴性片,而不需要对每种抗体配多张相应的阴性片。

另外,目前所用的商品化一抗尤其是单克隆抗体特异性和纯度较高,不会与组织细胞中非抗原决定簇结合,因此,一般不需要进行血清封闭处理,但为了避免抗体不纯或自行配制一抗稀释液等因素,尤其是多克隆抗体染色,有时会用血清封闭步骤。但许多检测试剂盒如 EnVision等没有配备正常血清,因此,在加一抗前也就不需要加正常血清封闭。

十、抗 体 使 用

(一)一抗与检测试剂盒的配套

临床病理诊断中常用的第一抗体主要是鼠和兔的单克隆抗体及兔的多克隆抗体,一般试剂瓶标签上都有标示,如 mouse anti-human monoclonal antibody(鼠抗人单克隆抗体)、rabbit anti-human monoclonal antibody（兔抗人单克隆抗体）和 rabbit anti-human polyclonal antibody（兔抗人多克隆抗体）。不同动物种属来源的抗体，要与相应动物种族的二抗相匹配，如鼠单克隆抗体就要选择抗鼠免疫球蛋白二抗的试剂盒相配套，如 EnVision K4001 HRP/Mouse 试剂盒；兔单克隆抗体和兔多克隆抗体就要选择抗兔免疫球蛋白二抗的试剂盒相配套，如 EnVision K4002 HRP/Rabbit 试剂盒。目前大多数的检测试剂盒其二抗既有抗鼠免疫球蛋白也有抗兔免疫球蛋白，如 EnVision K5007 HRP/Rabbit/Mouse 试剂盒，这样不管是鼠抗还是兔抗的第一抗体，都可以使用同一个试剂盒，操作十分方便。

（二）抗体染色前抗原修复的条件

商品化的一抗说明书上都有介绍该抗体染色前是否需要进行抗原修复，实验室使用新品牌或新批号的抗体前，应参考说明书要求进行预实验，确定抗原修复的条件，如用热修复还是酶消化，加热条件是微波炉还是高压锅，使用哪一种抗原修复缓冲液，缓冲液的 pH 是多少等。

（三）抗体的稀释

不同的第一抗体都有不同的最佳工作浓度，因此，使用新品牌或新批号的浓缩抗体前，应根据说明书要求的稀释度或自行用连续的组织阳性片或组织芯片，不同梯度稀释度的抗体进行染色，通过观察比较不同稀释度抗体的染色结果的特异性和敏感性，选择出最佳一抗稀释度，然后对抗体进行稀释。梯度稀释度的设计一般参照抗体说明书，如说明书建议稀释度为 $1:100$，则抗体稀释度的梯度为 $1:50$、$1:100$、$1:200$、$1:400$ 和 $1:800$。浓缩型抗体保存的时间较长，反之稀释后的抗体保存的期限较短，即用型抗体效价不如浓缩型抗体稳定，即用型抗体经过一定时间后应注意其效价是否有所降低以避免抗体的敏感性降低而出现假阴性染色结果。最好使用浓缩型抗体，如日常工作量不多时，可将抗体按 $1:20 \sim 1:5$ 稀释保存，染色前再稀释成工作液。

（四）抗体的保存

抗体应于低温保存，第一抗体可分成小包装于 $-20℃$ 保存，使用时存放在 $4℃$，不宜反复存放于 $4℃$ 和 $-20℃$ 之间。检测试剂盒一般存放于 $4℃$，不宜于 $-20℃$ 保存，如长时间不用可存放于 $-20℃$，解冻使用后则不要再存放 $0℃$ 以下，因为反复冻融会使与抗体结合的抗体标记酶容易离解，导致检测的敏感度降低。应每天对存放抗体冰箱的温度进行检查，避免因停电或冰箱故障造成抗体失效。

十一、显色与显色剂

（一）显色

免疫组化染色在抗原抗体结合后，抗原-抗体结合物是无色的，需要利用抗体中标记的酶催化显色剂的化学反应（氧化还原反应），使显色剂被氧化或还原成有颜色的难溶性沉淀，即显色反应。由于抗原-抗体结合物中的抗体连接有标记酶，显色的氧化还原反应是在抗体标记酶的部位发生，形成有色的沉淀物，沉淀物的部位就是抗原抗体结合的部位，从而可以确定抗原存在的位置。

（二）显色剂

一般来说，凡能直接或间接被抗体标记酶催化形成有颜色的不溶性沉淀的物质（底物）都可以用做显色剂。商品化的显色剂包括有底物和底物缓冲液，不同的显色剂，所用的底物缓冲液有所不同。如 DAB 显色剂包含有液体的 DAB 和含过氧化氢的底物缓冲液，使用前只需要按一定的比例和实际用量将两者混合即可，使用方便，也不会造成浪费。

在临床病理诊断免疫组化染色中，常用 DAB 做显色剂，在多重染色中，增加选用 AEC（红色）和固蓝（蓝色）已足够。

合理选用酶标抗体检测系统和显色剂，可进行多重免疫组化染色，在同一切片上清晰地显示组织细胞中多种抗原呈多种不同颜色的表达。

十二、背景复染与复染试剂

（一）背景复染

免疫组化染色显色后,阳性结果定位在相应的组织细胞中,这时需要将阳性结果周围的组织细胞进行染色,将组织细胞结构显示出来,以便观察阳性结果与周围的组织细胞成分的关系,使免疫组织化学染色结果定位更为清晰。

（二）复染试剂

免疫组织化学染色结果根据显色剂的不同而呈不同颜色,有棕色、蓝色和红色。因此,复染细胞核的颜色也需要根据免疫组化染色结果颜色不同而选择不同的细胞核复染剂。常用的细胞核复染试剂有苏木精、甲基绿和核固红三种,不同的复染试剂染色结果颜色不同,其中苏木精呈蓝色,甲基绿呈绿色,核固红呈红色。应根据颜色对比清晰的原则进行搭配,常用的是 DAB 显色呈棕色,Mayer 苏木精复染细胞核呈蓝色。

十三、封片与封片剂

免疫组化染色后需要进行封片,才能在镜下观察。免疫组化染色中,DAB 显色形成的沉淀物较稳定和不易退色,染色后切片可按常规脱水透明,中性树胶封片。AEC、固蓝等显色所形成的反应物容易退色,一般显色后不能用乙醇脱水,二甲苯透明,中性树胶封片,而是直接用水溶性胶封片,染色结果可以保存数天或数周。水溶性胶可自行配制如甘油明胶等,效果最好的是用商品化的水溶性胶。与中性树胶封片相比,水溶性胶封片的缺点是透光率低,切片保存时间短。

十四、染色结果的观察

（一）对照片结果的观察

观察染色结果时,首先要观察阳性对照片和被检测组织内对照的结果是否有相应抗原的正常表达,阴性对照或被检测组织内纤维结缔组织是否没有显色反应;如果是,则表示染色结果可靠。否则,要考虑染色结果不可靠,有假阴性和假阳性的可能。一般来说,阴性对照和阳性对照同时进行,或其中有阳性染色结果时才有意义。要特别注意的是染色结果呈阴性并非都是抗原不表达,要考虑是否与组织中的抗原受到破坏有关。

（二）阳性结果定位的观察

免疫组化染色阳性结果应定位在细胞中相应的部位,如在细胞膜表达的抗原阳性结果应定位在细胞膜上,在其他部位的阳性反应均为非特异性染色。阳性结果可定位于细胞膜、细胞质、细胞核或基质中,也有同时定位在两个部位如细胞膜和细胞质。

（三）非特异性结果的观察

组织周边、刀痕、皱褶等部位往往呈阳性反应,但绝大多数都是非特异性染色,组织内纤维结缔组织也往往呈成片的非特异性染色。血管内的红细胞如果呈 DAB 反应,则染色受内源过氧化物酶的影响。过度的抗原修复会导致抗原在组织细胞中定位发生改变,常常表现为细胞核的非特异性着色。

第四节　常用的免疫组化染色方法

免疫组化染色方法有多种,临床病理诊断要求使用敏感性高和特异性强的免疫组化技术方法。近年来,由于抗体制备技术不断地改进和提高,不同公司生产的检测试剂盒,在特异性和敏感性方面各有特点,各实验室可以根据自己的实际情况,合理选用。

一、免疫组化染色方法采用的技术

在众多免疫组化技术中,要在组织细胞中检测某一种抗原,首先选择目的抗体与组织细胞中相应的抗原结合,在直接法中抗体与抗原结合后就可以显色观察。为了增加检测抗原的敏感性,使组织细胞中含量较低的抗原也能被检测出来,需要用放大技术(间接法)将抗原-抗体结合物进一步放大。该放大技术就是抗原抗体结合后不直接加显色剂显色,而是利用一种或多种抗体和复合物(泛指二抗和三抗)与抗原-抗体结合物结合,形成抗原-—抗-二抗-三抗结合物再进行显色。在临床病理诊断中所用的免疫组化染色方法多采用以下技术。

（一）直接法

较为简单,用抗体标记酶标记在特异性一抗上,不需要检测试剂盒。目前很少使用。

（二）间接法

1. PAP/APAAP 复合物技术　PAP(过氧化物酶抗过氧化物酶,peroxidase anti-peroxidase)复合物技术是在抗酶抗体中加入过量的辣根过氧化物酶(HRP),使 HRP 充分结合在抗酶抗体上形成可溶性的 PAP 复合物,HRP 不是通过标记抗体的方法标记在抗体上,因此,PAP 法为非标记抗体法。用于制备 PAP 复合物的免疫动物主要是鼠和兔,所以制备出的 PAP 复合物分别为鼠(mouse)PAP 复合物和兔(rabbit)PAP 复合物。因此,PAP 法检测试剂盒主要有两种,分别与鼠的一抗(mouse antibody)和兔的一抗(rabbit antibody)配套使用,试剂盒含有正常马血清或羊血清,抗鼠 IgG 或抗兔 IgG 的第二抗体和鼠或兔的 PAP 复合物。第二抗体中的 IgG 有两个 Fab 片段,一个首先与特异性第一抗体结合形成特异性的抗原-抗体结合物,另外一个与后加入的 PAP 复合物结合,PAP 复合物结合的 HRP 催化最后加入的 DAB 或 AEC 显色剂的显色反应。要注意的是一抗和试剂盒的正确配套使用,按马血清-鼠一抗-马抗鼠二抗-鼠 PAP 或羊血清-兔一抗-羊抗兔二抗-兔 PAP 配套使用。否则,抗原抗体连接不上,而使染色失败。

APAAP(碱性磷酸酶-抗碱性磷酸酶,alkaline phosphatase anti-alkaline phosphatase)复合物技术与 PAP 的机制和操作步骤基本相同,所不同的是 APAAP 法是用碱性磷酸酶代替 PAP 法的辣根过氧化物酶,在染色前无需用 H_2O_2 处理组织切片消除内源性过氧化物酶,另外需要选用固蓝,固红和 BCIP/NBT 等作为显色剂。

2. 抗生物素蛋白-生物素技术

（1）抗生物素蛋白-生物素(avidin-biotin)技术:抗生物素蛋白(avidin)和生物素(biotin)具有很强的亲和力,结合速度快,相互结合牢固而不容易解离,其生物活性也不会受到影响。抗生物素蛋白除了能和生物素结合外,还能与抗体标记酶和荧光素等结合。利用抗生物素蛋白和生物素这些特点,发展了抗生物素蛋白-生物素技术,具有代表性的是 ABC 法(avidin-biotin complex,ABC),ABC 法比 PAP 法更加敏感,因此,取代 PAP 法一直被广泛应用。ABC 法属于三步法,检测试剂盒主要包含正常血清及二抗、抗生物素蛋白(试剂 A)和生物素化酶(试剂 B),使用前将试剂 A 和试剂 B 等量混合配制成 AB 复合物。二抗体为生物素化的抗鼠或抗兔 IgG,能分别和鼠或兔一抗特异性结合,AB 复合物是用生物素与酶(辣根过氧化物酶或碱性磷酸酶)结合获得的生物素化酶,生物素化酶再和抗生物素蛋白形成抗生物素蛋白-生物素-酶复合物而成。染色时二抗中的 Fab 片段和第一抗体结合,生物素和 AB 复合物中的抗生物素蛋白结合,最后通过 ABC 复合物上的酶参与显色反应而形成有色的不溶性沉淀物。根据结合在 AB 复合物上的酶选用合适的显色剂。

（2）链霉菌抗生物素蛋白-生物素(streptavidin-biotin)技术:链霉菌抗生物素蛋白(streptavidin,SA)是从链霉菌属蛋白分离出来的一种蛋白质,性质与抗生物素蛋白类似,与生物素具有很强的亲和力,除了能和生物素结合外,还能与抗体标记酶和荧光素等结合。SA 有四个和生物素亲和力极高的结合点,其本身没有连接生物素,四个结合点都可以与第二抗体上的生物素连接,这样 SA 比 AB 复合物更容易和更多的与第二抗体上的生物素结合,因而 SA 的敏感性比 ABC 高,反应所需的时间比 ABC 短。用链霉菌抗生物素蛋白代替抗生物素蛋白建立了链霉菌抗生物素蛋白-生物素技术,具有代表性的是 LSAB(labeled streptavidin-biotin)法,LSAB 法比 ABC 法更加敏感,因此,近年来 LSAB 法取代 ABC 法被广泛应用。LSAB 法属于三步法,检测试剂盒主要包含正常血清、生物素化二抗、链霉菌抗生物素蛋白(三抗)。二抗体为生物素化的抗鼠或抗兔或抗羊 IgG,能分别和鼠或兔或羊一抗特异性结合,SA 标记的酶有辣根过氧化物酶,也有碱性磷酸酶。染色时二抗和第一抗体结合,SA 与二抗的生物素结合,使抗原-一抗-二抗-三抗形成一个标记有 HRP 或 AP 的复合物,最后通过 SA 上的酶参与显色反应而形成有色的不溶性沉淀物。根据结合在 SA 上的标记酶选用合适的显色剂。LSAB 不需 ABC 法那样临用前配制 AB 复合物,操作更简便。SP 试剂盒也属于此类。

3. 催化信号放大(catalyzed signal amplification,CSA)法　采用链霉菌抗生物素蛋白-生物素技术,应用生物素化酪胺作为放大试剂来放大检测信号。二抗与抗原-抗体结合物连接后,加入荧光素化酪胺,在标记 HRP 抗鼠/兔二抗附近,由过氧化物酶作用下形成大量的荧光素沉积物,这些沉积物与再加入的抗荧光素-HRP 抗体结合形成更大的复合物,最后 HRP 参与 DAB 显色反应而显色。由于 CSA 法加入了催化信号放大试剂,使信号不断放大,因此敏感性特别高。

4. 聚合物技术　聚合物(polymer)技术是新发展的一种免疫组化技术,利用一种名为多聚葡萄糖聚合物的独特结构,将辣根过氧化物酶或碱性磷酸酶和鼠/兔的免疫球蛋白一起结合在葡聚糖骨架上,形成酶标二抗复合物,称为酶标聚合物技术(labeled dextran polymer,LDP)。由于葡聚糖骨架可以连接多个二抗,使每个聚合物有超过 20 个位点与第一抗体结合,每个聚合物上也能标记上多达 100 个分子的酶,使二抗可充分和一抗特异结合,形成较大分子的抗原-一抗-二抗结合物,在显色时也有充足的酶参与显色反应,如 EnVision 试剂盒其中只有一瓶二抗,染色时,不需要用正常血清封闭,二抗只需孵育切片 10～30 分钟,比 ABC、LSAB 等方法二抗和三抗各孵育 30 分钟节省了时间,染色步骤少,操作简便。此外,由于第二抗体不存在生物素,非特异性背景染色极低,且操作步骤少和染色时间短等优点,已经成为临床病理诊断免疫组化染色的主流技术,被广泛应用。

二、常用免疫组织化学染色方法操作

用于临床病理诊断的免疫组化染色方法很多,但考虑到方法的特异性和敏感性、操作简单方便和价格等因素,多采用的是 EnVision 法和 LSAB(S-P)法。

（一）EnVision 法

1. 特点　EnVision 法为采用聚合物技术的二步法,是非生物素检测系统,可避免内源性生物素干扰,不需要进行封闭内源性生物素操作,加一抗前也不需用正常血清封闭,具有敏感性高,操作简便和非特异性染色少的优点,已成为最常用的方法之。

2. 试剂盒　只有 EnVision/HRP/抗鼠/抗兔二抗工作液。不同编号的试剂盒有所不同,有的还配有过氧化物酶阻断剂和显色剂。

3. 染色步骤

（1）石蜡切片脱蜡至水。冷冻切片和细胞涂片固定后蒸馏水洗。

（2）必要时进行抗原修复,修复后蒸馏水洗。

（3）3% 的 H_2O_2 水溶液处理 10 分钟,蒸馏水洗,PBS 洗 5 分钟。

（4）滴加一抗工作液,孵育 30～60 分钟,37℃;或孵育过夜(约 16 小时),4℃。

（5）PBS 洗 5 分钟,3 次。

（6）滴加 EnVision/HRP/鼠/兔二抗,孵育 10～30 分钟,37℃。

（7）PBS 洗 5 分钟,3 次。

（8）DAB-H$_2$O$_2$ 显色 1～5 分钟,蒸馏水洗终止显色。

（9）Mayer 苏术精染色液复染细胞核 3～5 分钟,蒸馏水洗 5～10 分钟。

（10）常规脱水透明,中性树胶封片。

4. 结果　阳性结果呈深浅不一的棕色,细胞核呈蓝色。

（二）LSAB（S-P）法

1. 特点　LSAB 法采用链霉菌抗生物素蛋白-生物素技术,其中链霉菌抗生物素蛋白与生物素具有很强的亲和力,三步法染色,加入的二抗和三抗可将抗原-抗体结合物不断放大,敏感性较高。高纯化的抗体技术,使背景更加清晰。为含生物素检测系统,需注意封闭内源性生物素。二抗含有抗鼠、抗兔和抗羊免疫球蛋白,适用于与鼠抗、兔抗和羊抗等一抗配套使用。价格较便宜。

2. 试剂盒　包含生物素标记的抗鼠/抗兔/抗羊免疫球蛋白（biotin-mouse/rabbit/goat IgG）工作液,标记 HRP 的链霉菌抗生物素蛋白（streptavidin/HRP）工作液。不同编号的试剂盒有所不同,有的还配有过氧化物酶阻断剂和显色剂。

3. 染色步骤

（1）石蜡切片脱蜡至水。冷冻切片和细胞涂片固定后蒸馏水洗。

（2）必要时进行抗原修复,修复后蒸馏水洗。

（3）3% 的 H$_2$O$_2$ 水溶液处理 10 分钟,蒸馏水洗,PBS 洗 5 分钟。

（4）正常血清封闭后直接滴加一抗工作液,孵育 30～60 分钟;或孵育过夜（约 16 小时）,4℃。

（5）PBS 洗 5 分钟,3 次。

（6）滴加鼠/兔/羊二抗,孵育 20～30 分钟,37℃。

（7）PBS 洗 5 分钟,3 次。

（8）滴加链霉菌抗生物素蛋白/HRP（三抗）,孵育 20～30 分钟,37℃。

（9）PBS 洗 5 分钟,3 次。

（10）DAB-H$_2$O$_2$ 显色 1～5 分钟,蒸馏水洗终止显色。

（11）Mayer 苏木精染色液复染细胞核 3～5 分钟,蒸馏水洗 5～10 分钟。

（12）常规脱水透明,中性树胶封片。

4. 结果　阳性结果呈深浅不一的棕色,细胞核呈蓝色。

三、自动免疫组化染色机的应用

免疫组化染色手工操作存在着一定的局限性,从第一张片开始滴加试剂到最后一张,很难保证每张片子的时间一样,特别是染片量大的时候,而且免疫组化染色过程步骤繁多,一旦误加试剂,就导致染色结果的错误,甚至由于假阴性的结果,造成诊断医师的错误判读,影响病理诊断的准确性。

免疫组化染色机的发展经历由半自动到全自动的过程。半自动免疫组化机一般是从滴加抗体孵育开始,到最后显色复染,都在机器上完成,而烤片、脱蜡及抗原修复等操作仍然需要人工或由其他机器完成。全自动染色机具有独立加热模块,能够完成从烤片开始,到苏木精复染的免疫组化染色全过程,自动化程度高,操作人性化。

全自动免疫组化机染色操作过程中人为因素更少,操作简便,染色程序编辑灵活,实现每张玻片能够个性化染色,满足科室对免疫组化个性化染色的要求,染色质量稳定可靠;试剂使用与消耗能够实时追踪管理。功能上可以随着用户染色要求实现功能的扩展,如进行免疫组化双重染色和多重染色以及原位杂交检测等。

四、免疫组织化学染色质量控制

免疫组织化学染色从组织取材固定到染色后封片,经过多个步骤的操作,每一个步骤操作不当都会影响染色结果,进而影响病理诊断的准确性。因此,有必要对染色进行质量控制,确保有高质量的染色结果。

（1）组织离体后应及时固定,最理想的固定液为10%的中性甲醛液（pH 7.2~7.4）,固定时间为4~6小时,不超过24小时。固定不足或过度固定都不利于免疫组化染色。

（2）石蜡切片脱蜡要彻底,脱蜡不干净会造成局灶性阳性等染色不均匀的现象,甚至染色失败。

（3）是否进行抗原修复,可参考一抗说明书或实验室预实验结果来定。许多抗原检测进行抗原修复时,可以用热处理方法替代蛋白酶消化方法。不当的抗原修复会导致抗原定位发生改变,即应该细胞质阳性的则出现细胞核阳性等;也会引起假阳性或假阴性的结果。

（4）使用的二抗为HRP/鼠/兔,不需要考虑所用的一抗是鼠抗还是兔抗。

（5）在临床病理学诊断时,是否需要行免疫组化染色作为辅助诊断,如需要,选用多少种抗体,用哪一种抗体和哪一种克隆的抗体由诊断医师来决定。但技术员应了解和记录同一种抗体中染色效果最好的厂牌和批号,每次使用新批次的抗体,都应该先做预实验来检测抗体的效价。如果更换不同类型的检测试剂盒,因敏感性不同,一抗的稀释度或一抗的孵育时间有可能不同,即使是即用型一抗都有可能需要稀释。一抗稀释度越大,背景染色越少,所以应选用较敏感的检测试剂盒,以提高一抗的稀释度。

（6）不同试剂盒标记的酶可能不同,应合理选用,与一抗和显色剂的配套使用。在HRP系统,可用AEC代替DAB显色,阳性结果呈深浅不一的红色。除非行双重染色,一般应首选DAB为显色剂。

（7）手工染色时,抗体孵育切片应在37℃进行,使每次染色抗体孵育都能在恒定的温度下进行,不受室温的影响。在低温如4℃进行第一抗体孵育切片,时间可以延长至16~24小时,通常是过夜,更有利于抗原抗体充分结合。

（8）滴加抗体要完全覆盖组织。在加抗体前用含0.05%吐温的PBS浸洗切片,可有效避免由于抗体表面张力的作用,在组织表面隆起而引起组织边缘出现假阳性的现象。

（9）加抗体前后均应用PBS充分浸洗切片,不必担心过多浸洗使抗原-抗体结合物解离。

（10）加抗体前要尽可能甩干切片上的PBS,残留的PBS对加入的抗体稀释度是很高的,会直接影响染色结果。

（11）在整个染色操作过程中,应避免切片完全干燥,否则会增加背景色和导致染色失败。

（12）染色过程中设立阳性和阴性对照非常重要,以验证抗体和检测试剂系统效价是否稳定,实验操作是否正确,从而确保染色结果的可靠性。用于阳性对照的组织蜡块和组织切片要注意经常更新,以防出现组织抗原的丢失现象。

（13）Mayer苏木精染色液仅着染细胞核,所以不用酸分化。如果阳性定位在细胞核,复染要稍浅。

（14）组织切片背景深与下列因素有关,应注意避免:①第一抗体浓度太高;②抗体孵育时间过长;③抗体孵育温度过高;④DAB显色剂中DAB浓度过高或H_2O_2太多;⑤正常血清封闭之后、滴加第一抗体之前用了PBS洗切片;⑥抗体纯度不高;⑦抗体孵育切片后没洗干净;⑧内源性过氧化物酶的干扰;⑨内源性生物素的干扰;⑩在染色过程中发生干片现象。

（郭云娣）

学习小结

免疫组织化学技术是在常规 HE 染色和组织化学染色的基础上,根据抗原抗体反应原理而发展起来的染色技术,目前广泛应用于病理学研究和临床病理诊断中,是临床病理诊断重要的辅助技术之一,对于判断肿瘤的来源、分类、预后和鉴别诊断以及指导和评估临床治疗起着重要作用。

复 习 题

一、名词解释
免疫组织化学技术

二、选择题

A 型题

1. 组织离体后应及时固定,最理想的固定时间为
   A. 4~6 小时,不超过 24 小时
   B. 4~6 小时,不超过 72 小时
   C. 1~2 小时,不超过 24 小时
   D. 1~2 小时,不超过 72 小时
   E. 超过 12 小时

2. 组织切片背景深与下列因素无关,应注意避免
   A. 第一抗体浓度太高
   B. 抗体孵育时间过短
   C. 抗体孵育温度过高
   D. DAB 显色剂中 DAB 浓度过高或 H_2O_2 太多
   E. 正常血清封闭之后、滴加第一抗体之前用了 PBS 洗切片

三、问答题

1. 免疫组化技术有哪些优点?
2. 什么是 EnVision 法? 简述其染色步骤。
3. 免疫组化染色过程中应注意哪些问题?

第十七章

尸体剖检技术

学习目标

1. 掌握　尸体剖检的概念；尸检人员的个人防护；尸检受理的条件；尸检的基本方法；尸检诊断报告书签发的注意事项。
2. 熟悉　尸体剖检的意义；尸检的准备工作；尸检前的检查事项。
3. 了解　尸体剖检室的基本要求和消毒；尸检的注意事项；尸检资料的保存方法。

第一节　尸体剖检的概念及意义

尸体剖检简称尸检，是通过对尸体的病理解剖，系统观察和发现死者各器官的病理形态变化，分析疾病的发生、发展过程，判断其直接死亡原因的一种重要检查方法。尸体剖检无论对基础医学，还是对临床医学的发展均具有不可替代的作用。

（一）尸体剖检的分类

1. **病理尸体剖检**　限于教学、医疗、医学科学研究和医疗预防机构的病理科（室）施行。符合下列条件之一者可进行病理尸体剖检：①死因不清楚者；②医疗纠纷需要尸体剖检取证者；③有科学研究价值者；④疑似职业中毒、烈性传染病或集体中毒死亡者；⑤死者生前有遗嘱或家属自愿供解剖者。

2. **法医尸体剖检**　限于各级人民法院、人民检察院、公安局以及医学院校设置的法医科（室）施行，符合下列条件之一者要进行法医尸体剖检：①涉及刑事案件，必须经过尸体解剖方能判明死因的尸体和无名尸体需要查明死因及性质者；②急死或突然死亡，有他杀或自杀嫌疑者；③因工农业生产中毒或烈性传染病死亡涉及法律问题的尸体。

3. **普通尸体剖检**　限于医学院校和其他有关教学、科研单位的人体学科，在教学和科学研究时施行。下列尸体可收集为普通解剖所用：①死者生前有遗嘱或家属自愿供解剖者；②无主认领的尸体。

（二）尸体剖检的意义

1. **在医学教学中的作用**　尸体剖检是病理教学标本收集的重要途径，通过尸体剖检不断积累病理教学标本及临床资料，完善医学基础理论。

2. **对医学科学进步的影响**　通过对病理尸检材料的不断积累和深入观察分析，掌握疾病的演进规律，找出致病的原因，发现传染病和新的疾病，从而促进医学科学不断发展。

3. **在临床医学中的意义**　由于疾病本身的特殊性和复杂性，临床诊断与尸检诊断的符合率在70%左右。对疑难、非常规和有医疗纠纷的死亡病例都应该进行病理解剖。通过病理尸检可以明确或证实临床诊断，查明或验证死亡原因，找出诊疗过程存在的问题。病理尸检也是解决医疗纠纷的重要手段之一。

4. **在法医诊断中的作用**　尸检结果是查明死亡原因最具说服力的依据。通过法医尸检，可以协助法医查明死因,分清是非,解决法律纠纷。

第二节　尸体剖检室的基本要求

一、尸体剖检室

（一）环境

尸体剖检室应设在光线充足、空气通畅、干爽、尸体搬运方便的地方,一般应为独立建筑。

（二）房间构成

尸体剖检的房间一般由尸体剖检室和与其配套的准备室、储存室、淋浴室、办公室、肉眼检查及取材室等构成。

1. 尸体剖检室　尸体剖检室应建在与医院太平间相邻的地方,以利于解剖前后尸体的存放和保管。尸体剖检室的使用面积一般应大于 $15m^2$。①地面:地面应光洁,无缝隙,耐水冲刷,以水泥或水磨石为宜。②墙壁与屋顶:四周墙壁从地面向上至少 2m 高度镶以白瓷砖,以便清洁消毒。屋顶亦应光面,以便清洗、消毒。③通风:应有自动、高效通风设施,并具备对外排空气的过滤消毒条件。④消毒:室内应有完整的消毒设施,至少应有紫外线消毒设备。⑤照明:应有良好的照明装置,剖检台上方最好有无影手术灯,避免用有色光源照明,以免引起脏器和病变的形态与自然色彩改变。⑥水洗:应有冷水和热水供给和自动喷水设备。⑦温控:应有保持恒温的设备条件。⑧尸体剖检台:具有尸体剖检的专用设备。⑨观摩示教看台:最好有观摩示教看台,特别是医学院校的尸体剖检室。⑩室内靠墙一侧应设计取材边台和带脚控开关的自来水冲洗槽。

2. 配套房间

（1）准备室:应配备以下设施:①专用器械和柜具;②隔离用衣物和消毒器物;③办公设施;④消毒设施;⑤其他相关设备。准备室属半污染区。

（2）标本储存室:标本储存室存放尸体解剖后取出的组织器官标本。取材后剩余的标本应保存一段时间,以备复查及补充取材。标本储存室属污染区。

（3）尸体存放室:用于存放尸体的冷藏设备,还应有一架带滑轮并可放担架的推床,以运送尸体,床面应与解剖台同高,以便尸体抬放。

（4）更衣室:配备衣柜存放解剖衣服、口罩、乳胶手套等防护用品,方便解剖工作前后更换衣服。更衣室属非污染区。

（5）淋浴室:配备淋浴设施和排风扇。淋浴室属非污染区。

二、尸体剖检室的基本设施

（一）尸体剖检台

1. 大小与高度　尸体剖检台的台面大小要合适,除能容纳尸体外,还需留出放置病理解剖器械和检查脏器的地方;高低应适中,以便操作,最好台面能升降。

2. 台面　台面要光滑,可采用不锈钢台面;四周应有 5cm 高的台边,台面四周逐渐向中央倾斜,中间低,在中间的两侧设有出水槽口。台面四周应镶嵌多孔水管,在解剖过程中保持冲洗水自四周逐渐流向中央。在解剖台的尾端应安装水管,并连接橡胶管,以便冲洗尸体和解剖台。解剖台和清洗池的开关应采用脚踏式。

3. 污水处理设施　为避免环境污染,应设计与解剖台配套的污水消毒池,解剖时排放的污水应先排入污水消毒池,加入一定比例的漂白粉或次氯酸钠,消毒处理后才能排入城市下水道。有条件的单位可购买专用的不锈钢尸体解剖台。

（二）常用器械

尸体剖检常用法医勘察箱,内装备一套常用的尸体剖检器械,常用尸体剖检器械主要包括以下几类:①刀类:解剖刀、截肢刀、肋骨刀和脑刀。用于切割皮肤、肋骨和脑,解剖脏器。②剪类:解剖剪、弯头剪、肠剪、肋骨剪等。用于分离组织和脏器。③镊和钳:齿镊、无齿镊、血管钳等。用于夹扎和分离组织。④开颅和取脊髓器械:头颅固定器、锯、铁锤和骨凿。用于开颅和取骨髓。⑤探针:不同型号的探针,用于探查胆道、输尿管、尿道、血管等自然管道。⑥金属药膏刀:由于无菌取材。⑦刻度量杯:用于称量体腔积液、胃肠道内容物等液体。⑧注射器、针头:用于抽取血液和渗出液。⑨量尺:不同型号量尺,用于测量尸体身长和脏器体积。⑩缝线和针:用于缝合体表,标记病变部位等。

（三）其他设备

剖检室还应有体重计、吸引器、计量设备、照相设备、消毒隔离设备、个人防护设备、病理组织取材工作台以及符合环保要求的污水污物处理设施。配备纱布、海绵块、脱脂棉、塑料桶、标本缸、固定液等日常工作消耗品。

三、尸体剖检室的清洁和消毒

尸体剖检室应严格消毒,以防止病原微生物扩散。每次尸检后,都要对尸体剖检室进行清洗和消毒。可采用紫外灯照射法、臭氧空气消毒法、过氧醋酸喷雾法、甲醛-高锰酸钾熏蒸法等进行整体密闭消毒。

解剖台、地面和墙壁近地面部分应用水冲洗干净,用漂白粉液浸泡 10 分钟后用流水冲洗。尸体袋、解剖台及地面要重点消毒。

解剖结束后,解剖器械经清水洗净,可用新配的 1/10 漂白粉液或 1/1000 氯己定或苯扎溴铵液浸泡 30 分钟消毒。在氯己定或苯扎溴铵液加入 0.5% 亚硝酸钠可防止金属器械浸泡时腐蚀生锈。

一般尸检后,洗手可用 0.1~0.5 氯己定浸泡 1~2 分钟,然后用清水冲洗。

第三节　尸体剖检人员及其个人防护

在尸体剖检过程中,参加尸检人员要密切配合,分工协作,只有这样才能较好地完成尸检工作。

（一）尸体剖检人员

1. 主检医师　主检医师是须具有中级以上专业职称的病理学医师或病理学教师,必须接受过正规尸检培训。要精通业务,有独立操作能力,能完成病理诊断。

2. 助手　协助主检医师完成尸体剖检工作。在主检医师指导下完成示教、整理标本和资料,做好尸检记录。

3. 技师　配合主检医师做好尸体剖检前的准备工作,如整理清洁解剖室;准备工作衣帽、手套和器械等;识别、搬运和清洁尸体;在尸体剖检中根据需要提供相应的用具和器械。尸体剖检后,缝合切口,整理尸体,固定标本;清洗消毒器械、解剖台和解剖室等。

（二）尸体剖检人员的个人防护

尸检人员应配备功能良好的防护设备,所用防护服、设备、器械及可能受到污染的物品都应经化学或高压灭菌方式消毒处理。

尸检人员在清洁区更换消毒手术衣、隔离服及手套后方可进入半污染区;在半污染区准备好个人清洗和消毒所用器具及消毒液,并整理清点解剖用物,在半污染区换好隔绝式防化服、防毒面具及手套后,带上剖检室所用物品进入污染区。

尸检过程中工作人员应分工明确,操作规范,器械摆放规整,避免刀、剪等引起皮肤损伤。一旦发生手套破损,必须消毒,更换新手套。操作应谨慎,避免将尸体体液、尿液、血液和粪便溅到解剖台外和尸检者的衣服上。

尸检完毕,在解剖操作间进行隔绝式防化服及橡皮手套的初次消毒处理。然后,在半污染区用洗刷与喷淋方式对防化服、面具及手套表面进行彻底消毒。依次脱掉隔绝式防化服、手套和面具,并将其用准备好的消毒液浸泡。

第四节 尸体剖检的受理与准备

一、尸体剖检的受理

(一) 遵照国家有关法规

受理尸检必须遵照国家有关法规,涉及医患纠纷的尸检必须由卫生行政主管部门指定的有尸检资质的机构实施。

(二) 尸检申请或委托方资质

尸检申请或委托方应该是:①有关医院;②卫生行政部门;③司法机关;④死者的亲属或代理人;⑤被受理尸检方认可的其他申请或委托方。

(三) 申请或委托方应递交的文书

受理尸检方必须收到来自申请或委托方递交的以下文书,方可进行尸检,包括:①死者的死亡证明;②委托或申请方当事人签名或加盖单位公章的尸检委托书或申请书。

(四) 死者亲属或代理人递交的文书

死者亲属或代理人应签署并递交《死者亲属或代理人委托尸检知情同意书》(可由受理尸检方制定)。

(五) 尸体解剖实施者的告知责任

对于涉及医疗纠纷的双方当事人,应首先告知病理解剖能解决什么问题,对争论焦点问题病理解剖能否圆满的地解决,还需做进一步检查。其次,应告知尸体解剖会损坏死者体貌,会取出组织器官进行检查,致使死者的组织器官缺失。根据国务院《医疗废物管理条例》,病理性医疗废物应由专门机构进行处理。最后,说明即使进行全面、系统的病理解剖,仍有可能查不出死因等问题。

二、尸体剖检前检查

(一) 死后现象

1. 尸冷 尸体体温下降快慢与室温、尸体大小、衣着厚薄、环境干湿、通风条件、季节及是否与冷物接触等有关。在气温 11~15℃ 环境中,有衣物覆盖的成年人尸体,需经 28 小时尸温才能下降至气温水平。

2. 尸僵 死后各部肌肉渐成僵硬,一般死后 2 小时自下颌开始,逐渐延及颈部、躯干、上肢及下肢,持续 24 小时以后逐渐消失,顺序同上。

3. 尸斑 人体死后血管内血液逐渐向尸体下垂部位沉降,在皮肤出现不规则的紫红色斑纹或斑块,一般在死后 2~4 小时出现。开始时,压之退色,24 小时后压之不退色。

(二) 一般状态

记录死者的年龄、性别、身长、体重、发育及营养状况,全身皮肤的色泽、弹性,有无出血(瘀点和瘀斑)、水肿、黄疸、瘢痕、外伤、手术切口及针眼等。

（三）尸表检查

尸表检查应遵循先静后动、从头到足、自前向后的顺序,检查体表各部并记录。

三、尸体剖检的注意事项

1. 解剖者在解剖前应详细了解临床资料及死亡原因。临床资料是尸体剖检的重要线索,在认真分析后针对可能的死亡原因做出相应的病理解剖方案。

2. 如有法律纠纷和医疗纠纷者,应严格按照法律程序进行。

3. 对尸体剖检进行确认,要核对病史记录中死者的姓名、年龄和特征等。必要时可拍照存档。

4. 尸体剖检应规范进行,否则可能破坏病变之间的关系,造成诊断依据遗漏。

5. 大体观察是尸检病理诊断的重要步骤,观察欠规范造成的病变疏漏或组织取材错误,会严重影响病理诊断的准确性。

6. 勤于思考,边解剖边思考。看到病变后不仅要想到病变的形态特点,还要思考病变如何发生以及可能引起的后果。要病理联系临床,反复思考验证。

7. 解剖取材必须及时固定,以免组织自溶。

8. 详细记录病变,除拍照(摄像)保留影像资料外,文字记录应准确、全面。

第五节　尸体剖检的方法

尸体剖检不是简单的剪切操作,而是一项研究过程。尸检人员不仅要认真解剖,还要认真识别和思考所见病变的意义。

一、颈部、胸部和腹部的切开方法

尸体剖检切开法:①"T"形切口:即自两肩峰经胸骨柄下方做一弧形连线,从其中点向下经脐左侧至耻骨联合,此切口既可保持头颈部皮肤的完整,又能充分暴露胸腹部脏器(图 17-1)。②"Y"形切口:对于女尸,为了保持颈部及胸部皮肤的完整性,可采用"Y"形切口,即从两腋前缘经乳房下方延伸至剑突处,再从剑突处经脐左侧至耻骨联合。

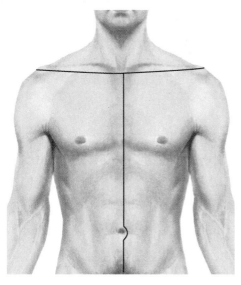

图 17-1　"T"形切口示意图

二、器官的取出

内脏器官的取出主要有两种方法:①各器官分别取出法:此法是病理解剖的基本方法;②多器官联合取出法:此法可保持各器官的完整性和连续性,容易观察病变,识别各器官之间的相互关系。一般采用多脏器联合取出法。

(一) 颈部器官的取出

将置于颈部的木枕向背部移动,垫高颈部。用"T"形切开后,沿横切线从锁骨、胸骨柄起向上剥离颈前皮肤及皮下组织。右手持刀拖拉式切割,左手提起皮瓣相助,以免割破皮肤影响尸体外观。待颈前皮肤及皮下组织与颈部器官、肌肉分离完毕,沿下颌骨内侧,从正中分别向左右方向将口腔底部肌肉与下颌骨分离。然后从下颌骨内将舌等器官向下拉出,再切断软腭,在尽量高的位置切断两侧颈外动脉及颈内动脉,然后向下沿颈椎剥离软组织,这样便可将颈部器官剖出(剥离时注意将两侧扁桃体完整剥下,一并取出)。

(二) 胸廓及胸腔剖检

切线完成后,将胸廓皮肤连同皮下组织、胸大肌等自正中线向两侧剥离。剥离时左手紧握皮肤和肌肉,并用力向上外翻起,右手执刀将胸廓外组织尽量切除,充分显露肋骨。用解剖刀自第2肋软骨开始,刀刃向外侧偏斜,沿肋骨与肋软骨交界内侧约1cm处逐一切断肋软骨及肋间肌,用解剖刀呈"S"形切断胸锁关节和第1肋骨(避免切破锁骨下血管)(图17-2);提起肋弓,沿胸骨及肋软骨后壁将胸骨和纵隔结缔组织分离,揭去胸骨,显露胸腔。用剪刀将心包做"人"字形剪开,观察心包腔内液体的数量和性状。

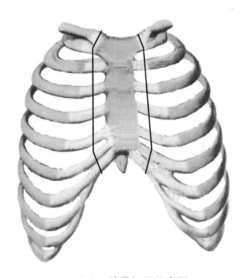

图 17-2　肋骨切开示意图

(三) 胸腔器官的取出

1. 胸腔器官的取出　多采用联合取出法,即将颈、胸、腹部及盆腔器官一起取出,以保持各器官的位置关系,然后在尸体外分别检查;也可分别将器官取出。

在颈部器官剥离后,切断无名动脉及左锁骨下动脉,然后将气管连同心肺一并拉出胸腔。然后在横膈上方将食管、胸主动脉等切断,取出心肺。

若梅毒性主动脉炎、粥样硬化等病变需保存整个主动脉时,应将心脏、主动脉与肺分离,待腹腔各器官取出后,再将心脏连同主动脉整体摘出。

如需单独取出肺,可将肺提出胸腔,在胸廓肋软骨断面边缘上,用解剖刀在肺门处将主支气管和肺动脉切断,即可取出。

2. 心脏及其血管检查

（1）心脏：心脏剖检一般在未与肺分离前进行，把心肺平放在垫板上，左手提起心脏，然后进行剖切。

估计无主动脉病变及先天性心脏病时，可将心脏与肺分离后进行剖检，即提起心脏，剪断肺静脉，在心包壁层与脏层转折处剪断主动脉，即可取出心脏。

疑有肺动脉栓塞者，应在心脏取出前，将心脏与肺动脉剪开，观察心腔内有无血栓，同时应检查下腔静脉及髂静脉等有无血栓形成。

一般沿血流方向剪开心脏。首先剪开上下腔静脉，并将右心房剪开（如有心脏疾病需检查窦房结时，要保留上腔静脉及其入口处1cm以内的心房组织）；然后用长剪沿右心室侧缘剪至心尖部，从心尖部距室间隔约1cm将右心室前壁及肺动脉剪开，检查右心各部。从左右肺静脉口间剪开左心房，检查二尖瓣有无狭窄，再沿左心室左缘（钝缘）剪至心尖部，从心尖沿室间隔左缘向上剪开左心室前壁，剪至靠近肺动脉根部时，应尽量避免剪断左冠状动脉前降支，在左冠状动脉主干左缘（即肺动脉干与左心耳之间）剪开主动脉。

疑有心肌梗死时，将室间隔做多个横切，或沿室间隔做矢状切面，或在左心室前后壁做多个冠状切面，观察梗死灶的范围。

（2）冠状动脉：检查左、右冠状动脉有无狭窄或闭塞，沿左右冠状动脉走向每隔2cm做横切面；左冠状动脉前降支从室间隔上端开始做横断切面，右冠状动脉在右心切线的房室交界处找到其断面。

（3）主动脉：检查内膜有无动脉粥样硬化斑块、动脉瘤或其他变化。

3. 肺脏剖检　　肺脏称重并测量体积后，剪开肺动脉各大分支；剪开各叶支气管；用脏器刀沿长轴自肺外侧凸缘向肺门切开肺脏或沿肺叶最大面切开，观察切面有无异常。

（四）腹腔剖开

切开腹部皮肤、皮下脂肪和肌肉后，在腹膜上方切一小口，继以左手二指伸入切口稍向上提，右手持剪沿二指间剪开腹膜，以避免损伤腹腔器官；切断连于胸壁下缘的肌肉，扩大显露腹腔；若腹腔显露不够，可切断耻骨联合附着处，并从腹膜面将腹直肌做数条横切线。

（五）腹腔器官的取出

1. 脾　　用剪刀分离大网膜，将胃上翻显露小网膜囊，注意检查脾动脉和脾静脉管腔；左手提起脾脏，切断脾门血管，完整取出脾。将脾放在垫板上，沿脾脏长轴向脾门切出3~4个切面。观察切面色泽，注意有无异常。

2. 空肠、回肠和大肠　　将小肠和肠系膜推向左下方，于空肠起始部结扎两条线，在两条结扎线中间切断肠管。沿肠系膜与小肠相连处将小肠与肠系膜切断、分离，切至回盲部时将盲肠提起，用解剖刀分离升结肠与腹后壁腹膜，切断横结肠系膜，将降结肠与腹后壁软组织分离，分离乙状结肠和直肠周围软组织，于直肠肛门联合处以上约2cm处切断，取出小肠及大肠。

3. 肝、胆总管和胆囊　　通常将胃、十二指肠、胰腺、肝等一并取出。左手提起肠系膜，右手持剪刀将肠系膜、十二指肠及胰腺等器官与腹膜后的软组织分离，继而向上剪断腹腔静脉，使整个肝脏松动。然后用手剥离肝右叶后面的软组织。再剪去膈肌与肝相连部分，剪去肝脏横膈面的镰状韧带，进而将上述各器官一并取出。

将上述器官按照解剖位置放到垫板上，将肝前缘向上翻起，剪开十二指肠，显露十二指肠乳头，检查胆道通畅情况。剪开胆囊，观察胆囊有无异常。检查完毕，即可将其与肝分离，并在肝门处将肝十二指肠韧带连同其中的胆总管、门静脉及肝动脉剪断。用内脏刀沿其长轴自肝脏最高处向肝门做第一切面，继而做数个平行切面，观察切面有无病变。

4. 胃和十二指肠　切断胃与大网膜及小网膜的联系,然后从十二指肠剪至幽门部,沿胃大弯剪开至贲门,切断胃与食管。

5. 胰腺　打开网膜囊及胰腺表面的腹膜,分离胰腺周围组织,取出胰腺。用解剖刀在胰体部做一横切面,找到胰管断面,然后用血管剪向胰尾及胰头剪开胰管,直至十二指肠乳头。把胰腺平放在垫板上,做若干横切面。

6. 肾上腺和肾　①肾上腺:在剖检肝、肾之前,宜先行分离取出两侧肾上腺。剪开左侧腰部腹膜,剥离左肾上极脂肪组织即可分离取出左肾上腺;右肾上腺因位于右肾上极与肝之间,需将肝向左上方提起,方易剥离。②肾:切开两侧腰部腹膜,剥离肾周围脂肪组织,显露并分离肾脏。左手固定肾脏,右手持长刃刀沿外侧缘正中向肾门纵行切开,直至剩余少许软组织为止。

（六）盆腔器官的取出

若肾及输尿管均有病变(如结核病),宜将肾及输尿管连同盆腔各器官一并取出。

1. 膀胱　如系男性,先逐步分离耻骨后腹膜外软组织,剪开膀胱周围腹膜,观察膀胱充盈程度,将膀胱、前列腺和尿道后部一同分开,将膀胱、前列腺和精囊一同取出。

2. 睾丸和附睾　扩大腹股沟管内口,一手向上推挤睾丸,另一手向上牵拉输精管,睾丸拉出后切断与阴囊连系的睾丸韧带,取出睾丸。

3. 子宫与附件　常与膀胱、直肠一同取出。先将膀胱顶部的腹膜剥离,将手伸入盆腔两侧及后壁,逐次分离膀胱及直肠周围软组织;剪断两侧子宫阔韧带和圆韧带的下缘,分离宫颈周围结缔组织;左手握着盆腔器官上提,右手用长刃刀沿耻骨联合切断尿道、阴道及直肠下端,取出盆腔器官。

（七）脑和脊髓的取出

1. 脑的取出与检查　尸体仰卧位,头部放于木枕上,用刀从一侧耳后乳突部刺入头皮,可先切一小切口,将解剖刀插入,翻转刀刃,由内向外经顶部至对侧耳后乳突部挑开头皮。头皮分别向前、后翻开。用刀自额部眶上缘2cm处做一锯线,向两侧延伸经耳廓上缘,向后会合于枕骨粗隆。沿锯线将颅骨锯开。

沿颅骨锯线剪开硬脑膜及大脑镰前端,将其向后牵拉与蛛网膜分离。将两侧额叶向后上抬起,在靠近颅骨硬脑膜侧剪断嗅神经及视神经。将大脑逐渐向后拉,剪断颈内动脉、脑垂体及两侧第三至第七对脑神经。沿枕骨外侧缘向颞骨边缘剪开小脑幕,剪断三叉神经及其他各对脑神经。尽可能深地将刀刺入椎管切断脊髓。左手托住大脑,右手协助将大脑、小脑连同脑桥、延髓及部分脊髓一并取出。剥离脑垂体周围组织,取出脑垂体。

脑的切开一般在固定后进行,为使脑组织固定良好,在放入固定液之前,用解剖刀在胼胝体部切开,使固定液进入侧脑室。将固定后的脑放在垫板上,根据观察需要,先切断大脑脚,将小脑及脑干取下,然后从额叶至枕叶将大脑做多个冠状切面,每个切面相隔约1cm(亦可采用矢状或水平切面)。沿中脑、脑桥、延髓做多个横切面,每个切面相隔0.5cm,检查脑干有无病变。

2. 脊髓的取出　尸体俯卧位,胸部垫一木枕,由枕外隆突沿棘突至骶椎做一切口,剥离棘突与椎弓板上的骨膜及软组织。用脊椎锯或单板锯在棘突两侧由上向下垂直锯开骨质,用咬骨钳将棘突和椎弓钳去;用剪刀在硬膜外剪断脊神经,在第三、四腰椎处切断马尾,取出脊髓。

沿脊髓前后正中线将硬脊膜剪开,检查各层脊髓膜有无变化或损伤,固定后做多个横切面检查。

第六节　尸体剖检记录与资料保存

一、尸体剖检记录

一份完整的尸检记录(档案)应包括四部分:①首页或尸检诊断页;②病理尸检送检单或临床病历摘要;③脏器病变记录;④临床病理联系。

1. **首页或尸检诊断页**　是尸检报告的主要部分,也是索引登记的重要根据。尸检病理报告是尸检的正式病理学报告,列出诊断时应依其重要性分先后排列,与死亡有关的主要诊断列在前面,次要诊断依次排列于后。可酌情进行死因分析、小结和讨论。尸检病理学诊断报告必须由主检人员签名后才能发出。尸检病理学诊断报告书应一式两份(正本和副本),两份报告书具有同等效力。

2. **病理尸检送验单**　临床主管医师要认真填写病理尸检送检单,其内容主要是死者的病历摘要。

3. **脏器病变记录**　脏器病变记录包括肉眼检查记录及显微镜检查记录两部分。①肉眼检查记录:描述脏器形态时,要从外向内依次叙述,即先说明其大小、表面形状,然后说明切面的颜色、硬度及内部结构。叙述文字要明确而客观,对有病变的脏器要重点描写。在尸检现场对病变进行摄像或拍照,效果更逼真。②显微镜检查记录:按照肉眼检查记录顺序描述组织学改变,并注明各切片的取材部位。

4. **临床病理联系**　根据尸检所见的病理改变,对照临床资料,分析讨论两者的关系以及各种病变的因果关系。最后提出致死的主要疾病,由此引起的直接死因或并发症。

二、尸检资料的保存

尸检记录是研究人体疾病的宝贵资料,发出报告后要妥善整理保存。病理尸检的文字资料(含电子信息资料)、非文字资料(组织蜡块、切片等)和其他相关资料均为有价值的医学资料,皆由受理病理学检查的病理科按照规定的期限妥善保存。病理科必须设立病理档案资料室,制定病理档案资料管理制度,并由专人管理。

尸检文字资料应装订成册保存;尸检病理学诊断的原始组织学切片和蜡块必须妥善管理,并长期保存。积极实行病理学档案资料的计算机管理。

 学习小结

尸体剖检是通过对尸体的解剖,系统观察和发现死者各器官的病理变化,分析疾病发生发展的过程,判断其直接死亡的原因。尸检人员要密切配合,相互协调,要加强个人防护;尸体剖检室要严格消毒,避免传染病传播。尸体剖检人员要根据国家有关规定受理尸体剖检,尸体剖检的有关文书要齐全。尸检前主检医师要仔细研究临床资料,制定合理的解剖方案。胸腹部切口主要有"T"形和"Y"形两种;内脏器官的取出主要有两种方法,即各器官分别取出法和多器官联合取出法;切开器官时,切面应能显示该器官的最大面;观察和记录病变时,应遵循先外后内的顺序。尸检报告书是关于尸检的正式病理学报告,有关诊断应依据其重要性分先后排列,尸检病理报告书必须由主检医师签发。

(李宪孟)

复习题

一、名词解释

尸体剖检

二、选择题

A 型题

1. 尸体剖检室的使用面积一般应大于

 A. 8m²   B. 10m²   C. 12m²

 D. 15m²   E. 20m²

2. 尸检室地面消毒一般用

 A. 漂白粉液   B. 氯己定液   C. 亚硝酸钠液

 D. 苯扎溴铵液   E. 酒精

3. 尸斑一般在死后＿＿＿出现

 A. 1~2 小时   B. 2~4 小时   C. 3~6 小时

 D. 4~8 小时   E. 5~10 小时

4. 尸僵一般在死后＿＿＿自下颌开始

 A. 1 小时   B. 2 小时   C. 3 小时

 D. 4 小时   E. 5 小时

5. 关于心脏剖检的叙述哪项**错误**

 A. 一般沿血流方向剪开心脏

 B. 首先剪开上下腔静脉,并将右心房剪开

 C. 沿右心室侧缘剪至心尖部

 D. 从心尖部紧贴室间隔将右心室前壁及肺动脉剪开

 E. 从左右肺静脉口间剪开左心房

6. 关于器官剖检的叙述,哪项**错误**

 A. 沿肺叶最大面向肺门切开肺脏

 B. 沿脾脏最大面剖开后,可做多个平行切面

 C. 沿肝脏最大面剖开后,可做多个平行切面

 D. 沿心脏最大面剖开

 E. 沿肠系膜剪开肠道

7. 关于脏器的切开,下列叙述哪项**错误**

 A. 能显示该脏器最大切面

 B. 能同时切开该脏器门区的血管等管道

 C. 能保持该器官各部分之相互联系

 D. 心脏要先称重,后剖开

 E. 肺脏要先称重,后剖开

8. 关于尸检病理报告,下列叙述哪项**错误**

 A. 包括主要疾病、继发疾病和伴发疾病

 B. 各病理诊断应依其重要性分先后排列

 C. 尸检病理报告书一式两份(正本和副本),其副本不具法律效力

 D. 必须由主检医师签名后才能发出

　　　　E. 可酌情进行死因分析、小结和讨论

三、问答题

　　1. 尸体剖检的注意事项有哪些？

　　2. 尸体剖检胸腹部剖开的切口有哪几种？

　　3. 简述剖开心脏的方法。

1. 李玉林.病理学.第 8 版.北京:人民卫生出版社,2013.

2. 王恩华.病理学.第 2 版.北京:高等教育出版社,2008.

3. 孙保存.病理学.第 2 版.北京:北京大学医学出版社,2013.

4. 步宏.病理学与病理生理学.第 2 版.北京:人民卫生出版社,2006.

5. 王斌,陈命家.病理学与病理生理学.第 6 版.北京:人民卫生出版社,2012.

6. 李桂源.病理生理学.第 2 版.北京:人民卫生出版社,2010.

7. 王见遐,张玉华.病理学与病理生理学.北京:中国科学技术出版社,2012.

8. 姜元庆.病理检验技术.北京:人民卫生出版社,2002.

9. 彭瑞云,李杨.现代实验病理技术.北京:军事医学科学出版社,2012.

10. 邓步华.病理检验技术.北京:高等教育出版社,2005.

11. 李志尚.病理尸检.第 5 版.北京:人民卫生出版社,2000.

12. 梁英杰.临床病理学技术.北京:人民卫生出版社,2011.

13. 熊立凡.临床检验基础.北京:人民卫生出版社,2007.

第一部分

第一章

1. D 2. C 3. A 4. B 5. C

第二章

1. C 2. E 3. D 4. D 5. A 6. B 7. D 8. A 9. E 10. D

11. A 12. A 13. E 14. D 15. E 16. E 17. E

第三章

1. D 2. C 3. E 4. D 5. D 6. D 7. D 8. A 9. C 10. A

11. A 12. C

第四章

1. D 2. A 3. C 4. B 5. D 6. C 7. B 8. B 9. D 10. E

11. B

第五章

1. D 2. A 3. B 4. B 5. D 6. D 7. D 8. A 9. E 10. C

11. B 12. E

第六章

1. D 2. C 3. C 4. D 5. A 6. B 7. C 8. D 9. A 10. B

11. C 12. C 13. B 14. C 15. B 16. C 17. B 18. C 19. B 20. A

21. D 22. D 23. E 24. A 25. B 26. E 27. C 28. D 29. A 30. A

第七章

1. B 2. D 3. D 4. A 5. B 6. D 7. B 8. E 9. A 10. C

11. A 12. C 13. E 14. A 15. C

第八章

1. A 2. B 3. A 4. B 5. B 6. E 7. D 8. D 9. B 10. C

第九章

1. C 2. B 3. A 4. A 5. E 6. C 7. D 8. A 9. B

第十章

1. A 2. C 3. D 4. B 5. B 6. A 7. C 8. C 9. D 10. D

第十一章

1. C 2. C 3. D 4. E 5. C 6. C 7. D 8. D 9. E 10. B

11. A 12. E 13. C 14. A 15. C 16. C

第二部分

第十二章

1. C 2. E 3. D

第十三章

1. B 2. A 3. A 4. C 5. B 6. C 7. E 8. D 9. D 10. E

11. E 12. C 13. A 14. B 15. A

第十四章

1. C 2. E 3. E 4. B 5. B 6. B 7. A

第十五章

1. B   2. A   3. E   4. D   5. E

第十六章

1. A   2. B

第十七章

1. D   2. A   3. B   4. B   5. D   6. D   7. D   8. C